Elisabeth Schramm

Interpersonelle Psychotherapie

3. Auflage

Elisabeth Schramm

Interpersonelle Psychotherapie

Mit dem Original-Therapiemanual
von Klerman, Weissman,
Rounsaville und Chevron

3., vollständig überarbeitete
und aktualisierte Auflage

Unter Mitarbeit von

Mathias Berger, Martin Bohus,
Eva-Lotta Brakemeier, Petra Dykierek,
Sabine Kech, Dietrich van Calker,
Ingo Zobel

Mit Geleitworten von
Klaus Grawe und Ulrich Schnyder

Mit 17 Abbildungen
und 35 Tabellen

Zusätzlich online:
Kurzmanual für das
Gruppensetting inkl. Handouts
für Patienten und
Angehörige

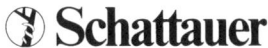
Schattauer

Prof. Dr. phil. Elisabeth Schramm
Abteilung für Psychiatrie und Psychotherapie
Universitätsklinik für Psychiatrie und Psychosomatik
Klinikum der Albert-Ludwigs-Universität
Hauptstraße 5
D-79104 Freiburg
Elisabeth.Schramm@uniklinik-freiburg.de

Bibliografische Information der Deutschen Nationalbibliothek
Die Deutsche Nationalbibliothek verzeichnet diese Publikation in der Deutschen Nationalbibliografie; detaillierte bibliografische Daten sind im Internet über http://dnb.d-nb.de abrufbar.

Besonderer Hinweis:
Die Medizin unterliegt einem fortwährenden Entwicklungsprozess, sodass alle Angaben, insbesondere zu diagnostischen und therapeutischen Verfahren, immer nur dem Wissensstand zum Zeitpunkt der Drucklegung des Buches entsprechen können. Hinsichtlich der angegebenen Empfehlungen zur Therapie und der Auswahl sowie Dosierung von Medikamenten wurde die größtmögliche Sorgfalt beachtet. Gleichwohl werden die Benutzer aufgefordert, die Beipackzettel und Fachinformationen der Hersteller zur Kontrolle heranzuziehen und im Zweifelsfall einen Spezialisten zu konsultieren. Fragliche Unstimmigkeiten sollten bitte im allgemeinen Interesse dem Verlag mitgeteilt werden. Der Benutzer selbst bleibt verantwortlich für jede diagnostische oder therapeutische Applikation, Medikation und Dosierung.
In diesem Buch sind eingetragene Warenzeichen (geschützte Warennamen) nicht besonders kenntlich gemacht. Es kann also aus dem Fehlen eines entsprechenden Hinweises nicht geschlossen werden, dass es sich um einen freien Warennamen handelt.
Das Werk mit allen seinen Teilen ist urheberrechtlich geschützt. Jede Verwertung außerhalb der Bestimmungen des Urheberrechtsgesetzes ist ohne schriftliche Zustimmung des Verlages unzulässig und strafbar. Kein Teil des Werkes darf in irgendeiner Form ohne schriftliche Genehmigung des Verlages reproduziert werden.

© 2010 by Schattauer GmbH, Hölderlinstraße 3, 70174 Stuttgart, Germany
E-Mail: info@schattauer.de
Internet: http://www.schattauer.de
Printed in Germany

Projektleitung: Eva Wallstein, Stuttgart
Lektorat: Dr. Marion Sonnenmoser, Landau
Umschlagabbildung: Munch, Edvard: The Dance of Life; © The Munch Museum/The Munch Ellingsen Group/VG Bild-Kunst, Bonn 2010
Satz: Satzpunkt Ursula Ewert GmbH, 95445 Bayreuth
Druck und Einband: AZ Druck und Datentechnik GmbH, 87437 Kempten

ISBN 978-3-7945-2469-3

Geleitwort zur 3. Auflage

Vor über 40 Jahren wurde die Interpersonelle Psychotherapie (IPT) in den Vereinigten Staaten von Gerald Klerman und seiner Frau Myrna Weissman zur Behandlung unipolar depressiver Episoden entwickelt. Zwischenzeitlich wurde die Wirksamkeit dieser plausiblen und einfach zu erlernenden Methode nicht nur für diese Erkrankung, sondern auch für andere Störungsformen in zahlreichen Studien nachgewiesen. Entsprechend wird das Verfahren in nationalen und internationalen Leitlinien zur Behandlung depressiver Erkrankungen offiziell empfohlen. Trotz der überzeugenden wissenschaftlichen Belege für die Effektivität dieser Therapieform und dem großen Interesse der internationalen Fachwelt daran, ist das Verfahren in der klinischen Praxis noch wenig verbreitet. Die ungenügende Verbreitung ist ein Phänomen, das international jedoch nicht nur bei der IPT, sondern auch bei anderen evidenzbasierten Psychotherapieansätzen zu beobachten ist. Im vorliegenden Fall kommt möglicherweise noch erschwerend hinzu, dass die IPT keiner der im deutschsprachigen Raum anerkannten psychotherapeutischen Hauptrichtungen – d. h. der psychodynamischen Therapie, der kognitiven Verhaltenstherapie oder der systemischen Therapie – zuzurechnen ist. Gleichzeitig ist gerade die Unabhängigkeit dieses Ansatzes von traditionellen Schulen ein überzeugender und zukunftsweisender Vorzug der IPT. Die Methode orientiert sich an den Merkmalen eines bestimmten Störungsbildes und unterstreicht damit den heutigen Trend zur Ablösung von rigiden schulenorientierten Vorgehensweisen.

Mit ihrem Fokus auf den zwischenmenschlichen Prozessen schließt die IPT eine Lücke innerhalb der gebräuchlichsten psychologischen Ansätze zur Behandlung der Depression, nämlich der kognitiven Verhaltenstherapie und den psychodynamischen Verfahren. Was das Ausmaß an Strukturiertheit betrifft, so liegt die IPT zwischen diesen beiden anderen Interventionen, ist jedoch durch die praxisnahe und pragmatische Vorgehensweise wesentlich leichter zu erlernen. Dieses Charakteristikum sollte die IPT eigentlich zur Topkandidatin nicht nur im deutschsprachigen Raum und anderen „westlichen" Ländern machen, sondern insbesondere auch in Ländern, deren Gesundheitswesen nicht so hoch entwickelt und mit weniger finanziellen Ressourcen ausgestattet ist. Weltweit betrachtet ist die Depression eines der ganz großen Gesundheitsprobleme unserer Zeit. Ein wissenschaftlich fundiertes, gut strukturiertes und mit vertretbarem Aufwand vermittelbares Therapieverfahren wie die IPT kann das Leiden wirklich sehr vieler Menschen lindern und unnötige Suizide verhindern. Darüber hinaus hat die IPT aber auch das Potenzial, einen enormen positiven volkswirtschaftlichen Effekt zu erzielen!

Das Buch von Elisabeth Schramm ist mehr als die Beschreibung eines Psychotherapieverfahrens. Vielmehr erhält die Leserin, der Leser hiermit ein State-of-the-art-Werk der Depressionsforschung im Hinblick auf Epidemiologie, Ätiopathogenese, Verlauf und unterschiedliche Therapiemöglichkeiten an die Hand. Die Synthese aus neuesten wissenschaftlichen Erkenntnissen zu neurobiologischen, psychologischen und interpersonellen Aspekten einerseits und Vermittlung konkreter Kompetenzen für den therapeutischen Alltag andererseits befähigt den IPT-Therapeuten, seine Patienten nach aktuellem Kenntnisstand zu informieren, zu beraten und zu behandeln. Entsprechend dem biopsychosozialen Krankheitsmodell, von dem die IPT ausgeht, gehört dazu selbstverständlich auch fundiertes Wissen über die biologischen Aspekte bezüglich Entstehung und Aufrechterhaltung der Erkrankung sowie über die aktuellen somatischen Therapiemöglichkeiten.

Dass sich die Depression im zwischenmenschlichen Feld abspielt und deshalb auch dort behandelt werden sollte, ist für Menschen auch unterschiedlichster Kulturen augenscheinlich. Deshalb scheint mir die IPT besonders geeignet, auch in „nicht-westlichen" Kulturen Verbreitung zu finden, aber natürlich auch in unserer Gesellschaft, die ja eine immer stärkere Durchmischung der Kulturen erlebt. Daraus ergeben sich übrigens auch neue und spannende Aufgaben für die Forschung, wie beispielsweise: Wie wirksam ist IPT bei depressiven Menschen, deren Beziehungspartner anderen Kulturen angehören?

In diesem Sinne wünsche ich dem Buch eine lebendige Rezeption in der Fachwelt und die Verbreitung und Nachhaltigkeit, die es verdient!

Zürich, im Juni 2010

Prof. Dr. Ulrich Schnyder
President, International Federation
for Psychotherapy (IFP)
President, International Society
for Traumatic Stress Studies (ISTSS)

Geleitwort zur 1. Auflage

Mit dieser ersten deutschsprachigen Einführung in die Interpersonelle Psychotherapie trägt Frau Schramm zu einer Entwicklung der Psychotherapie bei, die ich für sehr wünschenswert halte. Das Buch von Frau Schramm ist geeignet, zu einer Entideologisierung der Psychotherapie beizutragen. Die Interpersonelle Therapie läßt sich keiner der bestehenden Therapieschulen zuordnen, und das ist gut so. Sie hat zwar gewisse psychodynamische Wurzeln, aber das Vorgehen ist in vieler Hinsicht gerade das Gegenteil von dem, was von einer psychodynamischen Therapie üblicherweise erwartet wird. Im tatsächlichen Vorgehen bestehen eher Ähnlichkeiten mit dem problemlösungsbezogenen Vorgehen der Verhaltenstherapie, nicht aber in den inhaltlichen Erklärungsansätzen und Schwerpunktsetzungen. In der Schwerpunktsetzung auf den zwischenmenschlichen Beziehungen läßt sich eine Überschneidung mit systemorientierten Ansätzen erkennen, aber eine Zuordnung zu diesen Ansätzen würde weder der Interpersonellen Therapie noch den systemorientierten Ansätzen gerecht. Die Interpersonelle Therapie entzieht sich somit Versuchen zur Einordnung in eine der Schubladen der bestehenden Therapieformen. Sie will erklärtermaßen auch selbst keine neue Therapieform im Sinne der bestehenden Therapieschulen sein. Der ganze Ansatz ist vom Pragmatismus gekennzeichnet.

Der ausdrückliche Verzicht auf einen ideologischen Oberbau könnte für viele Psychotherapeuten den Zugang zur Interpersonellen Therapie erleichtern. Das Vorgehen ist relativ leicht erlernbar. Ein Manual erleichtert die Aneignung des Vorgehens. Man muß sich nicht mit einem bestimmten Überzeugungssystem verheiraten, wenn man die Interpersonelle Therapie erlernen und anwenden will. Dies alles sind in der gegenwärtigen Psychotherapielandschaft große Vorteile. Angesichts dieser Vorzüge darf man der Interpersonellen Therapie auch im deutschen Sprachraum eine zügige Verbreitung wünschen. Dazu wird dieses Buch beitragen. Angesichts dessen, daß die Interpersonelle Psychotherapie international erst an relativ wenigen Zentren systematisch angewendet wird, ist es erstaunlich, wie gut die Wirksamkeit dieses therapeutischen Vorgehens bereits abgesichert ist. Wir wissen zwar noch wenig über die Wirkungsweise dieser Therapieform, aber wir haben Belege dafür, daß ihre Wirkung derjenigen anderer Therapieformen, mit denen sie verglichen wurde, nicht nachsteht. Das kann man wahrlich nicht für jede Therapieform sagen.

Natürlich stellt das Vorliegen eines Behandlungsmanuals an sich noch keinen wissenschaftlichen Güteausweis dar. Die Existenz eines solchen Manuals kann aber Grundlage dafür sein, daß ein gut definiertes Behandlungsvorgehen im Hinblick auf seine tatsächlichen Wirkkomponenten analysiert werden kann. Was für die Interpersonelle Psychotherapie in Zukunft nottut, sind Prozeßanalysen des Therapiegeschehens. Diese setzen aber voraus, daß das Vorgehen zunächst einmal breiter angewendet wird, als es heute geschieht. Erst wenn uns Prozeßanalysen mehr Aufschluß über die wirklich entscheidenden Wirkkomponenten des Vorgehens gegeben haben werden, kann ein nochmals verbessertes Vorgehen entwickelt werden, in dem die tatsächlichen Wirkkomponenten noch stärker betont und Nebensächliches beiseite gelassen wird. Es wird der Interpersonellen Therapie wahrscheinlich leichter als anderen Therapieformen fallen, Konsequenzen aus solchen Forschungsergebnissen zu ziehen, weil die Therapie von Anfang an nicht an einem Überzeugungssystem, sondern an dem pragmatischen Ziel einer möglichst wirksamen und ökonomischen Therapie für bestimmte Patientengruppen orientiert war. Es ist zu hoffen, daß die Vertreter der Interpersonellen Therapie an dieser pragmatischen Ausrichtung auch in Zukunft festhalten und nicht der Gefahr erliegen werden, das Vorgehen zu katechetisieren. Als un-ideologische Therapie kann die Interpersonelle Therapie ein Modell für die Weiterentwicklung der Psychotherapie überhaupt sein. Natürlich wird sie nicht für sich alleine stehenbleiben können, sondern sollte in Zukunft eingebettet werden und aufgehen in einem noch breiter angelegten Verständnis der Psychotherapie, das zunehmend auf Wissen statt auf Überzeugungen beruht. In diesem Sinne wünsche ich diesem Buch eine möglichst große Verbreitung. Möge es seinen Beitrag leisten auf dem langen Weg zu einer „Psychotherapie der Vernunft".

Bern, im Mai 1996

Prof. Dr. Klaus Grawe
Inhaber des Lehrstuhls
für Klinische Psychologie
und Psychotherapie,
Universität Bern

Vorwort zur 3. Auflage

Die Interpersonelle Psychotherapie (IPT) stellt ein außerordentlich wirkungsvolles Therapieverfahren dar, das insbesondere auf Patienten zugeschnitten ist, deren Depression im Kontext zwischenmenschlicher oder psychosozialer Belastungen entstanden ist.

Mit der 1996 erschienenen 1. Auflage des vorliegenden Buchs wurde das Original-Therapiemanual zur „Interpersonellen Depressionstherapie" nach Klerman und Weissman zum ersten Mal in deutscher Sprache herausgegeben. Das Buch ist in unserer Arbeitsgruppe entstanden, die seit über 15 Jahren die IPT intensiv praktisch eingesetzt, beforscht, weiterentwickelt und an Kollegen vermittelt hat. Dank vieler Rückmeldungen unserer Leser wissen wir, dass sich unser Manual in der Praxis bewährt hat. Mehr als 10 Jahre nach der 2. Auflage des Buchs wurde der Inhalt nun grundlegend überarbeitet und auf den neuesten Stand gebracht. Neben der praktischen Anleitung zur IPT stellt unser Buch die zentralen Grundlagen und das nötige Hintergrundwissen bereit. Kliniker mit Interesse an der Anwendung von IPT im Forschungskontext können gleichermaßen von der Lektüre profitieren wie Psychotherapeuten, welche die IPT in ihren klinischen Alltag integrieren wollen. Darüber hinaus findet der Therapeut hier natürlich auch Antworten auf die wichtigsten Fragen, die ihm beim Einsatz der IPT in der Praxis begegnen. Für eine umfassende Anwendung dieses Verfahrens wird im Anschluss an die Lektüre des Manuals die Teilnahme an einem Trainingsprogramm empfohlen.

Wir haben die Neuauflage auch zum Anlass genommen, unser Manual mit Hilfe zahlreicher Arbeitsmaterialien noch praxisnäher zu gestalten. Das Buch bietet Therapeutinnen und Therapeuten neben einem reichen Schatz an Strategien und Behandlungsprinzipien nun auch „elektronische" Zusatzmaterialien – ein online auf der Schattauer-Website abrufbares „Kurzmanual für das Gruppensetting" mit ergänzenden, ausdruckbaren Handouts für Patienten und Angehörige –, die der erfahrene Kliniker in seiner täglichen Praxis einsetzen kann.

Erfreulicherweise verschaffen sich in Zeiten „partizipativer Entscheidungsfindung" im medizinischen Bereich auch immer mehr Patienten und deren Angehörige mit Hilfe unseres Buches einen komprimierten Überblick über das gegenwärtige Wissen zum Thema Depressionsbehandlung. Speziell für sie sind unsere 26 Handouts gedacht, die aber natürlich nicht für sich alleine stehen können, sondern in die therapeutische Arbeit integriert werden müssen.

Da ein Psychotherapieverfahren sowohl im Ausbildungsprozess als auch in seiner Durchführung den lokalen sprachlichen, gesellschaftlichen und kulturellen Gegebenheiten Rechnung tragen muss, war es ein besonderes Anliegen, dass dieses Buch bis auf die Übersetzung des Originalmanuals (Teil II des Buchs) eine eigenständige Monographie darstellt. Aus diesem Grund ist in den folgenden Kapiteln nicht nur die ursprüngliche, ambulante Form der IPT beschrieben, sondern auch der im deutschsprachigen Raum gebräuchliche und evaluierte Einsatz im stationären Behandlungsrahmen. Das hierfür konzipierte, separate „Kurzmanual für das Gruppensetting" wurde von uns erweitert und angepasst, so dass es nun im stationären wie auch im ambulanten Rahmen eingesetzt werden kann. Dieses Kurzmanual ist nicht nur als eigenständiges kleines Buch (Schramm, Klecha: „Interpersonelle Psychotherapie in der Gruppe", Schattauer Verlag 2010) erhältlich, sondern wird dem Leser unseres Manuals – wie oben erwähnt – online kostenlos zugänglich gemacht.

Das Hauptanliegen unseres IPT-Manuals ist eine möglichst weite Verbreitung dieses effektiven, in der Praxis enorm nützlichen Therapieansatzes. Gerade in Zeiten zunehmender Einschränkungen in der Versorgung psychisch Kranker liegt uns nicht nur die Optimierung der Behandlung von depressiven Personen besonders am Herzen. Es ist uns auch ein Anliegen, dem hohen Leidensdruck der Betroffenen und ihrer Familien mit begründeter Hoffnung, Kompetenz und konstruktiven Perspektiven zu begegnen. Die eigene Erfahrung hat mir mit jedem Lebensjahr mehr bewiesen, dass vertrauensvolle Beziehungen stark machen und gegen die Wucht von Widrigkeiten des Lebens und Schicksalsschlägen schützen. Dieser interpersonelle Aspekt ist das zentrale Agens des hier beschriebenen Ansatzes bei der günstigen Beeinflussung depressiver Verstimmungen.

Woran erkennt man eine klinische Depression? Welche Menschen sind dafür anfällig? Wie lange dauert eine depressive Episode? Was ist bei der Anwendung von IPT zu beachten? Ist dieses störungsorientierte Verfahren wirksamer als andere? Worin bestehen die Unterschiede zu anderen Therapieformen? Auf diese und viele weitere Fragen möchte das vorliegende Buch in vier Hauptteilen Antworten geben.

Der **erste Teil** gibt eine Einführung in die IPT und liefert gleichzeitig einen theoretischen und empirischen Rahmen für die Anwendung in der Praxis. Aktuelles Wissen über das Erkrankungsbild der Depression und die zur Verfügung stehenden Behandlungsverfahren helfen dem Therapeuten bei der Psychoedukation des Patienten.

Beim **zweiten Teil** handelt es sich um die deutsche Übersetzung eines Abschnitts des Original-Therapiemanuals von Klerman und Weissman, in dem die praktische Durchführung der IPT unter ambulanten Bedingungen beschrieben wird. Dabei wird die therapeutische Vorgehensweise in allen drei akuten Therapiephasen sowie einer vierten Phase der Erhaltungstherapie umfassend erläutert und an einem Fallbeispiel veranschaulicht. Daran schließt sich die Beschreibung eines stationären Behandlungsprogramms mit IPT an – ergänzt um das online verfügbare Kurzmanual inklusive zahlreicher Handouts für Patienten und Angehörige.

Der **dritte Teil** beschäftigt sich mit speziellen Fragestellungen, die sich aus der praktischen Anwendung der IPT ergeben. Anhand eines Falles wird beschrieben, wie sich die IPT mit pharmakologischen Maßnahmen kombinieren lässt. In diesem Teil werden zudem Hilfestellungen zur Bewältigung schwieriger Therapiesituationen gegeben. Was ist beispielsweise zu tun, wenn sich der Zustand des Patienten verschlechtert, er suizidal wird, die Therapie vorzeitig abbrechen möchte, komorbide Störungen aufweist oder den Therapieprozess blockiert? Was ist zu beachten, wenn Angehörige in die Therapie einbezogen werden? Ein weiteres Kapitel dieses dritten Teils widmet sich der Rolle der Therapeut-Patient-Beziehung und der Persönlichkeit des Patienten in der IPT.

Im **vierten Teil** werden abschließend dann die Ausbildung und Aufgaben eines IPT-Therapeuten dargestellt.

Mein Anspruch an eine Neuauflage war es, neben der Aktualisierung des Wissensstandes die Anwendung dieser Therapieform in ihrer bestehenden Einfachheit möglichst praxisnah zu beschreiben.

Die Einführung der IPT in den deutschsprachigen Raum beruht auf den Ideen von Mathias Berger, ohne dessen tatkräftige Unterstützung und Initiative dieses umfangreiche Vorhaben nicht möglich gewesen wäre. Hierfür gilt ihm mein besonderer Dank. Ebenfalls bedanken möchte ich mich bei Ellen Frank, David Kupfer und Cleon Cornes, von denen ich während meiner Zeit in den USA das meiste über diese Therapieform lernen durfte. Nicht zuletzt gebührt Marion Sonnenmoser Dank für die äußerst engagierte und kompetente Lektorierung des vorliegenden Buches. Abschließend bedanke ich mich auch bei meiner Arbeitsgruppe, den Co-Autorinnen und -autoren und allen Patienten, die uns ihr Vertrauen geschenkt haben.

Denver und Freiburg,
im Juni 2010

Elisabeth Schramm

Anschriften der Autoren

Prof. Dr. med. Mathias Berger
Abteilung für Psychiatrie und Psychotherapie
Universitätsklinik für Psychiatrie
und Psychosomatik
Klinikum der Albert-Ludwigs-Universität
Hauptstr. 5, D-79104 Freiburg
mathias.berger@uniklinik-freiburg.de

Prof. Dr. med. Martin Bohus
Klinik für Psychosomatik und Psycho-
therapeutische Medizin
Zentralinstitut für Seelische Gesundheit
Mannheim
J 5, D-68159 Mannheim
martin.bohus@zi-mannheim.de

Dr. rer. nat. Eva-Lotta Brakemeier
Abteilung für Psychiatrie und Psychotherapie
Universitätsklinik für Psychiatrie
und Psychosomatik
Klinikum der Albert-Ludwigs-Universität
Hauptstr. 5, D-79104 Freiburg
eva-lotta.brakemeier@uniklinik-freiburg.de

Dr. phil. Petra Dykierek
Abteilung für Psychiatrie und Psychotherapie
Universitätsklinik für Psychiatrie
und Psychosomatik
Klinikum der Albert-Ludwigs-Universität
Hauptstraße 5, D-79104 Freiburg
Petra.Dykierek@uniklinik-freiburg.de

Dr. phil. Sabine Kech
Michael-Balint-Klinik
Fachklinik für Psychosomatik
und Ganzheitsmedizin
Hermann-Volant-Str. 10, D-78126 Königsfeld
SabineKech@aol.com

Prof. Dr. phil. Elisabeth Schramm
Abteilung für Psychiatrie und Psychotherapie
Universitätsklinik für Psychiatrie
und Psychosomatik
Klinikum der Albert-Ludwigs-Universität
Hauptstr. 5, D-79104 Freiburg
Elisabeth.Schramm@uniklinik-freiburg.de

Prof. Dr. med. Dr. rer. nat. Dietrich van Calker
Abteilung für Psychiatrie und Psychotherapie
Universitätsklinik für Psychiatrie
und Psychosomatik
Klinikum der Albert-Ludwigs-Universität
Hauptstr. 5, D-79104 Freiburg
dietrich.calker@uniklinik-freiburg.de

Dipl.-Psych. Ingo Zobel
Abteilung für Psychiatrie und Psychotherapie
Universitätsklinik für Psychiatrie
und Psychosomatik
Klinikum der Albert-Ludwigs-Universität
Hauptstr. 5, D-79104 Freiburg
Ingo.Zobel@uniklinik-freiburg.de

Inhalt

Teil I

Einführung in die Interpersonelle Psychotherapie

1 Der interpersonelle Ansatz bei depressiven Störungen 3
Elisabeth Schramm

1.1 Sind depressive Störungen Beziehungsstörungen? 3

1.2 Kurze Charakterisierung der IPT 5

2 Die Entwicklung und Verbreitung der IPT 9
Elisabeth Schramm und Mathias Berger

2.1 Die IPT in den USA 9

2.2 Die IPT im deutschsprachigen Raum und in anderen Ländern 11

2.3 Ausblick 13

3 Fakten über depressive Erkrankungen – diagnostische und psychoedukative Phase der IPT 15
Eva-Lotta Brakemeier und Elisabeth Schramm

3.1 Begriffsklärung Depression 15

3.2 Klassifikation nach DSM-IV und ICD-10 16
    Unipolare episodische Depression 18
    Chronische Depression 21
    Bipolare Störung 22

3.3 Epidemiologie 23

3.4 Verlauf, Prognose, Komorbidität und Risikofaktoren 24

3.5 Behandlungsstrategien 26
    Stellenwert der Psychotherapie 27
    Psychotherapeutische Verfahren 29
    Pharmakotherapeutische Strategien ... 31
    Biologische Strategien 33

3.6 Psychometrische Erfassung 34
    Strukturierte Interviews 34
    Ratingskalen 34

3.7 Fazit und Implikationen 36

4 Die IPT im Überblick 41

Elisabeth Schramm und Ingo Zobel

4.1 Theoretischer Hintergrund 41
Adolf Meyer 41
Harry Stack Sullivan 42
Mabel Blake Cohen 42
John Bowlby 43
Donald Kiesler 43

4.2 Empirischer Hintergrund 44
Schlüsselrolle interpersoneller
Faktoren 45
Entwicklungspsychologische
Arbeiten 46
Forschung zur Sozialen
Unterstützung 47
Lebensereignis- und Expressed-
Emotion-Forschung 48
Epidemiologische und
Longitudinalstudien 50
Zusammenfassung 51

4.3 Durchführung 51
Depressionsentstehung 52
Therapiephasen 53
Fallbeispiel 53
Erste Therapiephase 54
Zweite Therapiephase 57
Dritte Therapiephase 57
Vierte Therapiephase 58

4.4 Indikation und Kontraindikation 60
Behandlungssetting, Schwere
und Art der Probleme 60
Störungsbild und Komorbidität 60
Patientencharakteristika 61
Kontraindikationen 61

4.5 Andere Anwendungsbereiche 61

4.6 Wirksamkeit der IPT bei
verschiedenen Krankheitsbildern 62
IPT zur Akutbehandlung
der Major Depression 62
National Institute of Mental Health-
Treatment of Depression
Collaborative Research Program 63
Neuere Untersuchungen 65
IPT als rezidivprophylaktische
Behandlung 66
Pittsburgh-Studien 67
IPT bei anderen affektiven
Störungsformen 69
IPT bei Depression und
körperlichen Erkrankungen 72
IPT bei nicht-affektiven
Störungsformen 73
Spezielle Settings und
Fragestellungen 75

4.7 Wirkmechanismen der IPT 76
Therapeuten- und
Patientenverhalten 76
Therapiebeziehung 76
Gemeinsamkeiten und Unterschiede
zu anderen Verfahren 77
Emotionale Prozesse 78
Wirkfaktoren nach Grawe 79
Bindungsstile 81
Interpretation der Ergebnisse 81
Zusammenfassung 81

4.8 Fazit 82

5	**Unterschiede zu anderen Psychotherapieverfahren**	90	7.1	Die Anfangssitzungen – Auseinandersetzung mit der Depression ... 118

5 **Unterschiede zu anderen Psychotherapieverfahren** 90

Petra Dykierek, Eva-Lotta Brakemeier und Elisabeth Schramm

5.1 Ätiopathologie 91
5.2 Struktur, Therapiephasen und Inhalte 94
5.3 Therapieziele und Techniken 100
5.4 Therapeutische Beziehung 104
5.5 Wirksamkeit 107
5.6 Wirkweise 109
5.7 Fazit 109

7.1 Die Anfangssitzungen – Auseinandersetzung mit der Depression 118
    Erhebung der Symptome 118
    Benennung der Symptome 122
    Erläuterung von Depressionen und deren Behandlung 122
    Zuteilung der Krankenrolle 123
    Notwendigkeit einer medikamentösen Behandlung 124

7.2 Die Depression im interpersonellen Kontext 125
    Beziehungsanalyse (Interpersonal Inventory) 125
    Identifikation der Hauptproblembereiche 125
    IPT-Konzepte und Behandlungsvertrag 128

7.3 Beginn der mittleren Sitzungen 131
    Thematischer Fokus 131

Teil II

Durchführung der Interpersonellen Depressionstherapie

6 **Ziele und Aufgaben** 115

7 **Diagnose von Depression und interpersonellen Problemen** 118

8 **Trauer** 133
8.1 Normale Trauer 133
8.2 Abnorme Trauer 133
    Diagnose einer abnormen Trauerreaktion 133
    Ziele und Strategien der Behandlung 134
8.3 Abnorme Trauer – das Beispiel von Frau T. 136

9 Interpersonelle Konflikte und Auseinandersetzungen 139

9.1 Diagnose interpersoneller Konflikte 139

9.2 Ziele und Strategien der Behandlung 140

9.3 Ein interpersoneller Rollenkonflikt – das Beispiel von Frau E. 141

9.4 Ein interpersoneller Rollenkonflikt – das Beispiel von Herrn D. 144

9.5 Ein interpersoneller Rollenkonflikt – das Beispiel von Frau M. 146

10 Rollenwechsel und Rollenübergänge 151

10.1 Diagnose problematischer Rollenwechsel und -übergänge 153

10.2 Behandlungsplanung bei Rollenwechseln und -übergängen .. 153
   Bewertung der alten Rolle 153
   Ermutigung zum Ausdruck von Gefühlen 153
   Aufbau neuer sozialer Fertigkeiten .. 154
   Aufbau sozialer Unterstützung 154

10.3 Rollenwechsel – das Beispiel von Frau F. 155

11 Einsamkeit und Isolation 158

11.1 Diagnose von Einsamkeit und Isolation 158

11.2 Ziele und Strategien der Behandlung 158

11.3 Einsamkeit und Isolation – das Beispiel von Herrn R. 160

12 Beenden der Behandlung 165

12.1 Mögliche Schwierigkeiten 166

12.2 Indikationen für eine Langzeitbehandlung 166

13 Spezifische Techniken 167

13.1 Explorative Techniken 167
   Nondirektive Exploration 167
   Direktes Erfragen 168

13.2 Ermunterung zum Gefühlsausdruck .. 168
   Akzeptanz schmerzlicher Gefühle ... 169
   Umgang mit Gefühlen in zwischenmenschlichen Beziehungen 169
   Zulassen unterdrückter Affekte 170

13.3 Klärung 170

13.4 Kommunikationsanalyse 171

13.5 Einsetzen der therapeutischen Beziehung 172

13.6 Techniken zur Verhaltensänderung .. 173
   Direktive Techniken 173
   Entscheidungsanalyse 174
   Rollenspiel 175

13.7 Sonstige Techniken 175

14 Ein integratives Fallbeispiel ... 177

14.1 Strategien und Abfolge der Interventionen ... 177

14.2 Die IPT im Vergleich mit anderen Ansätzen ... 186
Überschneidung mit anderen Therapieformen ... 186
IPT versus Verhaltenstherapien und kognitiven Therapien ... 187

14.3 Interventionsebenen ... 188

14.4 Techniken ... 188
Explorative Techniken ... 188
Umgang mit Gefühlen und Ermuntern zum Affekt ... 189
Klärung ... 191
Techniken zur Verhaltensänderung ... 194
Kommunikationsanalyse ... 196
Einsetzen der therapeutischen Beziehung ... 196

15 Die IPT im stationären Bereich – Entwicklung, Anwendung und Evaluation eines Konzeptes ... 197
Elisabeth Schramm und Sabine Kech

15.1 Rationale für die Entwicklung eines stationären IPT-Konzeptes ... 197
Vorteile des IPT-Ansatzes für die stationäre Behandlung ... 197

15.2 Entwicklungsphasen des Konzeptes ... 199
Phase I ... 200
Phase II ... 208
Phase III ... 209

15.3 Fazit und Ausblick ... 211

16 Beibehalten des Therapieerfolgs ... 213
Elisabeth Schramm

16.1 Risikofaktoren für Rückfälle und erneute Episoden ... 213
Studienlage zu langfristigen Behandlungseffekten ... 213
Rückfallrisiko ... 213
Phasenprophylaxe ... 214
Fortsetzung von Psychotherapie oder Medikation ... 214

16.2 Die IPT als rezidivprophylaktische Behandlung ... 215
IPT-M ... 215
Ziele und Aufgaben der IPT-M ... 215
Wirksamkeit ... 217

Teil III
Spezielle Fragestellungen aus der Praxis

17 Kombination von IPT und Psychopharmaka an einem Fallbeispiel ... 221
Elisabeth Schramm und Dietrich van Calker

18 Umgang mit schwierigen Therapiesituationen 224
Elisabeth Schramm

18.1 Suizidalität 224
Epidemiologie und Symptome 224
Exploration 224
Risikofaktoren 225
Haltung und Verhalten des Therapeuten 227
Maßnahmen bei Suizidgefahr 228

18.2 Komorbidität 230
Komorbidität mit psychischen Erkrankungen 230
Komorbidität mit körperlichen Erkrankungen 230
Diagnose 230
Behandlung 231
Prognose 232

18.3 Schwierigkeiten beim Identifizieren des Problembereichs 232
Erfolglose Suche nach interpersonellen Problembereichen 232
Mehrere Problembereiche 236
Einigungsschwierigkeiten zwischen Therapeut und Patient 237

18.4 Vermeidungsverhalten des Patienten 238
Passivität 238
Häufiges Zuspätkommen oder Versäumen von Terminen 239
Schweigen 240
Vorzeitiger Behandlungsabbruch 240
Anderes Vermeidungsverhalten 242
Therapeutenverhalten 243

18.5 Stagnation oder Verschlechterung des Zustands 243
Zögerliche oder ausbleibende Verbesserung 244
Fortwährende Verschlechterung 245
Verschlechterung nach anfänglicher Verbesserung 245

18.6 Schwierigkeiten beim Beenden der Therapie 247
Erneutes Auftreten depressiver Symptome 247
Spätes Ansprechen des Kernproblems 247
Ignoranz des Therapieendes 248
Ärgergefühle 248
Abhängiges Verhalten 248
Frühere traumatische Trennungserfahrung 249

19 Einbeziehen von Bezugspersonen 250
Elisabeth Schramm

19.1 In der Anfangsphase 250
Durchbrechen interpersoneller Teufelskreise 251
Weitere Vorteile 251

19.2 Bei interpersonellen Auseinandersetzungen 254
Durchführung eines IPT-Paargesprächs 254
Änderungsstrategien 255

19.3 In Krisensituationen 257

20	Persönlichkeit und Übertragung im therapeutischen Prozess 259

Martin Bohus und Elisabeth Schramm

20.1	Zusammenhang zwischen Persönlichkeit und Depression 259
	Persönlichkeit und Übertragung in der interpersonellen Theorie 261
	Zentrale Hypothesen der interpersonellen Schule 261
20.2	Auswirkungen auf den therapeutischen Prozess 264
	Übertragung und Gegenübertragung 264
20.3	Bedeutung für die IPT 265
	Fallbeispiel 266

Teil IV

Ausbildung in der Interpersonellen Psychotherapie

21	Voraussetzungen, Aufgaben und Training von IPT-Therapeuten 273

Elisabeth Schramm

21.1	Anforderungen an den IPT-Therapeuten 273
	Therapeuten- und Patientenverhalten 273
21.2	Rolle des IPT-Therapeuten 274
	Erforderliche Kompetenzen des IPT-Therapeuten 274
21.3	Training in IPT 275
	Trainingsziele 275
	Didaktisches Seminar 276
	Anforderungen an Therapeuten verschiedener Therapierichtungen ... 277
	Lernziele 277
	Supervision 277
	Hinweise aus der Prozessforschung .. 277
21.4	Derzeitiger Stand des Ausbildungssystems 278

Sachverzeichnis 283

Die Handouts auf der Schattauer-Website

Auf der Schattauer-Website finden Sie spezielle Handouts zum einen für **Therapeuten**, zum anderen auch für **Patienten und Angehörige**.

Für die regelgerechte Durchführung der IPT wurden für Therapeuten **„Supervisionsunterlagen"** erstellt. Diese sind sowohl für Supervisoren als auch für Supervisanden gedacht.

Für Patienten und deren Angehörige wurden **Arbeitsblätter und Informationsmaterialien** konzipiert, die Sie ausdrucken und für die Bearbeitung zuhause mitgeben können. Diese Handouts waren ursprünglich als Ergänzung für das ebenfalls online abrufbare „Kurzmanual für das Gruppensetting" gedacht, sind selbstverständlich aber auch unabhängig davon für die therapeutische Praxis einsetzbar.

Das nachfolgend dargestellte exemplarische Patienten-Handout soll Ihnen hiervon einen Eindruck vermitteln.

 Handout 1 _____

Interpersonelle Psychotherapie in der Gruppe

Was ist Interpersonelle Psychotherapie?

Bei der Interpersonellen Psychotherapie (IPT) handelt es sich um ein Verfahren, das speziell auf die Behandlung von Depressionen zugeschnitten wurde. In zahlreichen wissenschaftlichen Untersuchungen konnte gezeigt werden, dass IPT eine wirksame Depressionstherapie ist.

Bei der IPT wird davon ausgegangen, dass Depressionen durch verschiedene Faktoren verursacht sein können (z. B. familiäre Veranlagung). Unabhängig von den Ursachen depressiver Erkrankungen sind Ihre Beziehungen zu anderen Menschen und Ihre sozialen Rollen (z. B. als Arbeitnehmer, Mutter usw.) stets davon betroffen. Belastende Ereignisse können zum Auftreten depressiver Symptome führen, und umgekehrt können Depressionen zur Auflösung oder Verschlimmerung zwischenmenschlicher Probleme führen.

> Frau F. hat ständige Auseinandersetzungen mit ihrem Ehemann, seit sie gegen seinen Willen eine Nebentätigkeit angenommen hat. Die Streitigkeiten belasten sie sehr. Sie wird immer depressiver. Ihre Depressionen führen dazu, dass sie sich ihren Aufgaben als Mutter, Hausfrau und Berufstätige nicht mehr gewachsen fühlt. Vieles im Haushalt bleibt liegen, und sie gerät deswegen noch häufiger in Streitigkeiten mit ihrem Mann.

Wie läuft die Gruppentherapie mit IPT ab?

Der Interpersonellen Gruppentherapie (IPT-G) gehen zwei bis drei Einzelgespräche mit Ihrem Therapeuten voraus. Zu einem dieser Gespräche sollte möglichst ein Angehöriger oder eine andere nahestehende Person hinzugezogen werden. Die sich daran anschließende Gruppentherapie besteht aus vier Modulen. Der Inhalt der einzelnen Module ist unten beschrieben. Insgesamt sind 15 Gruppensitzungen von 90-minütiger Dauer vorgesehen. Die Gruppentherapie findet ein- bis zweimal wöchentlich statt und ist halb-offen. Das heißt, neue Teilnehmer können jeweils zu Beginn eines Moduls einsteigen. Es ist keine weitere Einzelpsychotherapie zusätzlich zur Gruppe vorgesehen.

Handouts für Therapeuten

- **Handout A** IPT-Supervisionsbogen I (Anfangssitzungen)
- **Handout B** IPT-Supervisionsbogen II (Mittlere Sitzungen)
- **Handout C** IPT-Supervisionsbogen III (Beendigungssitzungen)
- **Handout D** Techniken

Handouts für Patienten und Angehörige

- **Handout 1** Interpersonelle Psychotherapie in der Gruppe
- **Handout 2** Depressionen – verstehen, bewältigen und vorbeugen
- **Handout 3** Protokollbogen zur Symptombewältigung
- **Handout 4** Selbstverpflichtung zur Behandlung und zum Leben
- **Handout 5** Schlaffragebogen
- **Handout 6** Schlafprotokoll, Morgenprotokoll
- **Handout 7** „Grünes Rezept": Nichtmedikamentöse Empfehlungen (Schlafhygiene)
- **Handout 8** Mythen und Fakten über den Schlaf
- **Handout 9** Schlafstörende Faktoren
- **Handout 10** Teufelskreis: Schlafschwierigkeiten und Einnahme von Schlafmedikation/Alkohol
- **Handout 11** Schlafstörende Gedanken und Erwartungen
- **Handout 12** Regeln für einen gesunden Schlaf
- **Handout 13** Was mir alles Spaß macht
- **Handout 14** Wochenplan
- **Handout 15** Bewusster Umgang mit Gefühlen
- **Handout 16** Stresstoleranz
- **Handout 17** Was ist Interpersonelle Psychotherapie?
- **Handout 18** Problembereich „Rückzug/Isolation"

- Handout 19 Interpersonelle Grundfertigkeiten
- Handout 20 „Nein" sagen und um Hilfe bitten
- Handout 21 Informationen zu Bindungsstilen
- Handout 22 Informationen zu zwischenmenschlichen Konflikten
- Handout 23 Strategien zur Krisenbewältigung
- Handout 24 Probleme lösen
- Handout 25 Informationen zu Rollenwechseln
- Handout 26 Informationen zu Trauer

Teil I

Einführung in die Interpersonelle Psychotherapie

1 Der interpersonelle Ansatz bei depressiven Störungen

Elisabeth Schramm

1.1 Sind depressive Störungen Beziehungsstörungen?

"Regardless of what other factors may be involved, the interpersonal context affects greatly whether a person becomes depressed, the person´s subjective experience while depressed, and the behavioral manifestations and resolution of the disorder." (Joiner et al. 1999, S. 3)

> Frau N. liegt schon seit fünf Uhr wach. Sie kann sich nicht überwinden, aufzustehen. Sie müsste sich krankmelden, so wie letzten Montag, aber sie schafft es nicht. Man wird sich fragen, was mit ihr los ist. Ihr Mann hat das Haus bereits verlassen und die Kinder zur Schule gebracht. Er wird ärgerlich sein, wenn er hört, dass sie schon wieder nicht zur Arbeit war. Es wird Streit geben, denn er war dagegen, dass sie wieder in den Beruf einsteigt, solange die Kinder klein sind. Ihre Söhne werden um 13 Uhr nach Hause kommen und enttäuscht sein, dass nichts gekocht ist. Frau N. hat keine Energie, um ihre Arbeit und den Haushalt zu bewältigen. Sie fühlt sich unzulänglich und schuldig. Manchmal ist ihr aber alles einfach egal, dann fühlt sie gar nichts. Vielleicht sollte sie heute zum Arzt gehen. Sie glaubt kaum, dass irgendjemand sie verstehen kann. Sie versteht sich ja selbst nicht mehr.

Frau N. ist an einer Depression erkrankt. Depressive Störungen müssen in ihrem interpersonellen Kontext verstanden werden, denn sie sind damit untrennbar verknüpft. Wie das Beispiel deutlich macht, beeinträchtigt die Depression zwangsläufig die **zwischenmenschlichen Beziehungen und sozialen Rollen** des Betroffenen. Der Depressive leidet also nicht alleine. Umgekehrt haben Beziehungskonflikte und Schwierigkeiten, Rollenerwartungen zu entsprechen, einen entscheidenden Einfluss auf den psychischen Zustand eines Menschen. So entstehen negative Rückkoppelungen zwischen depressivem Verhalten und sozialen Interaktionen. Insofern ist diese Sichtweise nicht nur als interpersonell, sondern als **interaktionell** zu bezeichnen. Dabei wird von einem fundamentalen, psychobiologisch basierten Grundbedürfnis nach Bindung ausgegangen, ebenso wie von einer zugrunde liegenden Vulnerabilität des Betroffenen für depressive Störungen.

Eines der typischsten Kennzeichen einer Depression ist der **interpersonelle Rückzug**. Depressive Menschen meiden den Kontakt mit anderen und bleiben auf diese Weise in ihren depressiven Wahrnehmungen und in ihrer eigenen negativen Welt gefangen. Während ein **intrapsychisches Behandlungsmodell** den Fokus eben dort (in der eigenen Wahrnehmung und den inneren Prozessen eines Individuums) ansiedelt, wird bei interpersonellen Verfahren gezielt versucht, die **Verbindung zwischen dem Individuum und der Umwelt** wieder herzustellen bzw. den Patienten „aus seinem Kopf", seiner „abgeschotteten depressiven Welt" herauszubekommen. Der Fokus liegt dabei auf den zwischenmenschlichen Interaktionen des Patienten.

■ **Abgrenzung und Besonderheiten:** „Welche Psychotherapie ist eigentlich nicht interpersonell?", ist eine Frage, die auf das Besondere der IPT gegenüber anderen Therapieverfahren abzielt. Die Frage ist durchaus berechtigt, denn die Bedeutung der **Beziehungsperspektive** für die Behandlung psychischer und insbesondere depressiver Störungen wurde schon vor langer Zeit erkannt (zusammengefasst in Joiner u. Coyne 1999; Joiner u. Timmons 2009) und bei einigen anderen Therapieverfahren in besonderem Maße berücksichtigt, beispielsweise in der Systemischen Therapie oder in paartherapeutischen Ansätzen (z. B. Barbato u. D'Avanzo 2006; Sholevar et al. 2003). Auch das Cognitive Behavioral Analysis System of Psychotherapy (McCullough 2000), ein speziell für chronisch depressive Patienten entwickeltes Verfahren, konzeptualisiert die depressive Störung unter der „Person × Umwelt"-Perspektive (vgl. Kap. 3.5).

Die Frage, was an einem psychotherapeutischen Verfahren spezifisch ist, lässt sich ebenso im Hinblick auf kognitive oder verhaltensbezogene Ansätze stellen. In welcher Psychotherapie wird nicht auch auf die Gedanken, Einstellungen oder Verhaltensweisen des Klienten eingegangen? Die IPT legt ihren Schwerpunkt des Verstehens und Behandelns psychischer Erkrankungen jedoch vor allem auf die Beziehungen des Patienten mit anderen Menschen und nicht primär auf innerpsychische Vorgänge oder Kognitionen, weil davon ausgegangen wird, dass Depressionen immer in einem **zwischenmenschlichen Kontext** stattfinden. Das heißt, sie betreffen nicht nur den Einzelnen, sondern sein **gesamtes Bezugssystem**. Neben diesem hauptsächlichen Fokus werden zahlreiche andere Variablen berücksichtigt, die den sozialen Kontext von Beziehungen beeinflussen können.

■ **Theoretische Vorläufer:** Wie entstand die interpersonelle Sichtweise? Sie geht auf **Harry Stack Sullivan** (1953) zurück, der sie bereits in den 30er Jahren als neuartigen klinischen Blickwinkel in die Psychiatrie einbrachte. Diese neue Sichtweise führte in den USA zur Gründung der „**interpersonellen Schule**". Die Ursprünge dieser Denkweise sind bei dem Psychiater **Adolf Meyer** zu finden. Ihm gelang es mit Hilfe seines Konzeptes der **Psychobiologie** (Meyer 1957), das psychosoziale und interpersonelle Umfeld des Patienten ins Blickfeld des psychiatrischen Interesses zu rücken, nachdem die Psychiatrie bis zu diesem Zeitpunkt entweder von biologischen Gesichtspunkten oder psychoanalytischen Konzeptionen bestimmt worden war. Zu den entscheidenden Beiträgen zur theoretischen Basis der IPT zählen auch die Arbeiten **John Bowlbys** über die **Bindungstheorie** (z. B. Bowlby 1969; 1988). Die IPT,

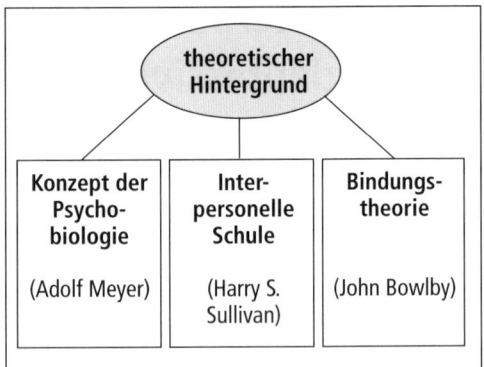

Abb. 1-1 Theoretischer Hintergrund der IPT.

die vor über 40 Jahren von **Klerman und Weissman** begründet und seither stetig unter Berücksichtigung neuer Forschungsbefunde weiterentwickelt wurde, beruht zum großen Teil auf den Ideen der interpersonellen Schule. Der theoretische Hintergrund der IPT ist in Abbildung 1-1 graphisch dargestellt und wird in Kapitel 4.1 ausführlicher beschrieben.

■ **Aktueller Stand:** Es ist kritisch anzumerken, dass sich die theoretische Basis der IPT auf die oben genannten Betrachtungen beschränkt, während komplexere Arbeiten zur interaktionellen Natur depressiver Störungen (z. B. Joiner u. Coyne 1999; Joiner u. Timmons 2009) im IPT-Manual (Klerman et al. 1984; Weissman et al. 2000) wenig Beachtung finden. So scheint das Gesamtpotenzial eines interaktionellen Ansatzes zur Depressionstherapie bei der IPT noch nicht vollständig ausgeschöpft. Von Joiner und Timmons (2009) wird ebenfalls darauf hingewiesen, dass die IPT zwar kompatibel ist mit der modernen interpersonellen Perspektive der Depressionsentstehung, jedoch eine **Diskontinuität** zwischen der Grundlagenforschung zu interaktionellen Aspekten der Depression einerseits und der Entwicklung und Anwendung der IPT andererseits besteht. Wie allerdings später noch gezeigt wird, liegt das Hauptmerkmal des Ansatzes nicht in der sophistizierten theoretischen Ableitung, sondern eher in einer pragmatischen und empirischen Herangehensweise (vgl. Kap. 4.2).

1.2 Kurze Charakterisierung der IPT

■ **Wissenschaftliche Fundierung:** Klerman et al. (1984; Weissman u. Markowitz 2002) betonen den **wissenschaftlichen Charakter** der Methode, denn die IPT wurde in einem Forschungskontext konzipiert. Sie entspricht dem Prototyp einer modernen evidenzbasierten Psychotherapie, da nicht nur die Effektivität des Ansatzes von Anfang an evaluiert wurde und dementsprechende Weiterentwicklungen erfuhr, sondern bereits die **theoretischen und praktischen Grundlagen stringent aus empirischen Evidenzen** verschiedener Forschungsbereiche abgeleitet wurden (Abb. 1-2; vgl. Kap. 4.2).

■ **Theoretische Ausrichtung:** Dass sich die IPT in ihrer gesamten Konzeption nicht einer der traditionellen Therapieschulen verschrieben hat, sondern Elemente **verschiedener Therapierichtungen** und auch selbstentwickelte spezifische Elemente aufgenommen und integriert hat, geht mit dem heutigen Trend zur Ablösung von rigiden schulorientierten Vorgehensweisen und zu evidenzbasierten, störungsorientierten Vorgehensweisen einher. Lambert (2004) spricht in diesem Zusammenhang vom „Zeitalter des Eklektizismus und Empirismus", wobei das letztgenannte Prinzip bei der Entwicklung der IPT in vollem Ausmaß umgesetzt wurde. Es soll an dieser Stelle noch einmal betont werden, dass das Verfahren sowohl in der Entwicklung als auch in der Durchführung pragmatisch an empirischen Evidenzen ausgerichtet ist und nicht etwa induktiv aus einer spezifizierten Ursprungstheorie heraus entwickelt wurde. Im Hinblick auf den Eklektizismus sollen wirksame Strategien im Rahmen der IPT systematisch eingesetzt werden und werden nicht lediglich als willkürliche Ansammlung sinnvoller Komponenten betrachtet.

■ **Behandlungskonzept:** Das Behandlungskonzept ist ursprünglich speziell auf die ambulante **Individualtherapie akuter unipolar-depressiver Episoden** zugeschnitten, wobei das Bestehen komorbider Störungen berücksichtigt wurde. Neben den wesentlichen Erkenntnissen der Depressionsforschung wurden auch neue Konzepte der Depressionsdiagnostik sowie klinische Erfahrungen bei der Behandlung depressiver Patienten mit einbezogen. Dabei wird von einer entscheidenden **Wechselwirkung** zwischen dem ineffektiven Umgang mit interpersonellen Belastungen, etwa im Rahmen eines Paarkonflikts oder einer neuen sozialen Rolle, und dem Auftreten einer depressiven Episode ausgegangen (Abb. 1-3). Hat sich die depressive Störung einmal manifestiert, kann sie sekundär zu interpersonellem Stress beitragen, indem sich der Betroffene zurückzieht, seine sozialen Rollen nicht erfüllt und sein soziales Netzwerk – falls vorhanden – nicht zur Unterstützung und Bewältigung der Erkrankung nutzt. Die Bearbeitung dieses Zusammenhanges steht im Fokus der Therapie. Intrapsychische oder kognitive Aspekte der Depression spielen

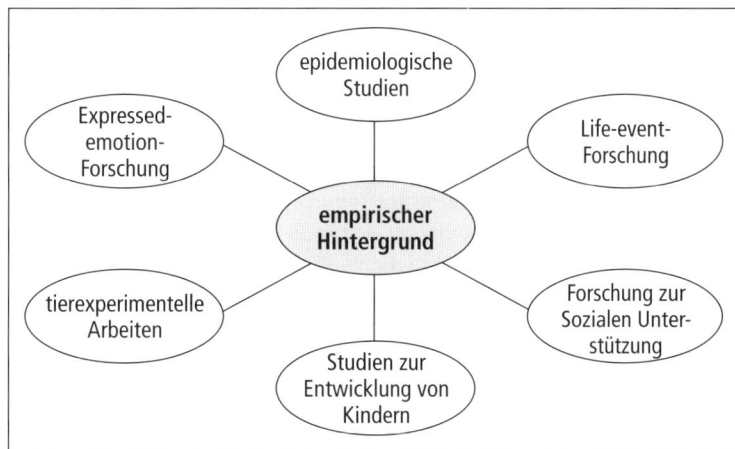

Abb. 1-2 Empirischer Hintergrund der IPT.

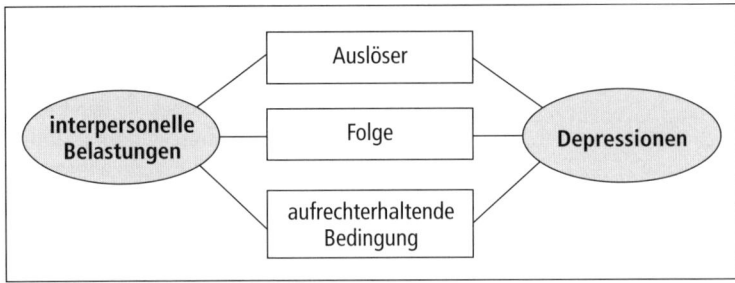

Abb. 1-3 Wechselwirkung zwischen interpersonellen Belastungen und Depressionen.

dabei – wie bereits erwähnt – eine untergeordnete Rolle. Allerdings wird die Bedeutung von genetischen, biochemischen, entwicklungsbezogenen oder persönlichkeitsbestimmenden Vulnerabilitätsfaktoren oder anderen Auslösern anerkannt. „The authors believe that progress will be furthered by a pluralistic, undoctrinaire, and empirical approach that builds upon clinical experience and research evidence" (Klerman et al. 1984, S. 5). Somit vertreten die Autoren hinsichtlich der Depressionsverursachung einen multifaktoriellen Standpunkt.

■ **Therapiedauer:** Die Begründer der ITP waren nicht nur hinsichtlich eines multifaktoriellen Ätiologiemodells, sondern auch im Hinblick auf die Therapiedauer ihrer Zeit voraus, denn IPT-Therapien waren von Anfang an explizit zeitlich begrenzt. Kurzzeittherapien kamen vor 40 Jahren in der Regel (außer bei der Verhaltenstherapie) eher selten zur Anwendung. Heute tendieren Psychotherapien allgemein mit meist weniger als 25 Sitzungen zu einer deutlichen Verkürzung der Dauer im Vergleich zu früher. Diese Umstellung wurde vorwiegend aus ökonomischen Gründen vorgenommen, resultiert jedoch auch aus der Erkenntnis, dass ein großer Teil der Veränderung bei der akuten Behandlung **unkomplizierter psychischer Störungen** in weitaus kürzerer Zeit erreicht werden kann, als man früher annahm. Denn die Hälfte aller Patienten, die sich in Psychotherapie begeben, zeigen bereits zu Beginn der Therapie, etwa zum Zeitpunkt der achten Sitzung eine signifikante Verbesserung (Bergin u. Garfield 1994; Lambert 2004). In den meisten Fällen werden im Allgemeinen bei der Akutbehandlung einer unkomplizierten psychischen Störung optimale Ergebnisse mit nur 26 Sitzungen erzielt. Selbst bei komplexeren Störungen kann mit Psychotherapie innerhalb eines Jahres eine bedeutsame Besserung erreicht werden (Bergin u. Garfield 1994; Lambert 2004). Dies bedeutet natürlich nicht, dass alle angestrebten Veränderungen in dieser kurzen Zeitspanne eintreten, sondern dass ein Veränderungsprozess erfolgreich eingeleitet und vom Patienten alleine oder mit Hilfe von Erhaltungs- oder Auffrischungssitzungen beibehalten bzw. fortgesetzt werden kann. Weiterhin einschränkend gilt, dass bei chronischen und komplexen Störungsbildern in der Regel längere Behandlungsdauern benötigt werden.

■ **Wirkungsdauer:** Der **langfristige Erfolg**, der mittels psychologischer Kurzzeittherapien (mit oder ohne gleichzeitige Pharmakotherapie) erzielt werden kann, scheint stabiler zu sein als bei alleiniger Pharmakotherapie (z.B. DeRubeis et al. 2008; Gloaguen et al. 1998; Imel et al. 2008; Vittengl et al. 2007). Er sollte allerdings nicht überschätzt werden, da die nachhaltige Wirkung nach Ende der Akutbehandlung aufgrund verschiedener methodischer Probleme der einzelnen Studien zum Teil noch umstritten ist (Kap. 4.6). Dies trifft in besonderem Maße auf chronifizierte Depressionsformen zu.

■ **Flexible Anwendungen:** Die offene Einstellung der IPT-Begründer zeigt sich weiterhin in der **flexiblen, halbstrukturierten Form des Verfahrens** (wie sie sich auch im Behandlungsmanual manifestiert), die es dem erfahrenen Psychotherapeuten erlaubt, sich sowohl an den individuellen Bedürfnissen des Patienten und seiner Bereitschaft zur Veränderung zu orientieren als auch den eigenen therapeutischen Stil umzusetzen. Der IPT-Therapeut muss sich somit nicht den zum Teil dogmatisch vorgeschriebenen Richtlinien einer Therapieschule unterwerfen. Die Flexibilität der Methode hat unter anderem dazu geführt, dass zwischenzeitlich zahlreiche **Modifikationen der ursprünglichen Version** für andere Störungen und Settings entwickelt wurden (Weissman et al. 2007; vgl. Kap. 4.5). In den letzten Jahren ist eine zunehmende Spezifizierung des Ansatzes anhand immer feiner definierter Störungsbilder erfolgt (z. B. IPT in der Gruppe für weibliche Inhaftierte mit komorbider Depression und Substanzmissbrauch, IPT für depressive Frauen mit Traumatisierungen im Rahmen der Primärversorgung, IPT-Kurzprogramm für depressive Mütter psychisch kranker Kindern etc.). Die IPT ist insgesamt relativ wenig an bestimmten Techniken, sondern vielmehr an spezifischen und systematisch aufeinander abgestimmten Interventionsschritten orientiert. Sie beansprucht jedoch nicht den Status einer eigenen, in sich geschlossenen Therapieschule. Eine Zusammenfassung der wichtigsten Merkmale der IPT findet sich in Tabelle 1-1.

Tab. 1-1 Die wichtigsten Merkmale der IPT.

Dauer und Frequenz	• fokussierte, zeitlich begrenzte Kurztherapie • 12–20 wöchentliche, ca. 50-minütige Einzelsitzungen
Hohe Indikation	ambulante Patienten mit akuter unipolarer Major Depression, bei denen der Beginn der Depression möglichst mit belastenden Lebensereignissen bzw. Lebensphasen in Zusammenhang steht
Geringe bzw. keine Indikation	• Patienten mit psychotischen Merkmalen und/oder komorbider Substanzabhängigkeit • Patienten mit einer Vorgeschichte von schwerer, komplexer Traumatisierung und/oder ausgeprägter Persönlichkeitsstörung • Patienten mit einer anderen primären psychiatrischen Störung • reine Dysthymie
Anwendung	• allein oder in Kombination mit antidepressiver Medikation • an einem Therapeutenmanual ausgerichtet
Behandlungsfokus	aktuelle zwischenmenschliche/psychosoziale Probleme oder Lebensveränderungen, die mit der depressiven Episode in Zusammenhang stehen
Behandlungsziele	• Remission der depressiven Symptome • Reduktion der interpersonellen Probleme • Aufbau bzw. Nutzen eines sozialen Netzwerks
Hintergrund	• hauptsächlich auf empirischen Befunden zur Entstehung und Aufrechterhaltung von Depressionen beruhend • wechselseitiger Zusammenhang zwischen Depression und interpersonellem Geschehen
Zuordnung	keiner bestimmten Therapieschule zugeordnet
Sichtweise der Depressionsverursachung	multifaktorielle Verursachungs- und Vulnerabilitätsfaktoren
Therapeutenrolle	aktiv, unterstützend, sich auf die Seite des Patienten stellend (Advokat)
Wirksamkeit	empirisch als wirksam belegt

Literatur

Bowlby J. Attachment and loss, Vol 1: Attachment. London: Hogarth Press 1969.

Bowlby J. A secure base: Clinical applications of attachment theory. London: Routledge 1988 (dt.: Elternbindung und Persönlichkeitsentwicklung. Therapeutische Aspekte der Bindungstheorie. Heidelberg: Dexter 1995).

Barbato A, D'Avanzo B. Marital therapy for depression. Cochrane Database of Systematic Reviews 2006; 2, Art. No.: CD004188. DOI: 10.1002/14651858. CD004188.pub2.

Bergin AE, Garfield SL. Overview, trends, and future issues. In: Bergin AE, Garfield SL (eds). Handbook of psychotherapy and behavior change, 4th ed. New York: Wiley 1994: 805–21.

DeRubeis RJ, Siegle GJ, Hollon SD. Cognitive therapy versus medication for depression: Treatment outcomes and neuronal mechanisms. Nat Rev Neurosci 2008; 9(10): 788–96.

Gloaguen V, Cottraux J, Cucherat M et al. A meta-analysis of the effects of cognitive therapy in depressed patients. J Affect Disord 1998; 49(1): 59–72.

Imel ZE, Malterer B, McKay KM et al. A meta-analysis of psychotherapy and medication in unipolar depression and dysthymia. J Affect Disord 2008; 110(3): 197–206.

Joiner TE, Coyne JC. The interactional nature of depression. Washington: APA 1999.

Joiner TE, Coyne JC, Blalock J. On the interpersonal nature of depression: Overview and synthesis. In: Joiner T, Coyne JC (eds). The interactional nature of depression. Washington: APA 1999.

Joiner TE, Timmons KA. Depression in its interpersonal context. In: Gotlib IH, Hammen CL (eds). Handbook of depression, 2nd ed. New York: Guilford Press 2009.

Klerman GL, Weissman MM, Rounsaville BJ et al. Interpersonal psychotherapy of depression. New York: Basic Books 1984.

Lambert MJ. Bergin and Garfield's handbook of psychotherapy and behavior change, 5th ed. New York: Wiley 2004.

McCullough JP. Treatment for chronic depression. Cognitive behavioral analysis system of psychotherapy. New York: Guilford Press 2000.

Meyer A. Psychobiology: A science of man. Springfield: Thomas 1957.

Sholevar GP, Schwoeri LD, Jarden H. Depression and the family: Interpersonal context and family functioning. In: Sholevar P (ed). Textbook of family and couples therapy: Clinical applications. Washington, DC: American Psychiatric Publishing 2003: 619–36.

Sullivan HS. The interpersonal theory of psychiatry. New York: Norton 1953.

Vittengl JR, Clark LA, Dunn TW et al. Reducing relapse and recurrence in unipolar depression: A comparative meta-analysis of cognitive-behavioral therapy's effects. J Consult Clin Psychol 2007; 75(3): 475–88.

Weissman MM, Klerman G, Markowitz JC. Comprehensive guide to interpersonal psychotherapy. New York: Basic Books 2000.

Weissman MM, Markowitz JC. Interpersonal psychotherapy for depression. In: Gotlib IH, Hammen CL. Handbook of depression. New York: Guilford Press 2002.

2 Die Entwicklung und Verbreitung der IPT

Elisabeth Schramm und Mathias Berger

2.1 Die IPT in den USA

Im Folgenden wird zunächst auf die Begründungsgeschichte und Verbreitung der IPT in den USA und dann im deutschsprachigen Raum und andern Ländern eingegangen. Wie entstand die IPT in den USA?

- **Forschungskontext:** Die Entwicklung der Methode begann **im Jahr 1968** im Rahmen einer **Multizenterstudie** zur Rückfallprophylaxe depressiver Erkrankungen nach erfolgreicher pharmakologischer Akutbehandlung. Zu dieser Zeit war die Wirksamkeit trizyklischer Antidepressiva zur Behandlung akuter Depressionen unumstritten. Allerdings waren die optimale Dauer medikamentöser Therapie und die Rolle der Psychotherapie bei der prophylaktischen Behandlung noch unklar und Gegenstand heftiger Kontroversen, obwohl die meisten Patienten bereits damals zusätzlich irgendeine Form supportiver Psychotherapie erhielten. Gerald Klerman war zu jener Zeit einer der einflussreichsten Psychiater Amerikas und sowohl ausgewiesener Psychopharmakologe als auch Psychotherapeut. Er gehörte zu der Generation von Psychiatern, die der Psychotherapie eine entscheidende Rolle innerhalb der Psychiatrie beimaßen. Für die oben erwähnte Studie suchte er nach einer **spezifischen Vergleichsbedingung** für die medikamentöse Behandlung. Er gab seiner Arbeitsgruppe das Manual von Becks kognitiver Therapie (Beck 1967; 1979) mit den Worten: „Do something specified as this for supportive psychotherapy" (zit. n. Weissman et al. 2007, S. 693). Daraus entstand die später als „Interpersonelle Psychotherapie" bezeichnete Methode, die eigens für diese Multizenterstudie entwickelt wurde. Die Untersuchung blieb für lange Zeit die einzige kontrollierte Arbeit, die sich mit der prophylaktischen Wirkung von Psychotherapie beschäftigte (Klerman et al. 1974). Es ging den Autoren bei der Entwicklung der IPT also nicht darum, eine neuartige oder besonders originelle Psychotherapieform zu entwerfen, sondern vielmehr darum, ein strukturiertes psychologisches Therapieverfahren zu schaffen, das sich mit einer standardisierten medikamentösen Behandlungsbedingung vergleichen ließ: „Our intent was not to develop a new psychotherapy but to describe what we believed was reasonable and current practice with depressed patients ..." (zit. n. Klerman u. Weissman 1993, S. 4).

- **Behandlungsmanual:** Mit dem Ziel, das Verfahren zur Wirksamkeitsüberprüfung zu standardisieren, wurden Konzepte, Strategien und Methoden in einem **Manual** (Klerman et al. 1984; Updates: Weissman et al. 2000; 2007) beschrieben. Die Behandlungsdauer wurde mit der einer Pharmakotherapie vergleichbar gehalten. Das so entstandene Behandlungsmanual (vgl. Teil II in diesem Buch) liefert eine **systematische Aufstellung von Vorgehensweisen**, die sich bei der Depressionsbehandlung als effektiv erwiesen haben (beispielsweise die Psychoedukation) und von denen man aus der Psychotherapieforschung weiß, dass sie für den Behandlungserfolg von Bedeutung sind (beispielsweise einen Behandlungsvertrag abzuschliessen). Die pragmatische Auffassung der Begründer der IPT zeigt sich auch in ihrer Orientierung an der weitgehend atheoretischen diagnostischen bzw. nosologischen Einordnung der Depression nach DSM (Diagnostic and Statistical Manual of Mental Disorders; amerikanisches Klassifikationssystem; Kap. 3.2).

- **Wirksamkeitsnachweise:** Die Autoren der IPT bemühten sich von Anfang an, das Verfahren in vergleichenden klinischen Untersuchungen auf dessen **Wirksamkeit** zu überprüfen. Nach dem gelungenen Nachweis der Effizienz der IPT bei der akuten Depressionsbehandlung wurde der Ansatz von den Autoren selbst sowie von weiteren Forschungsgruppen für andere Arten psychischer Störungen weiter spezifiziert und untersucht. Die ersten Ergebnisse zur Wirksamkeit der **modifizierten Formen** sind ermutigend (Kap. 4.6) und bestätigen den aktuellen Trend, sich von schulorientierten Verfahren zu lösen und stattdessen auf die spezifischen Merkmale der jeweiligen Störung einzugehen.

▪ **Anwendung in der Praxis:** Trotz der überzeugenden Wirksamkeitsnachweise (s. auch Metaanalyse von de Mello et al. 2005) hat die IPT in den USA nur zögernd Einzug in **die klinische Praxis bzw. in Weiterbildungsprogramme für Ärzte und Psychologen** gehalten. Dafür gibt es verschiedene Gründe:

– Die IPT ist kein vorgeschriebener Bestandteil der amerikanischen **Weiterbildungsprogramme zum psychiatrischen Facharzt** (Psychiatry Residency Trainings Programs). Allerdings traf dies bis vor Kurzem auf keine Psychotherapieform zu und erklärt von daher nicht alleine die nur langsame klinische Verbreitung der IPT. Da aber psychodynamische Therapien in den USA eine lange Tradition haben und Kognitive Verhaltenstherapie von Anfang an mit Nachdruck institutionalisiert und vermittelt wurde, sind diese beiden Methoden am weitesten verbreitet.

– Zudem wird die IPT im amerikanischen Krankenversicherungssystem trotz nachgewiesener Wirksamkeit **nicht bevorzugt erstattet,** sondern konkurriert mit zahlreichen anderen Psychotherapiemethoden. Überhaupt wird psychotherapeutische Behandlung unabhängig von der Methode relativ selten von amerikanischen Krankenversicherungen erstattet. Es gibt also für amerikanische Kollegen nur wenig ökonomische Anreize, in eine IPT-Ausbildung zu investieren.

– Der klinische Einsatz der IPT im **stationären** Kontext ist aufgrund der durchschnittlich extrem kurzen Aufenthaltsdauer von nur wenigen Tagen in amerikanischen psychiatrischen Kliniken kaum zu erwarten.

– Mangelnde Ausbildungsangebote, aber auch **mangelnde Nachfrage** nach Zertifizierungen außerhalb des Forschungskontextes erklären weiterhin, warum sich die praktische Anwendung in den USA bis heute hauptsächlich auf die jeweiligen universitären Forschungszentren (z. B. Universities of Pittsburgh, Iowa, Washington, Columbia University) konzentriert. Da sich Klerman und Weissman in erster Linie als Wissenschaftler sahen, wollten sie vor einer umfassenden Verbreitung zunächst die Wirksamkeit ihrer Methode überprüfen. Als dies dann erfolgt war, war Klerman bereits schwer erkrankt und starb kurze Zeit darauf. Seine Frau Myrna Weissman wiederum war in zahlreiche andere Projekte involviert, so dass keiner der Begründer eine **Institutionalisierung** und klinische Verbreitung der IPT mit Nachdruck betrieben hat.

In Europa, Australien und Kanada wird die IPT hingegen in der psychiatrischen und psychotherapeutischen Versorgung **relativ häufig** eingesetzt. Auch in Entwicklungsländern und anderen Kulturen (z. B. Afrika, Indien, Puertorico etc.) hat der Einsatz der IPT vorwiegend als Gruppenprogramm in den letzten Jahren eine rasante Entwicklung genommen. Insgesamt ist das Interesse an diesem Ansatz in der internationalen Fachwelt im Laufe der Zeit stark gestiegen, unter anderem aufgrund der Publikationen von amerikanischen, kanadischen, britischen und deutschen **Leitlinien**, die sich auf Effektivitätsdaten stützen und die IPT explizit als eine der wirksamsten Depressionsbehandlungen empfehlen (z. B. die Leitlinien der American Psychiatric Association (APA) in Fochtmann u. Gelenberg 2005; Leitlinien des National Institute of Clinical Excellence (NICE) 2007; S3-Leitlinie der Deutschen Gesellschaft für Psychiatrie, Psychotherapie und Nervenheilkunde (DGPPN) in Härter et al. 2009; Leitlinien der Fachgruppe Klinische Psychologie und Psychotherapie in De Jong-Meyer et al. 2007; Leitlinien der British Association of Psychopharmacology in Anderson et al. 2008).

▪ **Training in IPT:** Zwischenzeitlich liegt sowohl in den USA als auch in Deutschland ein **Curriculum** für eine Zertifizierung in IPT vor (s. u.).

Dieses ist auf den Webseiten der International Society for Interpersonal Psychotherapy (ISIPT; www.interpersonalpsychotherapy.org) und der Arbeitsgemeinschaft Wissenschaftliche Psychotherapie (AWP-Depression; www.IPT.AWP-Depression.de) näher beschrieben. Die Zertifizierungskriterien können allerdings je nach landesüblichen Standards unterschiedlich sein. Das **Trainingsprogramm** ist im Groben angelehnt an das im Rahmen des National Institute of Mental Health Treatment of Depression Collaborative Research Program (NIMH-TDCRP) entwickelte Konzept, das ursprünglich einen etwa 40-stündigen didaktischen Teil und Supervision umfasste. Mittlerweile werden 16–24 didaktische Einheiten für eine klinische Anwendung der IPT als ausreichend betrachtet (detailliertere Angaben zur Ausbildung s. Kap. 21). Dennoch gibt es bisher auch in Deutschland lediglich ein **Trainingsinstitut**, das kontinuierlich Workshops und Supervision in IPT einschließlich seiner modifizierten Formen anbietet (AWP-Depression; www.IPT.AWP-Depression.de). Trotz des wissenschaftlichen Erfolgs der IPT hat sich bisher – wohl aufgrund der schulenunabhängigen Konzeption – keine der traditionellen Therapieschulen zuständig gesehen, IPT vollständig in ihr Curriculum zu integrieren. Außerhalb des Forschungsbereiches werden didaktische Seminare, Workshops oder Einführungskurse auf Anfrage oder je nach Gelegenheit (z. B. auf Kongressen oder Psychotherapie-Weiterbildungskonferenzen) durchgeführt. In zweijährigen Abständen findet zudem ein **internationaler Kongress** der ISIPT statt, bei dem regelmäßig zahlreiche Workshops angeboten werden.

■ **Kostenerstattung:** Ein weiterer Grund für die begrenzte Verbreitung des Verfahrens in den USA könnte, wie bereits erwähnt, darin liegen, dass die Erstattung von Psychotherapie von Seiten der Krankenversicherungen bisher nicht auf evidenzbasierte Verfahren beschränkt war, sondern eine nahezu unüberschaubare Vielzahl von Methoden berücksichtigt. Ob und wie sich dies durch die anstehende Gesundheitsreform in den USA verändern wird, ist noch unklar. Es ist jedoch davon auszugehen, dass evaluierte, wirksame Kurzzeittherapien wie Kognitive Therapie oder IPT eine **bessere Chance auf Kostenerstattung** haben als die traditionellen psychodynamischen Langzeittherapien, zu denen kaum randomisiert-kontrollierte Studien vorliegen (De Jong-Meyer et al. 2007).

2.2 Die IPT im deutschsprachigen Raum und in anderen Ländern

Die praktische Anwendung sowie die Verbreitung der IPT hat in den letzten Jahren **in anderen Ländern** deutlich schneller zugenommen als in den USA. Besonders fortgeschritten ist die Etablierung der Methode in den Niederlanden, Großbritannien, Kanada, Deutschland und Australien. Aber auch in Italien, Spanien, Japan, Frankreich, Norwegen, Schweiz, Schweden, Afrika, Indien und in anderen Ländern werden zahlreiche Forschungs- und gesundheitspolitische Aktivitäten in Bezug auf die IPT durchgeführt. So liegt das Behandlungsmanual der IPT zwischenzeitlich in vielen verschiedenen Sprachen vor.

■ **Vorgeschichte/Rahmen in Deutschland:** Die Einführung der IPT in den deutschsprachigen Ländern in den frühen 90er-Jahren stand wie in den USA im Zusammenhang mit der geplanten Durchführung eines umfassenden Forschungs-

---

Curriculum der Arbeitsgemeinschaft Interpersonelle Psychotherapie zur IPT
Voraussetzungen für eine Zertifizierung in IPT (basierend auf den Vorgaben der International Society of Interpersonal Psychotherapy [ISIPT]):
- I. abgeschlossene (oder nahezu abgeschlossene) Psychotherapieausbildung
- II. Grundkenntnisse in der Behandlung depressiver Erkrankungen
- III. 24 Stunden didaktische Einführung und Übungen in dem Verfahren der IPT
- IV. mindestens 8–10 Stunden video- oder audiogestützte Supervision von mindestens zwei ambulanten depressiven Patienten (mindestens 16–20 Therapiesitzungen) durch einen IPT-Supervisor; erfolgreiche Durchführung der Therapie; die Fälle sollten aus zwei verschiedenen Problembereichen stammen

projektes zur Rezidivprophylaxe depressiver Erkrankungen. Die von der pharmazeutischen Industrie finanzierte Vorbereitung auf diese Studie, die allerdings aus firmeninternen Gründen letztendlich nicht realisiert wurde, beinhaltete ein mehrtägiges Training von IPT-Therapeuten an zehn Universitätskliniken.

■ **Behandlungsmanual:** Die Publikation des **deutschsprachigen Manuals** (Schramm 1996; 1998) und die Gründung der Arbeitsgemeinschaft IPT im Jahre 1996 (zu den Aktivitäten der Arbeitsgemeinschaft s. u.) lösten ein breites Interesse an der IPT in den deutschsprachigen Ländern aus. Dementsprechend ließen sich zahlreiche ärztliche und psychologische Psychotherapeuten sowie stationär arbeitende Behandlungsteams in IPT trainieren (nähere Angaben zum IPT-Training s. Kap. 21), wobei die Anzahl an Kollegen aus dem Bereich der **stationären Patientenversorgung** die Zahl der niedergelassenen Kollegen übertraf. Dies hängt damit zusammen, dass in den 90er-Jahren zunehmend sog. „De-

Aktivitäten der Arbeitsgemeinschaft Interpersonelle Psychotherapie seit 1996
- Gründung der Arbeitsgemeinschaft IPT im Jahre 1996 in Freiburg
- Publikation des deutschsprachigen Manuals
- Verbreitung der IPT mittels zahlreicher Vorträge, Kurse, Workshops, Trainings etc.
- Publikationen von Übersichtsartikeln und Büchern
- Entwicklung eines Curriculums für deutschsprachige Länder
- Aufbau von Depressionsstationen mit IPT-Konzepten
- Etablierung eines German Chapter bei der International Society of IPT (ISIPT)
- Durchführung und Publikationen empirischer Studien
- Erstellen einer Webseite (IPT.AWP-Depression.de)
- Anerkennung durch den Wissenschaftlichen Beirat Psychotherapie
- Leitung der Arbeitsgruppe IPT im Rahmen des Fachreferats Psychotherapie der Deutschen Gesellschaft für Psychiatrie, Psychotherapie und Nervenheilkunde (DGPPN)

pressionsstationen" etabliert wurden, für die das IPT-Konzept äußerst geeignet schien. Eine solche „Schwerpunktstation IPT" wurde modellhaft zunächst an der Freiburger Universitätsklinik implementiert und systematisch evaluiert (Kap. 15).

■ **Wirksamkeitsnachweise:** Stationäre IPT-Konzepte wurden in Deutschland parallel zu ihrer Entwicklung **systematisch evaluiert** (zusammengefasst in Kap. 15). Weitere deutschsprachige Studien zur externen Qualitätssicherung in der Depressionstherapie zeigten, dass die IPT mittlerweile zu den vier **am häufigsten** in der stationären Behandlung eingesetzten psychotherapeutischen Verfahren gehört (Härter et al. 2006). Verhaltenstherapeutische Methoden werden in den Kliniken am meisten praktiziert (42 %). Tiefenpsychologische Verfahren (15 %), Gesprächspsychotherapie (7 %) und die IPT (6 %) haben quantitativ betrachtet einen geringeren Anteil. Trainings in IPT wurden allerdings alleine in den letzten fünf Jahren in rund 40 verschiedenen Kliniken und Einrichtungen auf Anfrage durchgeführt.

Obwohl die Wirksamkeit der IPT durch zahlreiche Studien empirisch gestützt ist, gilt die Einschränkung, dass bei den meisten Untersuchungen relativ enge Ein- und Ausschlusskriterien verwendet wurden. Das bedeutet, dass die **Generalisierbarkeit** auf komplexer gestörte Patienten, wie man sie in der alltäglichen Praxis antrifft, nicht in jedem Fall gegeben ist. Jedoch weisen einige sog. Effectiveness-Studien (z. B. Browne et al. 2002; Schramm et al. 2004) und klinische Erfahrung auf den Nutzen der IPT auch für komplexere Störungsbilder hin. Nach wie vor wird jedoch kritisiert, dass die Einschränkungen der Evidenz der IPT mehr berücksichtigt werden sollten, insofern die Überlegenheit der Methode gegenüber unspezifischeren Verfahren eher unter eng definierten (aufgrund zahlreicher Ausschlusskriterien) als unter universellen Bedingungen (klinische Routine) gültig ist (Parker u. Fletcher 2007).

■ **Weiterbildung:** In Freiburg, Lübeck, Kiel und anderen deutschen Universitätskliniken wurden gute Erfahrungen mit der Einführung der IPT in das **Weiterbildungsprogramm zum Facharzt für**

Psychiatrie und Psychotherapie gemacht. Supervidierte IPT-Fälle von Weiterbildungsassistenten machten deutlich, dass die erfolgreiche Durchführung von IPT bei entsprechendem Training auch durch weniger erfahrene Therapeuten möglich ist (s. auch Schramm et al. 2004; 2007). Dies lässt sich möglicherweise damit erklären, dass die IPT der üblichen Vorgehensweise vieler Kliniker bei der Behandlung depressiver Patienten nahe kommt, beispielsweise bei der Diagnosestellung im Rahmen des medizinischen Krankheitsmodells, bei der Informationsvermittlung und beim explorativen Vorgehen. Ähnlich positive Beobachtungen werden von der Pittsburgher Arbeitsgruppe und von Markowitz (1995) bei der Implementierung des IPT-Trainings in das Residency Training Program beschrieben, welches ungefähr dem Programm zum Facharzt für Psychiatrie und Psychotherapie in Deutschland entspricht.

■ **Wissenschaftliche Anerkennung und Kostenerstattung:** Auch in Deutschland gehört die IPT noch nicht zu den von den Krankenkassen **erstatteten Richtlinienverfahren**, obwohl der Ansatz auch in deutschsprachigen Leitlinien als evidenzbasierte Depressionsbehandlung empfohlen wird (z. B. S3-Leitlinie der DGPPN in Härter et al. 2009 oder Fachgruppe Klinische Psychologie und Psychotherapie in De Jong et al. 2007). Durch die Neuregelung der Psychotherapie-Richtlinien, die im Juni 2006 vom gemeinsamen Bundesausschuss (Unterausschuss Psychotherapie) beschlossen wurden, ist nun der Weg gebahnt, dass die IPT als „Methode" von der Bundespsychotherapeutenkammer anerkannt werden kann. Ein entsprechender Antrag wurde beim **Wissenschaftlichen Beirat Psychotherapie** für die Störungsgruppe der Affektiven Störungen sowie der Essstörungen (Bulimie, Binge Eating Disorder) im Jahre 2006 positiv begutachtet. Somit könnte die IPT auch als wissenschaftlich **anerkannte Methode im Richtlinienverfahren** oder auch im Rahmen von Verträgen zu integrierten Versorgungsnetzen Eingang finden. Dementsprechende Prozesse sind derzeit im Gange. Es zeichnet sich bereits jetzt ein Trend ab, dass die IPT als evidenzbasierte Therapieform bei Direktverträgen mit Krankenkassen Teil der vertraglichen Leistungen werden dürfte.

2.3 Ausblick

Unter den Aspekten der Ökonomie, Zeiteffizienz und Wirksamkeit ist zu erwarten, dass die IPT noch mehr **an Bedeutung gewinnen** wird. Dies gilt vor allem im Hinblick auf die jüngsten gesundheitspolitischen Entwicklungen in Deutschland und die zunehmenden finanziellen Restriktionen im Gesundheitswesen. Von Interesse ist darüber hinaus der Trend zur **Erweiterung des Anwendungsspektrums** der IPT. Für die Zukunft könnte dies bedeuten, dass die IPT mit ihren Modifikationen als Ausgangspunkt bzw. zum Kernkonzept für eine Vielzahl störungsspezifischer Psychotherapieformen jenseits der tradierten Schulrichtungen werden könnte.

Literatur

Anderson IM, Ferrier IN, Baldwin RC et al. Evidence-based guidelines for treating depressive disorders with antidepressants: A revision of the 2000 British Association for Psychopharmacology Guidelines. J Psychopharm 2008; 22: 343–96.

Beck AT. Depression: Clinical, experimental, and theoretical aspects. New York: Harper & Row 1967.

Beck AT, Rush AJ, Shaw BF et al. Kognitive Therapie der Depression. München: Psychologie Verlags Union 1979.

Browne G, Steiner M, Roberts J et al. Sertraline and/or interpersonal psychotherapy for patients with dysthymic disorder in primary care: 6-month comparison with longitudinal 2-year follow-up of effectiveness and costs. J Affect Disord 2002; 68: 317–30.

De Jong-Meyer R, Hautzinger M, Kühner C et al. Evidenzbasierte Leitlinie zur Psychotherapie affektiver Störungen. Im Auftrag der Fachgruppe Klinische Psychologie und Psychotherapie in der Deutschen Gesellschaft für Psychologie. Göttingen: Hogrefe 2007.

De Mello MF, de Jesus Mari J, Bacaltchuk J et al. A systematic review of research findings on the efficacy of interpersonal therapy for depressive disorders. Europ Arch Psychiatr Clin Neurosci 2005; 255(2): 75–82.

Fochtmann LJ, Gelenberg AJ. Guideline watch: Practice guideline for the treatment of patients with major depressive disorder, 2nd ed. Arlington, VA: American Psychiatric Association 2005.

Härter M, Bermejo I. Leitlinien: Entwicklungsstand und Umsetzung von Depressionsleitlinien in Deutschland. In: Stoppe G, Bramesfeld A, Schwartz FW (Hrsg). Volkskrankheit Depression? Berlin: Springer 2006: 387–404.

Härter M, Klesse C, Bermejo I et al. Entwicklung der S3- und Nationalen Versorgungsleitlinie Depression. Bundesgesundheitsbl Gesundheitsforsch Gesundheitsschutz (www.depression.versorgungsleitlinien.de/) 2009.

Klerman GL, Di Mascio A, Weissman MM et al. Treatment of depression by drugs and psychotherapy. Am J Psychiatr 1974; 131: 186–91.

Klerman GL, Weissman MM (eds). New applications of interpersonal psychotherapy. Washington: American Psychiatric Press 1993: 353–78.

Klerman GL, Weissman MM, Rounsaville BJ et al. Interpersonal psychotherapy of depression. New York: Basic Books 1984.

Markowitz JC. Teaching interpersonal psychotherapy to psychiatric residents. Acad Psychiatr 1995; 19: 167–73.

National Institute for Health and Clinical Excellence. Clinical Guideline 23 (amended): Depression: Management of depression in primary and secondary care (www.nice.org.uk/CG023NICEguideline) 2007.

Parker G, Fletcher K. Treating depression with the evidence-based psychotherapies: A critique of the evidence. Acta Psychiatr Scand 2007; 115: 352–9.

Schramm E. Interpersonelle Psychotherapie bei Depressionen und anderen psychischen Störungen. Schattauer: Stuttgart 1996, 1998.

Schramm E, van Calker, D, Berger M. Wirksamkeit und Wirkfaktoren der Interpersonellen Psychotherapie in der stationären Depressionsbehandlung – Ergebnisse einer Pilotstudie. Ppmp 2004; 54: 65–72.

Schramm E, van Calker D, Dykierek P et al. An intensive treatment program of interpersonal psychotherapy plus pharmacotherapy for depressed inpatients: Acute and long-term results. Am J Psychiatr 2007; 164: 768–77.

Weissman MM. Cognitive therapy and interpersonal psychotherapy: 30 years later. Am J Psychiatr 2007; 164(5): 693–6.

Weissman MM, Klerman G, Markowitz JC. Comprehensive guide to interpersonal psychotherapy. New York: Basic Books 2000.

Weissman MM, Markowitz JC, Klerman GL. Clinician's quick guide to interpersonal psychotherapy. New York: Oxford University Press 2007.

3 Fakten über depressive Erkrankungen – diagnostische und psychoedukative Phase der IPT

Eva-Lotta Brakemeier und Elisabeth Schramm

Die in diesem Kapitel komprimiert dargestellten Informationen über affektive Störungen können als Grundlage für die Psychoedukation in der Anfangsphase der IPT verwendet werden, in der sich Therapeut und Patient ausführlich mit dem Störungsbild der Depression beschäftigen. Auf Basis der systematisch erworbenen Informationen zur Symptomatik (Abschnitt 3.6) stellt der Therapeut eine Diagnose und **klärt den Patienten über seine Erkrankung und Behandlungsmöglichkeiten auf** (vgl. Kap. 7). Ein umfassendes Wissen des Behandelnden über depressive Störungen ist daher von großer Bedeutung. Der IPT-Therapeut sollte erkennbar als **„Depressionsexperte"** auftreten und damit dem Patienten das entlastende Gefühl vermitteln, sich an die richtige Stelle gewandt zu haben. Im Verlauf der Therapie ist anzustreben, dass der Patient selbst immer mehr zum Experten für seine Störung wird.

Zur Vertiefung der Kenntnisse über die Klinik und Diagnostik der Depression verweisen wir auf einschlägige Lehrbücher (z. B. Berger 2008; Hautzinger 2008; Reinecker 2003). Als weitere Hilfestellung für die Informationsvermittlung zu Depressionen wird Therapeuten auch eine übersichtliche Zusammenstellung der wichtigsten Fakten im ergänzenden, online angebotenen Gruppenkurzmanual zur Verfügung gestellt. In diesem findet der Therapeut darüber hinaus auch speziell auf Patienten zugeschnittenes Informationsmaterial zu Depressionen, das diesem ausgedruckt und mitgegeben werden kann (s. 🗐 Handouts).

Im Folgenden wird in erster Linie auf unipolare depressive Episoden Bezug genommen, weil die IPT ursprünglich zur Behandlung dieser Störungsform entwickelt wurde. Dysthymien und bipolare Erkrankungen werden hier ebenfalls abgehandelt, da für diese Störungsvarianten speziell modifizierte Versionen der IPT vorliegen.

3.1 Begriffsklärung Depression

Der Begriff Depression lässt sich vom lateinischen Verb „deprimere" (= niederdrücken) ableiten und weist umgangssprachlich auf einen **Zustand psychischer Niedergeschlagenheit** hin.

Als Stimmung stellt Depression im Sinne von Traurigkeit oder Trauer eine uns allen bekannte normale menschliche Erfahrung dar. Klerman et al. (1974) und andere Autoren (Bowlby 1969; Harlow et al. 1971) stellten fest, dass die Fähigkeit, depressive Gefühle zu erfahren, wesentlich zur Entwicklung sozialer Bindungen und erlerntem sozialen Verhalten bei Primaten und beim Menschen beigetragen habe und damit für das Überleben und die Weiterentwicklung der menschlichen Spezies eine wichtige Rolle spiele. Solche Theorien weisen auf den bedeutsamen **Zusammenhang zwischen sozialen Bindungen bzw. sozialem Verhalten** und der **Depression** hin, auf welchem die IPT basiert.

Ob als Reaktion auf ein belastendes Ereignis oder in Antizipation desselben, ob als Ausdruck allgemeiner Unzufriedenheit oder als biorhythmisch bedingte Stimmungsschwankung aufgrund mangelnden Schlafs oder Menstruation, das Gefühl der Niedergeschlagenheit oder Verstimmtheit gehört zur **Bandbreite menschlichen Erlebens**. In der Regel geht das Herabgestimmtsein jedoch vorüber und beeinträchtigt die gewohnte Leistungsfähigkeit nur mäßig. Die Unterscheidung zwischen „normalem" und pathologischem Herabgestimmtsein ist oft schwierig und Gegenstand depressionswissenschaftlicher Kontroversen. Der Unterschied ist selbst vom Betroffenen nicht immer klar erkennbar, denn die Spannbreite zwischen „eindeutig gesund" und „eindeutig krank" ist wie bei allen psychischen Störungen als Kontinuum anzusehen.

Beim depressiven Syndrom im Sinne einer psychiatrischen Erkrankung handelt es sich um eine **spezifische Konstellation verschiedener Symptome**, die in regelhafter Weise im gleichen Zeitraum auftreten, für längere Zeit anhalten und als beeinträchtigend empfunden werden. Die häufigsten Symptome sind (Kennedy 2008):
- niedergeschlagene, hoffnungslose, oft auch ängstliche Stimmung,
- gestörter Schlaf,
- Interessensverlust und Antriebslosigkeit,
- Konzentrationsstörungen,
- Appetitlosigkeit,
- innere Unruhe,
- Libidoverlust,
- Selbstzweifel,
- Suizidgedanken.

Die Schwierigkeit der Abgrenzung eines depressiven Syndroms von nicht-pathologischer Verstimmung erklärt, warum sich nur etwa die Hälfte der Betroffenen erst nach wochen- bis monatelangem Abwarten in Behandlung begeben (Kaplan et al. 1994; Monroe et al. 1991; Wittchen et al. 2001) und damit ihre kurzfristige Prognose erheblich verschlechtern. Zwar werden inzwischen 55 % der depressiven Patienten auch von Hausärzten als solche korrekt diagnostiziert, jedoch wird ein Viertel aller Depressionen nicht erkannt, und 19 % der Betroffenen erhalten eine andere psychiatrische Diagnose. Daher bleibt ein bedeutender Anteil an depressiven Patienten häufig **undiagnostiziert** und wird somit auch **unzureichend behandelt** (Wittchen u. Pittrow 2002).

Über das Wesen depressiver Störungen
„Einzelne Symptome der Depression kennt jeder Mensch, denn wir alle waren schon einmal traurig und verzweifelt. Ihr Erleben dieser Symptomatik ist daher nicht ‚abnormal'. Jedoch sind bei Ihnen das Ausmaß und/oder die Dauer sowie die Vielfalt der Symptome nicht mehr im Normbereich, weshalb Sie auch so ausgeprägt darunter leiden. Die Symptome haben sich zu einer Erkrankung ausgeweitet, die behandlungsbedürftig ist. Daher ist es gut, dass Sie sich professionelle Hilfe gesucht haben, denn Depressionen sind im Allgemeinen gut therapierbar."

3.2 Klassifikation nach DSM-IV und ICD-10

In den gängigen Klassifikationssystemen – wie dem **DSM-IV** der American Psychiatric Association (APA 1994a) und der **ICD-10** der Weltgesundheitsorganisation (Dilling et al. 1991) – wird eine **Typisierung** unterschiedlicher Depressions-

Tab. 3-1 Unterteilungsprinzipien und ihre Anwendung in ICD-10 und DSM-IV.

Neurotisch	keine Erwähnung des Begriffs in ICD-10 und DSM-IV; als Überbleibsel gilt: Dysthymie
Psychotisch	Beibehaltung des Begriffs sowohl in der ICD-10 als auch im DSM-IV unter phänomenologischen Gesichtspunkten zur näheren Bestimmung depressiver oder manischer Episoden; psychotische Merkmale bezeichnen das Vorhandensein von Halluzinationen oder Wahnideen
Reaktiv	keine Erwähnung des Begriffs in ICD-10 und DSM-IV; als Überbleibsel gilt: Anpassungsstörung mit depressiver Stimmung in der ICD-10 und im DSM-IV oder das Kodieren psychosozialer und äußerer Belastung auf Achse IV des DSM-IV
Endogen	Fortbestand des Konzepts als „melancholische Merkmale" (DSM-IV) bzw. „somatische Symptome" (ICD-10) unter phänomenologischen Gesichtspunkten zur näheren Bestimmung depressiver Episoden
Primär	keine Erwähnung des Begriffs in ICD-10 und DSM-IV
Sekundär	keine Erwähnung des Begriffs in ICD-10 und DSM-IV
Unipolar	gültiges Unterteilungsprinzip bei den Stimmungsstörungen in ICD-10 und DSM-IV
Bipolar	gültiges Unterteilungsprinzip bei den Stimmungsstörungen in ICD-10 und DSM-IV

formen hinsichtlich der Kategorien Symptomatologie, Schweregrad, Krankheitsdauer und Rückfallrisiko vorgenommen. Hierbei wird auf frühere hypothetische ätiopathogenetische Modelle bei Diagnosestellung und Klassifikation (z. B. endogen, neurotisch, autonom etc.) zugunsten einer Präzisierung des Quer- und Längsschnitts der vorliegenden Erkrankungen verzichtet (Tab. 3-1). Insbesondere Begriffe wie **Endogenität** oder **Neurose** implizierten ätiopathogenetische Vorstellungen, die sich durch empirische Untersuchungen nicht belegen ließen. Der in DSM und ICD gewählte deskriptive Ansatz ist in vielerlei Hinsicht ein Kompromiss zwischen unterschiedlichen Ländern und Schulrichtungen. Zudem ist er ein Eingeständnis des bisher noch begrenzten Wissens um die Ätiopathogenese affektiver Störungen.

Eine mindestens zwei Wochen bestehende ausgeprägte depressive Symptomatik (Tab. 3-2) wird im DSM-IV als **Major Depression** bezeichnet. Es ist bisher nicht gelungen, diesen Begriff adäquat ins Deutsche zu übertragen. In der ICD-10 wird – nicht identisch mit der Definition für Major Depression – eine klinische Depression als **depressive Episode** bezeichnet, welche je nach

Tab. 3-2 Diagnostische Kriterien für eine depressive Episode nach ICD-10 (Dilling et al. 1991).

Diagnostische Kriterien einer **depressiven Episode**	
G1	Die depressive Episode sollte mindestens zwei Wochen dauern.
G2	In der Anamnese keine manischen oder hypomanischen Symptome, die schwer genug wären, die Kriterien für eine manische oder hypomanische Episode (F30) zu erfüllen.
G3	Ausschlussklausel: Die Episode ist nicht auf einen Missbrauch psychotroper Substanzen (F1) oder auf eine organische psychische Störung im Sinne von F0 zurückzuführen.
Diagnostische Kriterien einer **leichten depressiven Episode (F32.0)**	
A	Die allgemeinen Kriterien für eine depressive Episode (F32) sind erfüllt.
B	Mindestens *zwei* der folgenden drei Symptome liegen vor: – depressive Stimmung in einem für den Betroffenen deutlich ungewöhnlichen Ausmaß, die meiste Zeit des Tages, fast jeden Tag, im Wesentlichen unbeeinflusst von den Umständen und mindestens zwei Wochen anhaltend – Verlust an Interessen oder Freude an Aktivitäten, die normalerweise angenehm waren – verminderter Antrieb oder gesteigerte Ermüdbarkeit
C	Eins oder mehrere zusätzliche der folgenden Symptome, so dass die Gesamtzahl aus B und C mindestens *vier oder auch fünf* ergibt: – Verlust des Selbstvertrauens oder des Selbstwertgefühles – unbegründete Selbstvorwürfe oder ausgeprägte, unangemessene Schuldgefühle – wiederkehrende Gedanken an den Tod oder an Suizid oder suizidales Verhalten – Klagen über oder Nachweis eines verminderten Denk- oder Konzentrationsvermögens, Unschlüssigkeit oder Unentschlossenheit – psychomotorische Agitiertheit oder Hemmung (subjektiv oder objektiv) – Schlafstörungen jeder Art – Appetitverlust oder gesteigerter Appetit mit entsprechender Gewichtsveränderung
Für das Vorliegen einer **mittelgradigen depressiven Episode (F32.1)** müssen mindestens zwei der drei Symptome von B und zusätzliche Symptome von C vorliegen, sodass die Gesamtzahl mindestens *sechs oder auch sieben* Symptome beträgt.	
Für das Vorliegen einer **schweren depressiven Episode (F32.2)** müssen alle drei Symptome von B und zusätzliche Symptome von C vorliegen, sodass die Gesamtzahl mindestens *acht* Symptome ergibt.	

Schweregrad in leicht, mittel oder schwer kategorisiert werden kann. Der Major Depression bzw. depressiven Episode wird die **Dysthymie** als leichtere, jedoch chronisch verlaufende Depressionsform gegenübergestellt. Mit diesem Begriff wurde in früheren Zeiten zumeist eine depressive Persönlichkeitsstörung oder Neurose diagnostiziert. Darüber hinaus werden im DSM-IV – nicht jedoch in der ICD-10 – weitere chronische Depressionsformen unterschieden, deren Gemeinsamkeit im Erfüllen des Zeitkriteriums (Dauer länger als zwei Jahre) besteht (s. S. 21). Die **bipolaren Störungen** werden in **bipolar I** und **bipolar II** unterschieden, je nachdem, ob die gehobene, euphorische oder gereizte Stimmungslage das Vollbild einer Manie erreicht (bipolar I) oder nur als Hypomanie (bipolar II) zu typisieren ist. Die Subgruppen der affektiven Störungen können nach folgenden Kriterien charakterisiert werden:

- nach ihrer Schwere (leicht, mittel, schwer),
- nach dem Auftreten psychotischer Symptome,
- nach einem melancholietypischen Symptommuster (nach ICD-10 „mit somatischen Symptomen"),
- nach ihrem Verlauf, d. h. je nachdem, ob die Erkrankung voll oder nur partiell remittiert bzw. chronisch verläuft,
- nach einem saisonalen Muster,
- bzgl. der Frequenz wiederkehrender Erkrankungsphasen (wenn bei bipolaren Störungen mindestens vier Krankheitsepisoden pro Jahr auftreten, spricht man von einem Rapid Cycling),
- nach dem Grad des Ansprechens auf Behandlungsversuche (Therapieresistenz).

Eine neuere Einteilung von unipolaren Störungen (Tab. 3-3) grenzt episodische Depressionen von chronischen Formen ab, wobei beide hinsichtlich des Schweregrads kategorisiert werden (Gelenberg et al. 2006).

Da die IPT **speziell für unipolare, episodisch verlaufende Depressionen** (unabhängig vom Schweregrad) entwickelt wurde, wird diese Störungsgruppe im Folgenden ausführlicher beschrieben und im Anschluss von den chronisch verlaufenden Depressionen abgegrenzt. Auf die Subform der chronischen Depression wird aufgrund ihrer Häufigkeit (bis zu 30 % aller Depressionen verlaufen chronisch), der häufigen Überlappung mit depressiven Episoden und den besonderen Herausforderungen bei der Behandlung (vgl. z. B. Berger et al. 2009) ausführlicher eingegangen (vgl. Kap. 5). Auch die bipolare Störung wird gesondert berücksichtigt, weil speziell für diese Störungsgruppe eine Modifikation der IPT entwickelt wurde (vgl. Kap. 5).

Bei Depressionen handelt es sich also um eine phänotypisch **heterogene Krankheitsgruppe** und nicht um eine einheitliche Entität. Vielmehr bestehen zahlreiche **Subgruppen** depressiver Erkrankungen mit höchstwahrscheinlich unterschiedlichen Ätiologien, die sehr wahrscheinlich auch auf unterschiedliche Therapiestrategien ansprechen. Beispielsweise sind Behandlungsoptionen für die Gruppe körperlich erkrankter depressiver Patienten, die vor einiger Zeit noch relativ unbeachtet war, in den letzten Jahren intensiv erforscht worden (zusammengefasst in Freedland u. Carney 2009).

Unipolare episodische Depression

In der ICD-10 wird verlangt, dass für die Diagnose einer depressiven Störung zwei der drei Kernsymptome (depressive Stimmung, Verlust von Interesse und Freude oder erhöhte Ermüdbarkeit)

Tab. 3-3 Klassifikation der unipolaren Depression (nach McCullough et al. 2003).

Verlauf der Krankheit	Mild	Moderat bis schwer
Akut	leichte (minore) depressive Episode	majore depressive Episode
Chronisch	Dysthymie	• Double Depression • teilremittierte Major Depression ohne vollständige Remission

für mindestens zwei Wochen bestehen, um in Kombination mit anderen Begleitsymptomen die Diagnose einer depressiven Störung zu rechtfertigen (vgl. Tab. 3-2).

Psychotherapeutisch ist es sinnvoll, bei der Depression verschiedene Ebenen der Beeinträchtigung individuell zu betrachten, die im Folgenden dargestellt werden (in der IPT wird der Schwerpunkt hierbei auf die **interpersonelle Ebene** gelegt).

- **Affektive Ebene:** Das gefühlsmäßige Erleben in der Depression kann von Patient zu Patient erheblich variieren. Manche Patienten fühlen sich in ihrem Gefühlserleben stark verändert und beschreiben diese Veränderung z. B. folgendermaßen: „Ich fühle mich innerlich abgestorben und abgrundtief leer." Auf äußere Reize und Ereignisse reagieren sie nur eingeschränkt, sie fühlen sich wie versteinert und können keine Freude mehr empfinden (Anhedonie). Bei anderen Patienten äußert sich die Depression eher in anhaltender Niedergeschlagenheit und Hoffnungslosigkeit. Die überwiegende Mehrzahl der Patienten (ca. 90%) gibt an, außerdem unter ängstlicher Stimmung und Gefühlen wie Schuld und Scham zu leiden.

Scham gilt als ein lange Zeit vernachlässigtes Gefühl, das jedoch bei depressiven Störungen eine größere Rolle zu spielen scheint als Schuld (Andrews 1995; Ghatavi et al. 2002; Gilbert et al. 1994; Webb et al. 2007). Auch Ärger, Reizbarkeit und Feindseligkeit prägen bei vielen Patienten das emotionale Erleben und stehen bei depressiven Zuständen von Kindern und Jugendlichen sogar oft im Vordergrund. Das Gefühl selbst ist üblicherweise wiederum mit Schuldgefühlen verbunden. Ein relativ geringer Prozentsatz von Patienten klagt anstelle von affektiven Symptomen vorwiegend über körperliche Beschwerden. Diese Ausdruckspräferenz kann auch kulturell bedingt sein.

- **Verhaltensebene:** Aktivität bzw. Energie sind bei ca. 97% der Patienten vermindert, und der Antrieb ist gehemmt. Bei schweren Depressionen schafft es der Betroffene nicht, morgens aufzustehen und den Tag aktiv zu beginnen. Auch die körperliche Pflege wird manchmal vernachlässigt. Jede Routinetätigkeit kostet große Mühe. Die berufliche oder häusliche Tätigkeit geht nur schwer von der Hand. Der Betroffene ist dabei so verlangsamt, dass vieles liegen bleibt. Hobbys werden aus Mangel an Interesse nicht mehr verfolgt. Auch von sozialen Kontakten zieht sich der Betroffene oft zurück, da diese als anstrengend und überfordernd erlebt werden. Die Sprache ist verlangsamt, das Gesagte spärlich, manchmal kaum hörbar. Manche depressive Menschen weinen vermehrt, andere können nicht einmal mehr Traurigkeit empfinden und sehen sich auf dem Wege zur Besserung, wenn sie wieder weinen können. Häufig wirken Mimik, Gestik und Körperhaltung starr, eingeschränkt und wenig spontan. Im seltenen Extrem verharrt der Patient völlig erstarrt und stumm im depressiven Stupor. Andere Patienten werden hingegen durch starke psychomotorische Unruhe (Agitiertheit) gequält, die sich in ständigem Auf- und Abgehen äußern kann. Bei dieser agitierten Patientengruppe ist das Risiko für suizidales Verhalten besonders hoch.

- **Kognitive Ebene:** Als äußerst leistungsbeeinträchtigend werden von den meisten Patienten Konzentrations- und Gedächtnisschwierigkeiten empfunden. Typischerweise kann der Betroffene meist kaum eine Buchseite vollständig lesen und weiß unmittelbar danach oft nicht mehr, was er gerade gelesen hat. Das zielgerichtete Denken erscheint schwerfällig und gehemmt, stattdessen stehen Grübeln, Selbstzweifel, Suizidgedanken und Sorgen über die Zukunft im Vordergrund. Darüber hinaus kann der Patient in seiner Entscheidungsfähigkeit erheblich beeinträchtigt sein. Er kann morgens übertrieben lange vor seinem Kleiderschrank stehen, unfähig und wie blockiert, passende Kleidung auszusuchen. Viele Patienten trauen sich nichts mehr zu und fühlen sich als Versager. Entschlüsse, die in diesem Stadium vor dem Hintergrund eines Überforderungsgefühls überstürzt getroffen werden (wie beispielsweise die Kündigung einer Arbeitsstelle oder Trennungen) sollten von Angehörigen oder Therapeuten möglichst verhindert werden. Denn oftmals wird nahezu alles, einschließlich der eigenen Person, vom Betroffenen als negativ, pessimistisch und hoffnungslos bewertet. Bei schweren Depressionen kann dies wahnhafte Formen annehmen. Häufige Themen sind dabei die Furcht, zu verarmen, sich versündigt zu haben, vollkommen wertlos und überflüssig oder körperlich dem Tod geweiht zu sein (Verarmungs-, Versündigungs-, nihilistischer und hypochondrischer Wahn). In manchen Fällen kann dies von stimmungskongruenten, verdammenden, kritisierenden, akustischen Halluzinationen begleitet sein. Zu stimmungsinkongruenten Wahnideen und Halluzinationen im Rahmen einer psychotischen Depression gehören Verfolgungs-, Beziehungs-, Eifersuchts- und Kontrollwahn, Gedankeneingebung sowie paranoide, befehlende oder kommentierende Halluzinationen.

- **Physiologische Ebene:** Das typischste physiologische Symptom bei bis zu 90 % der Depressiven ist die Insomnie. Sie äußert sich in Einschlaf- oder Durchschlafschwierigkeiten, unerholsamem Schlaf oder frühmorgendlichem Erwachen. Der mangelnde Schlaf kann widerum zu anderen Symptomen wie Konzentrationsstörungen, Energielosigkeit und Verlangsamung beitragen. Bei vielen Patienten ist der gestörte Schlaf das erste auftretende und letzte remittierende Symptom und ist damit als gut zu erkennendes Frühwarnzeichen geeignet. Bei atypischen Depressionen kann der Schlaf auch im Sinne einer Hypersomnie vermehrt sein. Der Appetit ist bei 70–80 % der depressiven Patienten gestört. Meist handelt es sich um Appetitverlust, der von deutlicher Gewichtsabnahme begleitet ist. Es kommt auch (allerdings seltener) vor, dass der Appetit gesteigert ist bis hin zu gelegentlichen Essattacken. Das sexuelle Verlangen ist in der Regel vermindert, es kommt zum Libidoverlust, was häufig zu partnerschaftlichen Problemen führt. Depressive Patienten klagen weiterhin häufig über vielerlei körperliche Beschwerden (Cassano u. Fava 2002). Typische Beispiele sind Kopfschmerzen, Verdauungsprobleme, Rücken- oder Muskelschmerzen, ein Kloßgefühl im Hals, Schwindel oder Sodbrennen. Es kommt auch vor, dass bestehende leichtere Erkrankungen (wie beispielsweise Rückenschmerzen) im Rahmen der Depression verstärkt erlebt werden.

- **Interpersonelle Ebene:** Depressive Patienten erleben häufig zwischenmenschliche Konflikte (v. a. mit dem Partner oder anderen Familienmitgliedern), welche zur Depressionsentstehung oder -aufrechterhaltung beigetragen haben können. Dabei kann es zu komplexen Wechselwirkungen kommen: Der Betroffene braucht in der Depression die Bestätigung und Unterstützung anderer, zweifelt sie aber gleichzeitig aufgrund der negativen Wahrnehmung an. Je mehr Zweifel auftreten, desto stärker wird das Bedürfnis nach Rückmeldung, die aber in der Folge wieder in Frage gestellt wird. Aufgrund dieses sich wiederholenden Musters sind die Bezugspersonen von depressiven Personen häufig frustriert und ziehen sich zurück. Dies trägt beim Betroffenen wiederum zur Verstärkung der depressiven Symptomatik bei (vgl. Joiner u. Coyne 1999). Darüber hinaus sind die kommunikativen Fähigkeiten und sozialen Fertigkeiten in der Depression meist eingeengt. Bei schweren Depressionen kann es zum vollständigen sozialen Rückzug kommen, da zwischenmenschliche Kontakte mit Angst-, Überforderungs- und Versagensgefühlen oder anderen aversiven Empfindungen verbunden sind. Andererseits kann die erlebte Hilflosigkeit zur erhöhten Abhängigkeit von nahestehenden Personen führen, die diese mitunter fördern. Ein häufiges Symptom besteht in der reizbaren Verstimmung, die besonders bei Kindern und Jugendlichen verbreitet ist. Sie ist für vermehrte unkonstruktive Auseinandersetzungen mit anderen Personen verantwortlich, in deren Folge sich dann wiederum die Stimmung verschlechtern kann.

In Tabelle 3-4 sind zusammenfassend die wichtigsten Beeinträchtigungen der fünf verschiedenen Ebenen dargestellt.

Auch wenn die klare und gut definierte Aufstellung der diagnostischen Kriterien im DSM-IV oder in der ICD-10 zu dem Glauben verführen kann, es handle sich bei dieser Diagnose um eine relativ standardisierte und einheitliche Störung, ist eher das Gegenteil der Fall. Die Konstellation, Anzahl und Ausprägung der verschiedenen Symptome können ebenso wie der Umgang damit von **Fall zu Fall stark variieren**. Bei älteren Patienten konnte beispielsweise nachgewiesen werden, dass Symptome wie niedriges Selbstwertgefühl, Schuld, Versagensgefühl und Suizidgedanken weitaus seltener auftreten als in jüngerem Alter, ernsthafte gesundheitliche Risiken, körperliche Erkrankungen und eine erhöhte Mortalität dafür

Tab. 3-4 Typische Beeinträchtigungen auf verschiedenen Ebenen im Rahmen einer Depression.

Affektive Ebene	Verhaltensebene	Kognitive Ebene	Physiologische Ebene	Interpersonelle Ebene
• Niedergeschlagenheit • innere Leere • Freudlosigkeit (Anhedonie) • Hoffnungslosigkeit • ängstliche Stimmung • Schuld und Scham • Ärger, Reizbarkeit	• Antriebs- und Aktivitätsminderung • Verlangsamung • psychomotorische Unruhe (Agitiertheit) • sozialer Rückzug • vermehrtes Weinen • suizidales Verhalten	• Konzentrations- und Gedächtnisschwierigkeiten • Grübeln, Zweifeln • negative Kognitionen (bzgl. eigener Person, Umwelt, Zukunft) • Suizidgedanken • Entscheidungsschwierigkeiten	• Schlafstörungen • Appetitverlust oder -steigerung • Libidoverlust • Vitalstörungen (Kopfschmerzen, Verdauungsprobleme, Rücken- oder Muskelschmerzen, etc.) • Erschöpfbarkeit, Energielosigkeit, Müdigkeit	• interpersoneller Rückzug • zwischenmenschliche Konflikte • erhöhtes Bedürfnis nach Bestätigung durch andere • Einschränkung der kommunikativen und sozialen Fertigkeiten • zwischenmenschliche Angst-, Überforderungs- und Versagensgefühle

aber häufiger (Hautzinger u. Welz 2004; 2008; Katon et al. 2003).

Auf der Basis dieser Informationen kann der IPT-Therapeut dem Patienten die Diagnose folgendermaßen vermitteln.

Zur Diagnose depressiver Störungen
„Die Symptome, die Sie mir geschildert haben (diese individuell benennen), weisen darauf hin, dass Sie unter einer psychischen Erkrankung leiden, die als depressive Störung eingeordnet werden kann. Es ist ganz typisch, dass diese Störung Sie auf vielen verschiedenen Ebenen belastet: Sie haben mir berichtet, dass Ihre Leistungs- und Beziehungsfähigkeit, aber auch Ihr Gefühlsleben und soziales Erleben sowie Ihr körperliches Befinden beeinträchtigt sind. Auch ist es bei den meisten depressiven Patienten der Fall, dass insbesondere die zwischenmenschlichen Beziehungen von den depressiven Beschwerden beeinträchtigt werden (konkrete Beispiele des Patienten nennen)."

Chronische Depression

Für den Begriff chronische Depression existiert bis dato keine international einheitliche Definition. Einigkeit herrscht lediglich bzgl. des Zeitkriteriums, was verlangt, dass die depressive Symptomatik über **mindestens zwei Jahre** (bei Fehlen einer länger als zwei Monate dauernden Vollremission) vorliegt. Im DSM-IV werden chronische Depressionen in **vier Subtypen** (Abb. 3-1) unterteilt, deren Validität allerdings umstritten ist (Torpey u. Klein 2008). In der ICD-10 existiert der Begriff nicht. Das Wort „chronisch" wird lediglich bei der Beschreibung der Dysthymia (F34.1; Dilling 2002, S. 137) verwendet.

Die Symptome einer chronischen Depression sind denen episodischer Depressionen ähnlich, allerdings haben sich diese meist bereits im Zusammenhang mit interpersonellen Traumatisierungen früh in der Lebensgeschichte (in 70–80 % der Fälle vor dem 21. Lebensjahr) entwickelt, bestehen seit vielen Jahren und sind gegenüber Behandlungsversuchen **resistenter** (McCullough 2000).

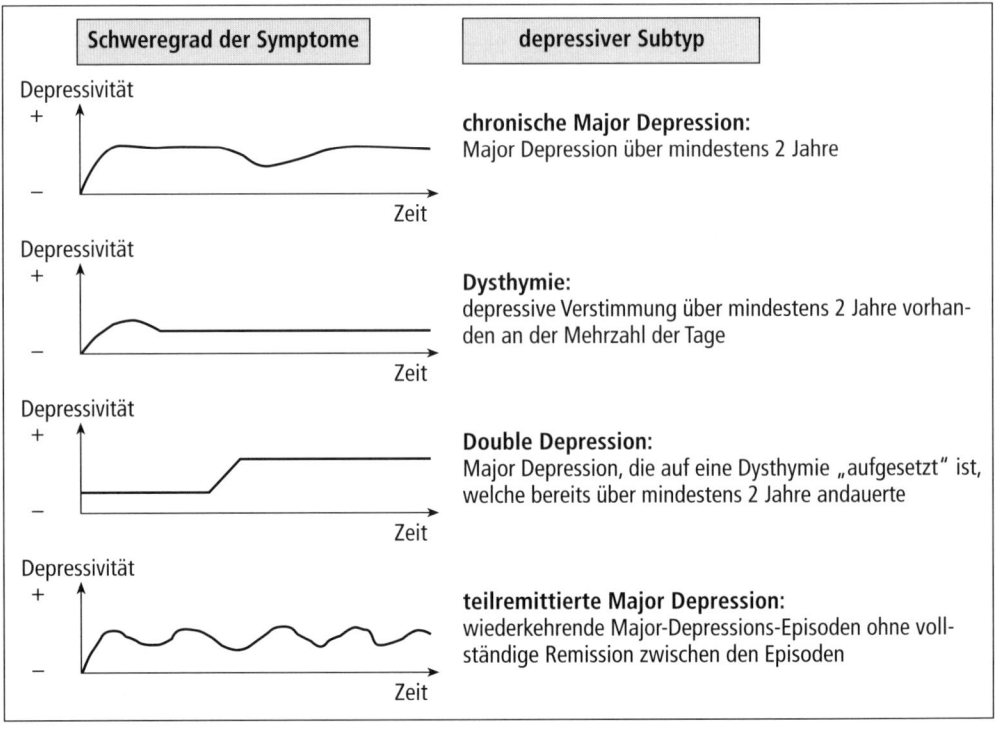

Abb. 3-1 Verlauf der vier verschiedenen Formen chronischer Depressionen (nach Dunner 2001).

Die IPT ist ursprünglich nicht auf chronifizierte Fälle zugeschnitten worden, bei denen langandauernde, komplexe Schwierigkeiten eher eine Rolle spielen als **akute und abgrenzbare Lebensbelastungen** (s. dazu auch Kap. 4.2).

Bipolare Störung

Hauptmerkmal der bipolaren Störung in Abgrenzung zu unipolaren Verläufen ist die **Manie**. Dabei handelt es sich um eine mindestens einwöchige **Episode gehobener, expansiver oder reizbarer Stimmung**, die von einer Anzahl verschiedener Symptome begleitet wird. Dazu gehören beispielsweise:
- gesteigerte Aktivität,
- vermindertes Schlafbedürfnis,
- gesteigertes Selbstwertgefühl oder Größenideen,
- Ideenflucht oder Gedankenjagen,
- Rededrang und Ablenkbarkeit,
- Handlungen mit aversiven Konsequenzen (z. B. unsinnige Investitionen, übertriebene Einkäufe, gesteigerte sexuelle Aktivitäten).

Der Betroffene erlebt sich als besonders kreativ, produktiv und erfolgreich ohne dass **Krankheitseinsicht** vorhanden wäre. Der in diesen Phasen häufig entstehende Schaden im sozialen, beruflichen, finanziellen oder privaten Bereich kann für den Patienten und seine Angehörigen kurz- und langfristig äußerst belastend sein.

Manie kann – wenn auch eher selten – ohne jegliche Episoden einer Major Depression auftreten. Zur Diagnose der bipolaren Störung bzw. der bipolaren Depression gehören jedoch beide Formen von Stimmungsschwankungen.

3.3 Epidemiologie

Unipolare Depressionsformen gelten mittlerweile als „Volkskrankheit". Gemessen an den Erkrankungsjahren (durchschnittliche Anzahl an Jahren, in denen der Betroffene im Verlauf seines Lebens an der Krankheit leidet) nimmt sie in den entwickelten Ländern den Spitzenplatz unter allen Krankheiten ein. Depressionen gehören außerdem neben Angststörungen zu den **häufigsten psychischen Erkrankungen** (z. B. Jacobi et al. 2004; Kessler et al. 1994). Neueste Schätzungen gehen davon aus, dass etwa 20 % der Bevölkerung – in erster Linie Frauen – irgendwann im Leben eine behandlungsbedürftige depressive Episode erleiden (Gotlib u. Hammen 2009). Dies bedeutet eine deutliche Zunahme der Rate, die noch vor zwei Jahrzehnten berichtet wurde (z. B. Klerman et al. 1974). Insbesondere **leichte Depressionen** scheinen in den letzten Jahrzehnten zuzunehmen (Wittchen u. Jacobi 2006). Hierzu tragen möglicherweise neben dem Anstieg an *diagnostizierten* Depressionen auch Zeitgeistphänomene wie erhöhter Werteverlust, zunehmende Gewalt, Umweltzerstörung, steigende Scheidungsraten und durch Terrorgefahr ausgelöste Hilflosigkeit bei.

Neben der Häufigkeit depressiver Störungen in der Bevölkerung wurden in den letzten Jahren auch die enormen Kosten für den Einzelnen, die Familie sowie die Gesellschaft und damit verbunden das Kosten-Nutzen-Verhältnis (Cost Effectiveness) der zur Verfügung stehenden Behandlungsstrategien ermittelt und diskutiert. Die Realität sieht weltweit jedoch eher ernüchternd aus: Die meisten Menschen mit Depressionen erhalten keine angemessene Behandlung (zusammengefasst in Gotlib u. Hammen 2009).

Die Angabe exakter Zahlen zur Inzidenz und Prävalenz depressiver Störungen wird dadurch erschwert, dass in vielen Studien unterschiedliche Diagnosekriterien (je nach Klassifikationssystem) und unterschiedliche Untersuchungsverfahren (z. B. freie oder standardisierte Interviews, Fragebögen oder Symptomlisten; s. weiter unten in diesem Kapitel) angewendet wurden.

Epidemiologische Studien, die in Europa durchgeführt wurden und in denen nach DSM-III, DSM-IV oder ICD-10 diagnostiziert wurde, erbrachten für die Major Depression bzw. die depressive Episode **Punktprävalenzraten** zwischen 3 % und 7 % (Kessler et al. 1994). In Deutschland liegt die Punktprävalenz für unipolare Depression laut Bundesgesundheitssurvey bei ca. 5–6 % der Bevölkerung im Alter von 18–65 Jahren (Jacobi et al. 2004). Das bedeutet, dass derzeit in Deutschland etwa 3,1 Millionen Menschen an einer behandlungsbedürftigen Depression erkrankt sind. Jeder zehnte Patient im Sprechzimmer eines Hausarztes, schätzen Experten, leidet an Depression. Für die Major Depression bzw. die depressive Episode wird ein **Lebenszeitrisiko von 16–18 %** angenommen (z. B. Ebmeier et al. 2006; Jacobi et al. 2004).

Neben der Zunahme depressiver Diagnosen hat sich außerdem anscheinend das Ersterkrankungsalter nach vorn verlagert (Birmaher et al. 1996; Wittchen et al. 1998). Lag in früheren Untersuchungen der Ersterkrankungsgipfel zwischen dem 30. und 40. Lebensjahr, weisen neuere Studien auf eine Vorverlagerung zwischen dem 18. und 25. Lebensjahr hin (WHO 2004). Im Zusammenhang werden veränderte Lebensbedingungen wie Familienstrukturen, Leistungsanforderungen etc. gesehen. Weiterhin scheint eine zunehmend geringere Bereitschaft, psychisches Unwohlsein und Stress zu ertragen, sowie eine gesteigerte Hilfserwartung gegenüber dem medizinischen und psychosozialen Versorgungssystem zu bestehen.

Alle einschlägigen Studien bestätigen, dass Frauen doppelt so häufig erkranken wie Männer (z. B. Kessler 2003). Im Rahmen der Genderforschung kommt Kühner (2001) nach Durchsicht der vorliegenden Studien zu der Einschätzung, dass es sich am ehesten um ein Zusammenspiel genetischer und hormoneller Ursachen handelt, aber auch von geschlechtstypischen Rollensozialisationen. So haben Männer und Frauen zwar dasselbe Risiko, auf belastende Lebensereignisse depressiv zu reagieren, Frauen sind aber aufgrund ihrer sozialen Rolle mehr kritischen Ereignissen ausgesetzt. Diese Rolle beinhaltet das Sorgetragen um zwischenmenschliche Beziehungen und die Gewährung emotionaler Unterstützung für das familiäre und soziale Netzwerk (z. B. Accortt et al. 2008; Hyde et al. 2008; Kühner 2001). Von Weissman und ihrer Arbeitsgruppe (z. B. Weissman u. Klerman 1977; Weissman u. Paykel 1974) stammen frühe Arbeiten zu geschlechtsspezifischen Unterschieden bei depressiven Frauen, aus denen die IPT-typischen Problemfelder abgeleitet wurden. Dazu gehören insbesondere „Rollenkonflikte" (z. B. Entscheidung zwischen primärer Rolle als Ehefrau und Mutter oder als Geschäftsführerin und damit verbundene Auseinandersetzungen mit dem Ehemann), aber auch „Rollenwechsel" (z. B. von unabhängiger, berufstätiger Frau zu Mutter von Zwillingen und gleichzeitige Betreuung der pflegebedürftigen Schwiegermutter) im Zusammenhang mit den vielfältigen sozialen Rollen einer Frau.

Bei der **chronischen Depression** gestaltet sich die exakte Schätzung der Prävalenz aufgrund der individuellen Übergänge im Verlauf einer Erkrankung schwierig. Das Lebenszeitrisiko aller chronischen Depressionen wird auf 5 % geschätzt, das der Dysthymie zwischen 2,5 % und 4 % (Alonso et al. 2004). Die anderen Subformen der chronischen Depression sind seltener (Keller et al. 2000). Insgesamt chronifizieren bis zu 35 % aller affektiven Störungen, was häufiger ist als noch vor Jahren vermutet.

Die Prävalenz der **bipolaren Störung** liegt bei 0,4–1,6 % (APA 1994b) und ist damit weitaus seltener als die Major Depression. Zudem unterscheidet sie sich von der unipolaren Depression bzgl. des Geschlechtsverhältnisses (1:1) und des longitudinalen Verlaufs. Sie weist einen früheren Krankheitsbeginn und häufigere Phasen auf. Die Prognose ist schlechter als bei der unipolaren Depression, und die Komorbiditätsrate, vor allem im Zusammenhang mit Substanzabhängigkeit, liegt deutlich höher. Zeitpunkt und Häufigkeit der Phasen sind nicht regelhaft, es können mehrere manische Episoden auftreten und nur eine depressive oder umgekehrt. Etwa 5–15 % der Betroffenen entwickeln ein Rapid Cycling, bei dem mindestens vier Episoden pro Jahr auftreten.

Zur Häufigkeit von Depressionen

„Bei der depressiven Störung handelt es sich um eine stark verbreitete Erkrankung. Sie gehört zu den häufigsten psychischen Krankheiten, so dass manche schon von einer ‚Volkskrankheit' sprechen. Depressionen können Menschen jeglicher Kultur und sozialer Schicht treffen. Wissenschaftliche Untersuchungen ergeben, dass etwa 18 von 100 Menschen im Verlauf ihres Lebens davon betroffen werden. In Deutschland sind derzeit fast 6 % der Bevölkerung im Alter von 18–65 Jahren an einer Depression erkrankt. Depressionen sind der häufigste Grund für eine frühe Erwerbsunfähigkeit. Zudem scheint die Depression in den letzten Jahren zuzunehmen."

3.4 Verlauf, Prognose, Komorbidität und Risikofaktoren

■ **Verlauf:** Bei der Mehrzahl der Patienten treten Depressionen als **Episoden** oder **Phasen** auf, d. h. sie sind gewissermaßen selbstlimitierend und klingen auch ohne therapeutische Maßnahmen durchschnittlich nach 6–8 Monaten ab. Adäquate Behandlungsstrategien (d. h. evidenzbasierte medikamentöse, psychotherapeutische oder biologische Therapien, vgl. z. B. Berger et al. 2009) können die **Phasenlänge deutlich verkürzen** und **abmildern.** Wirksamkeitsstudien der verschiedenen Antidepressiva zeigen, dass es bei ca. einem Drittel der Fälle zu keiner befriedigenden Besserung durch eine medikamentöse Therapie kommt (Souery et al. 2001) und bei bis zu einem weiteren Drittel der Behandelten sich nur eine Teilresponse findet (Rush 2005). Psychotherapieverfahren sind bei der Behandlung von leichten bis mittleren Depressionen ebenso wirksam wie medikamentöse Therapien, weisen jedoch eine längere Wirklatenz bei nachhaltigerer Wirkung auf. Insbesondere bei schweren und chronifizierten Verläufen sollte eine kombinierte Therapie bestehend aus medikamentöser und psychotherapeutischer Behandlung durchgeführt werden (s. weiter unten bei Abschnitt 3.5; vgl. auch Leitlinien der DGPPN, Härter et al. 2009).

■ **Suizidrisiko:** Jede depressive Episode ist mit einem nicht zu unterschätzenden **Suizidrisiko** verbunden. Etwa die Hälfte der 11 000 Selbstmorde in Deutschland jedes Jahr geschehen wahrscheinlich im Rahmen einer depressiven Episode. Da je nach Patientenkollektiv (ambulant, stationär etc.) 20–60 % der Erkrankten einen Suizidversuch unternehmen, besteht darüber hinaus die Gefahr von Dauerschäden, etwa durch selbst intendierte Verkehrsunfälle oder Medikamentenintoxikationen. Die Suizidmortalität depressiv erkrankter Menschen beträgt entgegen früheren höheren Angaben nach neuesten Untersuchungen insgesamt etwa 2,2 %. Bei Patienten, die wegen

Suizidalität mindestens einmal hospitalisiert wurden, sind es 8,6 % (Bostwick u. Pankratz 2000).

- **Ablauf wiederkehrender Episoden:** Darüber lassen sich für den einzelnen Patienten keine sicheren Vorhersagen machen. Manche Patienten sind für Jahrzehnte symptomfrei, bevor sie wiedererkranken, andere erleben sog. **Cluster**, d. h. relativ rasch aufeinanderfolgende Erkrankungsphasen. Mittelt man die Verläufe größerer Patientenkollektive, so ergibt sich eine **mittlere Zykluslänge** (d. h. die Zeitspanne zwischen dem Beginn einer Phase und dem Beginn der nachfolgenden) von **vier bis fünf Jahren**. Bei Patienten mit häufig wiederkehrenden Episoden zeigt sich im höheren Alter eine Verkürzung dieser Zyklusdauer. In 10 % der Fälle schließt sich an eine depressive Phase eine sog. hypomane Nachschwankung an, wobei diese u. a. durch die antidepressive medikamentöse Therapie bedingt sein kann.

- **Prognose:** Das Risiko einer ungünstigen Prognose ist vor allem bei einem frühen Krankheitsbeginn (Early Onset; vor dem 21. Lebensjahr), frühen Traumatisierungen, mehreren Episoden in der Vorgeschichte und bei Patienten mit einer ausgeprägten genetischen Belastung, fehlender sozialer Unterstützung, vorbestehenden Defiziten der sozialen Anpassung sowie chronischen zwischenmenschlichen Konflikten erhöht. Ein weiterer Risikofaktor ist das Vorliegen von Residualsymptomen, welche beispielsweise ein Drittel aller Patienten nach Entlassung aus der Klinik aufweisen. Dadurch wird die Zeit bis zu einem Rückfall um das Fünffache verkürzt (vgl. Paykel et al. 1995).

Der derzeitige Forschungsstand deutet jedoch auch darauf hin, dass mit einer ungünstigen Prognose verbundene Faktoren wie etwa geringe Selbstwirksamkeit sowie ungenügende Patientencompliance im Rahmen der Psychotherapie verbessert werden können. Somit kann davon ausgegangen werden, dass durch Selbstwirksamkeits-Erleben sowie gegebene Compliance die Rückfallwahrscheinlichkeit verringert wird (Gopinath et al. 2007).

Ebenso hat Erhaltungstherapie einen positiven Einfluss auf die Prognose und verringert die Rückfallwahrscheinlichkeit, wie in zahlreichen kontrollierten Studien gezeigt werden konnte (Jarrett et al. 2001; Schauenburg et al. 2003). Als protektiver Faktor, der vor Depression „schützen" soll, wird vielfach der Einfluss der sozialen Unterstützung diskutiert (z. B. Klauer et al. 2001). Insofern könnte angenommen werden, dass soziale Unterstützung als Ressource Rückfälle verhindern könnte, jedoch liegt insgesamt das Augenmerk der Forschung eher auf Erfassung von Risikofaktoren als auf stabilitätsbegünstigenden Aspekten.

- **Komorbidität:** Komorbidität mit anderen psychischen Erkrankungen stellt ein erhöhtes Risiko für einen ungünstigen Verlauf dar. Besonders häufig besteht eine Komorbidität mit Angst- und Panikerkrankungen. Angststörungen gehen einer Depression häufiger voraus als umgekehrt. Auch gehen Depressionen oft mit Alkohol-, Medikamenten- und Drogenabhängigkeit einher. Dabei ist die adäquate Diagnosestellung einer Depression aufgrund der potenziell depressiogenen Wirkung dieser Substanzen schwierig, so dass valide relevante Daten über Komorbiditäts- und Prognoseraten schwer zu gewinnen sind. Das Vorliegen einer begleitenden Persönlichkeitsstörung – vor allem vom narzisstischen, histrionischen oder Borderline-Typ – beeinträchtigt ebenfalls die Prognose, wie auch die Komorbidität mit einer Zwangserkrankung oder einer Anorexia bzw. Bulimia nervosa.

- **Risikofaktoren:** In epidemiologischen Untersuchungen lässt sich eine Vielzahl von Risikofaktoren erkennen, die jedoch nur zum Teil als gesichert gelten (Tab. 3-5). Lediglich biopsychosoziale Modelle, die biologische, neurobiologische und psychosoziale Vulnerabilitäten und Stressoren berücksichtigen, ermöglichen es, die Ätiopathogenese der Depression zu beschreiben (vgl. Brakemeier et al. 2008). Nachgewiesen ist, dass die genetische Belastung einen entscheidenden ätiologischen Aspekt darstellt (z. B. Sullivan 2000). Unter anderem durch Zwillingsstudien wurde jedoch gezeigt, dass lediglich die Vulnerabilität vererbt wird, die im Zusammenspiel mit Auslösefaktoren das Auftreten der affektiven Erkrankung bedingt. Als Auslöser kommen sowohl somatische Faktoren (z. B. wie hormonelle Umstellungen oder körperliche Erkrankungen) als auch psychosoziale Faktoren (z. B. Verluste,

Tab. 3-5 Empirische Risikofaktoren der Depression.

weibliches Geschlecht
jüngeres Alter
Missbrauch psychotroper Substanzen
belastende Lebensereignisse (insbesondere Verlustereignisse und partnerschaftliche Konflikte)
niedriger sozioökonomischer Status
genetische Variablen
chronische körperliche Erkrankung
mangelnde soziale Unterstützung
chronische soziale oder interpersonelle Belastung (v.a. durch Spannungen in der Partnerschaft)
städtische Umgebung

Trennungen, berufliche Enttäuschungen, Ehekrisen etc.) in Frage.

Die Bedeutsamkeit der **interpersonellen Faktoren** für die Depression wurde durch zahlreiche Studien aus der Lebensereignisforschung, der Forschung zur Sozialen Unterstützung, epidemiologischen Befunden und Ergebnissen der Bindungsforschung bestätigt (Gilchrist u. Gunn 2007; Riso et al. 2002). Auf diese interpersonellen Aspekte wird im nächsten Kapitel ausführlicher eingegangen.

Neuere epidemiologische Daten zeigen, dass Depressionen häufiger und in jüngerem Alter auftreten, und schwerere und anhaltendere Beeinträchtigungen verursachen, als man früher annahm. Neben geschlechtsbezogenen und genetischen sind insbesondere psychosoziale Variablen als Risikofaktoren bedeutsam. In Tabelle 3-6 sind die wichtigsten Angaben der vorausgegangenen Abschnitte zusammengefasst.

3.5 Behandlungsstrategien

Die hohe Prävalenz und die Belastungen im Zusammenhang mit Depressionen (z.B. Suizide, verminderte Lebensqualität der Betroffenen und ihrer Angehörigen, Arbeitsunfähigkeit, Behandlungskosten) führten zu der Entwicklung von zahlreichen Behandlungsformen. Die **Pharmakotherapie** hat sich dabei als sog. First Line Treatment (Verfahren erster Wahl) durchgesetzt, weil

Tab. 3-6 Angaben zu unipolaren Depressionen.

Lebenszeitprävalenz	16–20%
Punktprävalenz	in Deutschland bei ca. 5,6% der Bevölkerung im Alter von 18–65 Jahren; ca. 3,1 Millionen Deutsche
Geschlechterverhältnis	2:1 (Frauen:Männer)
Erkrankungsalter	Häufigkeitsgipfel der Erstmanifestation im dritten Lebensjahrzehnt, wobei 50% der Ersterkrankungen bereits vor Erreichen des 30. Lebensjahrs auftreten; Abnahme der Wahrscheinlichkeit einer Erstmanifestation im Alter über 60 Jahre (nur noch 10%)
Wichtige Komorbiditäten	• Dysthymie: 10% • Angst- und Panikerkrankungen: 20–30% • Substanzmissbrauch und -abhängigkeit: ca. 20% • Persönlichkeitsstörung: mehr als 50%
Erblicher Faktor	gesteigertes Risiko um ca. 5% für Angehörige ersten Grades von unipolar Erkrankten; Anstieg des Risikos für Kinder zweier affektiv erkrankter Eltern auf ca. 55%. Hinweis aus empirischen Daten, dass nicht nur der melancholischen Form der Major Depression, sondern auch den nicht-melancholischen Depressionen eine hereditäre Prädisposition zugrunde liegt

es unter anderem von Kostenträgern und Medizinern favorisiert wird. Ob dies inhaltlich berechtigt ist, wird in jüngster Zeit unter Fachleuten zunehmend kontrovers diskutiert. Denn nach Jahrzehnten der dominierenden Sichtweise, dass Antidepressiva bei allen Formen depressiver Erkrankungen die Behandlungsmodalität erster Wahl darstellen sollten, ist diesbezüglich eine zunehmende Ernüchterung eingetreten. Der anfängliche Optimismus hinsichtlich des therapeutischen Ansprechens auf Antidepressiva ist durch große Feldstudien, Anwendungsbeobachtungen, Langzeitstudien sowie Metaanalysen der Erkenntnis unbefriedigender Remissionsraten und eines hohen Rückfall- bzw. Chronizitätsrisikos sowie z. T. erheblicher Nebenwirkungen gewichen.

Auch die bis dato größte Depressionsstudie mit 4041 depressiven ambulanten Patienten erbrachte **entmutigende Resultate** (Insel 2006): Weniger als 30 % der Patienten remittierten in der 12-wöchigen Behandlung mit einem gebräuchlichen selektiven Serotonin-Wiederaufnahmehemmer (Trivedi et al. 2006). Da die Untersuchung keine Placebo-Kontrollgruppe beinhaltete, kann die ohnehin geringe Remissionsrate noch nicht einmal vollständig der medikamentösen Therapie zugeschrieben werden, zumal die Placebo-Response in Depressionsstudien im Durchschnitt bei 30–40 % (Schatzberg u. Krämer 2000) und die Remissionsrate unter Placebobehandlung zwischen 19 % und 27 % liegt (Casacalenda et al. 2002).

Anfang des Jahres 2008 sorgten zusätzlich zwei Metaanalysen über die **Wirkung von Medikamenten im Vergleich zu Placebos** (Kirsch et al. 2008; Turner u. Rosenthal 2008) für Aufregung. Die eine beruhte auf der publizierten Literatur, die andere auf den Daten, welche die Pharmafirmen der staatlichen Zulassungsbehörde der USA schickten, um die Zulassung der Medikamente zu erreichen. Die Studien stellten heraus, dass die Wirkung des Placebos (in der Regel in Verbindung mit unterstützenden Arztgesprächen) zwischen 75 % und 82 % derjenigen des Medikamentes entsprach. Lediglich bei schweren Depressionen war die Pharmakotherapie Placebobedingungen eindeutig überlegen.

Dazu kommt, dass bei der pharmakologischen Depressionsbehandlung in den letzten Jahrzehnten **keine entscheidenden Innovationen** gelangen, d. h. bei schweren Depressionen stellt immer noch das ca. 50 Jahre alte Amitriptylin das wirksamste Antidepressivum dar.

Stellenwert der Psychotherapie

Aufgrund dieser eher ernüchternden Befunde bzgl. der Effektivität von Antidepressiva, die sich im Handel oder in der Entwicklung befinden, kommt der Weiterentwicklung psychologischer Behandlungsansätze derzeit besondere Aufmerksamkeit zu. Der Einsatz von psychotherapeutischen Verfahren bei der Behandlung depressiver Störungen gilt heutzutage als unverzichtbar. Einschränkend muss jedoch festgestellt werden, dass die kurzzeitigen Effekte in der Regel nicht signifikant über den Wirkeffekten von Antidepressiva liegen. Neuere Metaanalysen (Cuipers et al. 2008; de Maat et al. 2007; Imel et al. 2008; Vittengl et al. 2007) replizieren drei **Hauptschlussfolgerungen** der letzten 30 Jahre Depressionsforschung:

- Antidepressive Pharmakotherapie und Psychotherapie sind **als Monotherapien** in der **Akutbehandlung** (12–20 Wochen) leichter bis mittelschwerer Depressionen mindestens **gleichermaßen** wirksam.
- Beide sind jedoch auch gleichermaßen schwach wirksam, wenn **Remission** das Zielkriterium ist (Casacalenda et al. 2002). Der Prozentsatz der depressiven Patienten, die auf eine psychologische oder medikamentöse Therapie ansprechen, ist mit bis zu 70 % zwar relativ hoch, zu einer vollständigen Remission kommt es allerdings nur bei 20–30 % der behandelten Patienten. Und auch dann erleidet ein Teil bereits innerhalb eines Jahres einen Rückfall (Casacalenda et al. 2002; Moras 2006; Vittengl et al. 2007).[11]

---

[1] „Remission" (Rückgang der Symptome auf ein Minimum im Sinne von Genesung) gewann in den letzten Jahren anstelle von „Response" (50 %ige Reduktion der Anfangssymptomatik) als Zielkriterium einer Depressionsbehandlung an Bedeutung, da eine vollständige Genesung der depressiven Symptomatik mit einem deutlich geringeren Risiko eines Rückfalls oder eines chronischen Verlaufs und mit geringerem Suizidrisiko und einer besseren sozialen Einbindung verbunden ist (z. B. Hirschfeld et al. 2002; Judd et al. 1998).

- Psychotherapeutische Maßnahmen sind im Vergleich zu Pharmakotherapie mit deutlich **weniger Rückfällen** verbunden (de Maat et al. 2006).

In einer aktuellen Publikation in der Fachzeitschrift *Nature* resümieren DeRubeis et al. (2008), dass eine kognitive Verhaltenstherapie in der Akutbehandlung depressiver Störungen nicht nur **gleich wirksam** wie eine medikamentöse Behandlung ist, sondern dass das Absetzen der Psychotherapie im Vergleich zum Absetzen von Medikation mit signifikant **weniger Rückfällen** verbunden ist. Es führt außerdem nicht zu mehr Rückfällen als eine medikamentöse Erhaltungstherapie.

Dabei ist jedoch zu beachten, dass die gesammelten Daten in erster Linie aus Studien mit naturalistischen Katamnesen stammen und deshalb nur als ungefähre Werte dienen können. Dennoch unterstützen diese Ergebnisse die weitverbreitete und plausible Annahme, dass Rückfälle durch anhaltende Lernerfolge im Rahmen der psychologischen Behandlung effektiver verhindert werden können als nach medikamentösen Maßnahmen. Das ahnte man offenbar schon vor 30 Jahren. So schreib beispielsweise Eric Kandel – der Nobelpreisträger für Medizin des Jahres 2000 – bereits 1979 über die psychoedukative Natur und die anzunehmenden dauerhaften, (auch) neurobiologischen Effekte von Psychotherapie auf das Gehirn:

„*Psychotherapy is a controlled form of learning that occurs in the context of a therapeutic relationship. From this perspective, the biology of psychotherapy can be understood as a special case of the biology of learning.*" (zit. in Etkin et al. 2005, S. 146)

Zudem sind psychotherapeutische Verfahren naturgemäß mit deutlich weniger Nebenwirkungen verbunden als medikamentöse Therapien.

Die beschriebenen Befunde bzw. Studien beziehen sich hauptsächlich auf die Behandlung leichter bis mittelschwerer Depressionen. Bei **schweren Depressionen** ist jedoch meist eine noch schwächere oder verzögerte Therapieresponse zu beobachten (Thase u. Friedman 1999). Die zunehmende Erkenntnis, dass vor allem Patienten mit ausgeprägter depressiver Symptomatik mit einer pharmako- oder psychotherapeutischen **Monotherapie** schwierig zu behandeln sind und außerdem hohe Drop-out-Raten aufweisen (Thase u. Friedman 1999), führte zum bevorzugten Einsatz einer **Kombination aus beiden Ansätzen**. Gleichzeitig wollte man damit die bekannten Vorteile beider Verfahren – bei der Pharmakotherapie die **kürzere Wirklatenz** und bei der Psychotherapie die **längere Nachhaltigkeit** – miteinander verbinden. Jedoch haben nur relativ wenige Studien den Effekt von Psychotherapie zusätzlich zur medikamentösen Therapie depressiver Störungen untersucht, und die Resultate waren widersprüchlich (Friedman et al. 2004). Während bei unselektierten Patienten, die leicht bis mittelschwer depressiv waren, überraschenderweise nur marginale zusätzliche Vorteile der Kombinationstherapie im Vergleich zur alleinigen Pharmakotherapie gefunden wurden, erbrachten kombinierte Ansätze bei schweren, rezidivierenden oder chronischen Depressionen deutliche zusätzliche Effekte auf die Symptomatik (Cuipers et al. 2008; Imel et al. 2008; Jindal u. Thase 2003). Internationale Leitlinien haben diese Befunde entsprechend aufgegriffen (z. B. National Institute for Clinical Excellence 2007; Härter et al. 2009). Diese einschränkenden Empfehlungen für Subgruppen depressiver Erkrankungen entsprechen jedoch **nicht der klinischen Erfahrung** und sind möglicherweise auch zu undifferenziert. Denn in einigen Studien zeigten sich auf anderen Ebenen als auf der symptomatischen durchaus positive Auswirkungen der Kombinationsbehandlung auch bei leicht bis mittelschweren und akuten Depressionen, nämlich beispielsweise durch **höhere Compliance, gesteigerte Arbeitsfähigkeit und kürzere Zeit bis zur Remission** (zusammengefasst in Pampallona et al. 2004). Von anderen Autoren wurde außerdem kritisch angemerkt, dass nur wenige Arbeiten genügend statistische Power aufwiesen, um Unterschiede zwischen den Bedingungen entdecken zu können (Jindal u. Thase 2003). Allerdings führte auch eine Zusammenführung der Daten in Form von Metaanalysen nicht zu einer Auflösung der Widersprüche, da einige Autoren eine Überlegenheit kombinierter Therapien gegenüber Monotherapie fanden, andere jedoch nicht (zusammengefasst in Cuipers et al. 2008; de Maat et al. 2007).

Aus diesen Gründen besteht weiterhin ein erheblicher Bedarf, die Wirksamkeit von Depressionsbehandlungen zu verbessern. Integrative Therapieprogramme aus Psycho- und Pharmakotherapie, eine Intensivierung des psychotherapeutischen Vorgehens und gut durchdachte Algorithmen bzw. sequentielle Therapiekonzepte in Verbindung mit Medikation könnten die Depressionsbehandlung optimieren.

Psychotherapeutische Verfahren

An **psychotherapeutischen Depressionsbehandlungen** gibt es neben der IPT folgende Ansätze, die in deutschsprachigen Ländern häufig eingesetzt werden:
- tiefenpsychologisch fundierte und psychodynamische Psychotherapien (z. B. Mentzos 1995),
- kognitive Verhaltenstherapie (KVT) (nach Beck et al. 1979; Lewinsohn 1974),
- Cognitive Behavioral Analysis System of Psychotherapy (CBASP) (McCullough 2000).

Während die KVT und das CBASP – neben der IPT – als **störungsorientierte Therapien** der Depression gelten, sind psychodynamische Verfahren eher als **allgemeine Ansätze** zu verstehen, da sie nicht speziell für depressive Störungen entwickelt wurden. Die gesetzliche Krankenversicherung finanziert in Deutschland bei der ambulanten Behandlung depressiver Erkrankungen derzeit allerdings lediglich KVT sowie tiefenpsychologisch fundierte und analytische Psychotherapien (sog. Richtlinienverfahren). Die IPT ist im Rahmen der ambulanten Versorgung hingegen noch nicht erstattungsfähig (wohl aber in der stationären Versorgung), obwohl sie vom Wissenschaftlichen Beirat Psychotherapie als evidenzbasierte Methode bereits anerkannt ist. Die KVT und die IPT können die **höchste Evidenzstufe** nachweisen, bei psychodynamischen Verfahren ist die **Studienlage noch begrenzt**. Bei chronischer Depression gewinnt das CBASP als neuere störungsspezifische Psychotherapie zunehmend an Bedeutung. Einschränkend gilt jedoch auch für die evidenzbasierten Psychotherapien, dass es einen relativ hohen Anteil an Patienten gibt, der gar nicht oder nur teilweise auf Psychotherapie anspricht. Auch wenn die Wirksamkeit von störungsspezifischen Psychotherapieverfahren als gesichert gilt, ist noch relativ wenig darüber bekannt, welche Methoden (inkl. medikamentöse) bei welchen Patienten am besten helfen. Auch wenn vereinzelt differentielle Indikationen vorgeschlagen werden (Hollon et al. 2002), sind sie eher klinisch, denn empirisch abgeleitet.

Die verschiedenen Verfahren werden hier nur kurz skizziert und in Kapitel 5 in Abgrenzung und im Vergleich zur IPT ausführlicher dargestellt.

■ **Kurzbeschreibung der tiefenpsychologisch fundierten und psychodynamischen Psychotherapien** (vgl. auch Kap. 5): Statt der klassischen Psychoanalyse, die mit 2–3 Wochenstunden über 160–300 Sitzungen meist im Liegen stattfindet, kommen heute eher zeitlich begrenzte, psychodynamische bzw. tiefenpsychologisch fundierte Psychotherapien zur Anwendung. Dabei werden in der Regel maximal 100 Stunden in wöchentlichem Abstand und im Sitzen durchgeführt. Psychodynamische Verfahren sind traditionell weniger strukturiert und zeitlich weniger festgelegt als Interventionen anderer psychotherapeutischer Richtungen. Das Vorgehen ist weniger symptom- bzw. diagnosebezogen, sondern es wird durch aufdeckendes Arbeiten versucht, dem Patienten ein vertieftes Verständnis der ursächlichen (meist unbewussten) Zusammenhänge seines Leidens zu vermitteln – was oft mit dem Begriff der Einsicht verbunden wird.

Nach psychodynamischem/psychoanalytischem Konzept basieren depressive Störungen auf unbewussten konflikthaften Prozessen, die durch eine meist in der Kindheit entstandene Beziehungsunsicherheit und/oder traumatisierende Verlust-, Verunsicherungs- und Kränkungserlebnisse und widrige Entwicklungsbedingungen gekennzeichnet sind. Ziel der Behandlung ist das Bewusstwerden und Verstehen von diesen unbewussten, entwicklungsbedingten Konflikten und deren Auswirkung auf aktuelle Situationen und Beziehungen.

Als Unterform der psychoanalytisch begründeten Verfahren spielt bei Depressionen die tiefenpsychologisch fundierte bzw. psychodynamische Kurzzeittherapie eine Rolle (bis zu 25 Stunden), vor allem dann, wenn begrenzte Krisen (z. B. eine Trennung) der Auslöser sind.

■ **Kurzbeschreibung der kognitiven Verhaltenstherapie** (vgl. auch Kap. 5): Unter kognitiver Verhaltenstherapie (KVT) werden verschiedene kognitive und behaviorale Therapieansätze zusammengefasst, die hauptsächlich auf die Forschungsarbeiten der Arbeitsgruppen um Beck (Beck et al. 1979; s. Clark et al. 1999 für eine aktuelle Darstellung) und Lewinsohn (Lewinsohn et al. 1979) zurückgehen.

Die KVT depressiver Erkrankungen beruht auf der Verstärkerverlust-Theorie (Lewinsohn 1974) und der Theorie der gelernten Hilflosigkeit (Seligman 1975). Diese Ansätze gehen von der Annahme aus, dass ein Mangel an positiver Verstärkung, gelernte Hilflosigkeit (Erleben der „Nicht-Kontrollierbarkeit" einer belastenden Situation) und andere depressionsfördernde Verhaltensmuster zentrale Faktoren für die Entstehung und Aufrechterhaltung einer depressiven Störung sind. Die kognitive Therapie (KT; Beck 1979) geht davon aus, dass depressiven Erkrankungen eine kognitive Störung zugrunde liegt. Der Ansatz zielt auf die Linderung depressiver Symptome durch Veränderung der dysfunktionalen Einstellungen und Denkschemata ab. Der Patient wird angeleitet, seine auf Selbstabwertung beruhenden Selbstkonzepte, Überzeugungen und Gedankenketten sowie deren Verhaltenskonsequenzen zu erkennen, sie auf ihre Angemessenheit hin zu überprüfen und alternative Denk- und Verhaltensmuster auszuprobieren (Beck 1999; Margraf u. Lieb 1996).

Daneben werden zahlreiche andere Therapieformen wie Verhaltensmodifikation, Schematherapie, Selbstkontrolltherapie, Problemlösetherapie, Soziale-Fertigkeiten-Training oder verhaltenstherapeutische Familientherapie (Überblick in: Strauß et al. 2008) zur Gruppe der KVT gezählt. Bedeutsame Neuentwicklungen wie die achtsamkeitsbasierte kognitive Therapie (Mindfulness Based Cognitive Therapy [MBCT]) oder das bereits erwähnte Cognitive Behavioral Analysis System of Psychotherapy (CBASP) wurzeln ebenfalls in der KVT.

Tabelle 3-7 fasst wichtige allgemeine Voraussetzungen und Grundelemente einer KVT bei Depressionen zusammen.

■ **Kurzbeschreibung des Cognitive Behavioral Analysis System of Psychotherapy:** Neben KVT und IPT existiert eine dritte störungsorientierte Psychotherapie, die speziell für chronisch depressive Patienten entwickelt wurde: Das Cognitive Behavioral Analysis System of Psychotherapy (CBASP) (McCullough 2000; dt. Übersetzung und Bearbeitung: Schramm et al. 2006) vereint kognitive, behaviorale, interpersonelle und psychodynamische Strategien. Das Verfahren setzt

Tab. 3-7 Pragmatische und theoretische Voraussetzungen sowie Grundelemente der KVT.

Therapie	• psychoedukativ, direktiv, strukturiert • problemorientiert, lösungsorientiert • Gewährleisten von Gegenwarts- und Alltagsnähe • Ziel: Erwerb von Kontrolle und Kompetenzen • Hausaufgaben als integraler Teil der Therapie • zeitlich begrenzt
Therapeut	• Stil: interessiert-neugierig, aktiv, direktiv, transparent, positiv, unterstützend, bei Bedarf auch konfrontativ • Variablen: Warmherzigkeit, Empathie, unkonditionale Akzeptanz • Erklärungen, Informationen, Rückmeldungen
Patient	• aktiver Problemlöser
Therapeutische Beziehung	• kooperatives, aktives Arbeitsbündnis • symmetrische, komplementäre Beziehung
Evaluation	• regelmäßiges objektive Erfassen der depressiven Symptomatik

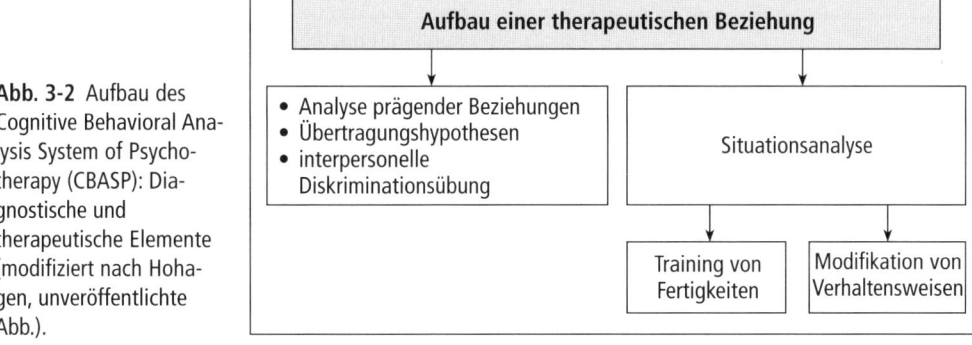

Abb. 3-2 Aufbau des Cognitive Behavioral Analysis System of Psychotherapy (CBASP): Diagnostische und therapeutische Elemente (modifiziert nach Hohagen, unveröffentlichte Abb.).

direkt an der spezifischen Psychopathologie chronisch Depressiver an, worunter McCullough (im Zusammenhang mit frühen Traumatisierungen) ein präoperatorisches Denken nach Piaget und eine Entkoppelung der Wahrnehmung des Betroffenen von seiner Umwelt versteht. Die Schwerpunkte der CBASP-Therapie liegen zum einen in der Situationsanalyse – einer spezifischen kognitiv-verhaltenstherapeutischen Strategie – und einem sich daran anschließenden Verhaltenstraining, zum anderen in interpersonellen Strategien zur Gestaltung der therapeutischen Beziehung. CBASP ermöglicht eine auf die Bedürfnisse chronisch Depressiver adaptierte Rolle des Therapeuten. Dazu gehört, dem Patienten zu helfen, zwischen altvertrauten dysfunktionalen Beziehungsmustern und dem Verhalten des Therapeuten oder anderer Personen zu unterscheiden.

Als theoretische Basis für Interventionstechniken werden neben Piagets Entwicklungstheorie auch andere bedeutsame psychologische Theorien (z. B. von Seligman, Skinner, Kiesler, Bandura) herangezogen. In Abbildung 3-2 sind die Bausteine der CBASP dargestellt.

Pharmakotherapeutische Strategien

■ **Monotherapie oder Kombinationsbehandlung:** Da durch die IPT (und andere Psychotherapieformen) bei leichten bis mittleren Depressionen gleichermaßen effiziente Behandlungsmöglichkeiten zur Verfügung stehen (s. Abschnitt oben), muss das Risiko-Nutzen-Verhältnis bei der Indikationsstellung zur medikamentösen Therapie sorgfältig abgewogen werden. Dennoch gehört die Pharmakotherapie zu der am häufigsten angewandten Behandlungsform der Depression.

Vor allem bei schweren depressiven Störungen wird zusätzlich zur Psychotherapie eine medikamentöse Therapie empfohlen. Daher ist es wichtig, dass Psychotherapeuten über die verschiedenen pharmakotherapeutischen Möglichkeiten und die zu erwartenden Wirkungen und Nebenwirkungen informiert sind. Dies zielt einerseits darauf, Nebenwirkungen zu verstehen und weitgehend zu vermeiden und dadurch die Mitarbeit (Compliance, Adhärenz) des Patienten zu sichern, andererseits auch darauf ab, Symptome von Nebenwirkungen unterscheiden zu können. Für weitere Details wird auf vertiefende Literatur (z. B. Berger et al. 2009; van Calker 2008) verwiesen.

In Tabelle 3-8 sind Kriterien zusammengefasst, die der Behandler bei der Entscheidung über eine Kombinationsbehandlung aus medikamentösen und psychotherapeutischen Strategien berücksichtigen sollte. Bei der Entscheidung für oder gegen eine Kombinationsbehandlung sollte zudem berücksichtigt werden, dass die Wirkung von Antidepressiva schneller eintritt als die von Psychotherapien (Berger et al. 2009; Schulberg 1998; Thase et al. 1997). Dies kann sich bei einer Kombinationstherapie durch Antriebssteigerung positiv auf die Durchführung von Psychotherapien und die Fähigkeit zur Problemlösung auswirken.

Tab. 3-8 Entscheidungskriterien für eine Kombinationsbehandlung.

Kriterium	Indikation Kombinationstherapie
Schweregrad	indiziert bei schweren depressiven Erkrankungen
Chronizität/Verlauf	indiziert bei langfristigem bzw. chronischem Verlauf
Dringlichkeit	je dringender, desto indizierter
früheres Ansprechen	indiziert, falls früher darauf angesprochen wurde
mangelndes Ansprechen auf ein monotherapeutisches Therapieverfahren	indiziert, falls eine Monotherapie nicht ausreichend erscheint
Präferenz des Patienten	indiziert, wenn der Patient dies ausdrücklich wünscht

■ **Wirksamkeit und Wirkmechanismen von Antidepressiva:** Für die Akutbehandlung einer depressiven Störung steht eine große Zahl von in Deutschland zugelassenen Medikamenten zur Verfügung, die je nach ihrem spezifischen Wirkmechanismus in verschiedene Klassen unterteilt werden. Sie besitzen alle eine ungefähr vergleichbare Wirksamkeit sowie eine ähnliche Wirklatenz, die klinisch-pragmatisch mit zwei bis vier Wochen angenommen werden kann (Bschor u. Adli 2008). Die Wirkung fast aller Antidepressiva beruht auf einer Erhöhung der Konzentration der Hormone Serotonin und/oder Noradrenalin und/oder Dopamin im Gehirn, vor allem im synaptischen Spalt (van Calker 2008). Selbst wenn medikamentöse Strategien zu einer anhaltenden Zustandsverbesserung führen, kann man davon ausgehen, dass ein Teil der Wirkung darauf zurückzuführen ist, dass die Medikation indirekt einen Einfluss auf interpersonelles Verhalten hat. Zum Beispiel bedingt ein Antidepressivum eine Stimmungs- und Antriebsverbesserung, die dann wiederum positiver auf soziale Verhaltensweisen einwirkt.

Die wichtigsten Substanzgruppen sind:
- tri- (und tetrazyklische) Antidepressiva (TZA) bzw. nicht-selektive Monoamin-Rückaufnahme-Inhibitoren (NSMRI),
- selektive Serotonin-Rückaufnahme-Inhibitoren (SSRI),
- Monaminoxidase (MAO)-Inhibitoren (MAOI),
- selektive Serotonin-/Noradrenalin-Rückaufnahme-Inhibitoren (SSNRI),
- selektive Noradrenalin-Rückaufnahme-Inhibitoren (SNRI),
- Alpha2-Rezeptor-Antagonisten.

Darüber hinaus gibt es **nicht-klassifizierte Antidepressiva** (Trazodon), **Lithiumsalze** und **Phytopharmaka** (Johanniskraut). Außerdem werden Substanzen wie Benzodiazepine und Neuroleptika zur Behandlung bzw. in spezifischen Situationen eingesetzt, bei denen es sich nicht um Antidepressiva im eigentlichen Sinne handelt, die praktisch jedoch in der Depressionsbehandlung von Bedeutung sind.

Zur **Wirksamkeit von Antidepressiva** liegen zahlreiche randomisierte und placebokontrollierte klinische Studien sowie Metaanalysen vor. Als Nachweis einer klinisch relevanten Wirksamkeit bei der akuten antidepressiven Behandlung wird in placebokontrollierten klinischen Studien eine **mindestens 50-%ige Verbesserung** (= Response) anhand eingeführter Instrumente (z. B. auf der Hamilton Rating Scale of Depression; vgl. Kap. 3.6) angesehen (z. B. Montgomery et al. 1994). In derartigen Therapiestudien mit einer Dauer von bis zu maximal 12 Wochen beträgt die **Responserate** für Antidepressiva meist zwischen **50–60 %**, wobei **Placebo-Responseraten** in etwa **25–35 %** betragen (z. B. Oeljeschläger u. Müller-Oerlinghausen 2004). Die Placeboresponse variiert zwischen den verschiedenen Studien, sie scheint in neueren Studien zuzunehmen (Stolk et al. 2003) und vom Schweregrad der Depression abzuhängen, da sie bei schweren Depressionen abnimmt (Elkin et al. 1989). Zudem beziehen sich die Wirksamkeitsunterschiede im Vergleich zu Placebo zumeist auf eine höhere Rate an Respondern, während die Unterschiede in den Remissionsraten oder dem Rückgang des Summenscores in den Depressions-Ratingskalen häufig nicht signifikant sind (National Institute for Health and Clinical Excellence 2007).

Nebenwirkungen dürfen nicht mit eventuellen Absetzeffekten von Medikamenten verwechselt werden (wie z. B. die Entzugserscheinungen von Benzodiazepinen). Unerwünschte Nebenwirkungen der Behandlung mit TZA umfassen Müdigkeit, Kreislaufregulationsstörungen, Mundtrockenheit, Miktionsstörungen, Akkomodationsstörungen und möglicherweise die Gefahr einer Glaukomverschlimmerung. Unerwünschte Wirkungen mit SSRIs äußern sich beispielsweise in Übelkeit, Schlafstörungen und ängstlicher Getriebenheit.

Notwendige Aufklärungsmaßnahmen und Interventionen durch den Therapeuten während einer zusätzlichen medikamentösen Therapie sind im Fallbeispiel in Kapitel 17 dargestellt.

Biologische Strategien

- **Stimulationsverfahren:** Ungefähr 30–40 % der depressiven Patienten profitieren nicht oder nur unzureichend von den bisher beschriebenen Verfahren. Deswegen sollte der IPT-Therapeut im Fall, dass ein Patient auch nach mehreren Behandlungsversuchen (inkl. einer kombinierten Therapie mit IPT und Medikamenten) nicht anspricht, über herkömmliche und neuere antidepressive Stimulationsverfahren als Alternative Bescheid wissen. Hierbei handelt es sich um Methoden, die neuronale Netze elektrisch oder elektromagnetisch stimulieren. Die Elektrokonvulsionstherapie (EKT) ist ein bewährter und etablierter Stimulationsansatz zur Behandlung schwerer und therapieresistenter Depressionen mit hohen Responseraten zwischen 60–80 % (Überblick in: Brakemeier u. Bajbouj 2008) und stellt eine relativ risikoarme Therapieform dar (Kho et al. 2003; UK ECT Review Group 2003).

Neuere Stimulationsverfahren wie die repetitive transkranielle Magnetstimulation (rTMS), die Tiefenhirnstimulation (Deep Brain Stimulation, DBS), die Vagusnervstimulation (VNS) und die Magnetokonvulsionstherapie (MKT) werden gegenwärtig bzgl. ihrer Wirksamkeit und Anwendbarkeit untersucht (Überblick in Bajbouj u. Heuser 2005).

- **Schlafentzug:** Eine weitere biologische Behandlungsstrategie stellt der Schlafentzug dar. Mit Ausnahme des partiellen Schlafentzugs in der ersten Nachthälfte konnte eine antidepressive Wirkung belegt werden (z. B. Wu et al. 1992). Die Mehrzahl der vorliegenden Studien zeigt, dass insbesondere bei Patienten mit Antidepressiva-Nonresponse eine Kombination von wiederholtem Schlafentzug unter gleichzeitiger Gabe von Antidepressiva die günstigste Wirkung erwarten lässt. Der Nachteil der Schlafentzugsbehandlung besteht in der hohen Rückfall-Wahrscheinlichkeit in der darauffolgenden Nacht. Deswegen ist die klinische Bedeutung des Schlafentzugs begrenzt.

- **Lichttherapie:** Auch Lichttherapie kann vor allem bei einer speziellen Depressionsform, der Winterdepression, antidepressiv wirken. Dabei exponieren sich die Patienten täglich mindestens halbstündig wenigstens 10000 Lux hellem Licht. Da der Lichteffekt nur schwierig vom Placeboeffekt zu trennen ist, besteht über die tatsächliche Wirksamkeit der Behandlungsmethode Uneinigkeit. Einem neuen systematischen Review zufolge ist Lichttherapie auch bei nicht saisonalen depressiven Störungen wirksam (Tuunainen et al. 2004).

Zu Behandlungsmöglichkeiten

„Zur Behandlung einer Depression stehen unterschiedliche Verfahren zur Verfügung. Zum einen gibt es verschiedene antidepressiv wirkende Medikamente, welche die depressiven Symptome abmildern bzw. reduzieren sollen. Darauf sprechen bis zu 60 % aller Patienten an. Antidepressiva entfalten ihre Wirkung etwas schneller als Psychotherapie, allerdings sind sie meist mit Nebenwirkungen verbunden, auf die ich später noch im Einzelnen eingehe. Auch bei den Psychotherapien kann man unter verschiedenen Therapieformen auswählen. Sie haben unterschiedliche Schwerpunkte, und es werden jeweils andere Techniken eingesetzt. Ich gebe Ihnen eine Broschüre mit, in denen die einzelnen Ansätze kurz beschrieben sind. Alle Methoden sind bei leichten bis mittelschweren Depressionen ungefähr gleich wirksam. Bei schweren Depressionen wird eine Kombination aus Psychotherapie und Medikation empfohlen."

3.6 Psychometrische Erfassung

Bei der Erfassung depressiver Störungen gab es in den letzten Jahren gravierende Weiterentwicklungen, sodass heute wesentlich mehr Instrumente für das Screening bis hin zur Diagnoseerhebung zur Verfügung stehen als noch vor zehn Jahren (zusammengefasst in Nezu et al. 2009). Dennoch muss vor allem für die Einschätzung von depressiven Subgruppen (z. B. verschiedene Kulturen, körperlich erkrankte depressive Personen etc.) weitere Arbeit geleistet werden. Dabei muss vor allen Dingen der Tatsache, dass es sich bei Depressionen um eine phänotypisch heterogene Krankheitsgruppe handelt, noch mehr entsprochen werden. Auch die zunehmend bewusst gewordene Komorbidität der Depression mit anderen psychischen oder körperlichen Störungen sollte vermehrt berücksichtigt werden. Zusätzliche Messinstrumente sind vor allem für Angst-, Persönlichkeits- und substanzbezogene Störungen einzusetzen.

Strukturierte Interviews

Um Symptome systematisch zu erheben und komorbide Störungen zu erfassen, sollten **strukturierte Interviews** oder **spezifische Depressionsskalen** eingesetzt werden. Im deutschsprachigen Raum stehen hierbei unter anderem zur Auswahl:
- Strukturiertes Klinisches Interview für DSM-III-R bzw. DSM-IV (SKID-I und SKID-II),
- Composite International Diagnostic Interview (CIDI),
- Schedule for Clinical Assessment in Neuropsychiatry (SCAN).

■ **SKID:** Das SKID (Wittchen et al. 1990) – ein halbstrukturiertes Interview für erfahrene und in der Anwendung des Instruments trainierte Kliniker – gilt als das anwenderfreundlichste Verfahren, da es sich von der Durchführung her an einem klinischen Gespräch orientiert. Es stützt sich bei der Kodierung der erfragten Informationen auf den klinischen Gesamteindruck des Interviewers. Es ermöglicht gegenwärtige und frühere Diagnosen nach DSM-V auf Achse I (psychiatrische Zustände) und Achse II (Persönlichkeitsstörungen) und das Kodieren von Informationen auf Achse III (körperliche Erkrankungen), IV (psychosoziale Belastungen) und V (allgemeine Funktionsfähigkeit). Reliabilität und Validität sind durch eine Reihe von Studien belegt (z. B. Williams et al. 1992). Die Dauer der Durchführung beträgt etwa 45–90 Minuten.

■ **CIDI:** Das CIDI (Wittchen u. Semler 1991) basiert gegensätzlich zum SKID ausschließlich auf den Aussagen des Patienten. Dieses Verfahren ist vollstandardisiert auch für Laien anwendbar und eher zur Anwendung im Rahmen epidemiologischer Studien gedacht. Der Diagnosebereich des CIDI bezieht sich sowohl auf DSM-VI als auch auf ICD-10.

■ **SCAN:** Für eine Diagnostik nach ICD-10 ist das SCAN (Wing et al. 1990; dt. Fassung: van Gülick-Bailer et al. 1995) dem SKID vorzuziehen. Beim SCAN handelt es sich um eine Weiterentwicklung des bewährten Present State Examination (PSE-9; Wing et al. 1974), dessen zehnte Fassung das Kernstück des SCAN darstellt. Das Instrument besteht aus einer Standarderhebung, einer optionalen Erhebung mittels verschiedener Skalen und Fragebögen wie beispielsweise dem Pathologiefragebogen, einer Auswertung mittels CATEGO-V-Computerprogramm und weiteren Zusatzmodulen wie beispielsweise dem Disability Assessment Schedule. Die Anwendung durch einen erfahrenen und trainierten Interviewer dauert 60–90 Minuten.

Ratingskalen

Mittlerweile existiert eine Fülle von Fragebogenverfahren zur Diagnoseunterstützung und zur Messung des Schweregrades oder des Verlaufs von affektiven Erkrankungen. In Tabelle 3-9 sind die wichtigsten dargestellt, wobei nach Art der Erhebung (Fremd- vs. Selbstbeurteilung) sowie Erkrankungsform (Depression vs. Manie) unterschieden wird (modifiziert nach Baumann u. Stieglitz 2001; Schneibel 2008).

Als bekannteste **Fremdbeurteilungsverfahren** gelten:
- Hamilton Depressions-Skala (HAMD; Hamilton 1960; Bauman 1976; CIPS 1986),

Tab. 3-9 Häufig eingesetzte Fragebogenverfahren.

Autoren	Jahr	Skala	Selbstbeurteilung	Fremdbeurteilung	Depression	Manie
Hamilton	1960	Hamilton Depression Scale		x	x	
Montgomery, Asberg	1979	Montgomery Asberg Depression Rating Scale		x	x	
Young et al.	1978	Young Mania Rating Scale		x		x
Bech, Rafaelsen	1968	Bech Rafaelsen Melancholia Scale		x		
Bech, Rafaelsen et al.	1986	Bech Rafaelsen Melancholie-Skala		x		x
Murphy et al.	1982	Affective Disorder Rating Scale		x	x	x
Beck et al.	1961	Beck Depression Inventory	x		x	
Carroll et al.	1981	Carroll Rating Scale for Depression	x		x	
Hautzinger, Bailer	1993	Allgemeine Depressions-Skala	x		x	
Zung	1965	Self Rating Depression Scale	x		x	
Shugar et al.	1992	Self-Rating Manic Inventory	x			x
Von Zerssen	1976	Depressivitäts-Skala	x	x	x	
Rush et al.	1986	Inventar Depressiver Symptome	x	x	x	

- Montgomery Asberg Depression Rating Scale (MADRS; Montgomery u. Asberg 1979),
- Inventar Depressiver Symptome (IDS; Hautzinger u. Bailer 1999).

■ **HAMD:** Diese Depressionsskala liegt in verschiedenen Versionen mit 17 bzw. 21, 23, 24, 25 und 28 Items vor. Sie wurde entwickelt, um die Schwere der Erkrankung bei diagnostizierter Depression zu erfassen. Die Skala erfasst schwerpunktmäßig somatische Symptome. Der erzielte Gesamtscore gilt allgemein als hoch reliabel. Obwohl von Hamilton keine Cut-off-Werte zur Bestimmung des Schweregrades angegeben werden, wird ein Wert von 25 oder mehr auf der 17-Item-Skala als Indikator einer schweren Depressivität erachtet. Ein Wert von 18–24 spiegelt mittelgradige Schwere wider, 7–17 Punkte eher leichtere Depressivität und Werte unter 7 stehen für Remission (Rabkin u. Klein 1987).

■ **MADRS:** Dieses Verfahren ist eine Fremdbeurteilungsskala zur quantitativen Einschätzung depressiver Patienten, die sich nach Montgomery und Asberg (1979) durch ihre Ökonomie und Sensibilität für Veränderungen auszeichnet. Für jedes der 10 Items, die jeweils einem Symptom entsprechen, erfolgt die Beurteilung auf der Grundlage eines Interviews und von Beobachtungen.

- **IDS:** Orientiert an den Vorgaben des DSM-IV ermöglicht das IDS dem Kliniker, mittels 28 Items die Bereiche Affekte, Kognitionen, Somatik, Suizidtendenzen, Antrieb und Interessen zu evaluieren. Das IDS hat sich vor allem bei der wiederholten Verwendung über den Behandlungsverlauf als Veränderungsmaß und über den Katamnesezeitraum als Erfolgsmaß bewährt (van Gülick-Bailer u. Hautzinger 1990) und wird speziell im deutschsprachigen Raum eingesetzt.

Als **Selbstbeurteilungsmaße** werden hauptsächlich eingesetzt:
- Beck Depressions-Inventar (BDI; Beck et al. 1961; dt. Version: Hautzinger et al. 1993),
- Inventar Depressiver Symptome Self-Report (IDS-SR; Hautzinger u. Bailer 1993).

- **BDI:** Das BDI enthält 21 Items, die auf einer vierstufigen Skala mit Hilfe von Ankerbeschreibungen eingestuft werden sollen. Im Gegensatz zur HAMD zielt das BDI vorwiegend auf kognitive Symptome ab. Als schwer depressiv diagnostizierte Patienten wiesen BDI-Werte von 30–35 auf (Beck et al. 1975). Allerdings ist zu beachten, dass schwer Depressive aufgrund der Symptomatik beim Ausfüllen des Fragebogens beeinträchtigt sein können.

- **IDS:** Die IDS-SR (Rush et al. 1986; 1996; dt. Version: Dittmann et al. 1998; Hautzinger u. Bailer 1999) ist das Pendant zum Fremdbeurteilungsinstrument, wird ebenfalls zunehmend häufiger in Deutschland eingesetzt und ist sehr sensitiv für Veränderungen der Depressivität (z. B. Rush et al. 1996).

Da die beschriebenen Instrumente keinerlei Längsschnittinformationen wie die Dauer oder den Verlauf der Erkrankung erfassen, werden selbst hohe Werte auf den Skalen nicht im Sinne einer Diagnose betrachtet. Die aufgeführten Instrumente können als Hilfsmittel in der diagnostischen Phase und im Verlauf zur Überprüfung des Symptomrückgangs eingesetzt werden.

3.7 Fazit und Implikationen

Der IPT-Therapeut fasst die Depression als weit verbreitete, psychiatrische Störung und als klinisch auffälliges, verhaltensbezogenes psychisches und interpersonelles Syndrom auf. Die Erkrankung tritt bei Frauen wesentlich häufiger auf als bei Männern. Ansonsten sind depressive Störungen gleich verteilt, unabhängig von Kultur, sozialer Schicht, Bildungsgrad oder Beruf. Depressionen nehmen vor allem bei jungen Menschen ständig zu. Das Syndrom geht mit erheblichem Leidensdruck der Patienten und der Angehörigen einher und beeinträchtigt die soziale und berufliche Leistungsfähigkeit und das Familienleben. Zur Behandlung stehen verschiedene Möglichkeiten zur Verfügung, die auch kombiniert werden können. Psychotherapien erwiesen sich bei leichten bis mittelschweren Depressionen als mindestens gleichwertig effektiv wie eine Pharmakotherapie, bei schweren und chronischen Depressionen gilt die Kombination beider Therapieformen als leitlinienempfohlene Standardbehandlung. Psychotherapeutische Ansätze weisen zwar eine längere Wirklatenz auf als Antidepressiva, wirken jedoch nachhaltiger. Es gibt keine Behandlungsmethode, die für alle Depressionsformen gleichermaßen wirksam ist. Wenn eine Therapiemethode nach einer entsprechenden Dauer nicht hilft, sollte gewechselt oder augmentiert werden. Depressive Störungen sind tendenziell wiederkehrend, weswegen viele Patienten für längere Zeiträume behandelt werden müssen.

Dem Patient wird die medizinische Sichtweise seiner Erkrankung während der ersten Sitzungen vermittelt, wobei insbesondere in der Anfangsphase betont werden sollte, dass es sich bei der Depression nicht um ein Zeichen persönlicher Schwäche oder um einen Zustand handelt, der mit Willensstärke beseitigt werden kann. Die IPT wurde zur Behandlung der Depression im Sinne eines komplexen depressiven Syndroms – und nicht im Sinne eines Symptoms oder lediglich einer niedergeschlagenen Stimmung – entwickelt. Die Begründer dieses Ansatzes halten es für therapeutisch sinnvoll und entlastend, dem Patienten explizit seine Diagnose als solche mitzuteilen und ihm damit die „Berechtigung zum Kranksein" mit den damit verbundenen Entlastungen und Verpflichtungen der Krankenrolle (s.

Kap. 7.1, S. 123) zu geben. In diesem Sinne ist auch die Anwendung des Krankheitsmodells (Medical Model) bei der IPT zu verstehen, das an späterer Stelle (Kap. 7) noch ausführlicher erklärt wird.

Der Auseinandersetzung mit der Depression – insbesondere der Psychoedukation des Patienten über die Erkrankung – kommt in der Anfangsphase der IPT therapeutisch große Bedeutung zu, bevor der Patient in der Lage ist, an damit verbundenen Problemen oder tiefergreifenden Themen zu arbeiten. Beispielsweise soll der Patient durch die Informationsvermittlung einerseits erkennen, dass er nicht alleine mit seinen Problemen dasteht. Andererseits sollte er zu der Einsicht gelangen, dass er seine Symptome ohne Behandlung nur begrenzt kontrollieren kann. Der Patient kann mit Hilfe von Psychoedukation besser verstehen, dass der Störung in ihrem charakteristischen Verlauf und der Symptomkonstellation eine Eigendynamik inne wohnt. Die Informationen bzgl. der Prognose und den Behandlungschancen implizieren Hoffnung.

Literatur

Accortt EE, Freeman MP, Allen JJ. Women and major depressive disorder: Clinical perspectives on causal pathways. J Womens Health (Larchmt) 2008; 17(10): 1583–90.

Alonso J, Angermeyer MC, Bernert S et al. ESEMeD/MHEDEA 2000 Investigators. European Study of the Epidemiology of Mental Disorders (ESEMeD) Project. Prevalence of mental disorders in Europe: Results from the European Study of the Epidemiology of Mental Disorders (ESEMeD) project. Acta Psychiatr Scand 2004; 420(suppl): 21–7.

American Psychiatric Association (APA). Diagnostic and Statistical Manual of Mental Disorders, 4th ed (DSM-IV). Washington, DC: American Psychiatric Association 1994a.

American Psychiatric Association (APA). Practice guideline for the treatment of patients with bipolar disorder. Am J Psychiatr 1994b; 151(suppl): 1–36.

Andrews B. Bodily shame as a mediator between abusive experiences and depression. J Abnorm Psychol 1995; 104(2): 277–85.

Bajbouj M, Heuser I. Antidepressive Stimulationsverfahren: Vagusnervstimulation, repetitive transkranielle Magnetstimulation und Elektrokonvulsionstherapie zur Behandlung depressiver Störungen. Nervenarzt 2005; 76: 28–35.

Bauman U. Methodische Untersuchungen zur Hamilton Depressions-Skala. Arch Psychiatr Nervenkrank 1976; 222: 359–75.

Baumann U, Stieglitz RD. Psychodiagnostik psychischer Störungen: Allgemeine Grundlagen. In: Stieglitz RD, Baumann U, Freyberger HJ (Hrsg). Psychodiagnostik in Klinischer Psychologie, Psychiatrie, Psychotherapie. Stuttgart: Thieme 2001: 3–20.

Beck AT. Kognitive Therapie der Depression. Weinheim: Beltz 1999.

Beck AT, Gram LF, Dein E et al. Quantitative ratings of depressive states. Acta Psychiatr Scand 1975; 51: 161–70.

Beck AT, Rush AJ, Shaw BF et al. Cognitive therapy of depression. New York: Guilford Press 1979.

Beck AT, Ward CH, Mendelson M et al. An inventory for measuring depression. Arch Gen Psychiatr 1961; 4: 561–7.

Berger M. Psychische Erkrankungen: Klinik und Therapie, 3. Aufl. mit Online-Zugang. München: Elsevier 2009.

Berger M, Brakemeier EL, Klesse C et al. Der Stellenwert psychotherapeutischer Verfahren in der Behandlung depressiver Störungen. Nervenarzt 2009; 80: 540–555.

Berger M, van Calker D, Brakemeier E et al. Affektive Störungen. In: Berger M (Hrsg). Psychische Erkrankungen. Klinik und Therapie. München: Elsevier/Urban & Fischer 2009: 491–592.

Birmaher B, Ryan ND, Williamson DE et al. Childhood and adolescent depression: A review of the past 10 years. Part II. J Am Acad Child Adolesc Psychiatr 1996; 35(12): 1575–83.

Bostwick JM, Pankratz VS. Affective disorders and suicide risk: A reexamination. Am J Psychiatr 2000; 157: 1925–32.

Bowlby J. Attachment. New York: Basic Books 1969.

Brakemeier EL, Bajbouj M. Elektrokonvulsionstherapie (EKT). In: Bschor T (Hrsg). Behandlungsmanual Therapieresistente Depression. Stuttgart: Kohlhammer 2008: 197–239.

Brakemeier EL, Normann C, Berger M. Ätiopathogenese der unipolaren Depression. Neurobiologische und psychosoziale Faktoren. Bundesgesundheitsbl Gesundheitsforsch Gesundheitsschutz 2008; 51(4): 379–91.

Bschor T, Adli M. Therapie depressiver Erkrankungen. Dtsch Aerztebl 2008; 105(45): 782–92.

Casacalenda N, Perry JC, Looper K. Remission in major depressive disorder: A comparison of pharmacotherapy, psychotherapy, and control conditions. Am J Psychiatr 2002; 159(8): 1354–60.

Cassano P, Fava M. Depression and public health: An overview. J Psychosom Res 2002; 53: 849–57.

CIPS. Internationale Skalen für Psychiatrie. Weinheim: Beltz 1986.

Clark DA, Beck AT, Alford BA. Scientific foundation of cognitive theory and therapy of depression. New York: Wiley 1999.

Cuijpers P, van Straten A, Andersson G et al. Psychotherapy for depression in adults: A meta-analysis of comparative outcome studies. J Consult Clin Psychol 2008; 76(6): 909–22.

De Maat SM, Dekker J, Schoevers RA et al. Relative efficacy of psychotherapy and combined therapy in the treatment of depression: A meta-analysis. Europ Psychiatr 2007; 22(1): 1–8.

DeRubeis RJ, Siegle GJ, Hollon SD. Cognitive therapy versus medication for depression: Treatment outcomes and neuronal mechanisms. Nat Rev Neurosci 2008; 9(10): 788–96.

Dilling H (Hrsg). WHO: Lexikon zur ICD-10-Klassifikation psychischer Störungen. Bern: Huber 2002.

Dilling H, Mombour W, Schmidt MH. Internationale Klassifikation psychischer Störungen – ICD-10. Kapitel V (F): Klinisch-diagnostische Leitlinien, 1. Aufl, WHO. Bern: Huber 1991.

Dunner DL. Acute and maintenance treatment of chronic depression. J Clin Psychiatr 2001; 62: 10–6.

Ebmeier, KP, Donaghey C, Steele JD. Recent developments and current controversies in depression. Lancet 2006; 367: 153–67.

Elkin I, Shea T, Watkins JT et al. National Institute of Mental Health Treatment of Depression Collaborative Research Program: General effectiveness of treatment. Arch Gen Psychiatr 1989; 46: 971–82.

Etkin A, Pittenger C, Polan HJ et al. Toward a neurobiology of psychotherapy: Basic science and clinical applications. J Neuropsychiatr Clin Neurosci 2005; 17(2): 145–58.

Freedland KE, Carney RM. Depression and medical illness. In: Gotlib IH, Hammen CL. Handbook of depression, 2nd ed. New York: Guilford Press 2009: 113–41.

Friedman MA, Detweiler-Bedell JB, Leventhal HW et al. Combined psychotherapy and pharmacotherapy for the treatment of major depressive disorder. Clin Psychol Sci Practice 2004; 11: 47–68.

Gelenberg AJ, Kocsis JH, McCullough JP et al. The state of knowledge of chronic depression. J Clin Psychiatr 2006; 67: 179–84.

Ghatavi K, Nicolson R, MacDonald C et al. Defining guilt in depression: A comparison of subjects with major depression, chronic medical illness and healthy controls. J Affect Disord 2002; 68(2–3): 307–15.

Gilbert P, Pehl J, Allan S. The phenomenology of shame and guilt: An empirical investigation. Br J Med Psychol 1994; 67(1): 23–36.

Gilchrist G, Gunn J. Observational studies of depression in primary care: What do we know? BMC Fam Pract 2007; 8: 28.

Gotlib IH, Hammen CL. Handbook of depression: Introduction, 2nd ed. New York: Guilford Press 2009.

Härter M, Klesse C, Bermejo I et al. Entwicklung der S3- und Nationalen Versorgungsleitlinie Depression. Bundesgesundheitsbl Gesundheitsforsch Gesundheitsschutz (www.depression.versorgungsleitlinien.de/) 2009.

Hamilton M. A rating scale for depression. J Neurol Neurosurg Psychiatr 1960; 23: 56–62.

Harlow HF, Harlow MK, Suomi SJ. From thought to therapy: Lessons from a primate laboratory. Am Scientist 1971; 59: 538–49.

Hautzinger M. Depression. Göttingen: Hogrefe 2008.

Hautzinger M, Bailer M. Das Inventar Depressiver Symptome. Unveröffentlichte Testbeschreibung. Psychologisches Institut, Universität Tübingen 1999.

Hautzinger M, Bailer M, Keller F et al. Das Beck Depressionsinventar. Bern: Huber 1993.

Hautzinger M, Welz S. Kognitive Verhaltenstherapie bei Depressionen im Alter. Ergebnisse einer kontrollierten Vergleichsstudie. Z Geront Geriatr 2004; 37: 427–35.

Hirschfeld RM, Dunner DL, Keitner G et al. Does psychosocial functioning improve independent of depressive symptoms? A comparison of nefazodone, psychotherapy, and their combination. Biol Psychiatr 2002; 51: 123–33.

Hollon SD, Thase ME, Markowitz JC. Treatment and prevention of depression. Psychol Sci in Publ Interest 2002; 3: 39–77.

Hyde JS, Mezulis AH, Abramson LY. The ABCs of depression: Integrating affective, biological, and cognitive models to explain the emergence of the gender difference in depression. Psychol Rev 2008; 115(2): 291–313.

Imel ZE, Malterer MB, McKay KM et al. A meta-analysis of psychotherapy and medication in unipolar depression and dysthymia. J Affect Disord 2008; 110(3): 197–206.

Insel TR. Beyond efficacy: The STAR*D trial. Am J Psychiatr 2006; 163(1): 5–7.

Jacobi F, Wittchen HU, Hölting C et al. Prevalence, co-morbidity and correlates of mental disorders in the general population: Results from the German Health Interview and Examination Survey (GHS). Psychol Med 2004; 34: 579–611.

Jindal RD, Thase ME. Integrating psychotherapy and pharmacotherapy to improve outcomes among patients with mood disorders. Psychiatr Serv 2003; 54(11): 1484–90.

Joiner TE, Coyne JC. The interactional nature of depression. Washington, DC: APA 1999.

Judd LL, Akiskal HS, Maser JD et al. Major depressive disorder: A prospective study of residual subthresh-

old depressive symptoms as predictor of rapid relapse. J Affect Disord 1998; 50(2–3): 97–108.
Kaplan HI, Sadock BJ, Grebb JA. Kaplan and Sadock's synopsis of psychiatry: Behavioral sciences, clinical psychiatry, 7th ed. Baltimore: Williams & Wilkins 1994: 516–72.
Katon WJ, Lin E, Russo J et al. Increased medical costs of a population-based sample of depressed elderly patients. Arch Gen Psychiatr 2003; 60(9): 897–903.
Kennedy SH. Core symptoms of major depressive disorder: Relevance to diagnosis and treatment. Dialogues Clin Neurosci 2008; 10(3): 271–7.
Kessler RC. Epidemiology of women and depression. J Affect Disord 2003; 74: 5–13.
Kessler RC, McGonagle KA, Zhao S et al. Lifetime and 12-month prevalence of DSM-III-R psychiatric disorders in the United States. Results from the National Comorbidity Survey. Arch Gen Psychiatr 1994; 51: 8–19.
Kho KH, van Vreeswijk MF, Simpson SJ et al. A meta-analysis of electroconvulsive therapy efficacy in depression. J ECT 2003; 19: 139–47.
Kirsch I, Deacon BJ, Huedo-Medina TB et al. Initial severity and antidepressant benefits: A meta-analysis of data submitted to the Food and Drug Administration. PLoS Med 2008; 5(2): e45.
Klerman GL, Di Mascio A, Weissman MM et al. Treatment of depression by drugs and psychotherapy. Am J Psychiatr 1974; 131: 186–91.
Kühner C. Gender differences in unipolar depression: An update of epidemiological findings and possible explanations. Acta Psychiatr Scand 2001; 108(3): 163–74.
Lewinsohn PM. A behavioral approach to depression. In: Friedman RJ, Katz MM (Hrsg). The psychology of depression. New York: Wiley 1974: 157–78.
Lewinsohn PM, Youngren MA, Grosscup SJ. Reinforcement and depression. In: Depue RA (Hrsg). The psychobiology of depressive disorders. New York: Academic 1979: 291–319.
Margraf J, Lieb R. Verhaltenstherapie. In: Freyberger H, Stieglitz R (Hrsg). Kompendium der Psychiatrie und Psychotherapie. Basel: Karger 1996: 260–71.
McCullough JP. Treatment for chronic depression. Cognitive Behavioral Analysis System of Psychotherapy. New York: Guilford Press 2000.
Mentzos S. Depression und Manie; Psychodynamik und Psychotherapie affektiver Störungen. Göttingen: Vandenhoeck & Ruprecht 1995.
Monroe SM, Simons AD, Thase ME. Onset of depression and time to treatment entry: Roles of life stress. J Consult Clin Psychol 1991; 59: 566–73.
Montgomery SA, Asberg M. A new depression scale designed to be sensitive to change. Br J Psychiatr 1979; 134: 382–9.
Montgomery S, Roberts A, Patel AG. Placebo-controlled efficacy of antidepressants in continuation treatment. Int Clin Psychopharm 1994; 9(1): 49–53.
Moras K. Twenty-five years of psychological treatment research on unipolar depression in adult outpatients: Introduction to the special section. Psychother Res 2006; 16(5): 519–25.
National Institute for Health and Clinical Excellence. Clinical Guideline 23 (amended): Depression: Management of depression in primary and secondary care. www.nice.org.uk/CG023NICEguideline 2007.
Nezu AM, Maguth Nezu C, Friedman J et al. Assessment of depression. In: Gotlib IH, Hammen CL. Handbook of depression, 2nd ed. New York: Guilford Press 2009: 44–68.
Oeljeschläger B, Müller-Oerlinghausen B. Wege zur Optimierung der individuellen, antidepressiven Therapie. Dtsch Aerztebl 2004; 101: A1337–40.
Pampallona S, Bollini P, Tibaldi G et al. Combined pharmacotherapy and psychological treatment for depression: A systematic review. Arch Gen Psychiatr 2004; 61(7): 714–9.
Paykel, ES, Ramana R, Cooper Z et al. Residual symptoms after partial remission: An important outcome in depression. Psychol Med 1995; 25: 1171–80.
Rabkin JG, Klein GF. The clinical measurement of depressive disorders. In: Marsella A, Hirschfeld RMA, Katz MM (eds). Measurement of depression. New York: Guilford Press 1987: 30–83.
Reinecker H (Hrsg). Lehrbuch der klinischen Psychologie und Psychotherapie. Modelle psychischer Störungen. Göttingen: Hogrefe 2003.
Riso LP, Miyatake RK, Thase ME. The search for determinants of chronic depression: A review of six factors. J Affect Disord 2002; 70: 103–15.
Rush AJ. Aktueller Stand und Perspektiven der Forschung. In: Bauer M, Berghöfer A, Adli M (Hrsg). Akute und therapieresistente Depressionen. Berlin: Springer 2005: 3–19.
Rush AJ, Guillion CM, Basco MR et al. The Inventory of Depressive Symptomatology (IDS): Psychometric properties. Psychol Med 1996; 26(3): 477–86.
Schatzberg AF, Krämer HC. Use of placebo control groups in evaluating efficacy of treatment of unipolar major depression. Biol Psychiatr 2000; 47(8): 736–44.
Schauenburg H. Psychodynamische Psychotherapie. In: Hoffmann N, Schauenburg H. Psychotherapie der Depression. Stuttgart: Thieme 2007: 45–65.
Schneibel R. Diskrepanz zwischen Selbst- und Fremdeinschätzung bei Depression: Ein Vergleich von HAMD und BDI. Unveröffentlichte Diplomarbeit, Humboldt Universität, Berlin 2008.
Schramm E, Zobel I, Kech S et al. IPT in chronic depression: A comparison with the CBASP and with pharmacotherapy. Presentation at the 3rd International Conference of the International Society of IPT. New York 2009.

Schulberg HC, Pilkonis PA, Houck P. The severity of major depression and choice of treatment in primary care practice. J Consult Clin Psychol 1998; 66(6): 932–8.

Seligman MEP. Helplessness. On depression, development and death. San Francisco: Freeman & Comp 1975.

Souery D, Lipp O, Massat I et al. The characterization and definition of treatment-resistant mood disorders. In: Amsterdam JD, Horning M, Nierenberg AA (Hrsg). Treatment-resistant mood disorders. Cambridge: University Press 2001: 3–29.

Speierer GW. Das differentielle Inkongruenzmodell (DIM), Handbuch der Gesprächspsychotherapie als Inkongruenzbehandlung. Heidelberg: Asanger 1994.

Stolk P, Ten Berg MJ, Hemels ME et al. Meta-analysis of placebo rates in major depressive disorder trials. Ann Pharmacother 2003; 37(12): 1891–9.

Strauß B, Hohagen F, Caspar F (Hrsg). Lehrbuch Psychotherapie. Göttingen: Hogrefe 2008.

Sullivan PF, Neale MC, Kendler KS. Genetic epidemiology of major depression: Review and meta-analysis. Am J Psychiatr 2000; 157: 1552–62.

Thase ME, Friedman ES. Is psychotherapy an effective treatment for melancholia and other severe depressive states? J Affect Disord 1999; 54(1–2): 1–19.

Thase ME, Greenhouse JB, Frank E et al. Treatment of major depression with psychotherapy or psychotherapy-pharmacotherapy combinations. Arch Gen Psychiatr 1997; 54(11): 1009–15.

Torpey DC, Klein DN. Chronic depression: update on classification and treatment. Curr Psychiatry Rep 2008; 10(6): 458–64.

Trivedi, MH, Fava M, Wisniewski SR. Medication augmentation after the failure of SSRIs for depression. N Engl J Med 2006; 354: 1243–52.

Turner EH, Rosenthal R. Efficacy of antidepressants. BMJ 2008; 336(7643): 516–7.

Tuunainen A, Kripke DF, Endo T. Light therapy for non-seasonal depression. Cochrane Database of Systematic Reviews 2004; Issue 2.

UK ECT Review Group. Efficacy and safety of electroconvulsive therapy in depressive disorders: A systematic review and meta-analysis. Lancet 2003; 361: 799–808.

Van Calker D. Antidepressiva. Psychiatrie und Psychotherapie. Up2date 2008; 2: 173–88.

Van Gülick-Bailer M, Hautzinger M. Veränderungsverläufe bei depressiven Patienten unter Antidepressivatherapie und Verhaltenstherapie. In: Baumann U, Fähndrich E, Stieglitz RD et al. (Hrsg). Veränderungsmessung in Psychiatrie und klinischer Psychologie. München: Profil 1990: 85–98.

Van Gülick-Bailer M, Maurer K, Häfner H. Schedules for clinical assessment in neuropsychiatry. Bern: Huber 1995.

Vittengl JR, Clark LA, Dunn TW et al. Reducing relapse and recurrence in unipolar depression: A comparative meta-analysis of cognitive-behavioral therapy's effects. J Consult Clin Psychol 2007; 75(3): 475–88.

Von Zerssen D. Die Depressionsskala. Weinheim: Beltz-Test 1975.

Webb M, Heisler D, Call S et al. Shame, guilt, symptoms of depression, and reported history of psychological maltreatment. Child Abuse Negl 2007; 31(11–12): 1143–53.

Weissman MM, Klerman G. Sex differences in the epidemiology of depression. Arch Gen Psychiatr 1977; 34: 98–111.

Weissman MM, Paykel ES. The depressed woman: A study of social relationships. Chicago: University of Chicago Press 1974.

Weltgesundheitsorganisation. Prevalence, severity, and unmet need for treatment of mental disorders in the World Health Organization. World Mental Health Survey. JAMA 2004; 291: 2581–90.

Williams JBW, Gibbon M, First MB et al. The Structured Clinical Interview for DSM-III-R (SCID): II. Multisite test-retest reliability. Arch Gen Psychiatr 1992; 49: 630–6.

Wing JK, Babor T, Brugha T et al. SCAN. Schedules for Clinical Assessment in Neuropsychiatry. Arch Gen Psychiatr 1990; 47: 589–93.

Wing JK, Cooper JE, Sartorius N. Measurement of psychiatric symptoms. London: University Press 1974.

Wittchen HU, Holsboer F, Jacobi F. Met and unmet needs in the management of depressive disorder in the community and primary care: The size and breadth of the problem. J Clin Psychiatr 2001; 62(26): 23–8.

Wittchen HU, Jacobi F. Epidemiologie. In: Stoppe G, Bramesfeld A, Schwartz FW (Hrsg). Volkskrankheit Depression? Bestandaufnahme und Perspektiven. Berlin: Springer 2006: 15–37.

Wittchen HU, Nelson CB, Lachner G. Prevalence of mental disorders and psychological impairments in adolescents and young adults. Psychol Med 1998; 28: 109–26.

Wittchen HU, Pittrow D. Prevalence, recognition and management of depression in primary care in Germany: The Depression 2000 study. Hum Psychopharmacol 2002; 17(1): 1–11.

Wittchen HU, Semler G. Composite International Diagnostic Interview (CIDI). Weinheim: Beltz-Test 1991.

Wittchen HU, Zaudig M, Schramm E et al. Strukturiertes Klinisches Interview für DSM-III-R. Weinheim: Beltz-Test 1990.

Wu JC, Gillin JC, Buchsbaum MS et al. Effect of sleep deprivation on brain metabolism of depressed patients. Am J Psychiatr 1992; 149: 538–43.

4 Die IPT im Überblick

Elisabeth Schramm und Ingo Zobel

Nicht nur bei der IPT, sondern auch bei anderen Therapieansätzen wird der Schwerpunkt auf die **Veränderung der zwischenmenschlichen Beziehungen** gelegt und manchmal auch direkt durch das therapeutische Setting umgesetzt. Ein Beispiel dafür ist die Paartherapie. Diese wird aber ebenso wie die Familientherapie, das soziale Kompetenztraining sowie Gruppentherapieansätze nicht explizit als interpersonelle Therapie bezeichnet, sondern entsprechend der theoretischen Ausrichtung an behavioralen, kognitiven, humanistischen oder anderen Konzepten eingeordnet. Im Gegensatz dazu kann die IPT keiner der traditionellen Therapieschulen eindeutig zugeordnet werden. Sie beinhaltet vielmehr Elemente und Techniken verschiedener Schulrichtungen, ohne sich ideologisch der Theorie einer dieser Schulen zu verschreiben (s. auch Grawe et al. 1994).

Bemerkenswert ist, dass Klerman und Kollegen bei der Entwicklung der IPT zwar ein **biopsychosoziales Erklärungsmodell** benutzten, jedoch ätiologische Formulierungen der Depression weitgehend vermieden. Sie berufen sich vielmehr auf das empirisch nachgewiesene Zusammenspiel zwischen Depression und den interpersonellen Problemfeldern, die dann als Fokusse vorgeschlagen werden (Trauer, Rollenwechsel, Konflikte, soziale Isolation). Zwar ist das Rationale und der theoretische Hintergrund der IPT in den letzten Jahren von verschiedenen Autoren (Mufson et al. 2004; Ravitz et al. 2008; Stuart u. Robertson 2003) basierend auf klinischen Beobachtungen ausgeweitet worden, die **Wirkmechanismen der IPT** sind aber aufgrund mangelnder Prozessforschung weiterhin größtenteils ungeklärt. Es bleibt also offen, ob der interpersonelle Fokus und spezifische Techniken oder Strategien der Grund für die Effektivität dieses Ansatzes sind.

Die Theorie und Praxis der IPT beruht auf zwei nicht ätiologischen, jedoch klinisch-praktischen Annahmen:
- Depression ist eine medizinische Erkrankung, die behandelbar ist.
- Es gibt einen Zusammenhang zwischen der Depression und Lebensereignissen.

4.1 Theoretischer Hintergrund

Wie bereits an anderer Stelle erwähnt (Kap. 1.1) ist die IPT nicht stringent aus einer elaborierten Theorie abgeleitet worden, sondern hat lediglich einen theoretischen Hintergrund (s. auch Abb. 1-1). Dieser bestand zur Zeit der Entwicklung der Methode in den Ideen von **Adolf Meyer** (1957), der **Interpersonellen Schule Sullivans** (1953) und in der **Bindungstheorie Bowlbys** (1969).

Adolf Meyer

Die frühesten theoretischen Bezüge gehen auf Adolf Meyer (1957) zurück, einen Psychiater schweizerischer Abstammung, der mit seinem Konzept der **Psychobiologie** die amerikanische Psychiatrie wesentlich prägte. Meyer, der in seiner Sichtweise entscheidend von Darwin beeinflusst war, betrachtete psychische Störungen als misslungenen Versuch des Individuums, sich an veränderte Umweltbedingungen, vor allem an psychosoziale Stressoren, anzupassen. Damit rückte er das **psychosoziale Umfeld** ins Blickfeld psychiatrischen Interesses. Das Anpassungsverhalten des Patienten sah er als geprägt von frühen Erfahrungen in der Familie und in anderen sozialen Gruppen. Diese **integrative Denkweise** brach mit dem zu jener Zeit vorherrschenden

Triebmodell Freuds, das von vielen als unzureichend angesehen wurde, um menschliche Motivation und die Natur menschlicher Erfahrungen erklären zu können. Denn die Bedeutung **sozialer Beziehungen und der gesellschaftliche Einfluss** bei der Persönlichkeitsentwicklung seien stark unterschätzt worden. Meyers Ansatz stand zu seiner Zeit auch im Gegensatz zu der weit verbreiteten Lehre der Krankheitsentitäten von Kraepelin und dem biomedizinischen Modell.

Harry Stack Sullivan

Das Konzept von Meyer wurde von einem seiner Schüler, Harry Stack Sullivan (1953), erweitert und ergänzt. Sullivan fasste die gesamte Psychiatrie als **Wissenschaft interpersoneller Beziehungen** auf und rückte sie in die Nähe der Soziologie, Anthropologie und Sozialpsychologie. Sein Standpunkt verhielt sich somit völlig konträr zu Freuds Konzept der sexuellen Triebe und intrapsychischen Konflikte als Grundlage für die Psychopathologie. Mit Sullivans Ansatz wurde die Basis für die heutige **biopsychosoziale Sichtweise** in der Psychiatrie geschaffen. Wie Meyer formulierte auch Sullivan seine Konzepte auf der Grundlage beobachtbarer und verifizierbarer Daten und stand damit wiederum in Kontrast zu Freud, der zu dieser Zeit ebenfalls einen gravierenden Einfluss auf die amerikanische Psychiatrie ausübte.

Sullivan gilt als der bekannteste Vertreter der Interpersonellen Schule, die zwischen den 30er- und 40er-Jahren in Washington gegründet wurde. Er kam, ebenso wie andere Begründer und führende Vertreter der Interpersonellen Schule wie beispielsweise Mabel Blake Cohen, Frieda Fromm-Reichmann, Erich Fromm und Karen Horney, von der Neopsychoanalyse. Die Anhänger der Interpersonellen Schule integrierten soziologische und anthropologische Aspekte in ihre Betrachtungen und vertraten ein eher transaktionales „Person × Umwelt"-Verständnis von psychischer Gesundheit, indem sie das Individuum als „aktiven Spieler" beim Umgang mit Lebensproblemen sahen. Sullivan wies fundamentale **analytische Konstrukte wie das Unbewusste oder die Bedeutung früher Kindheitserfahrungen** nicht zurück, legte jedoch den Behandlungsschwerpunkt auf zwischenmenschliche, soziale oder familiäre Faktoren. Er vertrat die Meinung, dass Freuds Erkenntnisse nur dann nutzbar gemacht werden könnten, wenn gestörtes menschliches Verhalten aus der Perspektive der zwischenmenschlichen Beziehungen und ihrer pathologischen Muster betrachtet werde. Der Psychiater solle sich deshalb vielmehr mit dem beschäftigen, was zwischen den Menschen vorgeht als mit dem, was in den Menschen geschieht. Dabei spielten das Sicherheitsstreben des Menschen, der Wunsch nach Zuwendung und Anerkennung als **Grundbedürfnis zwischenmenschlicher Art** eine zentrale Rolle. Wird dieses Grundbedürfnis verwehrt, entsteht Angst. Sullivan wandte den Interpersonellen Ansatz in erster Linie auf die Behandlung schizophrener Störungen an und schenkte den affektiven Störungen hingegen zunächst nur wenig Beachtung. Die **Beziehung zwischen Therapeut und Patient** hat in Sullivans Therapiemodell im Gegensatz zur IPT nach Klerman und Kollegen auch innerhalb der Sitzungen einen übergeordneten Stellenwert.

Mabel Blake Cohen

Es waren Mabel Blake Cohen und ihre Gruppe an der Washington School of Psychiatry, die zum ersten Mal die interpersonelle Idee auf die Therapie **depressiver Störungen** bezogen und die Rolle dysfunktionaler zwischenmenschlicher Beziehungen in der Kindheit bipolar depressiver Patienten untersuchten (Cohen et al. 1954). Dabei bestätigte sich, dass frühe interpersonelle Erfahrungen in der Ursprungsfamilie dieser Patienten sich in deren Verhalten und Persönlichkeitsstrukturen im Erwachsenenalter manifestieren.

Der Interpersonelle Ansatz prägte zu seiner Zeit zahlreiche innovative psychotherapeutische Formen wie beispielsweise die Familientherapie zur Behandlung schizophrener Patienten oder die Paartherapie. Wie später in diesem Kapitel noch ausgeführt wird, ist die Durchführung der Interpersonellen Therapie nach Klerman und Weissman allerdings **recht weit entfernt von Sullivans therapeutischem Vorgehen** bzw. der traditionellen, psychodynamisch ausgerichteten Interpersonellen Schule. Eine ausführlichere Beschreibung der Vorläufer, Entwicklung und Konzepte der Interpersonellen Schule findet sich bei Klerman et al. (1984) und Weissman et al. (2000).

John Bowlby

Eine weitere bedeutsame theoretische Grundlage der IPT sind auch die Arbeiten des britischen Psychiaters John Bowlby (1969) und seiner Kollegin Mary Ainsworth (1978). Unter Berücksichtigung von Erkenntnissen aus der Entwicklungspsychologie, Neurophysiologie und Verhaltensbiologie ging Bowlby davon aus, dass Menschen ein **biologisch überlebenswichtiges und damit primäres Bindungsbedürfnis** haben. Die Befriedigung dieses Bedürfnisses dient als **sichere Basis** für das Auskundschaften der inneren und äußeren Welt eines Individuums und für psychisches Wohlbefinden im Allgemeinen. Deswegen zeigen Menschen intensive emotionale Reaktionen, wenn diese Bindungen bedroht sind. Frühe Bindungserfahrungen prägen die Entwicklung sog. **„innerer Arbeitsmodelle"**, welche die Beziehungserwartungen, -wahrnehmungen und -verhaltensweisen eines Individuums bestimmen. Die entstehenden Bindungsmuster können „sicher" oder „unsicher" sein. Bezüglich der Subkategorien von **unsicheren Bindungsstilen** gibt es verschiedene Einteilungen. Am häufigsten wird zwischen einem „ängstlichen" und einem „vermeidenden" Bindungstyp unterschieden. Der erste Typus sucht nach engen Beziehungen, ist aber von Sorgen um Zurückweisung und Verlassenwerden getrieben. Diese Art von Bindungsmuster wurde am meisten im Zusammenhang mit Depressionen beobachtet. Menschen mit vermeidendem, ärgerlich-abweisendem Bindungsstil sind dagegen eher gehemmt, haben Schwierigkeiten, Nähe zuzulassen und nur wenige soziale Fertigkeiten. Dieser Stil war am ehesten mit generalisierten Angststörungen verbunden (Bifulco et al. 2006). In seiner **Bindungstheorie** (Attachment Theory) stellt Bowlby eine bedeutsame Verbindung her zwischen dem **Verlust persönlicher Bindungen** und dem Auftreten depressiven Verhaltens. Zudem war er der Ansicht, dass durch ein gestörtes Bindungsverhalten zur Mutter in der frühen Kindheit eine **Vulnerabilität** für problematische Beziehungen oder psychische Störungen geschaffen wird. Darüber hinaus führt ein unsicherer Bindungsstil zu unzureichendem Hilfesuchverhalten, was wiederum mögliche soziale Unterstützung bei der Stressbewältigung reduziert. Mit der Bindungstheorie Bowlbys wurde die Betonung der Bedeutung früher interpersoneller Erfahrungen auf eine **wissenschaftlich überprüfbare Ebene** gehoben. Der Zusammenhang zwischen Bindungsstil und depressiven Störungen wurde von mehreren Autoren beschrieben und untersucht (z. B. Bifulco et al. 2006; s. Abschnitt 4.2).

Donald Kiesler

In jüngerer Zeit wurde neben der Bindungstheorie auch Donald Kieslers **interpersonelle Theorie** (Kiesler 1996) im Zusammenhang mit der IPT als eine moderne Erweiterung der theoretischen Basis diskutiert (Mufson et al. 2004; Ravitz et al. 2008; Stuart u. Robertson 2003). Während sich die Bindungstheorie auf Interaktionen zwischen Bezugspersonen bezieht, beschreibt die moderne interpersonelle Theorie Interaktionen in Beziehungen im Allgemeinen. Sie sollte deswegen auch für die IPT Berücksichtigung finden. Kiesler konzeptualisiert interpersonelle Muster von **„zirkulärer Kausalität"**, wobei sich die Interaktionsmuster von Individuen permanent gegenseitig bedingen. Auf einem interpersonellen Circumplex beschreibt er die beiden unabhängigen Dimensionen **„Dominanz-Unterwürfigkeit"** sowie **„Freundlichkeit-Feindseligkeit/Distanz"** (Abb. 4-1). Freundliches Verhalten ruft komplementäre Freundlichkeit und Nähe beim anderen hervor, Feindseligkeit/Distanz bewirkt distanzierendes, ablehnendes Verhalten. Dahingegen zieht Dominanz reziproke Submissivität nach sich. Damit ließen sich interpersonelle Probleme als Resultat von **maladaptiven Interaktionsmustern** erklären, die zu selbstaufrechterhaltenden Beziehungsmustern führen. Gerade depressive Patienten zeigen häufig submissive und passiv-aggressive Verhaltensweisen, was soziale Unterstützungsangebote verhindert.

Die Konzeptionen der Theorien von Sullivan und Kiesler sind ausführlicher in Kapitel 20 beschrieben. Ein aktueller Überblick zu allen interpersonellen Theorien im Zusammenhang mit der IPT findet sich bei Ravitz et al. (2008).

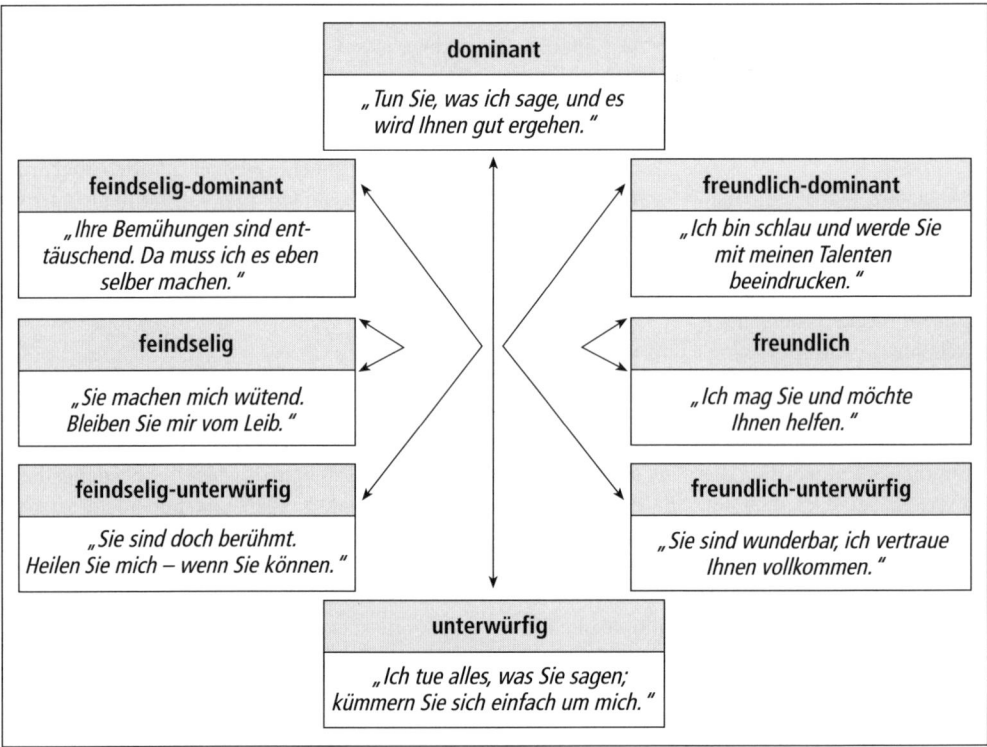

Abb. 4-1 Interpersoneller Circumplex (nach Kiesler 1996).

4.2 Empirischer Hintergrund

Die oben beschriebene Sichtweise psychischer Erkrankungen bzw. die Bedeutung interpersoneller Faktoren für depressive Erkrankungen wird durch zahlreiche **empirische Untersuchungen** bestätigt (Übersicht z. B. bei Hinrichsen u. Emery 2005; Gotlib u. Hammen 2009; s. auch Kap. 15 u. 20). An dieser Stelle soll noch einmal betont werden, dass soziale und interpersonelle Prozesse nur einen Bestandteil der depressionsverursachenden Wechselwirkungen zwischen genetischen, neurobiologischen, psychologischen, psychosozialen, umweltbezogenen und anderen Faktoren repräsentieren. Wie komplex sich das Zusammenwirken verschiedener Faktoren gestalten kann, wird an einem aktuellen Depressionsmodell (Berger et al. 2009, S. 534) veranschaulicht (Abb. 4-2). Hierbei werden depressiogene und depressionsprotektive psychosoziale Faktoren berücksichtigt, weiterhin biologische Vulnerabilitätsfaktoren (cholinerge Rezeptorempfindlichkeit), eine depressionsspezifische Transmitterbalance und ihre bidirektionalen Zusammenhänge mit depressiver Symptomatik und Schlafstruktur. Das Modell wird bei Berger et al. (2009, S. 534) näher erläutert. Gerade genetische, biologische und neurowissenschaftliche Befunde wurden in den letzten Jahren verstärkt in bereits bestehende Modelle integriert (Hammen u. Gotlib 2009). Einen bemerkenswerten Erkenntnisgewinn gab es auch zum Einfluss **früher negativer Erfahrungen**, sowohl pränatal als auch im Zusammenhang mit dysfunktionalem Erziehungsstil (s. auch Abschnitt 4.2).

Die genauen Ursachen und Wirkmechanismen, die für die Entstehung und den Verlauf der Depression verantwortlich sind, sind allerdings immer noch nicht vollständig geklärt. Es ist jedoch evident, dass sich diese Störung nicht mit Hilfe eines unidimensionalen Modells erklären lässt. Anstelle von linearen Erklärungsversuchen

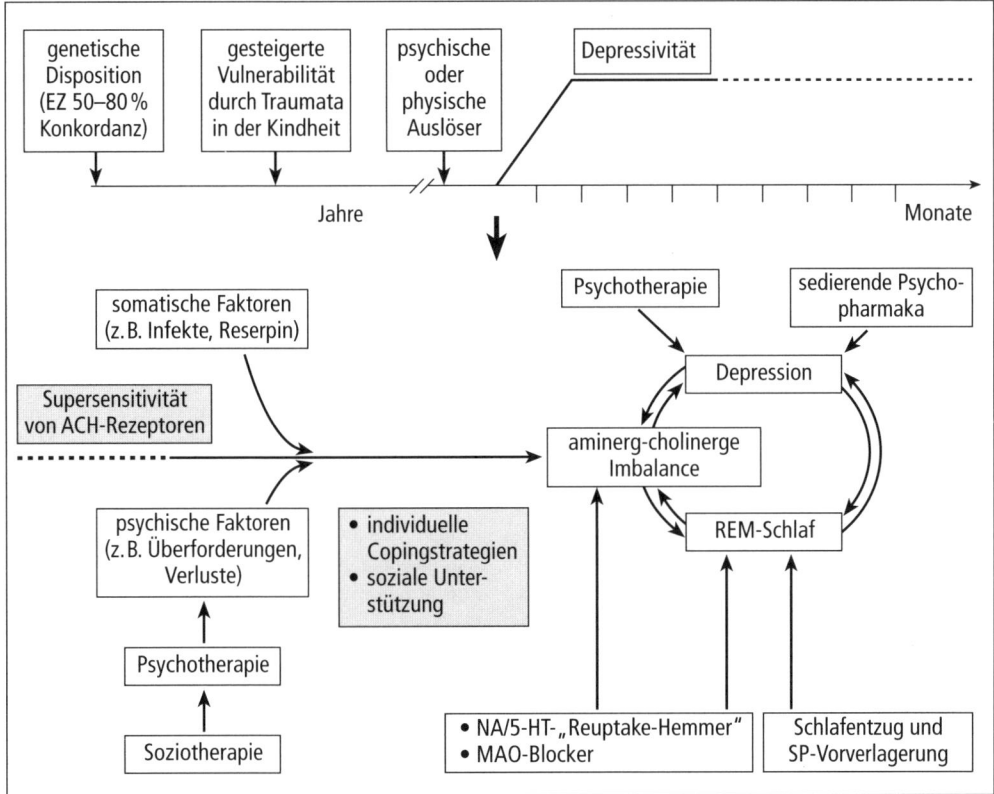

Abb. 4-2 Komplexes Depressionsmodell (nach Berger et al. 2009).
EZ = eineiige Zwillinge; ACH = Acetylcholin; REM = Rapid Eye Movement; NA/5-HT-Reuptake-Hemmer = noradrenerge Serotonin-Wiederaufnahmehemmer; SP = Schlafphasen; MAO = Monoaminooxidase.

muss Depression vielmehr als Produkt der **Wechselwirkung** zwischen Prädisposition, Risikofaktoren, synergistischen Interaktionen und Feedbackmechanismen angesehen werden (ausführlichere Darstellung s. Gotlib u. Hammen 2009).

Schlüsselrolle interpersoneller Faktoren

In den letzten Jahrzehnten beschäftigte sich die Depressionsforschung vorwiegend mit biologischen Faktoren und mit der Wirksamkeit von Antidepressiva. Auch wenn diese Komponenten eine zentrale Bedeutung für die Ätiologie depressiver Erkrankungen einnehmen, muss sozialen und interpersonellen Prozessen als Risikofaktoren und verlaufsbestimmenden Variablen eine **Schlüsselrolle** eingeräumt werden. Studien, die die Rolle sozialer und interpersoneller Faktoren als prädisponierend und auslösend für depressive Störungen bestätigen, kommen aus den Bereichen der Lebensereignisforschung und der Forschung zur Sozialen Unterstützung, aus der Expressed-Emotion-Forschung, aus epidemiologischen und entwicklungspsychologischen Studien sowie aus tierexperimentellen Arbeiten. Die Ergebnisse dieser Untersuchungen weisen nachdrücklich auf die herausragende Rolle interpersoneller Faktoren für Ätiologie, Verlauf und Therapie depressiver Störungen hin. Umgekehrt wurden auch Veränderungen in den Beziehungen und dem sozialen Status des Betroffenen sowie das Auftreten von Lebensbelastungen als Folgen der Depression gefunden.

Folgende **Schlussfolgerungen** lassen sich ziehen:
- Es gibt einen komplexen Zusammenhang zwischen **negativen frühkindlichen Erfahrungen** (z. B. körperlicher oder emotionaler Missbrauch oder Vernachlässigung, frühe gravierende Verluste) und einer erhöhten Vulnerabilität für das Auftreten depressiver Störungen (z. B. Goodman u. Brand 2009).
- Zahlreiche Forschungsergebnisse bestätigen, dass **Lebensbelastungen** – und zwar insbesondere solche zwischenmenschlicher Natur – mit einem erhöhten Depressionsrisiko einhergehen und die Genesung sowie Rückfälle beeinflussen (z. B. Paykel 2003). Schwierigkeiten mit zwischenmenschlichen Beziehungen wie beispielsweise mangelnde soziale Unterstützung oder konfliktreiche Beziehungen stehen in engem Zusammenhang mit depressiven Symptomen (Kawachi u. Berkman 2001).
- Depressive Erkrankungen beeinträchtigen die **soziale Funktionsfähigkeit und zwischenmenschliche Beziehungen**. Dies betrifft vor allem die Beziehungen zum Partner und zu den Kindern. Beides hält häufig auch dann an, wenn die depressiven Symptome zurückgegangen sind (Kennedy et al. 2007).
- Personen, die mit einem **depressiven Menschen zusammenleben**, haben ein erhöhtes Risiko, selbst depressiv zu werden (Joiner u. Timmons 2009).
- Zwischenmenschliche und psychosoziale Faktoren haben einen erheblichen Einfluss auf den **Verlauf einer Depression** (Butzlaff u. Hooley 1998; Davila et al. 2009). So können unterstützende Beziehungen eine protektive Wirkung haben, umgekehrt können kritische oder bevormundende Beziehungen eine negative Auswirkung auf den Genesungsprozess zeigen.

Aufgrund der Komplexität der zu untersuchenden Fragestellungen sind einige Studien jedoch mit methodischen Problemen belastet, was eine eindeutige Interpretation der Ergebnisse erschwert.

Entwicklungspsychologische Arbeiten

Bindung und Trennung

Eine der frühesten klinischen Studien im Bereich der Kinderpsychiatrie (Spitz 1946) beschreibt, wie bei Kleinkindern **nach abrupter Trennung von der Mutter** depressionsartige Zustände auftraten. Diese wurden von Spitz als anaklitische (aus dem Griechischen für „sich anlehnen") Depression bezeichnet. Dieser bedeutsame Zusammenhang zwischen dem Verlust enger persönlicher Bindungen und dem Auftreten depressiven Verhaltens wurde von Bowlby (1969) und später von seiner Kollegin Mary Ainsworth (1978) mit Hilfe **systematischer Beobachtungen von Mutter-Kind-Bindungen** bei Menschen- und auch Primatenkindern weiter untermauert. In seiner Bindungstheorie stellt Bowlby unter anderem fest, dass die intensivsten zwischenmenschlichen Emotionen mit dem Knüpfen und Auflösen enger Bindungen einhergehen. Außerdem war er der Ansicht, dass durch unsicheres, gestörtes oder fehlendes Bindungsverhalten in der frühen Kindheit eine Vulnerabilität für problematische zwischenmenschliche Beziehungen und für psychische Störungen geschaffen wird (Ravitz et al. 2008). In der Tat gilt der Zusammenhang zwischen (allerdings nur deutlich oder mittelschwer ausgeprägten) **unsicheren Bindungsmustern und dem Auftreten von depressiven Störungen** als gesichert (Bifulco et al. 2006; Joiner u. Timmons 2009). Unsicher gebundene Kinder erleben sich selbst und anderen gegenüber häufiger negative Gefühle und reagieren sensibler auf Verluste. **Emotional unzugängliche Eltern(teile) oder frühkindlicher Missbrauch** könnten jedoch das Risiko des Kindes sowohl für einen unsicheren Bindungsstil als auch für Depressionen erhöhen. Unsichere Bindung fungiert möglicherweise auch als Mediator zwischen mütterlicher Depression, missbrauchenden Bezugspersonen sowie anderen widrigen Entwicklungsumständen auf der einen und der Entwicklung bzw. Reifung des Kindes auf der anderen Seite. Alternativ könnte ein unsicherer Bindungsstil einfach ein **zusätzlicher Risikofaktor** für Depressionen darstellen (Goodman u. Brand 2009).

Der Zusammenhang von mütterlicher Depression und einem unsicheren Bindungsverhalten bei Kindern ist vielfach untersucht worden und ließ sich lediglich bei Müttern mit **schwerer, chronischer oder bipolarer Depression** nachweisen. Die Verbindung von **körperlicher Misshandlung des Kindes** durch eine Bezugsperson und unsicherem Bindungsstil fand dagegen durchgehend Bestätigung (Goodman u. Brand 2009).

Frühkindliche Verlusterfahrungen
Weitere umfangreiche Forschungen zu frühen Bindungen und Verlusten ergaben, dass der **frühe Verlust oder die Trennung** von Mutter/Vater deutlich risikoerhöhend für das Auftreten einer depressiven Erkrankung sind (Goodman u. Brand 2009). In welcher Weise belastende Ereignisse dieser Art depressogene Risikofaktoren darstellen, wird jedoch **kontrovers** diskutiert (Tennant 1988). Laut einer Übersichtsarbeit (Pfeffer 1996) zum Zusammenhang zwischen dem Tod eines Elternteils und Depression hängen die psychischen Folgen von verschiedenen Merkmalen der Verlusterfahrung ab. Wichtige Variablen stellen **Alter, Geschlecht und Ausmaß der Veränderungen in der Lebensführung** des Kindes dar, außerdem weitere **Merkmale der Familienstruktur** wie beispielsweise Unterstützung durch andere Bezugspersonen. Zwei Übersichtsartikel zu frühkindlichen Verlusterfahrungen kamen zur Schlussfolgerung, dass die Scheidung der Eltern, jedoch nicht der Tod eines Elternteils in der Kindheit depressive Erkrankungen im Erwachsenenalter vorhersagen konnte (Rogers u. Hope 1997; Tennant 1988). Neuere Adoptionsstudien an rumänischen Waisenkindern legen nahe, dass die **Dauer der Deprivation** (verbrachte Zeit im Waisenhaus) mit der Schwere der Bindungsstörung korrelierte. Erfolgte eine Adoption noch vor dem vierten Lebensmonat, unterschieden sich die Kinder nicht von einer parallelisierten Kontrollgruppe (Goodman u. Brand 2009).

Andere Arbeiten über die Kindheit depressiver Patienten zeigten, dass die frühkindlichen Erfahrungen Depressiver im Vergleich zu Nichtdepressiven mit höherer Wahrscheinlichkeit von **elterlicher Zurückweisung, Missbrauch, Vernachlässigung und familiärer Disharmonie** geprägt sind. Umgekehrt tritt bei Eltern depressiver Kinder ein hohes Ausmaß an Devianz, Psychopathologie, Depression und anderen Stimmungsstörungen, Angst, Alkoholismus, aber auch ehelichen und familiären Schwierigkeiten auf (Goodman u. Brand 2009; Hammen 2009; Tennant 2002).

Kinder depressiver Eltern(teile) wiederum zeigen nicht nur ein **erhöhtes Risiko, an Depressionen zu erkranken**, die Depressionen sind auch schwerer ausgeprägt und häufiger wiederkehrend als bei Patienten nicht-depressiver Eltern (Überblick bei Hammen 2009; Joorman et al. 2009). Was selbst nach zwei Jahrzehnten ausgiebiger Beforschung dieser hochkomplexen Thematik immer noch fehlt, sind gut belegte integrative Modelle, die Stress, eheliche/familiäre, kognitive, biologische und andere Risikofaktoren berücksichtigen.

Forschung zur Sozialen Unterstützung

Beziehungen als Depressionspuffer
Welche Rolle soziale Unterstützung als potenter **Depressionspuffer** spielt, wurde ebenfalls intensiv erforscht. Einige Studien fanden keinen Puffereffekt von sozialer Unterstützung bei depressiven Störungen, sondern lediglich unabhängige kausale Effekte (Tennant 2002). Andere Arbeiten unterstützen jedoch die Hypothese der „depressionsabfedernden" Wirkung zwischenmenschlichen Supports.

Zu den klassischen Untersuchungen in diesem Bereich gehört die bekannte Studie von Brown und Harris (1978), die zeigte, welche Rolle eine **vertrauensvolle Beziehung und soziale Unterstützung** als wirksame Schutzfaktoren vor Depressionen haben, wenn gleichzeitig belastende Lebenssituationen bestehen. Als Risikofaktoren für das Auftreten einer Depression erwiesen sich: Drei oder mehr kleine Kinder im Haushalt, keine bezahlte Beschäftigung außer Haus, der frühe Verlust der Mutter und das Fehlen einer tragfähigen Partnerbeziehung. Bei Frauen mit einer vertrauensvollen Partnerbeziehung lag die Wahrscheinlichkeit, angesichts belastender Ereignisse depressiv zu werden, um zwei Drittel niedriger als bei Frauen ohne eine solche Beziehung. Neuere Forschungsarbeiten konnten nicht alle Befunde von Brown und Harris (1978) replizieren. Das Fehlen einer unterstützenden Beziehung und einer Arbeit außerhalb des Hauses als Risikofaktoren konnten jedoch bestätigt werden (Blazer et al. 1994).

Mangelnde Unterstützung und Lebensbelastungen

Uneinigkeiten bestehen weiterhin darüber, ob das Fehlen stützender Beziehungen per se als Risikofaktor gelten muss, oder nur dann, wenn **zusätzliche Belastungen** vorliegen. Während Brown und seine Gruppe postulieren, dass soziale Unterstützung nur bei Bestehen belastender Lebensereignisse eine entscheidende Rolle spielt, argumentiert z. B. Tennant (1985), dass fehlende soziale Hilfe unabhängig von bestehenden Stressereignissen depressionsverursachend sein kann. Insgesamt zeigte sich tatsächlich in verschiedenen Studien, dass depressive Personen über **kleinere und weniger supportive soziale Netzwerke** verfügen als Nichtdepressive (Brim et al. 1982; Brugha et al. 1982). Dabei sind verschiedene Aspekte der Unterstützung von Bedeutung, beispielsweise ob es sich um instrumentelle oder emotionale, um tatsächliche oder nur als solche wahrgenommene Unterstützung handelt (Power et al. 1988). Es zeigte sich aber auch, dass das Beenden einer Beziehung zu einem nicht sorgenden Partner bei depressiven Personen mit einer Genesung verbunden war (Hickie u. Parker 1992).

Es konnte bisher nicht klar herausgestellt werden, in welcher Weise eine vertrauensvolle Beziehung das Depressionsrisiko reduziert, aber es handelt sich mit ziemlicher Sicherheit nicht nur um einen einzelnen Mechanismus. Während mangelnde soziale Unterstützung alleine von der Mehrzahl der Wissenschaftler nicht als depressionsverursachend angesehen wird, gilt sie jedoch als vulnerabilitätserhöhend, insbesondere bei gleichzeitig bestehenden Belastungen (Barnett u. Gotlib 1988; Lin et al. 1986; Monroe et al. 1983). Auch Henderson et al. (1978) belegen, dass mangelnde soziale Bindungen Risikofaktoren für die Entwicklung einer Depression darstellen und umgekehrt befriedigende soziale Beziehungen ein wirksamer Schutz bei belastenden Lebensereignissen sind.

Gründe für mangelnde Unterstützung

Warum Depressive weniger unterstützende Kontakte pflegen, ist noch nicht vollkommen geklärt. Suchen die Betroffenen keine soziale Hilfestellung bei anderen Personen? Sind sie aufgrund bestehender Vulnerabilität nicht in der Lage, ein soziales Netzwerk aufzubauen? Fühlen sich andere Menschen durch aversives zwischenmenschliches Verhalten zurückgewiesen? In diesem Zusammenhang konnte bei depressiven Personen nachgewiesen werden, dass sie mangelnde soziale Fertigkeiten und einen **ungünstigen Interaktionsstil** aufweisen (Joiner u. Timmons 2009). Unter ungünstigem Interaktionsstil sind beispielsweise ein geringes Einfühlungsvermögen in den Gesprächspartner, überwiegendes Klagen und hilfesuchende Bemerkungen sowie die Unfähigkeit, positive Verstärker wahrzunehmen, zu verstehen. Es bleibt dennoch offen, ob es sich bei den mangelnden Kontakten um eine Folge oder einen mitverursachenden Faktor der depressiven Erkrankung handelt. Ein exzellenter Überblick zu Interaktionsmuster bei Depressiven findet sich bei Kronmüller et al. (2004).

Lebensereignis- und Expressed-Emotion-Forschung

Akut und chronisch belastende Lebensereignisse

Stress oder belastende Lebensereignisse gelten schon lange Zeit als bedeutsame Faktoren bei der Ätiologie psychischer Störungen, insbesondere bei Depressionen (Übersicht bei Paykel 2003; Monroe et al. 2009). Es ist nachgewiesen, dass depressive Patienten aller Altersgruppen im Vergleich zu Kontrollgruppen **mehr belastende Lebensereignisse** vor dem Auftreten einer depressiven Episode erfahren. Komorbid Depressive wiederum weisen mehr aversive Lebensereignisse auf als Patienten, die ausschließlich mit einer primären Depression diagnostiziert wurden.

Frühe wegweisende Studien, die sich mit dem Zusammenhang negativer Lebensereignisse, sozialer Unterstützung und Depression beschäftigten, stammen von Paykel et al. (1969), Brown et al. (1973), Illfeld (1977) sowie Pearlin und Lieberman (1979). In Übereinstimmung mit neueren Arbeiten (Monroe et al. 2009; Paykel 2003) belegen sie, dass unerwünschte soziale und interpersonelle Lebensbelastungen, insbesondere **partnerschaftliche Konflikte und Verlustereignisse**, die Entstehung und den Verlauf von Depressionen beeinflussen. Dabei stellen sowohl **frühere (frühkindliche) als auch akute (im Erwachsenenalter auftretende) Belastungen Risikofaktoren dar. Sechs Monate nach Auftreten eines belastenden Ereignisses steigt das Depressionsrisiko etwa um das Sechsfache an (Paykel et al. 1969). „Streitigkeiten mit dem Partner", „Trennung vom Partner" und die „Aufnahme einer neuen Arbeitstätigkeit" gehörten zu den drei belastendsten Umständen. **Chronische Schwierigkeiten** (z. B. ständige Reibereien mit dem Partner) scheinen dabei ein stärkerer Prädiktor für das Auftreten und für Rückfälle von Depressionen zu sein als akute Lebensereignisse (Tennant 2002). Darüber hinaus sind sie mit einer längeren Episodendauer verbunden. Zu chronischem Stress kann auch mangelnde soziale Unterstützung gezählt werden.

Kindling-Effekt

Bei **rezidivierenden** Depressionen hat man außerdem beobachtet, dass bereits weniger ausgeprägte Stressoren im Sinne eines „Kindling-Effekts" (Sensitivierung) genügen, um eine erneute Episode auszulösen (z. B. Post 1992; Metaanalyse von Stroud et al. 2008). Während also vor allem die erste Episode von Umweltbelastungen ausgelöst wird, sind spätere Episoden eher autonom, möglicherweise im Rahmen neurobiologischer Mechanismen. Sind Betroffene im Laufe der Zeit gegen Stress immun (Autonomie-Modell) oder eher übermäßig sensibel (Stress-Sensitivitäts-Modell)? Dies wird aktuell kontrovers diskutiert, vorhandene Daten unterstützen beide der Hypothesen und müssen weiter untersucht werden (Boland u. Keller 2009). In den letzten Jahren wurde die **dynamische Rolle von Stress** während des Verlaufs rezidivierender Episoden zunehmend berücksichtigt bzw. die Tatsache, dass Depressionen und die Vulnerabilität dafür per se zum Auftreten von Belastungen führen können (Paykel 2003).

Expressed Emotion

Auch die Ergebnisse der Expressed-Emotion-Forschung – d. h., ob das familiäre Klima durch **Feindseligkeit, Kritik und Übergriffigkeit** geprägt ist – weisen nachdrücklich darauf hin, dass der Verlauf von affektiven Störungen in erheblichem Maße von belastenden interpersonellen, insbesondere familiären und partnerschaftlichen Variablen beeinflusst wird (Davila et al. 2009). In diesem Zusammenhang erwies sich die Kommunikation von Paaren mit einem depressiven Partner im Vergleich zu nichtdepressiven Kontrollpaaren als gestörter, weniger positiv und durch Feindseligkeit und Spannungen geprägt. Die Scheidungsrate ist bei depressiven Personen erheblich höher als bei nichtdepressiven Personen (z. B. Hammen 2009). Aber auch die Eltern-Kind-Beziehung war bei Vorliegen einer depressiven Erkrankung negativ beeinflusst, so dass Kinder depressiver Eltern ein erhöhtes Risiko für psychopathologische Zustände aufwiesen (Übersicht bei Hammen 2009; Davila et al. 2009). Depressionen scheinen interessanterweise eine größere Auswirkung auf zwischenmenschliche Beziehungen zu haben als andere psychische Störungen. So gab es in den Familien depressiver Patienten mehr Schwierigkeiten als in Familien von Patienten mit anderen psychischen Erkrankungen (Keitner et al. 1994).

Stress-Generierungsmodell

Frühere Arbeiten hinterfragten die Wirkungsrichtung (z. B. Schmaling u. Jacobson 1990). Mittlerweile gilt es als belegt, dass der Zusammenhang zwischen Depression und interpersonellen Schwierigkeiten **bidirektional** ist (Davila et al. 2009). In diesem Zusammenhang beschreibt das **Stress-Generierungsmodell** (Stress Generation; Hammen 1991) den Teufelskreis zwischen depressiven Symptomen und zwischenmenschlichen bzw. familiären Problemen, das bereits in mehreren Studien untersucht wurde (Beach et al. 2009). Personen mit schwerer ausgeprägten Depressionsformen verhielten sich dem Partner gegenüber negativer (auch was ihre Erwartungen betraf, vom Partner unterstützt zu werden) als Personen mit weniger Symptomen. Dieses Verhalten wiederum trug zu vermehrten ehelichen Problemen bei, die in der Folge weitere depressive Symptome prädizierten, womit sich der Kreis schloss (Beach et al. 2009). Weitere empirisch gesicherte Phänomene vervollständigen das Bild: Depressive Personen provozieren **negative Rückmeldungen** (Negative Feedback Seeking), verlangen nach **übermäßiger Rückversicherung** (Excessive Reassurance Seeking), **vermeiden Konflikte** und ziehen sich vermehrt zurück. Diese Verhaltensweisen erhöhen zwischenmenschlichen Stress oder rufen bei anderen Menschen negative Reaktionen vor, was dazu führt, dass sie vom Betroffenen noch ausgeprägter praktiziert werden (Joiner u. Timmons 2009). Es gibt zunehmend Belege dafür, dass das Zusammenleben mit einer depressiven Person tiefgreifende Auswirkungen auf die unmittelbare soziale Umgebung hat und umgekehrt. Das Phänomen der „**Ansteckungsgefahr**" depressiver Symptome (Contagious Depression) wurde in einer Metaanalyse (Joiner u. Katz 1999) bestätigt. Die familiären/partnerschaftlichen Beziehungen verbessern sich zwar, wenn die depressive Episode abgeklungen ist, bleiben jedoch im Vergleich zu „gesunden" Familien oder Ehen immer noch verhältnismäßig problembeladen.

Insgesamt scheint ein sich **gegenseitig verstärkendes Interaktionsmuster** zwischen der Intaktheit der Familie einerseits und der Depression des Betroffenen andererseits vorzuliegen. Reagiert eine Familie auf die depressive Störung des Patienten günstig, kann die Episode relativ schneller abklingen und remittiert bleiben. Die Familie kann also schneller wieder intakt sein. Bei ungünstigen Reaktionen der Familie wird die Episode wahrscheinlich länger andauern und weitere Rückfälle oder Wiedererkrankungen nach sich ziehen. Dadurch wird die Bewältigungsfähigkeit der Familie weiterhin beeinträchtigt, so dass sich ein Teufelskreis etabliert.

Weitere Faktoren für depressive Störungen
Nach über 30 Jahren Forschung gilt der Zusammenhang zwischen Life Events, chronischen Schwierigkeiten und Depressionen als belegt (z. B. Hammen 2005). Ebenso wie soziale Unterstützung werden auch belastende Lebensereignisse nicht als monokausale Wirkfaktoren einer depressiven Erkrankung angesehen. Vielmehr spielt dabei eine wichtige Rolle, ob diese Schwierigkeiten **aktiv bewältigt oder vermieden** werden. Ausschlaggebend ist weiterhin, ob der Betroffene mit **Unterstützung** rechnen kann, sei sie materieller, emotionaler, familiärer oder instrumenteller Art. Auch bestimmte **adaptive Persönlichkeitsmerkmale** sind in diesem Zusammenhang zu berücksichtigen (s. z. B. Holahan u. Moos 1991; Klein et al. 2009). Weiterhin haben der Zeitpunkt der Belastung, die Vorgeschichte einer depressiven Erkrankung, die Intensität sowie das Ausmaß der Kontrollierbarkeit des Stressors eine große Bedeutung (Pianta u. Egeland 1994).

In jüngerer Zeit haben sich die Forschungsfragen von der einfachen Demonstration des Effekts von Lebensereignissen auf depressive Prozesse hin zu **komplexeren Zusammenhängen** weiterentwickelt. Es ist wichtig, den Effekt vorausgehender, zwischenzeitlich auftretender und chronischer Schwierigkeiten zu differenzieren. Ebenso muss der Einfluss anderer Variablen berücksichtigt werden, die den Effekt moderieren, konfundieren oder anderweitig beeinflussen können (z. B. genetische Faktoren). Der Einfluss von Stressoren auf Depressionen ist in normalen Populationen gleich stark ausgeprägt wie der Einfluss genetischer Faktoren. Beide klären 30 % der Varianz auf. In klinischen Stichproben kann der genetische Effekt überwiegen. Das überzeugendste Modell für Depression zeigt eine **Interaktion zwischen genetischem Risiko und Lebensereignissen** (Monroe et al. 2009; Tennant 2002). Weitere Untersuchungen belegen, dass Depressionen auch Lebensbelastungen **erzeugen** können (Paykel 2003). Auch genetische Faktoren können eine Exposition von Lebensereignissen beeinflussen. Es werden noch mehr Arbeiten zu den Mechanismen, die bei den Konsequenzen von Lebensereignissen eine Rolle spielen, benötigt (z. B. zum Einfluss von Stress auf die Hormonbildung).

Epidemiologische und Longitudinalstudien

Eine ganze Reihe epidemiologischer Befunde weisen auf die Bedeutung **negativer Lebensereignisse und ehelicher Konflikte** für das Auftreten und den Verlauf einer Depression hin (z. B. Brown et al. 1987). Weissman (1987) beschreibt für eine repräsentative Stichprobe ein 25fach erhöhtes Risiko für das Auftreten einer depressiven Episode bei Männern und Frauen mit konfliktbeladener Ehe im Vergleich zu Personen mit nichtdiskordanten ehelichen Beziehungen. In einer Längsschnittstudie von Beach et al. (1987) konnte gezeigt werden, dass bei Frischverheirateten eheliche Spannungen nach 6 Monaten vermehrte depressive Symptome nach 18 Monaten vorhersagten, selbst nachdem bei der Datenanalyse die initiale Symptomatik und zwischenzeitliche anderweitige Belastungen kontrolliert wurden. Die Bedeutung ehelicher Spannungen als auslösender und aufrechterhaltender Faktor bei Depression wird durch eine zunehmende Anzahl von Arbeiten immer evidenter (z. B. Whisman u. Bruce 1999). Neuere Studien wie beispielsweise das US National Comorbidity Survey (Mickelson et al. 1997) weisen zudem auf den Zusammenhang zwischen lifetime Major Depression und einem **unsicheren Bindungsstil** hin.

Im Sinne des oben beschrieben Stress-Generierungsmodells (Hammen 1991) sind in den letzten Jahren zunehmend die negativen zwischenmenschlichen und psychosozialen Konsequenzen von Depressionen in epidemiologischen Untersuchungen identifiziert worden (Kessler u. Wang 2009). Die Folgen von und Beeinträchtigungen durch depressive Erkrankungen sind demnach mit denen einer ernsthaft beeinträchtigenden, **chronisch körperlichen Krankheit** (z. B. Krebserkrankung, Arthritis, Herzerkrankung) vergleichbar. Auch belastende Lebensereignisse sowie Rollenwechsel (z. B. Schwangerschaft bei Minderjährigen, Schulabbrüche, Scheidungen) können durch das frühe Auftreten einer Depression vorhergesagt werden (Kessler u. Wang 2009).

Zusammenfassung

Folgende Befunde untermauern den theoretischen Hintergrund der IPT:
- die Bedeutung emotionalen **Bindungsverhaltens** in der Entwicklung des Individuums,
- die Bedeutung einer **vertrauensvollen Beziehung** als wirksamer Schutz vor Depression,
- der Zusammenhang zwischen **Stressereignissen** und dem Auftreten und Verlauf einer Depression,
- der Einfluss **chronischer sozialer oder zwischenmenschlicher Belastungen** auf das Auftreten einer Depression, insbesondere von Partnerschaftsproblemen,
- der Zusammenhang zwischen dem Auftreten einer Depression und der **nachfolgenden Beeinträchtigungen sozialer Leistungsfähigkeit** in Form gestörter partnerschaftlicher oder anderer Beziehungen oder dysfunktionalen Kommunikationsverhaltens.

Der psychosoziale und zwischenmenschliche Kontext stellt also einen bedeutsamen Mediator und Moderator der Risikofaktoren für eine Depression dar. Nicht nur die Quantität, sondern hauptsächlich die **Qualität** sozialer Beziehungen, die Sullivan als „sicherheitsspendend" bezeichnet hat, scheint eine ausschlaggebende Rolle bei der Entwicklung und Aufrechterhaltung depressiver Störungen zu spielen. Die **Paarbeziehung** hat dabei anscheinend einen vorrangigen Stellenwert. Über welchen Mechanismus eine vertrauensvolle Beziehung als Depressionsschutz funktioniert, muss noch erforscht werden.

Depressionstypische zwischenmenschliche Verhaltensweisen (z. B. mangelnde soziale Fertigkeiten, negative verbale und nonverbale Kommunikation, exzessives Suchen nach Rückversicherung), unsichere Bindungsstile (z. B. ängstliche Bindungsmuster) und das „Ansteckungspotenzial" von Depressionen bilden gemeinsam den depressiven sozialen Kontext. Der genaue Zusammenhang dieser Risikofaktoren untereinander und bei der Entwicklung depressiver Erkrankungen ist noch nicht vollkommen geklärt.

Basierend auf den beschriebenen theoretischen und empirischen Beobachtungen wird bei der IPT konsequenterweise der Behandlungsschwerpunkt auf die Verbesserung der gegenwärtigen Interaktions- und Kommunikationsmuster des Patienten und seinen Bezugspersonen gelegt. Im Folgenden wird erläutert, wie sich die IPT in ihren Strategien und Zielen spezifisch aus den hier geschilderten Befunden ableiten lässt.

4.3 Durchführung

Ursprünglich wurde die IPT als **kurzdauerndes, zeitlimitiertes** Verfahren zur ambulanten Behandlung unipolar-depressiver Patienten konzipiert. Die beschränkte Dauer von 12–20 Sitzungen impliziert, dass der Behandlungsschwerpunkt im „**Hier und Jetzt**", also auf der Bearbeitung gegenwärtiger Probleme, liegt. Auch wenn die Begründer der IPT hinsichtlich der Ursachen für eine Depression einen „neutralen", oder besser gesagt, einen **multidimensionalen** Standpunkt vertreten, gehen sie davon aus, dass Depression stets in einem psychosozialen und interpersonellen Kontext stattfindet. Zwischenmenschliche Beziehungen und Geschehnisse wie beispielsweise ein Ehekonflikt, der Verlust einer nahestehenden Person oder ein Arbeitsplatzwechsel nehmen Einfluss darauf, wie sich eine Depression entwickelt, verläuft und auf eine Behandlung anspricht. Diese Zusammenhänge zu erfassen und zu verändern hat depressionslindernde und prophylaktische Wirkung. Der Begriff „**psychosozial**" bezieht sich hierbei in erster Linie auf die Rollenerfüllung des Patienten beispielsweise als Mutter, Berufstätiger oder Ehemann. Der Ausdruck „**interpersonell**" bezieht sich dagegen auf die zwischenmenschlichen Interaktionsmuster und das Kommunikationsverhalten, das beispielsweise konfliktvermeidend, aggressiv oder kontrollierend sein kann. Wichtig in diesem Zusammenhang ist, wie weiter oben erwähnt, die angenommene Wechselwirkung zwischen depressiven Symptomen und interpersonellen Schwierigkeiten, da beide sich gegenseitig bedingen.

Depressionsentstehung

Gemäß dem Konzept der IPT sind drei Prozesse an der Depressionsentstehung beteiligt:
- Symptombildung,
- zwischenmenschliche und soziale Konstellation,
- Persönlichkeitsfaktoren (Abb. 4-3).

Aufgrund der kurzen Behandlungsdauer und des problemorientierten Vorgehens versucht die IPT, nur auf der Ebene der **Symptome** und der **interpersonellen Dysfunktionen** und nicht auf der Ebene der situationsüberdauernden **Persönlichkeitsaspekte** zu intervenieren. Eine tiefgreifende Veränderung der Persönlichkeit wird im Rahmen der IPT also nicht erwartet. Entgegen dieser realistischerweise eingeschränkten Zielerwartung der IPT-Autoren lassen sich jedoch auch nach nur 16 Sitzungen häufig spürbare Veränderungen in der Persönlichkeitsstruktur und auch im Bindungsstil des Patienten feststellen (Ravitz et al. 2008). Dies ergibt sich nahezu zwangsläufig, da eine kontinuierliche Veränderung des Kommunikationsstils oder des zwischenmenschlichen Verhaltens unabdingbar Modifikationen von Persönlichkeitszügen mit sich bringt. Gerade Persönlichkeitsstörungen äußern sich vorwiegend im zwischenmenschlichen Bereich. Lassen sich dort Veränderungen erwirken, zieht dies auch eine Veränderung im Persönlichkeitsbereich nach sich.

Zum Beispiel wird eine Patientin mit ängstlich-vermeidenden Persönlichkeitszügen notwendigerweise einen Wandel ihres ängstlich-vermeidenden Persönlichkeitsstils erfahren, wenn Sie lernt, ihre Gefühle, Erwartungen und Wünsche gegenüber ihrem Ehemann offen zu formulieren und sich als eigene Person abzugrenzen. Dieser Wandel ist nach 16 oder noch weniger Sitzungen wahrscheinlich erst in den Anfängen begriffen, aber er kann für den Patienten und andere deutlich spürbar sein und sich im Laufe

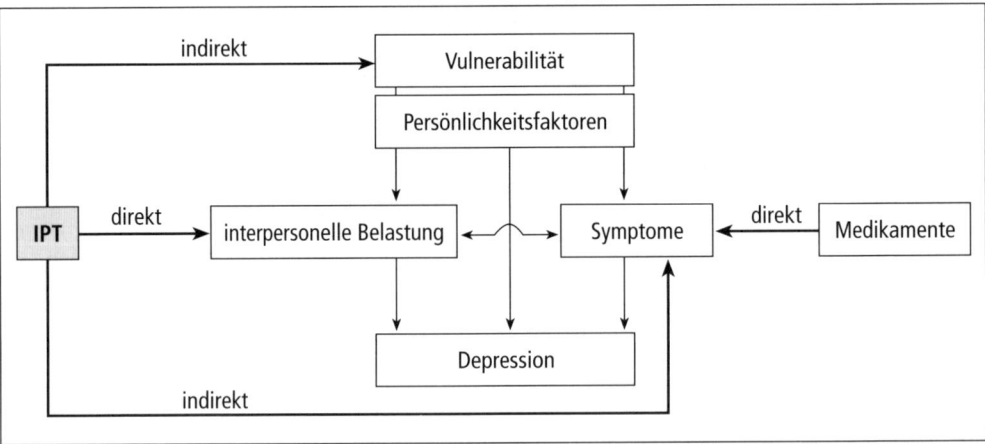

Abb. 4-3 Depressionsentstehung und Behandlung im Rahmen des IPT-Konzepts.

der Zeit stabilisieren. Aus neu gelerntem verdecktem und offenem Verhalten werden Verhaltensgewohnheiten und -muster, die schließlich in die Persönlichkeit integriert werden. Diese Persönlichkeitsveränderungen werden vorwiegend indirekt vor sich gehen, während an der Symptomverbesserung und der Entwicklung von Strategien zur Bewältigung der interpersonellen Schwierigkeiten im Rahmen der IPT direkt und explizit gearbeitet wird.

Die **Ziele der IPT** bestehen also darin, die depressiven Symptome zu reduzieren, die zwischenmenschliche Funktionsfähigkeit des Betroffenen zu verbessern und an Problemen zu arbeiten, die durch Lebensveränderungen, Verluste, Isolation oder konflikthafte Beziehungen zustande kamen.

Therapiephasen

Der therapeutische Prozess war ursprünglich in **drei Abschnitte** untergliedert, die dem typischen Störungsverlauf einer akuten depressiven Episode folgen und entsprechend spezifische Therapiestrategien mit ganz bestimmten Funktionen beinhalten (Tab. 4-1). Anhand neuerer Erkenntnisse aus der Depressionsforschung wird seit einiger Zeit eine **vierte Therapiephase** als notwendig erachtet, die sich auf die Fortsetzung bzw. Erhaltung des Therapieerfolgs bezieht (Weissman et al. 2000). Die im Folgenden beschriebenen therapeutischen Strategien der jeweiligen Behandlungsphase sind in Kapitel 6 übersichtlich als „Checkliste" dargestellt.

Fallbeispiel

Ein Fallbeispiel soll das Vorgehen illustrieren (ausführlichere Fallbeispiele finden sich im gesamten Teil II).

>> Die Patientin (Frau F.) ist eine 32-jährige Mutter von drei schulpflichtigen Töchtern, seit 15 Jahren verheiratet, derzeit Hausfrau. Es handelt

Tab. 4-1 Ziele, Techniken und Strategien in den drei Phasen der IPT am Beispiel Rollenwechsel.

Initiale Phase (1.–3. Sitzung): Auseinandersetzung mit der Depression	• Diagnose erheben und den Patienten (und ggf. Angehörige) über die depressive Störung und das Rationale der IPT informieren, Notwendigkeit einer medikamentösen Behandlung abklären • dem Patienten die Krankenrolle zuteilen, ihn entlasten und Hoffnung vermitteln • mit Hilfe der Beziehungsanalyse die derzeitige depressive Episode in einen interpersonellen Kontext setzen • im Behandlungsvertrag den Fokus (Trauer, Konflikte, Rollenwechsel oder soziale Defizite) und die Therapieziele mit dem Patienten verhandeln • Rollenerwartungen aneinander abklären
Mittlere Phase (4.–13. Sitzung): Arbeit am Problembereich	• Bearbeitung des Fokus durch angemessenes Betrauern des Verlustes, eine günstigere Anpassung an eine neue soziale Rolle, Klärung und Bewältigung von zwischenmenschlichen Konflikten und/oder den Aufbau neuer vertrauensvoller Beziehungen • Bindungs- bzw. Beziehungsmuster, Kommunikationsstrategien und Emotionen des Patienten stehen bei der Bearbeitung im Vordergrund
Beendigungsphase (14.–16. Sitzung): Abschied nehmen	• Thematisieren des Therapieendes als Abschiedsprozess unter Berücksichtigung damit verbundener Emotionen (z. B. Trauer, Angst, Wut, Ärger) • Zusammenfassung des in der Therapie Erlernten • Ausblick auf zukünftig zu bearbeitende Themen sowie Abklärung der Notwendigkeit weiterer Behandlung

sich um die erste depressive Episode. Depressive Symptome traten vor zehn Monaten auf, nachdem sie erfuhr, dass ihr Mann einer beruflichen Beförderung zugesagt hatte, ohne es zuvor mit ihr und der Familie zu besprechen. Die Beförderung machte einen Wechsel des Wohnorts nötig. Sie sagte: „Zuerst war ich wütend, aber ich sagte nichts aus Angst, ich könnte zu viel zerstören. Dann fühlte ich mich hilflos, niedergeschlagen und schuldig." Frau F. gab also nicht nur unfreiwillig ihre vertraute Umgebung und Beziehungen auf, sondern sie fühlte sich auch von ihrem Mann übergangen. „Er ist sehr dominant, und seine Karriere ist das Wichtigste für ihn. Er ist nur noch für seine Arbeit da. Die Kinder und ich – wir sehen ihn kaum noch." 《

Als **Fokus** für die Behandlung von Frau F. wurden „interpersonelle Konflikte" und sekundär „Rollenwechsel" gewählt. Die **Ziele** der Behandlung bestanden darin, Konflikte zu benennen, gemeinsam einen Handlungsplan zu entwickeln und die Kommunikation zwischen den Partnern verbessern. Folgende **Strategien** wurden gewählt:
- Stadium des Konflikts bestimmen: Paarkonflikt im Stadium der Sackgasse,
- Worum geht es? Ungleichgewicht von „Dominanz und Unterordnung" sowie von „Nähe und Autonomiebestreben" zwischen beiden Partnern,
- Kommunikation und/oder Erwartungen verändern,
- Problemlösung bzgl. der veränderten Situation (Umzug).

Als **Behandlungstechniken** wurden eingesetzt:
- **Kommunikationsanalysen:** Die ausgeprägte Konfliktvermeidung wird von Seiten der Patientin anhand einer belastenden Bindungsgeschichte (gewaltsame Auseinandersetzungen der Eltern) deutlich. Frau F. kommuniziert weder ihre Bedürfnisse, noch ihre Gefühle. Vorbereitend für die Sitzungen mit dem Partner übt sie im Rollenspiel, Gefühle und Wünsche zu kommunizieren, z. B.: „Ich fühle mich von dir übergangen, und es macht mich wütend, dass du mich nicht mit einbeziehst. Ich möchte, dass du in Zukunft alle Entscheidungen, die uns betreffen, vorher mit mir besprichst." Im Paargespräch werden gemeinsam Verhaltensregeln aufgestellt, z. B.: 1) „Die Bedürfnisse jedes Familienmitglieds sind wichtig, keiner wird übergangen." 2) „Wenn jemand ein Anliegen hat, muss er es klar äußern."
- **Emotionale Arbeit:** Klärung von Ängsten im Zusammenhang mit Konfliktvermeidung, Exploration der Bindungsgeschichte. Umgang mit Ängsten, verlassen zu werden.
- **Entscheidungsanalyse:** Frau F. bespricht mit ihrem Mann Alternativen zur neuen Situation des Wohnortwechsels. Sie willigt ein, dort wohnen zu bleiben. Ihr Mann sagt zu, seine Arbeitszeiten zu begrenzen und sie beim Aufbau eines sozialen Netzes zu unterstützen (z. B. Einweihungsfeier arrangieren, gemeinsam einem Tennisclub beitreten etc.).

Nach 16 Sitzungen war Frau F. weitgehend remittiert.

》 „Es gibt zwar immer noch Höhen und Tiefen, aber ich habe gelernt, mit Unstimmigkeiten offen umzugehen und Auseinandersetzungen nicht mehr zu vermeiden. Wir sind uns dadurch wieder näher gekommen." 《

Erste Therapiephase

In der **initialen Phase** der Therapie, die in der Regel die ersten drei Sitzungen umfasst, wird vorrangig versucht, die depressive Symptomatik zu reduzieren. Daher dient diese Phase hauptsächlich der **Symptombewältigung und Entlastung** des Patienten, aber auch der **Hoffnungsvermittlung und der Informationsgewinnung**. Letzteres gilt sowohl für den Patienten als auch für den Therapeuten.

Diagnose der Depression als Erkrankung

Zunächst wird die depressive Erkrankung gemäß standardisierter Kriterien diagnostiziert, wobei eine strukturierte Erfassung mittels Ratingskalen wie beispielsweise HAM-D oder klinischer Interviews wie beispielsweise dem SKID erfolgen kann. Ist die Diagnose gestellt, wird dem Patienten erklärt, dass es sich bei dieser Symptomkonstellation um eine **Erkrankung** handelt (medizinisches Krankheitsmodell). Er wird weiterhin darüber informiert, wie verbreitet die Störung ist, wie der klinische Verlauf aussieht und welche Prognose und Behandlungsmöglichkeiten bestehen (Kap. 3). Gegebenenfalls werden Fehlinformationen oder Vorurteile des Patienten oder der Bezugspersonen korrigiert. Der Betroffene wird von überfordernden sozialen Verpflichtungen entlastet, und ihm wird die **Krankenrolle** zugeschrieben. Depression ist demnach eine psychische Erkrankung und keineswegs – wie häufig von Betroffenen vermutet – ein Ausdruck von Willensschwäche, persönlichem Versagen, Charakterfehlern, Manipulationsversuchen oder eine Strafe Gottes. Keiner sucht sich eine solche Krankheit aus, und sie ist nicht das Resultat von Fehlern von Seiten des Betroffenen. Aus diesem Grund kann die Störung auch zusätzlich **medikamentös** behandelt werden (Kap. 3.5). Ob das notwendig ist, sollte vom Therapeuten oder dem Behandlungsteam ebenfalls in der initialen Phase abgeklärt werden. Der Therapeut kann, um sein Vorgehen zu erläutern, gegebenenfalls die Analogie einer körperlichen Erkrankung verwenden (z. B. Magen-Darm-Störung), bei der manchmal Diät und andere nicht-medikamentöse Maßnahmen ausreichen und manchmal Medikamente notwendig sind. Falls angebracht, wird dem Patienten aktiv dabei geholfen, Unterstützung von außen (z. B. Familie, Freunde, Nachbarschaftshilfe, soziale Dienste, Ämter, etc.) zugänglich zu machen.

Psychoedukation
Eine weitere Funktion des psychoedukativen Vorgehens in der Anfangsphase besteht darin, dem Patienten das beruhigende Gefühl zu vermitteln, dass er sich an die richtige Stelle gewandt hat. Denn der Therapeut ist mit dem Störungsbild und den Behandlungsmöglichkeiten bestens vertraut. Der Betroffene wird als mündiger Patient ernst genommen und braucht sich mit der Depression nicht zu verstecken, da ihn keine „Schuld" trifft. Er soll ein klares Bild von seiner Störung erhalten und wissen, dass es sich in der Regel um einen zeitlich limitierten Zustand handelt und er voraussichtlich wieder sein übliches Leistungsniveau erreichen wird. Generell sollte die Informationsvermittlung über die Störung an den **individuellen Bedürfnissen und Eigenarten** des Patienten ausgerichtet sein (s. auch Handouts aus dem ergänzenden Gruppenkurzmanual online). Manchmal empfiehlt es sich, z. B. von einer neurobiologischen anstatt von einer psychiatrischen oder psychischen Erkrankung zu sprechen. Ausgeprägt narzisstische Patienten reagieren häufig enttäuscht oder gar gekränkt, wenn sie hören, dass es sich bei ihrem Leiden um eine „gängige" Störung handelt. Der Therapeut kann auch hier nach angemesseneren Formulierungen suchen. Einem vollkommen hoffnungslosen und pessimistischen Patienten sollte man die Information, dass es sich bei der Depression in der Regel um eine wiederkehrende Störung handelt, möglicherweise erst später zukommen lassen.

Die Prognose soll Hoffnung vermitteln, während die Psychoedukation insgesamt ein Anfang zur Wiederherstellung der eigenen Kompetenz, Selbstwirksamkeit und Selbstkontrolle des Patienten sein soll. Sie soll ihm helfen, seine Störung als psychisch-medizinische Erkrankung zu akzeptieren. Das gesamte Vorgehen soll also unterstreichen, dass die Krankenrolle legitim ist. Die Krankenrolle impliziert allerdings nicht nur die Entlastung von sozialen oder anderen Verpflichtungen, sondern fordert auch eine **aktive Mitarbeit des Patienten** an der Verbesserung seines Zustandes.

Einbeziehen von Angehörigen
Beim psychoedukativen Teil der Therapie können die **Angehörigen** miteinbezogen werden, um deren Verständnis für die depressive Störung und für den Umgang mit dem Patienten zu erhöhen und sie zur Mitarbeit zu bewegen (Kap. 19). Die detaillierte, individualisierte Informationsvermittlung soll es sowohl dem Patienten als auch seiner Familie leichter machen, die Erkrankung zu akzeptieren. Gut informiert können sie dann gemeinsam mit dem Therapeuten entscheiden, welche Behandlungsform in Frage kommt. Dazu muss der Patient ein objektives Bild über die zur Verfügung stehenden, wirksamen Depressionsbehandlungen erhalten. Auf die IPT wird dabei besonders eingegangen, jedoch ohne das Verfahren übermäßig optimistisch anzupreisen.

Wird die Familie mit in die Behandlung einbezogen, erhöht das meist die **Behandlungsbereitschaft** (Compliance) des Patienten. Nicht selten sind es Familienangehörige, die dafür sorgen, dass der Betroffene Kontakt zum Therapeuten sucht, vor allem dann, wenn er sich aus irgendwelchen Gründen von der Psychotherapie, der Medikation oder beidem zurückziehen möchte. Um den in der Sitzung vermittelten Wissensstoff nachlesen zu können, sollte am Ende der Stunde **schriftliches Material** (Schramm 1993; s. auch 🗎 Handouts aus dem ergänzenden Gruppenkurzmanual online) mitgegeben werden.

Identifizieren des interpersonellen Fokus
Um als nächstes die Depression in einen interpersonellen Kontext zu stellen, wird die zwischenmenschliche Beziehungskonstellation des Patienten untersucht. Ziel dabei ist es, die **interpersonelle Hauptproblematik** zu identifizieren, die im Zusammenhang mit der depressiven Episode steht.

Typische Fragen des Therapeuten in diesem Behandlungsabschnitt sind beispielsweise:
- Wann sind die ersten Symptome aufgetreten?
- Was hat sich in dieser Zeit in Ihrem Leben abgespielt?
- Welche Personen und welche belastenden Ereignisse haben dabei eine Rolle gespielt?
- Wie sind Sie damit umgegangen?
- Was sind Ihre Schwierigkeiten, aber auch Ihre Stärken und Ressourcen?
- Welche Gefühle haben dabei eine Rolle gespielt?

Die sich daran anschließende sog. **Beziehungsanalyse** (Interpersonal Inventory) erfolgt in Form einer gezielten Exploration der wichtigsten Beziehungen des Patienten. Ebenso werden die Erwartungen und aktuelle Veränderungen innerhalb dieser Beziehungen erfasst. Dem Patienten sollte in nicht konfrontativer Weise dabei geholfen werden, Zusammenhänge zwischen seinen Beschwerden und interpersonellen Problemen zu erkennen, um ihm schließlich ein plausibles Störungsmodell seiner Erkrankung anzubieten. Daraus wird dann das Therapierational abgeleitet und vermittelt.

Die initiale Phase wird abgeschlossen, indem **Behandlungsfokus und Zielsetzung** definiert werden. Dem Patienten wird erklärt, was im mittleren Teil der Therapie von ihm erwartet wird und was er zu erwarten hat. Dazu gehört z. B., dass der Patient die Krankenrolle sukzessive aufgibt und mehr die Hauptverantwortung dafür übernimmt, relevante Themen einzubringen. Therapeut und Patient einigen sich in einem **Behandlungsvertrag** auf den relevanten, interpersonell definierten Problembereich, an dem in den mittleren Sitzungen gezielt gearbeitet wird. Die **vier Bereiche**, die empirisch und durch klinische Beobachtung am häufigsten in Verbindung mit Depression gefunden wurden, sind:
- Trauer,
- interpersonelle Auseinandersetzungen,
- Rollenwechsel,
- soziale Defizite.

Der letztgenannte Problembereich wurde von unserer Arbeitsgruppe in „Einsamkeit, Isolation" umbenannt, da es ungünstig und wenig ressourcenorientiert erscheint, diesen Fokus dem Patienten gegenüber als „soziale Defizite" zu kommunizieren. Die Problembereiche und das genaue therapeutische Vorgehen in den einzelnen Phasen sind im Manualteil (Teil II) ausführlich beschrieben.

Beispiele für die einzelnen Fokusse
■ **Trauer: Komplizierte Trauer nach dem Tod einer Bezugsperson**

>> Herr R., 42 Jahre, leitender Angestellter einer Bank, verliert seine Frau nach zweijähriger Krebserkrankung. Die beiden Kinder versucht er nun, alleine groß zu ziehen. Über den Tod der Mutter wurde in der Familie nicht gesprochen, weder als er bevorstand noch nach dem Ereignis. Herr R. stürzt sich direkt nach dem Tod seiner Frau in übermäßige Aktivitäten und wechselt rasch den Wohnort. Um Schlaf zu finden, nimmt er dauerhaft Schlafmittel ein. Emotionale Anzeichen einer Trauer waren nach Angaben der Töchter nicht festzustellen. Als zwei Jahre nach der Beerdigung seiner Frau plötzlich sein Vater an Herzversagen stirbt, fällt er in eine tiefe Depression. ❪❪

■ **Rollenwechsel: Gravierende Lebensveränderungen**
Beispiel: Berufswechsel, Umzug, Berentung, ernsthafte Erkrankung, Trennung vom Partner, Beginn eines Studiums, Mutterschaft, Pflege eines Angehörigen.

> Die Mutter von Frau Z. wird nach einem Schlaganfall pflegebedürftig. Frau Z. nimmt sie unter Protest ihres Mannes zu sich nach Hause. Sie gibt vorübergehend ihre Arbeitstätigkeit auf und fühlt sich dennoch von der neuen Aufgabe überfordert. Sie ist meist übermüdet, ohne Energie und kaum ansprechbar. Nach drei Monaten zieht der Mann von zu Hause aus, weil er eine andere Frau kennengelernt hat. «

- **Interpersonelle Auseinandersetzungen:** Offene oder verdeckte Konflikte mit einem Partner, Kind, Verwandten, Freund, Vorgesetzten etc.

> Herr B. will seinen Betrieb vorzeitig an seine Tochter übergeben, er möchte jedoch nicht, dass der Schwiegersohn in den Betrieb einsteigt. Der Schwiegersohn hatte erst vor wenigen Jahren einen anderen Betrieb seiner Ansicht nach in den Bankrott getrieben. Die Tochter kann sich nicht entscheiden, ob sie gegenüber dem Vater oder ihrem Mann loyal sein soll. Der Sohn von Herrn B. droht, seinen Anteil einzuklagen, und die Frau von Herr B. fürchtet sich vor der vorzeitigen Berentung ihres Mannes, da er in letzter Zeit immer aggressiver und eifersüchtiger wurde. «

- **Soziale Defizite:** Einsamkeit, Isolation, keine Bindungen bei Abwesenheit von akuten Lebensereignissen

Keiner der oben genannten Problembereiche trifft zu.

> Frau G. lebt seit vielen Jahren mit ihrer 91-jährigen Mutter zusammen im Elternhaus. Einen Partner hat sie seit 30 Jahren nicht mehr gehabt. Sie ist stark misstrauisch und vermutet stets finanzielle Motive hinter Annäherungen anderer Menschen. Andererseits gibt sie an, sich isoliert zu fühlen. Nachdem sie nicht zu einer Feier ihres Betriebes eingeladen wurde und die Mutter körperlich zunehmend abbaut, entwickelt sie depressive Symptome. «

Zweite Therapiephase

In der **mittleren Behandlungsphase** zwischen der vierten und 13. Sitzung, die das Kernstück der Therapie darstellt, ist die Symptomatik des Patienten üblicherweise zumindest zum Teil abgeklungen. Nun kann die Krankenrolle nach und nach zurückgenommen werden. Der Patient übernimmt jetzt eine **aktivere Rolle** im Therapieprozess und zunehmende Verantwortung für die Auswahl der zu bearbeitenden Themen im Rahmen des gewählten Problembereiches. Je nach Problemfeld sollten beispielsweise der Verlust einer Bezugsperson angemessen betrauert, Konflikte oder Rollenwechsel erkannt und gelöst und soziale Defizite bewältigt werden. Es wird unter Anwendung der im Manual beschriebenen Strategien und Zwischenziele daran gearbeitet, angemessene **Bewältigungsstrategien** zu entwickeln oder **alternative Verhaltensmöglichkeiten** auszubilden. Der Fokus bleibt stets auf interpersonellen Ereignissen, damit verbundenen **Gefühlen** und dem **Umgang mit diesen Ereignissen**. Der Therapeut fokussiert auf ein **konkretes Beispiel** und fragt, was der Patient genau gesagt hat und wie er sich gefühlt hat. Je nach Ausgang bestärkt er den Patienten, oder man sucht gemeinsam nach anderen Möglichkeiten des Umgangs. Obwohl der Therapeut Anstrengungen unternimmt, das meist ausgeprägte Vermeidungsverhalten des Patienten zu reduzieren, bleibt das therapeutische Vorgehen in erster Linie **unterstützend und ermutigend** und weniger konfrontativ oder direktiv. Außerdem soll in der mittleren Phase weiterhin das Verständnis des Patienten für den **Zusammenhang von depressiven Symptomen und Veränderungen innerhalb der Beziehungs- und Rollenkonstellation** vertieft werden.

Dritte Therapiephase

Die Schlussphase der Akutbehandlung umfasst mehrere Sitzungen (14.–16. Sitzung). Allerdings sollte an die Beendigung schon Wochen vorher immer wieder erinnert werden, unter anderem auch um zu überprüfen, inwieweit die angestrebten Therapieziele bereits erreicht wurden oder aber an den Verlauf neu angepasst werden müssen. In den letzten Sitzungen wird der Abschluss der Behandlung explizit als Trauer- und Abschiedsprozess bearbeitet. Zu diesem Zweck sollen die Gefühle des Patienten über den Abschluss der Behandlung ausreichend thematisiert werden. Solche Gefühle sind üblicherweise durch Ängste, Traurigkeit oder Wut gekennzeichnet. Weiterhin wird resümiert, was erreicht oder gelernt werden konnte, aber auch, was noch aussteht und für die Zukunft zu erwarten ist. Dazu gehört unter anderem, frühe Warnsignale für das Auftreten einer erneuten Depressionsphase mit dem Patienten zu besprechen. Je früher der Patient um Hilfe sucht, desto eher besteht die Chance, die Episode abzufangen oder zumindest die Dauer der Episode zu verkürzen. Auch hier kann der Therapeut wieder eine Analogie verwenden, indem er die Depression mit einem Schiff vergleicht. Solange das Schiff noch nicht in voller Fahrt ist, kann es relativ einfach gesteuert werden. Ist es jedoch erst einmal unterwegs, hat es selbst bei einem Not-Stopp einen immens langen Bremsweg.

Der Therapeut sollte deutlich machen, dass er auch nach Abschluss der Therapie prinzipiell für den Patienten erreichbar ist. In der Schlussphase ist der Therapeut ganz besonders bestärkend und ermutigend. Klinisch spricht nichts dagegen, die letzten vier bis sechs Sitzungen auf **größere Abstände** auszudehnen, in denen der Patient idealerweise den Therapeuten als sichere Basis repräsentiert hat, ohne ihn direkt in Anspruch nehmen zu müssen. Dies gibt dem Patienten die Möglichkeit, über einen längeren Zeitraum neues Verhalten auszuprobieren mit der Sicherheit, es mit dem Behandelnden nachbesprechen zu können.

Der Therapeut muss abschließend noch beurteilen, ob eine **Weiterbehandlung** beispielsweise in Form von Erhaltungssitzungen, im Rahmen eines Wechsels des Verfahrens oder einer zusätzlichen oder einer anderen Medikation benötigt wird.

Vierte Therapiephase

Für die meisten Patienten empfiehlt es sich, nach der Akutbehandlung eine vierte Phase der **Erhaltungstherapie** anzuschließen. Diese dient der Fortsetzung des Therapieerfolgs und damit dem Rückfallschutz. Denn selbst nach einer ersten depressiven Episode besteht ein mindestens 50 %iges Risiko eines Rückfalls bzw. Wiederauftretens. Einen wirksamen Schutz bilden weitere wöchentliche Sitzungen über die Dauer von sechs Monaten als **Fortsetzungstherapie** (Klerman et al. 1974) oder monatliche Sitzungen für weitere drei Jahre als Erhaltungstherapie (Frank et al. 1990a; 2007). Die Erhaltungsform der IPT (IPT-M, Maintenance) ist im Großen und Ganzen der Akut-IPT ähnlich, indem der Fokus weiterhin auf dem Zusammenhang zwischen interpersonellen Ereignissen und der Stimmung sowie der sozialen Leistungsfähigkeit liegt. Sie ist für Patienten vorgesehen, die bereits von der depressiven Episode remittiert sind. Für diese Phase sollte ein neuer bzw. **separater Behandlungsvertrag** zwischen Therapeut und Patient aufgesetzt werden. Das Hauptziel der IPT-M besteht darin, den **Remissionszustand zu erhalten** oder eine erneute depressive Episode zu verhindern, indem die Vulnerabilität für zukünftige Episoden reduziert wird. Über den längeren Zeitraum können nun allerdings Probleme aus **allen vier Problemfokusse** besprochen werden. Die Problembereiche reflektieren hauptsächlich entweder die über die akute Phase hinaus fortbestehenden Schwierigkeiten, oder solche Probleme, die sich als Konsequenz der Remission ergeben. Aufgrund der verlängerten Behandlungsdauer ist zu erwarten, dass auch überdauernde interpersonelle Verhaltensmuster, die mit der Persönlichkeitsstruktur des Patienten im Zusammenhang stehen, eine Veränderung erfahren. Eine ausführlichere Beschreibung der IPT-M findet sich in Kapitel 16.2.

Techniken

Die Techniken der IPT sind größtenteils aus **anderen Therapierichtungen** entlehnt und teilweise modifiziert worden (Kap. 13). Das Verfahren ist ohnehin nicht besonders technikorientiert. Im ersten Teil werden hauptsächlich **explorative, psychoedukative und symptombewältigende** Techniken wie beispielsweise Ermutigung, Ratschläge und positive Rückmeldung angewendet. In der zweiten und dritten Phase zielen sie vorwiegend darauf ab, dass der Patient Einsicht in emotionale Zusammenhänge (z. B. durch **Klärung**) gewinnt und lernt, zwischenmenschliche Probleme zu lösen (z. B. durch **Entscheidungsanalysen**). Die späteren Abschnitte dienen hauptsächlich dem konkreten **Handlungs- und Verhaltensaufbau** bzw. dem Erwerb von Bewältigungsstrategien (z. B. durch Rollenspiele). **Emotionale Aspekte** finden während des Behandlungsverlaufs die stärkste Berücksichtigung. Konfrontatives und interpretierendes Vorgehen sollen vermieden werden. Eine Auflistung der wichtigsten Interventionen, die gezielt eingesetzt bzw. vermieden werden sollen, findet sich in Tabelle 4-2.

Die **Gesprächsführung** ist am ehesten an das Vorgehen psychodynamischer Kurzzeittherapien angelehnt. Die Haltung des Therapeuten ist dabei aktiv und unterstützend und stets explizit auf Seiten des Patienten. Es ist die Aufgabe des Therapeuten, die von Bowlby geforderte „sichere Basis" aufzubauen, um dem Patienten eine angstfreie Erforschung seiner äußeren und inneren Welt zu ermöglichen. Die therapeutische Rolle ist ausführlicher in den Kapiteln 5.4, 13.5 und 21.2 beschrieben.

Besonderheiten der IPT

Ebenso wenig wie die verwendeten Therapietechniken sind die drei bzw. vier definierten Therapiephasen für sich genommen einzigartig für die IPT. Eine ausführliche Psychoedukation über die psychiatrische Störung in supportiver und entlastender Weise ist auch in der Anfangsphase zahlreicher anderer Therapieprogramme zu finden. Viele Therapieansätze wie beispielsweise das Training sozialer Fertigkeiten, die verhaltenstherapeutische Paartherapie oder die systemische The-

Tab. 4-2 Empfohlene und nicht-empfohlene Interventionen bei Anwendung der IPT.

Empfohlene Interventionen
• unterstützende, ermutigende Therapeutenhaltung einnehmen
• durch Psychoedukation immer wieder für Entlastung des Patienten sorgen
• Behandlungsfokus (wie im Vertrag festgelegt) beibehalten, irrelevantes Material eingrenzen
• bei der Festlegung des Problembereichs Vermeidungsstrategien des Patienten berücksichtigen
• auf zwischenmenschliche Ereignisse und den Umgang damit eingehen
• auf die mit der Problematik verbundenen Gefühle (positive und negative) eingehen
• Strategien in der Sitzung (z. B. im Rollenspiel) entwickeln und ausprobieren
• im Hier und Jetzt bleiben
• die Sitzung am Ende zusammenfassen
• den Eindruck vermitteln, dass aktives Verhalten und positive Veränderungen erwartet werden
• den therapeutischen Fortschritt von Zeit zu Zeit strukturiert erfassen
Nicht-empfohlene Interventionen
• den Fokus in die Vergangenheit, frühe Ursachen und Kindheitserlebnisse legen
• den Fokus auf Kognitionen legen
• den Fokus auf die Übertragungsbeziehung legen
• den Fokus ohne Veränderung des Behandlungsvertrags wechseln
• den Fokus auf somatische Symptome legen
• freie Assoziation von Gefühlen zulassen
• Interpretationen und Deutungen vornehmen
• Abwehrmechanismen analysieren
• lange schmerzhafte Schweigepausen
• Träume interpretieren
• den Patienten mit Fehlern und Versagen konfrontieren
• sich mit seiner persönlichen Reaktion in den Fokus stellen
• eine Abhängigkeitsbeziehung zum Therapeuten unterstützen
• die Therapie mit offenem Ende konzipieren

rapie fokussieren ebenso auf zwischenmenschliche Interaktionsmuster und Kommunikationsprozesse. Und die Schlussphase entspricht im Grunde genommen dem Abschluss vieler anderer Therapiemethoden.

So macht vielmehr die strukturierte, sinnvolle und durchaus spezifische Zusammenstellung der **Behandlungselemente und -strategien** die Besonderheit und möglicherweise die Wirksamkeit dieser Therapieform aus. Denn die Zusammenstellung der Therapieelemente ist pragmatisch auf den Erkenntnissen der **Depressions- und Psychotherapieforschung** aufgebaut. Auch die diagnostische Einordnung der Depression als psychische Störung, die multifaktorielle Sichtweise der Depressionsverursachung und die damit verbundene Offenheit für medikamentöse Mitbehandlung sind an neueren wissenschaftlichen Erkenntnissen orientiert.

Die IPT bietet eine **systematische Aufstellung von Vorgehensweisen**, von denen man weiß, dass sie für den Therapieerfolg von Bedeutung sind. Dazu gehört beispielsweise, dem Patienten in der Anfangsphase das Rational ausführlich zu erklären und seine Behandlungserwartung abzuklären. Solche Vorgehensweisen werden von kompetenten, erfahrenen Therapeuten meist ohnehin angewandt. Das **halbstrukturierte Format** erhöht jedoch die Wahrscheinlichkeit, dass der Therapeut die wichtigen Schlüsselelemente auch tatsächlich anwendet und sich nicht von anderen Fragen oder vom Patienten selbst davon ablenken lässt oder die Anwendung schlicht vergisst. Diese rationale und ideologisch losgelöste Herangehensweise an die spezifisch auf eine Störung zugeschnittene Behandlung ist offensichtlich erfolgreich. Das zumindest belegen die bisherigen Wirksamkeitsüberprüfungen. Es wird sich zeigen, ob sie als Modell zur Entwicklung von Therapien für andere Störungen dienen und die schulorientierte Psychotherapie ablösen kann.

Wie sich die IPT von anderen Depressionstherapien abgrenzt, ist in Kapitel 5 zusammengefasst.

4.4 Indikation und Kontraindikation

Behandlungssetting, Schwere und Art der Probleme

Der ursprüngliche Indikationsbereich der IPT bezog sich auf **ambulante**, nicht-psychotische Patienten mit unipolar depressiven Episoden. Dabei konnten selbst bei **schwerer ausgeprägten Depressionen** mit Hilfe der IPT Erfolge erzielt werden (Elkin 1994; Luty et al. 2007; Schramm et al. 2007). Bei suizidgefährdeten, therapieresistenten oder komplex gestörten depressiven Patienten ist jedoch eher ein umfassendes (und ggf. stationäres) Behandlungsprogramm in Kombination mit Pharmakotherapie (Schramm et al. 2008) indiziert. Es sollten allerdings bei der **stationären Behandlung** mit IPT, die sich ebenfalls als wirksam erwiesen hat, einige Modifikationen berücksichtigt werden (Kap. 15). Der Einsatz der Methode wird in den Leitlinien der APA (1993) besonders für Patienten mit **psychosozialen Problemen oder mit beruflichen oder partnerschaftlichen Schwierigkeiten** empfohlen. Allerdings erbrachte die Multicenterstudie von Elkin (1994), dass die IPT gerade bei Patienten mit guter sozialer Anpassung und guten Fähigkeiten zum Aufbau einer therapeutischen Beziehung besonders erfolgreich ist. Anscheinend war hier eine Ressourcenaktivierung eher als ein defizitorientiertes Vorgehen für den Therapieerfolg entscheidend.

Die ursprüngliche Form der IPT war bei der Akutbehandlung der Depression erfolgreich, erwies sich jedoch zur langfristigen Verhinderung erneuter depressiver Episoden als nicht ausreichend. Zur **Rezidivprophylaxe** liegt eine hinsichtlich der Behandlungsdauer modifizierte Version vor (Kap. 16). Auf diese und andere IPT-Modifikationen wird in diesem Kapitel noch näher eingegangen.

Störungsbild und Komorbidität

IPT zeigte sich ebenfalls bei verschiedenen **anderen Störungsbildern** als brauchbar (Abschnitt 4.5). **Komorbide Erkrankungen** wie beispielsweise Persönlichkeits- oder Angststörungen stellen also nicht per se Kontraindikationen dar. Die IPT ist auch bei depressiven Patienten, die Persönlichkeitsstörungen aufweisen, nicht kontraindiziert. Sie weist aber in der Regel ein ungünstigeres Behandlungsergebnis auf (Pilkonis u. Frank 1988). Es liegen mittlerweile zahlreiche andere überprüfte **Modifikationen** der IPT vor (s. folgende Abschnitte). Die ersten Ergebnisse zu den modifizierten Formen sind überwiegend vielversprechend. Davon ausgenommen ist lediglich der Einsatz des Verfahrens bei Opiat- bzw. Kokainabhängigen, bei körperlich beeinträchtigten Patienten ab 70 Jahren, bei anorektischen und bei Patienten mit einer „reinen" Dysthymie (ohne major-depressive Episoden). Besonders überraschend war die Wirksamkeit der IPT bei bulimischen Patienten.

Patientencharakteristika

Gerade für **ältere Patienten** wird die IPT in einem aktuellen Übersichtsartikel (Miller 2008) als eine „ideale" und wirksame Intervention beschrieben. Dieser Befund ist nachvollziehbar aufgrund vielfältiger altersbedingter Rollenwechsel wie beispielsweise der Berentung, dem Umzug ins Altersheim oder körperlicher Anfälligkeit sowie vermehrter Verluste durch den Tod nahestehender Personen der gleichen Altersgruppe. Entgegen veralteter Mythen, dass ältere Patienten für Psychotherapie nur wenig empfänglich sind, zeigte sich diese Patientengruppe äußerst offen für IPT und arbeitete engagiert mit. Für die Behandlung depressiver Alterspatienten liegt ein geringfügig modifiziertes Manual vor (IPT-Late Life; Frank et al. 1991).

Die IPT wurde früher von verschiedenen Autoren aufgrund des Beziehungsfokusses als **frauenspezifisches Verfahren** (also besondere Indikation für depressive Frauen) bezeichnet, obwohl bisher unklar war, ob Frauen wirklich mehr von einer IPT Behandlung profitieren als Männer. Tatsächlich fand man (Frank et al. 1988; Schneider et al. 2008), dass Männer unter IPT eine höhere Remissionsrate erreichten als Frauen bei ansonsten vergleichbarer Wirksamkeit der Therapie. Unterschiede gab es auch bei den Fokussen: Bei Frauen waren Rollenwechsel innerhalb der Familie (z.B. durch Mutterschaft) signifikant häufiger als depressionsrelevanter Problemfokus vertreten, während es bei Männern überwiegend berufliche Veränderungen waren.

Da die IPT in ihrer Vorgehensweise und ihren Techniken im Vergleich zu anderen Depressionstherapien recht flexibel ist, scheint sie sowohl für intellektuelle Patienten, die möglicherweise über ein gutes Repertoire an Problemlösefertigkeiten verfügen und eher an einem vorwiegend klärungs- und beziehungsorientierten Vorgehen interessiert sind, als auch für stärker beeinträchtigte, **weniger introspektionsfähige Patienten** geeignet. In dieser Hinsicht verfügt die IPT insgesamt über ein breiteres Indikationsspektrum als die Verhaltenstherapie, die kognitive Therapie und die psychoanalytische Therapie.

Kontraindikationen

Kontraindiziert ist die Anwendung der IPT bei akut **psychotisch depressiven oder manischen** Patienten. Das gleiche gilt, wenn zusätzlich zur Depression eine **Substanzabhängigkeit** vorliegt. Außerdem wird von der alleinigen Anwendung dieser Therapieform bei schwer melancholisch Depressiven abgeraten. Generell wird bei der ursprünglichen Variante der IPT vorausgesetzt, dass der Patient ambulant führbar ist. Dazu gehört, dass **suizidale Impulse** kontrolliert werden können und keine schwere Antriebsminderung vorliegt. Von der Durchführung der IPT ist auch abzusehen, falls es nicht gelingt, einen **relevanten interpersonellen Problembereich** zur Bearbeitung festzulegen.

4.5 Andere Anwendungsbereiche

Wie bei anderen effektiven Behandlungsformen wurde auch bei der IPT versucht, sie auf andere Anwendungsbereiche auszudehnen. Für einige dieser Bereiche wurde die hier beschriebene Originalform modifiziert. Die Modifikationen beziehen sich auf die ursprünglich postulierte **Zeitdauer** (z.B. Erhaltungsform, Kurzberatung), auf die spezifische **Störungsform** (z.B. Bulimie, soziale Phobie, Dysthymie, bipolare Störungen), auf

Charakteristika der Patienten (z. B. Jugendliche, Alterspatienten) oder auf das **Behandlungssetting** (stationär, Gruppe, Paartherapie). Die Modifikationen variieren vom Ausmaß her. Manche Formen sind kaum verändert im Vergleich zur Originalversion (z. B. IPT-LL), bei anderen sind bedeutsame neue Therapieelemente hinzugefügt (z. B. die Regulierung sozialer Rhythmen bei bipolaren Patienten). Es gibt bisher keine verbindlichen Richtlinien, was ein adaptiertes Manual enthalten und ob es beispielsweise Fallgeschichten aufführen sollte. Eine umfassende Beschreibung der meisten Modifikationen mit ausführlichen Fallbeispielen findet sich bei Weissman et al. (2007). Eine Kurzcharakteristik der adaptierten Formen, für die bereits eine Wirksamkeitsüberprüfung vorliegt oder gerade durchgeführt wird, erfolgt im nächsten Abschnitt.

4.6 Wirksamkeit der IPT bei verschiedenen Krankheitsbildern

Das **ausgezeichnete Wirksamkeitsprofil** der IPT wurde in den letzten 30 Jahren durch mehrere gut kontrollierte Studien belegt (Metaanalysen: Balslev-Jorgensen et al. 1998; Cuijpers et al. 2008; de Mello et al. 2005; Reviews z. B. Grawe et al. 1994; Hollon et al. 2005). Die Qualität der Arbeiten darf bis auf wenige Ausnahmen als anspruchsvoll bezeichnet werden. Die IPT wurde als Einzelbedingung, im Vergleich zu oder in Kombination mit medikamentöser Therapie anhand großer Stichproben überprüft. Bei fast allen Studien wurden ambulante depressive Patienten untersucht.

Die Methode weist eine **hohe Effektstärke** auf und zählt zu den **wirksamsten** psychologischen Depressionstherapien. In der Metaanalyse von Balslev-Jorgensen et al. (1998) werden Prä-Post-Effektstärken von d = 1.72 für Psychotherapie (unter Einschluss von IPT) errechnet. Im Vergleich mit unbehandelten Wartekontrollgruppen verbessern sich depressive Patienten durch IPT deutlich (52 % Vorteil), während sich zu anderen aktiven Psychotherapien (z. B. KVT) bzw. zu antidepressiver Medikation nur geringe Unterschiede (10–13 %) ergeben. Eine neuere Metaanalyse (de Mello et al. 2005) schloss 13 Studien zur IPT bei Depression ein und bestätigte im Wesentlichen diese früheren Berechnungen. De Mello et al. (2005) errechneten für die IPT bei der zum Behandlungsende erzielten Symptomreduktion sogar eine Überlegenheit gegenüber der KVT. Auch Cuijpers et al. (2008) berichteten von einem gering ausgeprägten Vorteil der IPT gegenüber anderen Verfahren.

Die Arbeiten lassen sich in **Akutbehandlungen** depressiver Patienten und in sog. **Erhaltungs- und prophylaktische Behandlungen** (Continuation oder Maintenance) unterteilen. Die beiden letztgenannten Formen zielen nach erfolgreicher Therapie darauf ab, den therapeutischen Effekt zu erhalten, einen Rückfall zu verhindern bzw. das Risiko einer Neuerkrankung zu senken. Ein weiterer Teil der Studien befasst sich mit den modifizierten Formen.

IPT zur Akutbehandlung der Major Depression

Die **erste Effektivitätsüberprüfung** der IPT zur akuten Depressionsbehandlung stammt von Weissman et al. aus dem Jahr 1979. 81 depressive Patienten erhielten über einen Zeitraum von 16 Wochen entweder IPT, Amitriptylin oder eine Kombination beider Verfahren. Verglichen wurde mit einer unspezifischen psychiatrischen Behandlung, die die Patienten nach Bedarf in Anspruch nehmen konnten. Zur Feststellung von Langzeiteffekten wurden die Patienten unter naturalistischen Bedingungen ein Jahr nach der Behandlung noch einmal untersucht. Die Studie ergab, dass die drei **aktiven Therapien der Kontrollgruppe überlegen** waren. Das Hauptkriterium für den Erfolg stellte hierbei die Rückfallrate dar. Zwischen IPT und Amitriptylin zeigte sich nach Abschluss der Behandlung diesbezüglich keine statistische Differenz. Der Effekt trat allerdings bei der Amitryptilin-Therapie früher ein. Die **Kombinationsbehandlung** erwies sich insgesamt als wirksamer als IPT oder Amitriptylin alleine und erbrachte außerdem die niedrigste Rate von Therapieversagern und -abbrüchen.

Die Überlegenheit der Kombinationstherapie lässt sich durch das Zusammenwirken der **differenziellen Effekte** der beiden aktiven Einzelbedingungen erklären. Während die ausschließliche Pharmakotherapie schneller auf vegetative Depressionssymptome wie beispielsweise Schlafstörungen einwirkte, äußerte sich die Hauptwirkung der IPT in einer Verbesserung der Symptomatik auf emotionaler und kognitiver Ebene. Depressive Verstimmungen und Suizidgedanken kamen z. B. seltener vor. Die **„Endogenität"** der Depression im Sinne der Research Diagnostic Criteria stellte sich in dieser Studie als Prädiktor für ein schlechtes Ansprechen auf die IPT heraus. Die **soziale Leistungsfähigkeit** war bei allen Behandlungsbedingungen nach 16 Wochen unbeeinflusst. Bei Nachuntersuchungen nach einem Jahr allerdings war die soziale Anpassung in beiden mit der IPT behandelten Gruppen gegenüber der medikamentösen Behandlungsbedingung sowie der Kontrollgruppe deutlich höher (Weissman et al. 1981). Die meisten Patienten waren beim 1-Jahres-Follow-up symptomfrei, und es gab **keine differenziellen Langzeiteffekte** der initialen Behandlung (Weissman et al. 1979). Allerdings nahm der größte Teil der Studienteilnehmer zum katamnestischen Zeitpunkt (unabhängig von der Therapiebedingung) eine zusätzliche Behandlung in Anspruch.

National Institute of Mental Health-Treatment of Depression Collaborative Research Program

Die bekannteste Therapievergleichsuntersuchung, bei der die IPT zum Einsatz kam, wurde von Elkin et al. (1989) im Rahmen des **NIMH-TDCRP** durchgeführt. 250 depressive Patienten wurden randomisiert einer der vier 16-wöchigen Behandlungsbedingungen zugeteilt: „IPT", „kognitive Verhaltenstherapie (KVT)", „Imipramin + Clinical Management (Imi + CM)" und „Placebo + Clinical Management (Pla + CM)". Unter Clinical Management (CM) sind bis zu 30 Minuten dauernde, supportive und in erster Linie auf die Medikation und Nebenwirkungen bezogene Gespräche mit einem erfahrenen Psychiater zu verstehen. Die ärztlichen Gespräche erfolgten in der gleichen Frequenz wie die beiden Psychotherapien. Das CM wird von Elkin (1994) als „minimale supportive Therapie" bezeichnet und ist von daher nicht mit einer unbehandelten Gruppe gleichzusetzen. Bei der „Imipramin + CM"-Bedingung handelt es sich also gewissermaßen um eine Kombinationsbehandlung. Dieser Umstand ist bei der Interpretation der Ergebnisse unbedingt zu berücksichtigen.

Die Auswahl und das Training der Psychotherapeuten und Psychiater in den drei beteiligten Zentren erfolgten auf äußerst hohem Niveau, die durchschnittliche Dauer klinischer Erfahrung der Studientherapeuten betrug 11,4 Jahre. Die Therapien fanden unter durchgehender Supervision statt. Die Integrität der jeweiligen Behandlungsbedingung wurde stichprobenmäßig überprüft. Das Therapieergebnis wurde mit einer Batterie von Messinstrumenten hinsichtlich Symptomatik, psychosozialer Leistungsfähigkeit und Kognitionen erfasst.

Unter allen Behandlungsbedingungen, also auch in der sog. Placebogruppe, kam es zu einer signifikanten Reduktion der depressiven Symptome sowie zu einer Verbesserung des psychosozialen Funktionsniveaus. Insgesamt zeigte sich jedoch, dass alle **aktiven Behandlungsformen der Placebobedingung** bei der Reduktion der depressiven Symptomatik über einen 16-wöchigen Zeitraum **überlegen** waren. Mehr als 66 % der Patienten waren bei Behandlungsende symptomfrei. Nach Abschluss der Therapie ergab sich folgende Reihenfolge der Wirksamkeit der Behandlungsbedingungen: „Imi + CM" als wirksamste, „Pla + CM" als die am wenigsten wirksame Intervention, und die beiden Psychotherapien in der Mitte, jedoch näher angesiedelt bei der Kombinationsbedingung. Die Pharmakotherapie schien anfangs am erfolgreichsten, nach zwölf Wochen waren Symptomreduktion und globale Leistungsfähigkeit unter allen drei aktiven Bedingungen jedoch gleichermaßen ausgeprägt. Die Anzahl an Therapieabbrechern war in der Placebobedingung doppelt so hoch wie unter IPT. Diese wiederum wies die niedrigste Drop-out-Rate auf.

Für die Gruppe der **weniger schwer depressiven Patienten**, bei denen der Hamilton-Wert unter 20 lag, gab es keine signifikanten Wirksamkeitsunterschiede innerhalb aller Behandlungsmodalitäten. Dies galt interessanterweise auch für die Placebobedingung. Nur bei der Gruppe der **schwerer Depressiven** (Hamilton-Wert ≥ 20) stellten sich signifikante Unterschiede heraus

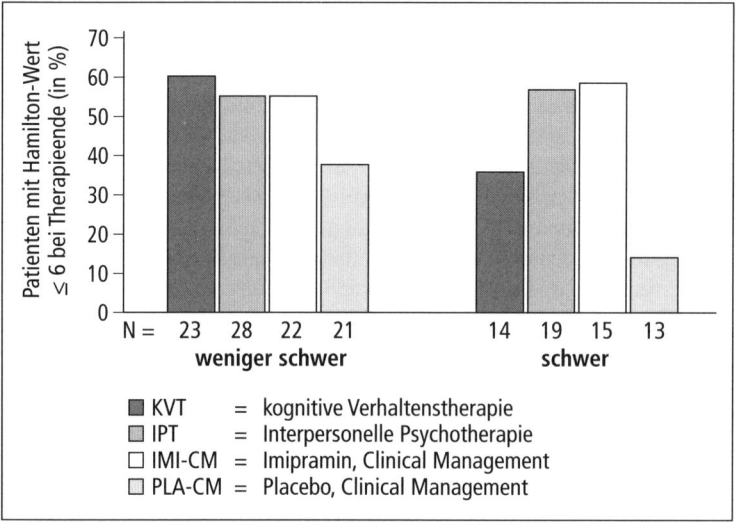

Abb. 4-4 Anzahl der weniger schwer und schwer depressiven Patienten, die bei Therapieende remittiert waren (nach Elkin et al. 1989, S. 977). Die Einstufung der „Depressionsschwere" wurde nach der Hamilton Rating Scale of Depression (HRDS) vorgenommen.

(Abb. 4-4). Bei diesen Patienten zeigte sich nur eine Psychotherapieform, nämlich die IPT, der Placebobedingung signifikant überlegen. Die Wirksamkeit der IPT war tatsächlich **genauso hoch wie die von Imipramin**. Das vergleichsweise schlechte Abschneiden der KVT wurde von Vertretern dieses Ansatzes auf einen „Settingseffekt" zurückgeführt. Denn in dem Behandlungszentrum, in dem die Therapeuten die KVT angemessen durchführten, konnte das Verfahren mit der Medikationsbedingung mithalten, während in den beiden weniger adhärenten Therapiezentren die Ergebnisse für die KVT schwächer ausfielen (Jacobson u. Hollon 1996).

Klein und Ross (1993) führten eine **Reanalyse** der Daten durch, da sie den Eindruck hatten, dass die ursprüngliche Berechnung zu einer tendenziellen Nivellierung der Unterschiede zwischen den Behandlungsbedingungen führte. Wurde für die statistische Auswertung die Johnson-Neyman-Technik angewandt, war bei schwerer symptomatischen Patienten die **Imipraminbedingung** den Psychotherapien in ihrem therapeutischen Effekt überlegen, die Psychotherapien übertrafen wiederum die Placebobedingung. Dabei zeigte sich die KVT der IPT tendenziell unterlegen. Im Prinzip fanden sich **ähnliche Ergebnisse** wie mit der ursprünglichen Auswertungsmethode (Elkin et al. 1989), aber die Unterschiede zwischen den einzelnen Bedingungen stellten sich klarer heraus.

Überraschenderweise war ein **endogen depressives Symptombild** einer der bedeutsamsten Prädiktoren dafür, ob Patienten auf die IPT ansprachen. Dies galt zwar auch für Imipramin, allerdings war dieses Ergebnis erwartungsgemäß. Der Befund steht im Widerspruch zu dem der oben erwähnten Studie von Weissman et al. (1979). Auf welche Faktoren solche unterschiedlichen Ergebnisse zurückzuführen sind, darüber kann bislang nur spekuliert werden. Es ist denkbar, daß die streng ausgewählten, sehr erfahrenen und aufwändig trainierten Psychotherapeuten der NIMH-TDCRP-Studie möglicherweise im Umgang mit schwer symptomatischen Patienten kompetenter waren als die Therapeuten der ersten Untersuchung (Weissman et al. 1979). Je mehr psychotherapeutische Erfahrung vorlag, desto effektiver war das Vorgehen innerhalb der IPT und KVT (Chevron et al. 1983; Hollon et al. 2005).

Für keine der Therapieformen gab es signifikante Nachweise für eine **differenzielle Wirksamkeit**. Das heißt, die IPT erreichte keine besonderen Effekte auf der Sozialen Anpassungsskala, das Gleiche galt für die KVT auf der Dysfunctional Attitude Scale.

Die naturalistisch erhobene, 18-monatige Katamnese erbrachte insgesamt **enttäuschende Ergebnisse**. Innerhalb der vier Behandlungsmodalitäten ergaben sich keine signifikanten Unterschiede hinsichtlich der Rückfallrate (Shea et al. 1992). Für die bei Behandlungsende voll remittierten Patienten betrug die Rückfallrate 36 % in der KVT-Bedingung, 33 % in der IPT-Bedingung, 50 % in der Kombinationsbedingung und 33 % bei „Pla + CM". Offensichtlich reichte für die Mehrzahl der Patienten keines der über 16 Wochen angewandten Verfahren aus, um **vollständig zu genesen und anhaltend remittiert** zu bleiben. Obwohl sich der Zustand der meisten Patienten mit Hilfe der Akutbehandlung zwar verbesserte, remittierten von denjenigen, die die Therapie und die Katamnese abschlossen, nur 39 %. Lediglich 24 % remittierten und blieben gesund. Die Wirksamkeit der IPT lag um 13,2 % (SD = 8,6) höher als die der KT und um 22,6 % (SD = 8,4) höher als die der Placebobedingung. Insgesamt kann man sagen, dass die NIMH-TDCRP-Studie der IPT zum Durchbruch verholfen hat, da die IPT selbst bei schweren Depressionen den beiden bisher wirksamsten Depressionstherapien mindestens ebenbürtig war.

Neuere Untersuchungen

In einer neueren Untersuchung (Luty et al. 2007) wurde die IPT bei 177 Patienten erneut **gegen die KVT** getestet. Dieses Mal wiesen alle Teilnehmer schwerer ausgeprägte (MADRS > 30) oder melancholische Depressionsformen auf. Es konnten zu Behandlungsende **keine Unterschiede** in der Wirksamkeit beider Verfahren festgestellt werden. Zu einem ähnlichen Ergebnis kamen Bodenmann et al. (2008) in einer Effectiveness-Studie (d. h. eine unter klinischen Routinebedingungen durchgeführte Untersuchung) an 60 depressiven Patienten und deren jeweiligen Partnern. In dieser Arbeit wurden eine bewältigungsorientierte Paartherapie (VT) mit der IPT sowie mit der KVT jeweils als Individualtherapien verglichen, ohne dass bzgl. der Symptomreduktion deutliche Unterschiede entdeckt wurden. Allerdings verfügten die Partner der VT-Paarbedingung nach Behandlungsende über einen verbesserten emotionalen Ausdruck (Expressed Emotion).

In einer weiteren Effectiveness-Studie einer niederländischen Arbeitsgruppe um Peeters et al. (2009) an 189 ambulanten depressiven Patienten wurden ebenfalls **keine signifikanten Differenzen** in den Behandlungserfolgen zwischen der IPT, der KVT und einer Pharmakotherapie-Gruppe ausgemacht.

Ebenfalls in den Niederlanden führten Blom et al. (2007) eine Untersuchung an 193 depressiven Patienten durch, die 12–16 Wochen lang entweder pharmakotherapeutisch, mit IPT, mit der Kombination beider Verfahren oder mit IPT plus einem Placebo therapiert wurden. Im HAMD schnitten **alle Methoden gleich gut ab**, in der Montgomery-Asberg-Skala (MADRS) war die kombinierte Behandlung lediglich der Monotherapie mit einem Antidepressivum überlegen, nicht aber der alleinigen IPT.

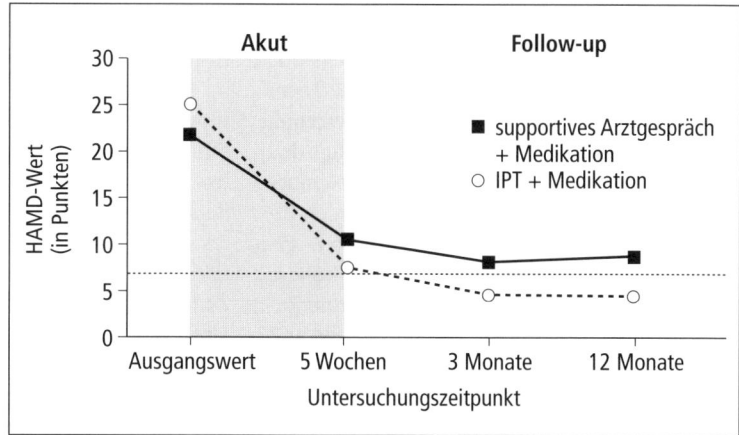

Abb. 4-5 HAMD-Werte beider Behandlungsbedingungen für die einzelnen Messzeitpunkte (Intention-to-treat-Stichprobe; nach Schramm et al. 2007). Intention-to-treat-Stichprobe = alle Patienten, die das Behandlungsprogramm begonnen haben; Akut = 5-wöchiger stationärer Behandlungszeitraum; Follow-up = Nacherhebungszeitraum.

Bei **stationär behandelten, schwer depressiven Patienten** (Schramm et al. 2007) war die IPT in einer auf das stationäre Setting zugeschnittenen Variante in Kombination mit antidepressiver Medikation sowohl akut als auch längerfristig einer psychiatrischen Standardbehandlung (Medikation plus supportive Arztgespräche) **deutlich überlegen** (Abb. 4-5). Nachdem erste Pilotergebnisse von 28 stationären Depressionspatienten hinsichtlich der Symptomreduktion und der interpersonellen Funktionsfähigkeit bereits ermutigend ausfielen (Schramm et al. 2004), machten die Resultate der randomisiert-kontrollierten Studie an 124 depressiven Patienten klar, dass die Kombination aus IPT und Pharmakotherapie im Vergleich zur Standardbehandlung in der akuten Behandlungsphase nicht nur zu stärkeren Symptomreduktion führt, sondern auch zu höheren Response- und Remissionsraten.

Patienten im höheren Lebensalter
In einer älteren randomisiert-kontrollierten Studie von Schulberg et al. (1996) war die IPT bei 276 depressiven Alterspatienten aus der Allgemeinarztpraxis kurz- wie auch langfristig **gleichermaßen wirksam wie eine medikamentöse Behandlung** und **erfolgreicher** als eine übliche ärztliche Betreuung. Die Ergebnisse wurden durch neuere Untersuchungen (Bruce et al. 2006; van Schaik et al. 2007) an primärärztlich behandelten älteren depressiven Patienten bestätigt. Die IPT erwies sich dabei als eine von Patienten, Therapeuten und Ärzten gut akzeptierte und einer **üblichen Behandlung überlegene** Methode (van Schaik et al. 2007).

Kinder- und Jugendliche
Für depressive Kinder und Jugendliche liegt eine speziell auf diese Altersgruppe adaptierte Form der IPT vor. Die IPT-A (A für Adolescents) stammt von Mufson et al. (1993) und fügt den vier herkömmlichen einen fünften Problembereich („Familie mit einem allein erziehenden Elternteil") hinzu. In der Altersgruppe der 8–19-Jährigen demonstrierte dieser Ansatz **höhere Wirksamkeit im Vergleich zur KVT**, mit Responsraten von 82 % in der IPT-Bedingung und 59 % in der KVT-Bedingung (Roselló u. Bernal 1999; Roselló et al. 2008). Signifikante Verbesserungen bei der depressiven Symptomatik, der sozialen Leistungsfähigkeit sowie der Problemlösefertigkeiten wurden auch in einer 12-wöchigen kontrollierten IPT-Studie von Mufson et al. (1999) berichtet. Eine weitere Arbeit der Gruppe um Mufson (Mufson et al. 2004) konnte diese positiven Ergebnisse bestätigen und belegen, dass IPT die depressive Symptomatik bei Jugendlichen zum Behandlungsende und zur Nachkontrolle verringert.

Horowitz et al. (2007) verglichen in einer neueren Arbeit die Wirksamkeit eines kognitiv-verhaltenstherapeutischen mit einem interpersonell-fertigkeitsorientierten Präventivprogramm (vs. keiner Intervention) bei 380 Highschool-Schülern. Beide aktiven Therapieformen waren effektiver als keine Behandlung, **unterschieden sich aber nicht** voneinander. Nach sechs Monaten waren die Effekte, die direkt nach der akuten Therapie festgemacht werden konnten, allerdings verschwunden.

Der Trend, die IPT für zunehmend differenziertere Subgruppen von depressiven Patienten zu testen, wurde auch in zwei offenen Studien von Miller et al. (2008) verfolgt. Bei **schwangeren Jugendlichen** wurde die IPT einmal als praventive Variante (N = 14) und einmal bei bereits depressiven Mädchen in der Schwangerschaft (N = 11) eingesetzt, die aus ethnischen Minderheitsgruppen in den USA (afro- und lateinamerikanisch) stammten. Die Ergebnisse waren in beiden Fällen äußerst **ermutigend**, auch was die Durchführbarkeit und Akzeptanz der Therapie in diesen üblicherweise wenig complianten Patientengruppen anbelangte.

IPT als rezidivprophylaktische Behandlung

Kurz nachdem Depressionsforscher die gute Wirksamkeit trizyklischer Antidepressiva entdeckt hatten und hinsichtlich der akuten Behandlung äußerst optimistisch gestimmt waren, musste man erkennen, dass es bei über 50 % der Fälle selbst nach erfolgreicher Akuttherapie in relativ kurzer Zeit zu **Rückfällen oder neuen Episoden** kam. Über 75 % der depressiven Patienten erleiden mehr als eine Episode im Verlauf ihres Lebens (z. B. Boland u. Keller 2009). Offensichtlich bedarf es also einer länger andauernden Behandlung.

Bei der ersten Untersuchung zur Langzeitwirkung von IPT handelte es sich gleichzeitig um die allererste systematische Studie zur Wirksamkeit der IPT überhaupt. Sie stammt von Klerman et al. (1974) und würde aufgrund der **achtmonatigen Therapiedauer** nach heutigen Maßstäben zu den Fortsetzungs- bzw. **Erhaltungsbehandlungen** (Continuation Treatment) gerechnet werden. Die Arbeit wurde 1967 begonnen, zu einer Zeit also, als die Wirksamkeit trizyklischer Antidepressiva belegt war. Umstritten waren dagegen die Länge der Behandlung und die Rolle von Psychotherapie bei der Langzeitbehandlung. Es wurden 150 akut depressive, ambulante Patientinnen untersucht, die bereits auf medikamentöse Therapie mit Amitriptylin angesprochen hatten. Das relativ anspruchsvolle Untersuchungsdesign beinhaltete insgesamt sechs Behandlungsbedingungen. Die Patientinnen wurden zu Beginn der achtmonatigen Behandlung entweder der IPT- oder der Kontrollbedingung (niedrigfrequente psychotherapeutische Kontakte) zugeteilt. In den ersten zwei Monaten wurden beide Gruppen mit Amitriptylin weiterbehandelt. Danach erfolgte die randomisierte Zuordnung zur Amitriptylin-, Placebo- oder medikamentenfreien Gruppe. Im Ergebnis verminderte die medikamentöse Behandlung die Rückfallrate, und unter IPT zeigte sich eine **Besserung im interpersonellen Bereich und in der psychosozialen Anpassung**. Dieser Effekt trat jedoch erst nach sechs bis acht Monaten auf (Weissman et al. 1974). Die IPT beeinflusste allerdings **nicht die Rückfallrate** der depressiven Symptome. Da beide Behandlungsformen anscheinend unterschiedlich wirkten, war eine **Kombination beider Therapien** am effektivsten. Es wurden keine negativen Interaktionen zwischen Medikamenten und Psychotherapie gefunden.

Wie die Autoren selbst anmerken, weist die Studie einige **methodische Schwächen** auf. Zum einen lagen zu dieser Zeit für die IPT weder ein standardisiertes Psychotherapiemanual noch ein einheitliches Trainingsprogramm vor. Ein weiterer Mangel betrifft die fehlende Operationalisierung der Diagnosen, denn es standen noch keine entsprechenden Klassifikationssysteme mit operationalisierten diagnostischen Kriterien zur Verfügung. Weiterhin ist zu beachten, dass ausschließlich Medikamenten-Responder eingeschlossen wurden.

Pittsburgh-Studien

Der längste Untersuchungszeitraum, in dem der Effekt von IPT als Erhaltungstherapie (IPT-M) überprüft wurde, umfasste **drei Jahre** und wurde von der Pittsburgher Arbeitsgruppe um Ellen Frank (1990a) beforscht. Die IPT wurde als psychotherapeutische Bedingung ausgewählt, da in früheren Studien festgestellt wurde, dass depressive Patienten auch nach Abklingen der Episode erhebliche Defizite in der sozialen Anpassung aufwiesen (Prien et al. 1984). Insgesamt 128 Patienten mit rezidivierender Depression unterzogen sich einer akuten Kombinationsbehandlung mit Imipramin (Imi) und IPT bis zur Remission der Symptome. Danach wurden sie zufällig auf eine von fünf Behandlungsbedingungen verteilt: monatliche „IPT-M", „IPT-M + Imi", „IPT-M + Placebo", „Imi + Medication Clinic (MC)", oder „Placebo + MC". Die Medication-Clinic-Bedingung entsprach dem Clinical Management in der NIMH-Studie von Elkin et al. (1989) (s. o.).

Imipramin und die **Kombination** von Imipramin und IPT-M schnitten bzgl. des **prophylaktischen Effekts am besten** ab. Nur etwa 20 % der Patienten dieser beiden Behandlungsgruppen erlitten in dem dreijährigen Untersuchungszeitraum einen Rückfall (Abb. 4-6). Dies übertraf die Befunde aller früheren Studien zur prophylaktischen Depressionsbehandlung. Der vorbeugende Effekt lag bei **monatlicher Monotherapie mit IPT** im mittleren Bereich, war jedoch deutlich **günstiger** als der zu erwartende natürliche Verlauf. Die IPT-M war der „MC plus Placebobedingung" außerdem signifikant überlegen. Bei der Interpretation der Ergebnisse ist zu berücksichtigen, dass Imipramin mit der höchsten Dosis von 150–300 Milligramm und die IPT in der niedrigsten „Dosis" verabreicht wurde, die bisher bei der Langzeittherapie untersucht wurde. Der somit erzeugte **Deckeneffekt** erklärt möglicherweise, warum – verglichen mit „Imipramin + MC" – keine signifikanten Unterschiede zu finden waren, wenn Imipramin mit IPT-M kombiniert wurde. Diese Vermutung wird auch dadurch unterstützt, dass die Monotherapie IPT-M signifikant wirksamer war als „Placebo + MC". Die Patienten der letztgenannten Behandlungsbedingung wurden mit einer Wahrscheinlichkeit von 90 % rückfällig, ein Ergebnis das sich nicht von

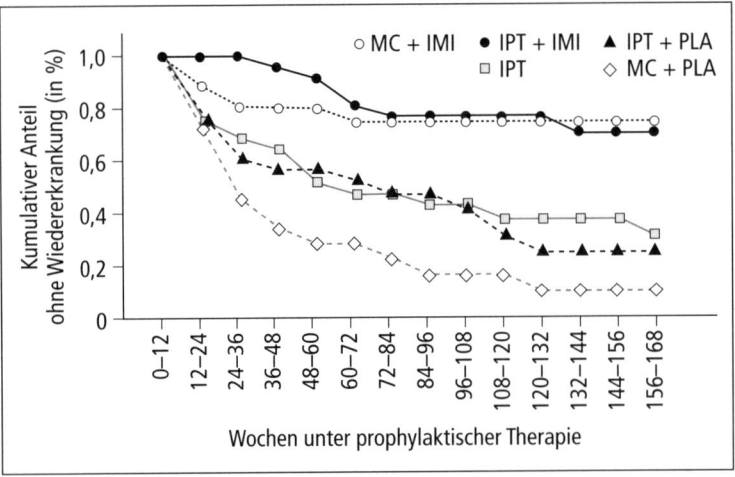

Abb. 4-6 Behandlungserfolg der verschiedenen rezidiv-prophylaktischen Bedingungen in der Studie von Frank et al. (1990a, S. 1097). IMI = Imipramin; MC = Medication Clinic (ärztliche Gespräche); PLA = Placebo; IPT = Interpersonelle Psychotherapie.

dem zu erwartenden natürlichen Verlauf unterschied. Nach drei Jahren betrug die mittlere phasenfreie Dauer in der Placebogruppe 45 Wochen, in der „IPT-M + Placebo"-Gruppe 74 Wochen, bei den ausschließlich mit IPT-M Behandelten 82 Wochen, bei den mit „Imi + MC" Behandelten 124 Wochen und in der Kombinationsbedingung 131 Wochen. Damit war nachgewiesen, wie nützlich eine Langzeitbehandlung für die Prävention depressiver Episoden ist. Patienten, die IPT-M erhielten, blieben **fast doppelt so lange** ohne erneute Episode wie Patienten, die mit Placebo behandelt wurden. Dieser Befund ist besonders relevant für Patienten, die langfristig keine Medikamente nehmen wollen oder können (z. B. bei einer geplanten Schwangerschaft). Darüber hinaus konnten Frank et al. (1991) zeigen, dass dieser Effekt selbst bei nur monatlicher Anwendung der IPT in qualitativ gut durchgeführten, integeren Therapien dem der Pharmakotherapie ähnlich war.

Diese wichtige Untersuchung wurde von derselben Arbeitsgruppe (Frank et al. 2007) gewissermaßen fortgeführt, um den Einfluss der **Sitzungsfrequenz** auf den prophylaktischen Effekt zu klären. Insgesamt wurden 233 Frauen mit rezidivierender Depression mit wöchentlichen, 14-tägigen oder monatlichen IPT-Erhaltungssitzungen behandelt (über zwei Jahre lang oder bis zum Wiederauftreten der Depression), nachdem sie remittiert waren. Von den Patientinnen, die unter IPT-Monotherapie remittierten (N = 99), erlitten nur 26 % ein Wiederauftreten ihrer Depression. Bei denjenigen, die zur Remission eine zusätzliche SSRI-Behandlung benötigten (N = 90), blieben 36 % während der Medikationsabsetzphase remittiert. Die Hälfte von ihnen erlitt ein Wiederauftreten in den nächsten zwei Jahren. Es zeigte sich kein Unterschied hinsichtlich der rückfallfreien Zeit zwischen den einzelnen Behandlungsuntergruppen, die unterschiedlich intensiv mit IPT weiterbehandelt wurden. Diese Ergebnisse legen nahe, dass Erhaltungs-IPT auch mit einer **Frequenz von nur einer Sitzung pro Monat** eine gute prophylaktische Methode darstellt, und zwar für Frauen, die mit alleiniger IPT eine Remission erreichten. Im Gegensatz dazu erwies sich die alleinige IPT-Erhaltungstherapie bei denjenigen, die akut zusätzlich Pharmakotherapie benötigten, als ein weniger wirksamer Ansatz.

Patienten im höheren Lebensalter

Auch bei älteren depressiven Patienten konnten die positiven Effekte der IPT auf die Erhaltung symptom- und rezidivfreier Intervalle mit Hilfe eines ähnlichen Studiendesigns bestätigt werden (Reynolds et al. 1999). Eine psychotherapeutische Maßnahme erscheint für diese Patientengruppe besonders sinnvoll, da ältere Menschen auf Pharmakotherapie häufig mit ungünstigen Nebenwirkungen reagieren. Das **geringfügig modifizierte Behandlungsmanual** (IPT-LLM, Late-Life Maintenance; Frank et al. 1991) berücksichtigt vor allem Probleme, die in höherem Alter verstärkt mit dem Auftreten einer Depression in Beziehung stehen. Dazu gehören beispielsweise die soziale Isolierung im Alter, zunehmende körperliche Beschwerden, vermehrte Verluste von Bezugspersonen der gleichen Altersgruppe, der Übergang zur Berentung, der Umgang mit dem Älterwerden und die zunehmende Abhängigkeit von anderen. All diese Schwierigkeiten lassen sich unter den ursprünglichen vier Problembereichen einordnen. Zum Beispiel ist der Umgang mit dem Älterwerden als biologischer Rollenübergang zu verstehen, und die verstärkte Abhängigkeit von anderen kann zu interpersonellen Auseinandersetzungen führen.

Bei der IPT-LLM kann die Sitzungsdauer flexibel gestaltet werden. Auch bei der Fokussierung auf gegenwärtige Probleme wird den älteren Patienten mehr Freiheit als in der ursprünglichen Form eingeräumt, zumal möglicherweise öfter auf vergangene Beziehungen eingegangen werden muss. Insgesamt erfordert die psychotherapeutische Behandlung älterer Patienten, dass der Therapeut eine aktive Haltung zeigt und häufiger direkte und praktische Hilfestellung bei der Bewältigung des Alltagslebens anbietet. Bei jüngeren Patienten arbeitet der Therapeut an entscheidenden Veränderungen in Beziehungen oder ermutigt sie unter Umständen sogar zum Beziehungsabbruch. Im Gegensatz dazu kann das Ziel bei Älteren darin bestehen, eine suboptimale Beziehung zu tolerieren und eher deren depressogene Auswirkungen zu verringern. Auch andere Probleme von Menschen im hohen Lebensalter wie beispielsweise der Verlust materieller, physischer oder psychischer Möglichkeiten sowie die existenzielle Auseinandersetzung mit dem Alter und dem bevorstehenden Tod sind nur eingeschränkt einer Lösung zugänglich.

In der oben genannten Untersuchung (Reynolds et al. 1999) war die **IPT wirksamer als Placebo und Nortryptilin**. Die **Kombination** von IPT und Nortryptilin erwies sich als die **günstigste Erhaltungstherapie** über einen dreijährigen Nachkontrollzeitraum. Die Kombinationsbehandlung führte auch dazu, dass die soziale Anpassung im familiären und beruflichen Bereich erfolgreicher verlief als unter den Monotherapien (Lenze et al. 2002). Bei depressiven Patienten **ab 70 Jahren**, die allerdings unter ausgeprägteren körperlichen Begleiterkrankungen litten als die zuvor untersuchte Stichprobe, schien die **IPT weder mit noch ohne Medikation hilfreich** zu sein (Reynolds et al. 2006). Die Ergebnisse legen nahe, dass die Nützlichkeit der IPT bei Patienten ab dem 70. Lebensjahr durch komorbide medizinische Probleme eingeschränkt ist und möglicherweise die stringente Miteinbeziehung eines Angehörigen erfordert. Bei Patienten mit **niedrigerem kognitiven Leistungsniveau** hingegen entfaltete die IPT gute protektive Effekte (Carreira et al. 2008).

IPT bei anderen affektiven Störungsformen

Chronische Depressionen

Eher **enttäuschende Ergebnisse** erbrachte die Überprüfung der IPT bei dysthymen Patienten. Bei der Version der IPT für dysthyme Patienten (IPT-D; Markowitz 1998) sollen chronisch depressive Patienten erkennen, welche der von ihnen als persönlichkeitsbedingt angesehenen Aspekte in Wirklichkeit von der chronisch depressiven Symptomatik bestimmt und veränderbar sind. Außerdem wird die lang anhaltende depressive Symptomatik als vertraute, wenn auch unfreiwillige „**Rolle**" per se definiert. Von ihr nimmt der Patient während der Behandlung im Rahmen eines Rollenwechsels Abschied und bereitet sich auf die neue Rolle eines Gesunden vor.

In einer Effectiveness-Studie von Browne et al. (2002) an 707 dysthymen Patienten wurde die IPT mit durchschnittlich zehn Sitzungen über einen Zeitraum von sechs Monaten mit Sertralin und mit der Kombination beider Verfahren verglichen. Zum Ende der Behandlung zeigte sich die **Kombinationsbedingung** der „Sertralin alleine"-Bedingung ebenbürtig und der „**IPT alleine**"-Bedingung signifikant überlegen. Sertralin erwies sich im Vergleich zu IPT als **wirksamer**. Die Responseraten waren 60 % für Sertralin, 58 % für die Kombination und 47 % für IPT. Zu berücksichtigen ist aber eine „**Dosisungleichheit**" zwischen der Psychotherapie und der Medikationsbedingung (zehn wöchentliche IPT-Sitzungen vs. sechs Monate Sertralin). Darüber hinaus wurde die IPT nicht in der für dysthyme Störungen modifizierten Form, sondern in der auf depressive Episoden zugeschnittenen Originalversion eingesetzt. Ähnliche Ergebnisse erbrachte 18 Monate später die Nachuntersuchung. Allerdings nahmen im naturalistischen Nachuntersuchungszeitraum wesentlich mehr Patienten in der ursprünglichen Kombinations- bzw. Sertralin-Bedingung (63 % bzw. 66 %) weiterhin Sertralin ein als in der IPT-Gruppe (12 %). Die Patienten, die initial mit IPT behandelt wurden (alleine oder kombiniert mit Medikation) verursachten allerdings sowohl kurz- als auch langfristig die **niedrigsten Kosten** durch geringere Inanspruchnahme des Gesundheitssystems und anderer sozialer Dienste. Daher gaben die Autoren der Kombinationsbehandlung den Vorzug vor einer medikamentösen Monotherapie.

In einer neueren Arbeit von Markowitz et al. (2005) gelangte man trotz methodischer Verbesserungen zu **ähnlichen Erkenntnissen**. 94 dysthyme Patienten mit frühem Beginn wurden entweder mit Sertralin oder mit IPT (dieses Mal in der für dysthyme Patienten modifizierten Form; 16 Sitzungen) oder der Kombination beider Ansätze oder mit einer Kontrollbedingung (supportive Psychotherapie) behandelt. Auch hier war die **Kombinationsbedingung** alleiniger Medikation nicht überlegen (Responserate 57 % vs. 58 %), jedoch alleiniger Psychotherapie (Responserate 35 %). Die IPT zeigte gegenüber der supportiven Psychotherapie **keine signifikanten Vorteile** (Responserate 31 %). Markowitz et al. (2005) führten die Ergebnisse zum einen auf die **ungenügende Stichprobengröße,** zum anderen auf eine zu aktive Kontrollgruppe zurück. Es überrascht wenig, dass die IPT bei dysthymen Patienten mit **sekundärem Alkoholmissbrauch oder -abhängigkeit** in einer weiteren Studie von Markowitz et al. (2008) im Vergleich zu einer supportiven Therapie ebenfalls nicht überzeugend abschnitt. Während der Effekt auf die depressive Symptomatik noch zufriedenstellend war, blieb die Anzahl der abstinenten Tage nahezu unverändert.

Dahingegen bewährte sich die IPT bei **stationär behandlungsbedürftigen chronisch depressiven Patienten** (Double Depression oder chronische Major Depression; N = 45), die entweder mit einer Kombination aus antidepressiver Standardmedikation plus IPT oder mit der gleichen Standardmedikation plus Clinical Management (CM) therapiert wurden (Schramm et al. 2008).

Bereits nach fünf Wochen war eine signifikant ausgeprägtere Symptomreduktion in der **Kombinationsbedingung** im Vergleich zur Standardbehandlung zu verzeichnen. Die akute (IPT: 71 % vs. CM: 38 %), die aufrechterhaltene Response und die Remissionsrate (67 % vs. 32 %) unterschieden sich bedeutsam zwischen den Gruppen zugunsten der IPT. Beim 1-Jahres-Follow-up waren nur 7 % rückfällig geworden verglichen mit 25 % der CM-Gruppe. **Vorteile einer Kombinationsbehandlung** mit IPT und Medikation gegenüber alleiniger Medikation zeigten sich außerdem in einer kleineren randomisierten Studie mit dysthymen Patienten (de Mello et al. 2001).

Im Vergleich zu der einzigen Psychotherapie, die speziell für chronisch Depressive entwickelt wurde (Cognitive Behavioral Analysis System of Psychotherapy; CBASP) kann die IPT bzgl. Behandlungserfolg offensichtlich nicht mithalten. In einer randomisiert-kontrollierten Pilotstudie an 30 chronisch depressiven Patienten mit frühem Beginn (Schramm et al. 2009a) wurden die Teilnehmer entweder mit 22 Sitzungen IPT oder mit dem CBASP behandelt. Im Hinblick auf die Reduktion der HAMD-Werte und damit der Depressionsstärke schnitten die CBASP-Patienten nach 16 Wochen **deutlich besser ab als die IPT-Patienten**. Sie erreichten außerdem eine signifikant höhere Remissionsrate (CBASP: 78 % vs. IPT: 23 %). Bis zu 80 % dieser Patientengruppe gab frühkindliche Traumatisierungen von mindestens mittelgradiger Ausprägung an (meistens emotionale Vernachlässigung), was den deutlichen Vorteil des darauf zugeschnittenen CBASP-Verfahrens möglicherweise erklären könnte.

Bipolare Störungen

Für bipolare Störungen wurde von der Pittsburgher Arbeitsgruppe um Frank (2005) eine spezielle Variante der IPT entwickelt, die neben der interpersonellen Problematik zusätzlich den **sozialen Lebensrhythmus** des Patienten besonders berücksichtigt (Interpersonelle und Soziale Rhythmus Therapie; IPSRT). Bei der IPSRT wird wie bei der herkömmlichen IPT zunächst der Zusammenhang zwischen Stimmung und Lebensereignissen eruiert und auf einen relevanten interpersonellen Problembereich fokussiert. Im Sinne von Rollenwechsel und Trauerarbeit ist allerdings bei bipolaren Patienten der **Verlust der Gesundheit** bzw. der Integrität ein Thema. Mehr als bei den unipolaren Patienten beschäftigt sich der Therapeut mit der medikamentösen Compliance und der Sicherheit des Patienten. Darüber hinaus sollte sich der Therapeut mit den Familienmitgliedern und dem behandelnden Arzt koordinieren und vom Patienten mitunter nur begrenzte Krankheitseinsicht erwarten. Ungefähr ab der vierten Sitzung wird die Social Rhythm Metric (SRM) eingeführt, ein Instrument, mit dessen Hilfe der Patient seinen Tagesablauf dokumentiert, um instabile Rhythmen herauszufinden, nach Auslösern für Rhythmusunterbrechungen zu suchen und entsprechend Veränderungsziele im Sinne von Regelmäßigkeit im täglichen Ablauf festzulegen. Diese Intervention der Regulation basiert auf der Beobachtung, dass viele bipolare Patienten weniger stimmungslabil sind, wenn ihre täglichen Aktivitäten einer regelmäßigen Routine unterliegen. Dies betrifft insbesondere den Schlafrhythmus, aber auch die Essenszeiten, die Arbeitstätigkeit sowie körperliche oder soziale Aktivitäten. Das Ziel der SRM besteht also darin, eine Gleichmäßigkeit der Tagesroutine beizubehalten, die für den Patienten weder unter- noch überfordernd ist. Die IPSRT ist eine dreijährige, prophylaktische Behandlung mit zunächst 14-tägigen, in den letzten zwei Jahren monatlichen Behandlungsterminen. Ein weiterer Schwerpunkt der IPSRT liegt darauf, die **Residualsymptomatik und die psychosozialen Folgen** der manischen oder depressiven Episoden zu bewältigen. Hierzu gehört es beispielsweise, sich damit auseinanderzusetzen, dass bestimmte Lebenspläne durch die Krankheit aufgegeben werden mussten. Die interpersonellen Fertigkeiten variieren bei bipolaren Patienten je nach Stimmungszustand (z. B. Hypomanie vs. Depression) immens, weswegen sich der Therapiefokus mit der Stimmung verändern kann.

In einer Untersuchung von Frank et al. (2005) wurden vier Behandlungsstrategien miteinander verglichen (alle kombiniert mit Standardmedikation): 1) akute IPSRT gefolgt von Erhaltungs-IPSRT, 2) akutes Intensives Clinical Management (ICM) gefolgt von Erhaltungs-ICM, 3) akute IPSRT gefolgt von Erhaltungs-ICM und 4) akutes ICM gefolgt von Erhaltungs-IPSRT. Es konnten **keine Unterschiede** zwischen den einzelnen Behandlungsstrategien bzgl. der Zeit bis zur Stabilisierung des affektiven Zustands beobachtet werden. Patienten, die in der akuten Phase mit IPSRT behandelt wurden, blieben **längere Zeit ohne neue affektive Episode**, unabhängig von der Art der Erhaltungstherapie. Die IPSRT-Gruppe zeigte eine **höhere Regelmäßigkeit des sozialen Rhythmus** nach der akuten Therapiephase, was mit einer verminderten Rückfallwahrscheinlichkeit während der Erhaltungsphase verbunden war. Daraus schlossen die Autoren, dass die IPSRT besonders hinsichtlich der Phasenprophylaxe ein wirksames Verfahren darstellt. Zur Verhinderung von Suizidversuchen war die IPSRT bei dieser Patientengruppe allerdings nicht dienlicher als das ICM (Rucci et al. 2002).

Depressionen während und nach der Schwangerschaft sowie bei Müttern psychisch kranker Kinder

Bei schwangeren depressiven Frauen befand die Arbeitsgruppe um Spinelli IPT im Vergleich zu einem edukativen Programm für Eltern als **signifikant effizienter** (Spinelli u. Endicott 2003). Grote et al. (2009) behandelten ebenfalls perinatal depressive Frauen (N = 53) mit einer Kurzform der IPT (8 Sitzungen vor der Geburt plus 6 Erhaltungssitzungen postpartum) und setzten den Behandlungserfolg in Relation zu einer Standardbehandlung (Treatment As Usual). Die IPT-Gruppe zeigte **eindeutige Vorteile** bzgl. depressiver Symptomatik und sozialer Funktionsfähigkeit, auch sechs Monate nach der Entbindung.

An der Universität Iowa wurde von Scott und O'Hara (1995) eine abgewandelte Form der IPT zur Behandlung der Postpartum-Depression entwickelt. Der Schwerpunkt liegt darauf, Rollenwechsel und eheliche Spannungen zu bewältigen, die häufig nach der Geburt eines Kindes oder im Rahmen der Depression auftreten können. Bei 120 Frauen mit Postpartum-Depression ließ sich die IPT im Vergleich zu einer Wartebedingung erfolgreich einsetzen. Die mit IPT behandelten Frauen zeigten **höhere Response- und Remissionsraten und eine bessere soziale Anpassung** (O'Hara et al. 2000). Auch im Gruppenformat schien die IPT bei Frauen mit Postpartum-Depression effektiv zu sein (Klier et al. 2001). Bei der Entscheidung für eine Behandlungsform ist allgemein zu berücksichtigen, dass viele Frauen mit einer Postpartum-Depression stillen und Psychopharmaka keine geeignete Behandlungsalternative darstellen.

In einer Pilotstudie hat sich das IPT-Modell (mit bis zu 6 telefonischen Sitzungen) bei 17 subsyndromal **depressiven Frauen nach einer Fehlgeburt** bewährt (Neugebauer et al. 2007).

Bei depressiven Müttern (N = 47), deren Kinder sich wegen einer psychischen Erkrankung in Behandlung befanden, führte eine Kurzform der IPT (9 Sitzungen) zu bedeutsamen Verbesserungen auf Symptom- und auf interpersoneller Ebene verglichen mit einer Standardbehandlung (Swartz et al. 2008). Die Veränderungen des Zustands der Mütter waren von einer Reduktion der depressiven Symptomatik der Kinder gefolgt.

Subsyndromale affektive, Angst- und Anpassungsstörungen
Die IPT wurde auch als kurze psychosoziale Intervention adaptiert, die in der Primärversorgung angewandt werden kann. Probleme bei der Lebensbewältigung sowie Angst- und Depressionssymptome gehören zu den Hauptgründen, aus denen Primärversorgungseinrichtungen aufgesucht werden. Die kurze psychosoziale Intervention namens IPC (Interpersonal Counseling; Weissman u. Klerman 1993) umfasst sechs halbstündige Beratungssitzungen und ist auf Patienten zugeschnitten, die (noch) keine manifeste psychiatrische Störung aufweisen. IPC soll nach einem Training von Pflegekräften durchgeführt werden können, wobei hier zu beachten ist, dass die Ausbildung von Pflegekräfte in den USA wesentlich umfassender ist als in Deutschland. Der Schwerpunkt der Therapie liegt darauf, die soziale Rollenerfüllung und die berufliche Leistungsfähigkeit des Patienten wieder herzustellen.

In einer Pilot-Untersuchung von Klerman et al. (1987) erwies sich die IPC als gut durchführbar und wirksam. Im Vergleich zur Kontrollgruppe, die eine übliche Standardbehandlung erhielt, konnte nach einem Zeitraum von durchschnittlich drei Monaten eine **signifikant höhere Symptomreduktion** festgestellt werden. IPC führte allerdings zu einer **höheren Inanspruchnahme des psychiatrisch-psychologischen Versorgungssystems**. Dieser Effekt war unerwartet. Offensichtlich sensibilisierte IPC die Patienten dafür, die psychologische Grundlage ihrer Probleme wahrzunehmen.

IPT bei Depression und körperlichen Erkrankungen

HIV-Infektion
Von Markowitz et al. (1992) stammt eine Modifikation der IPT für HIV-positive depressive Patienten, die sich in erster Linie auf die besonderen Probleme dieser Patientengruppe beziehen: Die ständige Konfrontation nicht nur mit dem eigenen, sondern auch mit dem Tod von Freunden oder anderen Mitgliedern der sozialen Gruppe des Patienten, und die zahlreichen, durch die Infektion mit dem tödlichen Virus bedingten Rollenwechsel. Der Kurzzeitcharakter der Intervention entspricht ganz speziell den Bedürfnissen dieser Patienten, da dem Faktor „Zeit" im Leben der Betroffenen eine besondere Bedeutung zukommt. In einer randomisierten Studie (Markowitz et al. 1998) mit 101 depressiven HIV-infizierten Patienten erwies sich eine 16-wöchige IPT-Behandlung **effizienter als supportive Therapie oder KVT** und gleich wirksam wie eine medikamentöse Therapie.

Koronare Herzerkrankungen
In einer umfassenden Untersuchung kanadischer Wissenschaftler (Lespérance et al. 2007) wurden 284 depressive Patienten mit koronaren Herzerkrankungen zunächst entweder auf zwölf Wochen „IPT plus Clinical Management" (CM, ärztliche Kurzgespräche) oder auf CM alleine randomisiert. Danach wurden sie einer Citalopram- oder einer Placebobedingung zugeteilt. Citalopram war gegenüber der Placebobedingung überlegen. Die IPT hatte gegenüber der CM-Bedingung allerdings **keinerlei Vorteile**.

Brustkrebs
Für Patientinnen mit Brustkrebs wurde in einer Pilotstudie eine modifizierte Version der IPT per Telefon (Donnelly et al. 2000) überprüft. Die Therapieziele bestanden in einer Verminderung der psychischen Belastung und einer Verbesserung des Bewältigungsverhaltens. Die 14 untersuchten Patientinnen erhielten während einer Chemotherapie und für einen Monat danach wöchentliche Sitzungen (im Durchschnitt 16 Sitzungen). Die Frauen durften eine Bezugsperson dazu einladen, ebenfalls Einzelsitzungen in Anspruch zu nehmen (N = 10, durchschnittlich

11 Sitzungen). Die Patientinnen beurteilten das Therapieprogramm zwischen „gut" und „ausgezeichnet". Die Autoren schlussfolgerten, dass Bedarf nach Angeboten für Betroffene und deren Angehörige besteht.

Schlaganfall
Nach einem Schlaganfall ist man oftmals von einer veränderten Lebenssituation betroffen (z. B. körperliche Einschränkungen, Verlust der Berufstätigkeit, etc.). Auch der gewohnte Umgang mit dem Partner kann sich stark verändern, weil der Patient pflegebedürftiger, aber auch reizbarer ist oder nicht mehr wie üblich kommunizieren kann. Die Bearbeitung von unfreiwilligen Rollenwechseln und Konflikten und das Betrauern verloren gegangener Möglichkeiten bieten sich bei Patienten an, die nach einem Schlaganfall depressiv geworden sind. In einer aktuellen Effectiveness-Studie (Finkenzeller et al. 2009) an 74 hospitalisierten Post-Stroke-Patienten stellten sich drei Behandlungsmöglichkeiten auch hinsichtlich des Rehabilitationserfolgs als **gleichermaßen wirksam** heraus: alleinige IPT (im Gruppenformat), alleinige Pharmakotherapie sowie die Kombination beider Interventionen. Eine gezielte psychotherapeutische Behandlung war gut in den Stationsalltag integrierbar und wurde von den Patienten dankbar angenommen.

Interpersonelle Beratung
Mossey et al. (1996) wandten den Ansatz der IPT bei Patienten an, die neben einer körperlichen Erkrankung depressive Symptome aufwiesen. Die Stichprobe bestand aus über 60-jährigen Patienten, die wegen einer körperlichen Erkrankung stationär aufgenommen waren und unter depressiven Symptomen, jedoch nicht unter einer Major Depression litten. Sie wurden entweder der IPT oder einer herkömmlichen Behandlung zugeteilt und mit einer nicht-depressiven Kontrollgruppe verglichen.

Drei Monate nach der IPT-Behandlung hatten sich bei den Patienten die **depressiven Symptome reduziert**. Dagegen war bei den Kontrollpersonen ein leichter Anstieg der Symptome zu verzeichnen. Die Anzahl stationärer Wiederaufnahmen war bei der IPT-Gruppe und der nicht-depressiven Gruppe ungefähr gleich und deutlich geringer als in der depressiven Kontrollgruppe.

IPT bei nicht-affektiven Störungsformen

Bulimia nervosa, Binge Eating Disorder und Anorexia nervosa
Zu den erfolgreichsten modifizierten Formen der IPT gehört die für Bulimie entwickelte Variante. Im Rahmen einer kontrollierten Therapievergleichsstudie (Fairburn et al. 1991) wurde die **nur geringfügig modifizierte Form der IPT** mit KVT und einem einfachen Verhaltenstherapieprogramm verglichen. Die Modifikationen bezogen sich lediglich auf die Anfangssitzungen. Zum Beispiel wurde der interpersonelle Kontext exploriert, in dem sich die Essstörung entwickelt hatte. Der psychoedukative Anteil in der initialen Phase wurde dabei allerdings nicht beachtet. Die weitere Behandlung folgte weitgehend dem Originalmanual zur Depressionsbehandlung. Auf die Essproblematik durfte explizit nicht mehr eingegangen werden, während die beiden anderen Modalitäten spezifisch auf das Störungsbild der Bulimie zugeschnitten waren. Die beschriebenen Modifikationen der IPT dienten also nicht – wie im Falle der anderen bereits ausgeführten Adaptionen – dazu, den IPT-Ansatz für Bulimiepatienten zu optimieren. Vielmehr sollten sie möglichst scharf die IPT von der KVT und der VT abgrenzen. Die Autoren wollten primär der bereits bewährten kognitiven Therapie zwei psychologische Kontrollbedingungen gegenüberstellen.

Im Ergebnis erwies sich die **KVT auf einigen Parametern effektiver** (z. B. Häufigkeit von selbstinduziertem Erbrechen, extreme Diätmaßnahmen und Einstellung gegenüber Figur und Gewicht), auf anderen jedoch gleichwirksam wie die IPT (Agras et al. 2000; Fairburn et al. 1993). Das Follow-up nach einem Jahr erbrachte **gleichermaßen substanzielle und dauerhafte Behandlungseffekte** in der KVT- und IPT-Gruppe, wobei die Veränderungen bei den mit IPT behandelten Patienten insgesamt länger auf sich warten ließen (Fairburn et al. 1995). Die VT war nun deutlich weniger wirksam als die KVT oder die IPT. Die IPT schien besonders geeignet für afroamerikanische Patientinnen (Chui et al. 2007).

Wilfley et al. (1993) baute auf dem Konzept und den Erfahrungen Fairburns auf und entwickelte eine spezielle Form der IPT als Gruppenbehandlung für Patientinnen, welche die Kriterien für Bulimie erfüllten bis auf aktive

Maßnahmen gegen eine Gewichtszunahme (z. B. Erbrechen). Die IPT-Gruppenbehandlung war einer Wartekontrollbedingung gegenüber überlegen und **gleich effektiv wie KVT** (Wilfley et al. 2002). Die Gruppentherapie fand im ambulanten Rahmen statt und war vom Charakter stark an das Vorgehen psychodynamisch ausgerichteter Gruppentherapien angelehnt.

Eine australische Forschergruppe um McIntosh (2005) widmete sich der Behandlung von Anorexia nervosa, eine Störung, für die bisher noch keine wirksame ambulante Therapie gefunden wurde. 65 anorektische Frauen bekamen mindestens 20 Wochen lang eine von drei Behandlungen: Zwei davon waren störungsorientiert (IPT und KVT), eine supportive Psychotherapie diente als Kontrollgruppe. Überraschenderweise übertrumpfte die **supportive Therapie die beiden störungsorientierten Ansätze** und warf die Frage nach den Wirkfaktoren der einzelnen Interventionen auf.

Soziale Phobie

Bei der IPT für sozial phobische Patienten (IPT-SP) wurden ähnliche Modifikationen vorgenommen wie für dysthyme Patienten. Die Störung wird dem Patienten im Sinne eines medizinischen Krankheitsmodells erklärt. Der in der Regel chronische Störungsverlauf wird bei der Fokussuche besonders berücksichtigt. Als zusätzlicher Problembereich ist bei sozialen Phobikern „**Hypersensitivität in interpersonellen Beziehungen**" im IPT-SP-Manual benannt (Lipsitz u. Markowitz 1996). In einer randomisierten Studie (Lipsitz et al. 2008) wurden 70 sozial phobische Patienten 14 Wochen lang entweder mit IPT oder mit supportiver Therapie behandelt. Entgegen der Studienhypothese verbesserten sich beide Gruppen **gleichermaßen**.

Die Wirksamkeit der IPT bei Patienten mit sozialer Phobie (mit oder ohne komorbide Depression) wurde auch von den Arbeitsgruppen um Stangier und Schramm im Vergleich zu einem spezifisch auf soziale Phobien zugeschnittenen kognitiven Ansatz erforscht. Einer ersten Auswertung zufolge wurde gemäß der klinischen Beurteilung eine **Überlegenheit der KVT** bei der Reduktion der sozial phobischen Symptomatik beobachtet, die sich allerdings nicht in der Selbstbeurteilung manifestierte (Schramm et al. 2009). Eine norwegische Gruppe um Hoffart (2005) fokussierte ebenfalls die Unterschiede im Behandlungserfolg von IPT versus KVT bei sozialen Angstpatienten im stationären Setting. In dieser Arbeit waren beide Verfahren **gleichermaßen wirksam**.

Posttraumatische Belastungsstörung und Panikstörungen

In den letzten Jahren wurde die IPT auch als Alternative zur traditionellen Expositionsbehandlung von Patienten mit einer Posttraumatischen Belastungsstörung (PTBS) oder mit Panikstörungen entdeckt. In zwei offenen Studien stellte sich der IPT-Ansatz für die Behandlung der PTBS als hilfreich heraus (Markowitz et al. 2009). Krupnick et al. (2008) untersuchten 48 gering verdienende Frauen mit chronischer PTBS. Nach einer Gruppentherapie mit IPT wiesen die behandelten Frauen **signifikant weniger depressive wie auch posttraumatische Symptome** auf als Frauen, die einer Warteliste zugeteilt waren. Außerdem verfügten sie nach der Therapie über eine bessere soziale Leistungsfähigkeit. In einer weiteren Pilotstudie (Robertson et al. 2007) schlugen sich die Effekte der IPT in erster Linie in einer verbesserten sozialen und interpersonellen Leistungsfähigkeit und einem gesteigertem allgemeinem Wohlbefinden nieder.

Bleiberg und Markowitz (2005) führten über 14 Wochen eine Überprüfung der IPT bei 14 PTBS-Patienten durch. Zu Therapieende erfüllten zwölf Patienten nicht mehr die Störungskriterien. Nur ein Patient brach die Behandlung ab. 69 % der Teilnehmer sprachen auf die Behandlung an, 36 % remittierten. Neben der PTBS-Symptomatik verbesserten sich auch depressive Symptome, Ärgerreaktionen und die interpersonelle Funktionsfähigkeit.

In einer kleineren offenen Studie an Patienten mit Panikstörung (Lipsitz et al. 2006) wurden ebenfalls deutliche Verbesserungen durch eine IPT-Behandlung festgestellt.

Borderline-Persönlichkeitsstörungen

Obwohl die IPT für die Behandlung von Borderline-Persönlichkeitsstörungen nicht ausreichend strukturiert erscheinen mag, adaptierten Markowitz et al. (2006) das Konzept für diese Patientengruppe. Von italienischen Forschern (Bellino et al. 2007) wurde diese Therapieform in Kombination mit Medikation bei 35 depressiven Patienten mit einer Borderline-Persönlichkeitsstörung mit einer kombiniert kognitiven und medikamentösen Therapie verglichen. Es wurden **keine signifikanten Unterschiede** zwischen den beiden Bedingungen gefunden.

Komplizierte Trauer
Bei Patienten mit komplizierter Trauer waren 16 Sitzungen herkömmlicher IPT einer um kognitiv-behaviorale Elemente der Traumatherapie erweiterten IPT-Variante **unterlegen** (Shear et al. 2005). Als hauptsächliche Outcome-Maße dienten die Behandlungsresponse definiert als Clinical Global Improvements (CGI; 28 % bei der IPT vs. 51 % bei der IPT plus Trauma-Elemente) sowie die Zeit bis zur Verbesserung von mindestens 20 Punkten auf dem Inventar für Komplizierte Trauer (Selbst-Rating).

Substanzmissbrauch
Eine der ersten modifizierten Formen der IPT bezog sich auf drogenabhängige Patienten. In einer frühen Studie (Rounsaville et al. 1983) erhielten 72 opiatabhängige Patienten neben IPT auch wöchentliche Gruppentherapie und konnten ein Methadonprogramm mit täglichen Kontakten nutzen. Die IPT erbrachte jedoch **keinen zusätzlichen Vorteil** gegenüber der Kontrollbedingung. Letztere beinhaltete außer den oben erwähnten Maßnahmen anstelle der IPT niedrigfrequente therapeutische Kontakte. Die Interpretation der Ergebnisse ist allerdings durch eine hohe Abbrecherquote kompliziert. Auch in der Behandlung Kokainabhängiger (Rounsaville u. Kleber 1985) lieferte die IPT keine überzeugenden positiven Befunde. 42 Kokainabhängige wurden für zwölf Wochen den Bedingungen „Rückfallprävention mit strukturierter VT" oder „IPT" zugewiesen. Es wurden keine signifikanten Unterschiede zwischen beiden Bedingungen hinsichtlich der Anzahl von abstinenten Wochen erzielt.

Spezielle Settings und Fragestellungen

Gruppen- und Paartherapie bei unipolaren Depressionen
In einer Pilotstudie von Levkovitz et al. (2000) an 14 Patienten, die bereits auf Pharmakotherapie respondiert hatten, stellte sich die darauf folgende IPT im Gruppenformat **wirksamer als eine nachfolgende Standardbehandlung** heraus. Ebenfalls als Gruppentherapie modifiziert wurde die IPT bei depressiven Patienten einer psychosomatischen Rehabilitationsklinik im Rahmen einer randomisierten Pilotstudie untersucht und erzeugte dort **gleich gute Resultate** wie eine kognitive Gruppenbehandlung (Wahl 1994). Auch in der bereits erwähnten Studie von Schramm et al. (2007) führte das stationäre Behandlungsprogramm bestehend aus 15 Einzel- und 8 Gruppensitzungen kombiniert mit Medikation zu äußerst befriedigenden Behandlungserfolgen.

Da eheliche Konflikte für das Auftreten einer depressiven Episode von Bedeutung sein können, wurde eine paartherapeutische Version der IPT für Patienten mit Eheproblemen konzipiert (Conjoint Marital, IPT-CM). Bei der IPT-CM wird mit interpersonellen Auseinandersetzungen in der Ehe oder Partnerschaft explizit nur einer der vier definierten Problembereiche fokussiert. Hierbei soll in erster Linie die dysfunktionale Kommunikation des Paares analysiert und verändert werden. Der Partner nimmt deswegen an allen Sitzungen teil. Ein Vergleich der IPT als Paarbehandlung mit herkömmlicher IPT (Foley et al. 1989) belegte eine **vergleichbare Wirksamkeit** bei der Reduktion zentraler Depressivitätsindikatoren. Die partnerschaftliche Zufriedenheit steigerte sich jedoch bei Einbeziehung des Partners stärker.

IPT in Entwicklungsländern und anderen Kulturen
Der Einsatz der IPT in Entwicklungsländern und anderen Kulturen in einem modifizierten Gruppenformat hat in den letzten Jahren eine beachtenswerte Entwicklung genommen. Vor allem in afrikanischen Ländern wird die IPT vielfach von ausgebildeten sog. „Dorfhelfern" angewandt. In einer randomisierten, kontrollierten Studie von Bolton et al. (2003), die in Uganda durchgeführt wurde, stellte sich die interpersonelle Gruppentherapie als **hocheffektiv bei der Verminderung von Depression** und Dysfunktion heraus. Auch sechs Monate nach der 16-wöchigen Gruppentherapie wurden substanzielle Vorteile der Intervention im Vergleich zur Kontrollgruppe festgestellt (Bass et al. 2006). In einer neueren Arbeit

von Verdeli et al. (2008) wird der Einsatz und die Adaptationen der IPT bei depressiven Jugendlichen in Camps in Nord-Uganda beschrieben, die ausgeprägte Verluste erlitten haben. Ergebnisse dieser Untersuchung liegen noch nicht vor.

Eine puertorikanischen Arbeitsgruppe (Rosselló et al. 2008) war besonders an dem Vergleich der IPT mit KVT im Einzel- vs. Gruppenformat interessiert. Bei 112 Jugendlichen aus Puertorico führten Gruppen- und Einzeltherapien mit KVT oder IPT zu deutlichen Verbesserungen. Allerdings war die KVT im Vergleich zur IPT mit einer **deutlicheren Symptomabnahme und einem verbesserten Selbstkonzept** verbunden.

4.7 Wirkmechanismen der IPT

„Interpersonal psychotherapy (IPT) ranks among the best researched of psychotherapies, but almost all of that research has focused on outcome, not mechanism." (Markowitz et al. 2006, S. 1)

Bislang gibt es in der Tat nur relativ wenige Studien, die den **therapeutischen Prozess der IPT** systematisch erfassen, insbesondere in Hinblick auf konkrete Wirkfaktoren, ihre gegenseitigen Zusammenhänge und hinsichtlich der Bedingungen, unter denen sie wirksam sind. In frühen Studien wurden vor allem das Therapeuten- und Patientenverhalten und deren Einfluss auf den Therapieerfolg untersucht.

Therapeuten- und Patientenverhalten

1981 ermittelten Rounsaville und Kollegen den Einfluss von Patientencharakteristika (z. B. soziodemographische Variablen, Depressionsschwere, Grad der sozialen Anpassung) und Prozessmerkmalen (z. B. explorative Techniken, Bewältigungshilfen) auf den Erfolg der IPT. Die Patientencharakteristika klärten 64 % der Ergebnisvarianz auf, während die Prozessvariablen das Behandlungsergebnis nicht vorhersagen konnten. Auch in neueren Studien (z. B. Crowe u. Luty 2005) wurde bestätigt, dass **günstiges Patientenverhalten** (z. B. sich in die Gefühle anderer versetzen zu können, Sinn für Selbstverantwortung und Kooperation, etc.) mit einem positiven Therapieergebnis verknüpft ist.

In einer weiteren Arbeit von Rounsaville et al. (1987) fanden die Autoren dieses Mal deutliche Zusammenhänge zwischen **Patienten- und Therapeutenverhalten und der manualgetreuen, kompetenten Durchführung** der IPT: Positive Zusammenhänge zeigten sich beispielsweise zwischen der aktiven Beteiligung des Patienten an der Therapie oder der emotionalen Wärme des Therapeuten und der therapeutischen Kompetenz bei der Durchführung der IPT. Negative Zusammenhänge gab es z. B. zwischen einer **feindseligen Patientenhaltung** und der IPT-Kompetenz des Therapeuten. Im Unterschied zu früheren Arbeiten (z. B. O'Malley et al. 1983; Rounsaville et al. 1981) erwiesen sich hier die **Therapeutenmerkmale und -verhaltensweisen als bessere Prädiktoren** für das Behandlungsergebnis als die Patientenvariablen.

Foley et al. (1987) untersuchten den Einfluss von Patientenmerkmalen zu Therapiebeginn (z. B. Schwere der Symptomatik, Therapieerwartungen) und von schwierigem Patientenverhalten während der Behandlung auf die Fähigkeit des Therapeuten, IPT kompetent und manualgetreu durchzuführen. Die **negativen Therapieerwartungen des Patienten** waren mit schwierigerem Patientenverhalten und geringerer therapeutischer Kompetenz assoziiert; allerdings beeinflusste die Schwere der Symptomatik nicht die Durchführung der IPT. Eine weitere Arbeit zur Kompetenz des Therapeuten (O'Malley et al. 1988) wies nach, dass die durch den Supervisor beurteilte **therapeutische Kompetenz und Manualtreue** mit der vom Patienten eingeschätzten Veränderung signifikant positiv korrelierte. Weiterhin zeigten sich Zusammenhänge zwischen der Therapieerwartung des Patienten und dem selbstbeurteilten Behandlungsergebnis. Was den Einfluss von Adhärenz anbelangt, belegten Frank et al. (1991), dass die **konsequente Fokussierung interpersoneller Themen** mit einer längeren rückfallfreien Zeit in Verbindung steht.

Therapiebeziehung

Caspar et al. (2005) beschäftigten sich mit der Auswirkung der Therapiebeziehung auf das Behandlungsergebnis. Mit Hilfe der Plananalyse wurde anhand von Videoaufnahmen die Komplementarität der therapeutischen Beziehung (d. h. der Therapeut bietet dem Patienten eine individuell auf dessen Motive und Ziele zugeschnittene Beziehung an) erfasst. Dass eine **komplementär gestaltete Therapiebeziehung** mit besseren Therapieergebnissen einhergeht, konnte nur anhand der selbstbeurteilten (jedoch nicht der fremdbeurteilten) Veränderungen der Symptomatik beobachtet werden. Den Therapeuten gelang vor allem bei Patienten, die **freundliches (bzw. wenig feindseliges) Interaktionsverhalten** zeigten, eine komplementäre Beziehungsgestaltung (Caspar et al. 2005).

Eine weitere wichtige Frage ist, ob sich die IPT hinsichtlich spezifischer und unspezifischer Wirkmechanismen von anderen Psychotherapien unterscheidet. Krupnick et al. (1994) widmeten sich im Rahmen der NIMH-TDCRP-Studie (Elkin et al. 1989) der Wirkung der **therapeutischen Beziehung** innerhalb der vier Behandlungsbedingungen auf das Behandlungsergebnis. Obwohl sich über alle vier Behandlungsbedingungen hinweg ein signifikanter Zusammenhang zwischen der Therapiebeziehung und dem Behandlungsergebnis nachweisen lies, fand sich dieser Zusammenhang innerhalb der Behandlungen **nur für die IPT**. Bei der IPT wurde die beste Beziehungsqualität festgestellt.

Gemeinsamkeiten und Unterschiede zu anderen Verfahren

Auch Ablon und Jones (1999) nutzten das Datenmaterial der NIMH-TDCRP-Studie, um die Gemeinsamkeiten und Unterschiede der IPT und der **KVT** sowie deren Einfluss auf das Behandlungsergebnis zu identifizieren. Es ließen sich sowohl **Überlappungen** feststellen, z. B. hinsichtlich der charakteristischen Themen wie zwischenmenschliche Beziehungen oder Selbstbild, als auch bedeutsame **Unterschiede**. Letztere zeigten sich vor allem bzgl. therapeutischer Haltung, Aktivität und Technik: Beispielsweise wurden die IPT-Therapeuten signifikant empathischer und weniger wertend erlebt; aus Sicht der Befragten legten sie größeres Gewicht auf die Gefühle der Patienten als die KVT-Therapeuten.

Bei der IPT stand thematisch der **soziale Kontext der Patienten** im Vordergrund. Die IPT-Therapeuten verwendeten primär Techniken wie **Klärung, Paraphrasierungen oder Identifikation wiederkehrender Themen** und Verhaltensweisen. Beim Therapeutenverhalten fand sich eine deutliche Gewichtung auf **empathischem, unterstützendem und akzeptierendem Verhalten**, während das Patientenverhalten in beiden Ansätzen sehr ähnlich war. Die Patientencharakteristika wiederum standen mit dem Therapieresultat in Verbindung. Im Behandlungsergebnis gab es allerdings keine Unterschiede zwischen IPT und KVT.

Trotzdem fanden Ablon und Jones (1999), dass bestimmte **Patientencharakteristika** innerhalb der Sitzungen mit dem Behandlungsergebnis in Zusammenhang standen: Mit einem positiven Behandlungsergebnis waren z. B. eine positive Sicht des Patienten auf sich selbst, ein idealisiertes Bild des Therapeuten, Wunsch nach Nähe zum Therapeuten oder Compliance verbunden. Diese Patientenmerkmale waren in den unterschiedlichen Behandlungsbedingungen bemerkenswert ähnlich und schienen einen **unspezifischen Faktor** darzustellen, der nach Ansicht der Autoren an das Konzept der therapeutischen Allianz erinnerte. Zusammenfassend schlussfolgerten sie deshalb, dass **spezifische therapeutische Techniken das Behandlungsergebnis nicht selbstständig voraussagen** können. Stattdessen scheinen unspezifische Faktoren wie z. B. das therapeutische Arbeitsbündnis mit den Techniken zu interagieren und außerdem eine Erklärung dafür geben zu können, weshalb unterschiedliche Psychotherapieansätze zu vergleichbaren Ergebnissen gelangen.

Drei Jahre später wandten sich Ablon und Jones (2002) anhand von Videosequenzen aus der TDCRP-Studie der Mikroanalyse von Therapieelementen zu. Dabei korrelierten die KVT-Therapien hoch mit dem KVT-Prototyp (und gering mit dem IPT-Prototyp), die IPT-Therapien hingegen korrelierten mit dem eigenen Protopy nur auf einem mittleren Niveau. Betrachtet man die Psychotherapieprozess-Items in ihrer Gewichtung (Tab. 4-3) wird deutlich, dass beide Therapien in der klinschen Praxis **sehr differente Therapiefokusse** aufweisen. Trotz aller dargestellten Annäherungen bleiben jedoch typische

Tab. 4-3 Charakteristische Psychotherapie-Inhalte* (beurteilt von KVT- und IPT-Experten auf Basis des Psychotherapy Process Q-Set).

KVT	IPT
Diskussion über Aktivitäten oder Aufgaben außerhalb der Sitzung	Beziehungen des Patienten sind Hauptthema
Diskussion ist auf kognitive Inhalte (z. B. Grundannahmen) konzentriert	Therapeut validiert die Gefühle des Patienten, um den Gefühlsausdruck zu vertiefen
Therapieziele des Patienten werden diskutiert	Patient berichtet, wie er sich jemandem nahe fühlt oder sich diese Nähe wünscht
Therapeut ermutigt den Patienten, neue Verhaltensweisen im Umgang mit anderen Menschen zu zeigen	Liebe oder romantische Beziehungen sind Thema der Stunde
Therapeut gestaltet die Interaktion (gibt Struktur, führt neue Themen ein)	der Dialog hat einen bestimmten Fokus
Therapeut nimmt supportive Haltung ein	das Ende der Therapie wird thematisiert
der Dialog hat einen bestimmten Fokus	Therapeut gibt direkte Rückversicherungen
Therapeut fragt nach mehr Information oder Beschreibung	Therapeut zieht aus dem nonverbalen Verhalten des Patienten Schlüsse
die gegenwärtigen oder vorangegangenen Lebensbedingungen des Patienten sind Gegenstand der Diskussion	Therapeut interpretiert/analysiert gegenwärtige Beziehungen des Patienten

* übersetzt nach Ablon und Jones (2002)

Therapieelemente (Aktivitätenaufbau in der KVT vs. interpersonelle Beziehungen in der IPT) bestehen.

Von Experten der IPT, der KVT und von der psychodynamischen Langzeittherapie wurde die Vorgehensweise im jeweiligen Ansatz bei der Behandlung eines depressiven Patienten verglichen (Cutler et al. 2004). Dabei ließen sich gravierende **konzeptionelle und technische Unterschiede** festmachen. So lag bei der psychodynamischen Methode im Gegensatz zu den beiden anderen Verfahren ein Schwerpunkt auf der Übertragungsarbeit. Es gab allerdings auch **viele Gemeinsamkeiten** wie beispielsweise die Bedeutung der therapeutischen Allianz. Die Autoren geben an, dass 55 % der Veränderung auf Patientenvariablen und nur 15 % auf therapeutische Techniken zurückzuführen sind. Therapeutenmerkmale werden also als sekundär angesehen. In einer anderen Arbeit (Gibbons et al. 2003) wurde allerdings auch festgestellt, dass sowohl IPT- als auch KVT-Therapeuten, die zur Einhaltung der Manualtreue geschult wurden, die jeweiligen Methoden flexibel einsetzen in **Anpassung an die spezifischen Patientencharakteristika** und an den therapeutischen Prozess während einer Sitzung.

Weitere Unterschiede zwischen IPT und KVT bestehen anscheinend bzgl. der interpersonellen Erzählungen (Narrative) in IPT- versus KVT-Sitzungen. Von Crits-Christoph et al. (1999) wurde beobachtet, dass **IPT-Sitzungen auffallend mehr Narrative** aufweisen und KVT-Sitzungen einen deutlich höheren Wortanteil des Therapeuten enthalten. Die therapeutische Beziehung war im positiven Sinne mit dem Wortanteil des Patienten verbunden.

Emotionale Prozesse

Coombs et al. (2002) untersuchten den Ausdruck von Gefühlen der Patienten innerhalb der Psychotherapiesitzung, die Haltung des Therapeuten zu Emotionen und die Beziehung von emotionalen Prozessen und dem Behandlungsergebnis anhand des NIMH-TDCRP-Datensets. Eine faktorenanalytische Untersuchung erbrachte drei primäre Faktoren, die 35 % der gemeinsamen Varianz erklärten, was als moderat bezeichnet werden kann (die restlichen 65 % wurden von den Autoren nicht näher kommentiert): Faktor 1, benannt als **Collaborative Emotional Exploration** umfasste auf Patientenseite unter anderem Introspektionsfähigkeit, emotionale Katharsis und positive Erwartungen hinsichtlich des Therapieprozesses und auf Therapeutenseite beispielsweise Akzeptanz, Empathie und eine Abstimmung auf die Gefühle des Patienten. Faktor 2, bezeichnet als **Educative/Directive Process**, beinhaltete eine aktive Leitung durch den Therapeuten sowie eine edukative Haltung, welche unter anderem auf kognitive Themen oder bestimmte Aktivitäten, welche der Patient ausführen soll, fokussierte; emotionalen Inhalten werden geringere Bedeutung beigemessen. Der dritte Faktor, der **Patient Inhibition** genannt wurde, enthielt Items, welche den Patienten als schüchtern, gehemmt, befangen und passiv beschreiben. Wie aufgrund der theoretischen Herangehensweise der beiden Therapierichtungen im Hinblick auf den Umgang mit Emotionen zu vermuten, trat der erste Faktor **signifikant häufiger in IPT-Sitzungen** auf, wohingegen sich Faktor 2 **häufiger in KVT-Sitzungen** fand. Faktor 3 schließlich war **stärker in IPT-Sitzungen** vertreten, was möglicherweise damit zusammenhing, dass diese als eher depressiv zu bezeichnenden Patientenmerkmale in der weniger direktiven IPT, welche dem Patienten mehr Initiative überlässt, offensichtlicher werden konnten. Für die Autoren überraschend fand sich **kein Unterschied** zwischen IPT und KVT hinsichtlich der vom Patienten gezeigten oder geäußerten schmerzhaften Gefühle. Außerdem korrelierten alle drei Faktoren negativ mit dem Auftreten schmerzlicher Emotionen, obwohl zumindest für Faktor 1 ein positiver Zusammenhang erwartet worden war. Entgegen den Erwartungen der Autoren beeinflusste damit die therapeutische Haltung gegenüber den Emotionen der Patienten nicht das Erleben schmerzhafter Gefühle durch die Patienten, was auf die Bedeutsamkeit von Patientencharakteristika hinweist.

„While IPT tends to differ from CBT in taking a more exploratory stance toward emotion, the presence of high painful affect in patients is more independent of technique than one might expect." (Coombs et al. 2002, S. 241)

Als Schlüsselergebnis der Untersuchung galt, dass der erste Faktor (Collaborative Emotional Exploration) **positiv mit dem Behandlungsergebnis** assoziiert war, der zweite Faktor (Educative/Directive Process) hingegen nicht, was auf die Bedeutung eines **emotionsfokussierten Vorgehens** hinweist. Der dritte Faktor (Patient Inhibition) war signifikant mit einer geringeren Depressivität zum Behandlungsende verbunden, wohingegen ein höheres Ausmaß an schmerzlichen Gefühlen in den Sitzungen mit einer höheren Depressivität zum Therapieende verknüpft war. Nach Coombs und Mitarbeitern weisen diese Ergebnisse darauf hin, dass die **Spannweite der emotionalen Zustände von Patienten unterschiedliche Aufgaben an den Therapeuten** stellt: Ist ein Patient emotional eher gehemmt und zurückhaltend, kann dieser im Rahmen einer Kurzzeittherapie, wie sie in der Studie eingesetzt wurde, von einem emotionsfokussierten Vorgehen profitieren. Zeigt ein Patient hingegen ein hohes Niveau an schmerzhaften Gefühlen, könnte dies eine Kurzzeitbehandlung schwieriger machen.

„It seems, that there is an optimal level of patient emotion in psychotherapy above which there is worse outcome in these short-term IPT and CBT treatments." (Coombs et al. 2002, S. 243)

Wirkfaktoren nach Grawe

Ein Vergleich zwischen drei störungsspezifischen Therapieformen (Bleichenbacher u. Preiswerk 1998) anhand von vollständig gesichteten Therapiesitzungen erbrachte lediglich **tendenzielle Unterschiede im Einsatz der Wirkfaktoren** nach Grawe (Klärung, Problembewältigung, Ressourcenaktivierung, Gefühlsaktualisierung). Untersucht wurden die IPT bei depressiven Patienten, die Dialektisch-Behaviorale Therapie bei Borderline-Patientinnen (DBT) und die Multimodale Verhaltenstherapie bei Zwangspatienten (MVT). Es zeigte sich, dass sowohl in der IPT als auch in der DBT insgesamt **stärker klärungsorientiert** gearbeitet wurde als in der MVT. In der IPT stand der **interpersonelle Aspekt deutlich mehr im Vordergrund** als in der MVT und der DBT, wohingegen weniger Gewicht auf intrapersonale Aspekte gelegt wurde. Die Therapeuten der IPT verhielten sich durchschnittlich **weniger distanzierend** als die Kollegen der MVT und DBT. Bei der Betrachtung der Unterschiede zwischen erfolgreichen und weniger erfolgreichen IPT-Therapien zeigten erfolgreiche Behandlungen ein Wirkfaktorenmuster von **intensiver Klärungsarbeit, insbesondere interpersoneller Themen** in der ersten Therapiehälfte mit anschließender **Bewältigungsarbeit** in der Mitte des Therapieprozesses (Schramm et al. 2004; s. Abb. 4-7). Auf der Beziehungsebene waren erfolgreiche im Gegensatz zu weniger erfolgreichen IPT-Therapien gekennzeichnet durch eine deutlich **vertrauensvollere Therapeut-Patient-Beziehung und ein positives Patientenverhalten** (z. B. offen, kooperativ). Außerdem wurden in erfolgreichen Therapien interpersonelle Themen deutlich stärker realisiert als in weniger erfolgreichen.

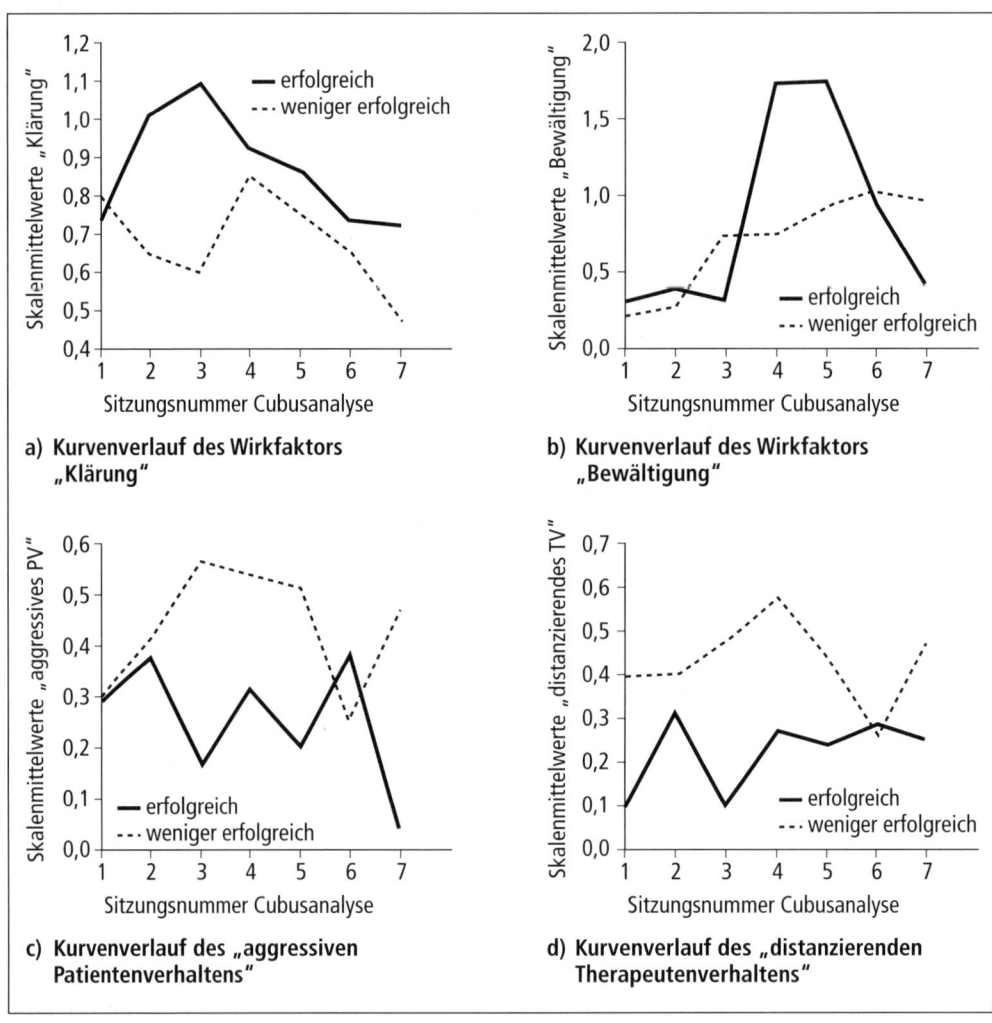

Abb. 4-7 Kurvenverläufe der Wirkfaktoren und des Beziehungsverhaltens. TV = Therapeutenverhalten; PV = Patientenverhalten.

In einer weiteren Videoanalyse an einem größeren Datensatz (124 Therapiesitzungen von 62 auf IPT randomisierten depressiven Patienten) der zehn erfolgreichsten und am wenigsten erfolgreichen Therapien trug das **Ausmaß der „Problembewältigung"**, aber auch der **gleichzeitige Einsatz von „Ressourcenaktivierung" und „Gefühlsaktualisierung"** zur Differenzierung zwischen erfolgreichen und weniger erfolgreichen Therapien bei (Schramm et al. 2009). Wie in der Arbeit von Bleichenbacher und Preiswerk (1998) war wenig kooperatives, **aggressives und defensives Patientenverhalten** der wichtigste Prädiktor für Therapieerfolg. Gerade hier wäre es nötig, spezifischere Strategien zum Umgang mit schwierigem Patientenverhalten im IPT-Manual zu definieren.

Bindungsstile

In jüngerer Zeit wurden zunehmend auch der Einfluss von Bindungsstilen und zwischenmenschlichen Schwierigkeiten auf das IPT-Behandlungsergebnis ins Auge gefasst. Cyranowski et al. (2002) unterschieden dabei drei unsichere Bindungsstile: Preoccupied (negatives Selbst-, positives Fremdbild), Dismissing Avoidant (positives Selbst-, negatives Fremdbild) und Fearful Avoidant (negatives Selbst-, negatives Fremdbild). Der Bindungsstil von 162 Patientinnen mit rezidivierenden depressiven Episoden **unterschied nicht zwischen remittierten und nicht remittierten Patientinnen**. Dennoch zeigte sich bei der Gruppe der Remittierten ein positiver Zusammenhang zwischen dem Bindungsstil Fearful Avoidant und einer **längeren Stabilisierungsdauer**. Eine mögliche Erklärung für dieses Ergebnis ist, dass Patienten mit sowohl einem negativen Selbst- als auch Fremdbild mehr Zeit zum Aufbau einer tragfähigen therapeutischen Beziehung benötigen, wodurch das Ansprechen auf die Psychotherapie verzögert wird.

Eine aktuelle Arbeit von Ravitz et al. (2008) legt nahe, dass sich unter einer akuten IPT-Behandlung sowohl die typischen Bindungsunsicherheiten depressiver Patienten als auch deren interpersonelle Probleme **deutlich verbessern** und darüber auch auf die depressive Symptomatik heilend einwirken. In einer anderen Studie wirkte die IPT allerdings **weniger gut als die KVT bei depressiven Patienten mit Bindungsangst** (McBride et al. 2006). Dieses Ergebnis leuchtet im klinischen Sinne ein, zumal die für Bindungsängste typische Furcht vor Nähe und Selbstoffenbarung sowie Misstrauen die Durchführung der IPT mit deren Fokus auf zwischenmenschlichen Beziehungen behindert. In einer Reanalyse der NIMH-TDCRP-Daten fand man ebenfalls, dass Patienten mit erhöhter interpersoneller Vermeidung eher von der KVT profitierten als von der IPT, während es bei Patienten mit einem zwanghaften Stil umgekehrt war (Barber u. Muenz 1996).

Interpretation der Ergebnisse

Da sich bisher nur wenige Untersuchungen mit den Wirkmechanismen der IPT beschäftigt haben, können die gefundenen Ergebnisse lediglich als erste Hinweise dienen. Die Zusammenfassung und Interpretation der Ergebnisse wird dadurch erschwert, dass sich die einzelnen Prozessuntersuchungen auf jeweils **unterschiedliche Fragestellungen** konzentriert bzw. **Prozessvariablen verschieden konzipiert** und operationalisiert haben (allgemeine, unspezifische Wirkmechanismen wie z. B. Patienten- bzw. Therapeutenverhalten vs. IPT-spezifische Wirkmechanismen wie z. B. Manualtreue bei der Durchführung der IPT). Zusätzlich wurden **unterschiedliche Messinstrumente** eingesetzt und **verschiedene Beobachterperspektiven** (Therapeut, Patient, unabhängiger Beobachter) verwendet, was direkte Vergleiche schwierig macht und divergierende Ergebnisse möglicherweise erklärt.

Zusammenfassung

Die bislang durchgeführten Prozessanalysen weisen darauf hin, dass **komplexe Interaktionen zwischen Patientenmerkmalen, Therapeutenverhalten und anderen Prozessvariablen** (z. B. Manualtreue) bestehen. Diese Faktoren beeinflussen sich gegenseitig und schließlich den Behandlungserfolg. Sowohl **allgemeine therapeutische Fähigkeiten** (z. B. Wärme und Freundlichkeit, Einsatz von Bewältigungstechniken und von

Klärung; s. Rounsaville et al. 1987; Schramm et al. 2009) als auch **IPT-spezifische Qualitätsmerkmale** (z. B. die Fähigkeit einen IPT-Fokus zu erarbeiten und beizubehalten oder die Manualtreue; s. Bleichenbacher u. Preiswerk 1998; Frank et al. 1991) haben einen **positiven Einfluss auf das Therapieergebnis**. Therapeuten, die über gute allgemeine therapeutische Kompetenzen verfügen, sind eher in der Lage, die IPT-spezifischen Elemente einzusetzen, und erzielen günstigere Therapieergebnisse (Rounsaville et al. 1987). Die **Leistungen des Therapeuten werden allerdings deutlich vom Patientenverhalten** beeinflusst. Die Erfolgserwartung und eine feindselige, defensive Haltung des Patienten spielen hierbei eine entscheidende Rolle, weniger dagegen die Schwere der Symptomatik (Ablon u. Jones 1999; Cyranowski et al. 2002; Foley et al. 1987; O'Malley et al. 1988).

Die nur vereinzelt vorliegenden Prozessforschungsuntersuchungen zu den Unterschieden zwischen verschiedenen psychotherapeutischen Ansätzen bestätigen, dass in der IPT im Vergleich zu verhaltenstherapeutischen Ansätzen tatsächlich **mehr Gewicht auf zwischenmenschliche Beziehungen** und weniger auf intrapersonale Aspekte gelegt wird. Im Unterschied zur KVT unterstützen IPT-Therapeuten die Patienten **stärker beim Erleben von Emotionen** und stimmen ihre Vorgehensweise mehr auf die Gefühle der Patienten ab. Außerdem arbeiten IPT-Therapeuten weniger direktiv und edukativ als KVT-Therapeuten und verhalten sich **emphatischer und weniger distanziert**. Allerdings scheinen die unterschiedlichen psychotherapeutischen Vorgehensweisen das Ergebnis der Therapie nicht selbstständig voraussagen zu können. Stattdessen spielen dem Anschein nach auch hier **Patientenvariablen** eine bedeutsame Rolle, insofern diese mit den verschiedenen Techniken interagieren. Eine differenzierte Anleitung, wie man mit schwierigen Bindungsstilen und distanzierenden oder passivem Patientenverhalten umgeht, sollte in der Weiterentwicklung der IPT berücksichtigt werden.

4.8 Fazit

Die IPT ist trotz ihres relativ jungen Alters bereits umfassend untersucht. Mehrere gut kontrollierte Studien der letzten 30 Jahre haben das **gute Wirksamkeitsprofil** dieses Ansatzes belegt. Die IPT weist insgesamt im Vergleich zu anderen Psychotherapieformen eine überdurchschnittliche Effektstärke auf (Grawe et al. 1994). Es muß jedoch an dieser Stelle angemerkt werden, dass sich die berichteten Befunde vorwiegend auf statistische Effekte beziehen. Im klinischen Bereich hat sich die Kurzbehandlung der Depression mit IPT zur **akuten Symptomreduktion** zwar bewährt, der dadurch erreichte **Schutz vor dem Wiederauftreten depressiver Episoden** ist jedoch begrenzt. Zur rezidivprophylaktischen Behandlung wurde aus diesem Grund eine spezifische Erhaltungsform der IPT entwickelt.

Die Qualität der Forschungsarbeiten kann bis auf wenige Ausnahmen als sehr anspruchsvoll bezeichnet werden. Die IPT wurde als Einzelbedingung, im Vergleich zu oder in Kombination mit medikamentöser Therapie an meist großen Patientenstichproben überprüft. Sie wurde auch mit anderen Kurzzeitverfahren verglichen sowie mit medikamentösen und psychologischen Placebobedingungen oder unbehandelten Wartekontrollguppen. Fast alle Studien wurden an ambulanten depressiven Patienten durchgeführt.

Fasst man die empirischen Befunde zusammen, so darf konstatiert werden, daß IPT bei der Akut-, Erhaltungs- und prophylaktischen Therapie selbst schwerer depressiver Erkrankungen ohne psychotische Symptomatik eine **brauchbare Alternative oder auch eine sinnvolle Ergänzung zu pharmakotherapeutischen Maßnahmen** darstellt. Dies kann besonders für Patienten nützlich sein, die keine Medikamente nehmen können, wollen oder nicht darauf ansprechen.

Wie bei anderen effektiven Behandlungsformen wurde auch bei der IPT versucht, sie auf **neue Anwendungsbereiche** auszudehnen. Modifikationen sind an der ursprünglich postulierten Zeitdauer wie beispielsweise der Erhaltungsform und der Kurzberatung vorgenommen worden. Sie beziehen sich auch auf spezifische Störungsformen wie beispielsweise Essstörungen, Dysthymie und bipolare Störungen oder auf bestimmte

Charakteristika von Patienten wie beispielsweise Jugendliche oder Alterspatienten. Die Modifikationen werden ausführlich bei Weissman et al. (2007) beschrieben. Die ersten Ergebnisse zu den modifizierten Formen sind **überwiegend ermutigend**. Davon ausgenommen ist lediglich der Einsatz des Verfahrens bei Opiat- bzw. Kokainabhängigen, bei körperlich beeinträchtigten Patienten ab 70 Jahren, bei anorektischen und bei Patienten mit einer „reinen" Dysthymie (ohne major-depressive Episoden).

Aus den bisher nur vereinzelt durchgeführten Prozessanalysen zur IPT lässt sich ableiten, dass komplexe Interaktionen zwischen Patientenmerkmalen (z. B. Feindseligkeit), dem Therapeutenverhalten (z. B. Kompetenz) und anderen Prozessvariablen (z. B. Manualtreue) bestehen. Diese Faktoren **beeinflussen sich gegenseitig und schließlich den Behandlungserfolg**. Im Unterschied zu verhaltenstherapeutischen Ansätzen wird bei der IPT mehr Gewicht auf **zwischenmenschliche Beziehungen** und weniger auf intrapersonale Aspekte gelegt. Außerdem unterstützen IPT-Therapeuten die Patienten stärker beim **Erleben von Emotionen** als KVT-Therapeuten und arbeiten **weniger direktiv und edukativ**, dafür emphatischer und weniger distanziert. Allerdings scheinen die unterschiedlichen psychotherapeutischen Vorgehensweisen das Ergebnis der Therapie **nicht selbstständig** voraussagen zu können. Stattdessen spielen auch hier Patientenvariablen eine bedeutsame Rolle, insofern diese mit den verschiedenen Techniken interagieren.

Bereits in einer 1994 publizierten umfassenden Metaanalyse bezeichnen Grawe et al. (1994) die Wirkungsbilanz der IPT als „außerordentlich positiv". Sie werteten die Ergebnisse der „rigorosen Wirksamkeitsüberprüfung, bei der die IPT mit den bisher besten bekannten Depressionsbehandlungen verglichen wurde, (als) glänzenden Erfolgsausweis für die noch junge IPT". Diese positive Beurteilung konnte durch neuere Metaanalysen (z. B. Cuijpers et al. 2008; de Mello et al. 2005) bestätigt werden. Die IPT kann nachgewiesenermaßen zu den **effektivsten Depressionsbehandlungen** gerechnet werden und erwies sich bei der Behandlung von schweren Depressionen sogar der kognitiven Therapie als überlegen und der pharmakologischen Therapie als ebenbürtig. Ob sie gegenüber den bewährten Depressionstherapien klinische Vorteile auf anderen Ebenen aufzuweisen hat, wird im folgenden Kapitel besprochen.

Literatur

Ablon JS, Jones EE. Psychotherapy process in the National Institute of Mental Health Treatment of Depression Collaborative Research Program. J Consult Clin Psychol 1999; 67(1): 64–75.

Ablon JS, Jones EE. Validity of controlled clinical trials of psychotherapy: Findings from the NIMH Treatment of Depression Collaborative Research Program. Am J Psychiatr 2002; 159: 775–83.

Agras WS, Walsh T, Fairburn CG et al. A multicenter comparison of cognitive-behavioral therapy and interpersonal psychotherapy for bulimia nervosa. Arch Gen Psychiatr 2000; 57: 459–66.

Ainsworth MD, Blehar M, Waters E et al. Patterns of attachment: A psychological study of the strange situation. Hillsdale, NJ: Erlbaum 1978.

American Psychiatric Association. Practice guideline for major depressive disorder in adults. Am J Psychiatr 1993; 150(suppl): 1–26.

Balslev-Jorgensen M, Dam H, Bolwig TG. The efficacy of psychotherapy in non-bipolar depression: A review. Acta Psychiatr Scand 1998; 98: 1–13.

Barber JP, Muenz LR. The role of avoidance and obsessiveness in matching patients to cognitive and interpersonal psychotherapy: Empirical findings from the Treatment for Depression Collaborative Research Program. J Consult Clin Psychol 1996; 64: 951–8.

Barnett PA, Gotlib IH. Psychosocial functioning and depression: Distinguishing among antecedents, concomitants, and consequences. Psychol Bull 1988; 104: 97–126.

Bass J, Neugebauer R, Clougherty KF et al. Group interpersonal psychotherapy for depression in rural Uganda: 6-month outcomes: Randomized controlled trial. Brit J Psychiatr 2006; 188: 567–73.

Beach SRH, Arias I, O'Leary KD. The relationship of marital satisfaction and social support to depressive symptomatology. J Psychopath Behav Assess 1987; 8: 305–16.

Beach SRH, Jones DJ, Franklin KJ. Marital, family, and interpersonal therapies for depression in adults. In: Gotlib IH, Hammen CL. Handbook of depression. New York: Guilford Press 2009: 624–41.

Bellino S, Zizza M, Rinaldi C et al. Combined therapy of major depression with concomitant borderline personality disorder: Comparison of interpersonal and cognitive psychotherapy. Can J Psychiatr 2007; 52(11): 718–25.

Berger M, van Calker D, Brakemeier E et al. Affektive Störungen. In: Berger M (ed). Psychische Erkrankungen. Klinik und Therapie, 3. Aufl. München, Jena: Elsevier/Urban & Fischer 2009: 491–592.

Bifulco A, Known J, Jacobs C et al. Adukt attachment style as mediator between childhood neglect/abuse and adult depression and anxiety. Soc Psychiatr Psychiatric Epidem 2006; 41: 796–805.

Blazer DG, Kessler RC, McGonagle KA et al. The prevalence and distribution of major depression in a national community sample: The National Comorbidity Survey. Am J Psychiatr 1994; 151: 979–86.

Bleiberg KL, Markowitz JC. A pilot study of interpersonal psychotherapy for posttraumatic stress disorder. Am J Psychiatr 2005; 162(1): 181–3.

Bleichenbacher M, Preiswerk V. Interpersonelle Psychotherapie (IPT), Multimodale Verhaltenstherapie (MVT), Dialektisch-Behaviorale Therapie (DBT): Analyse und Vergleich von Wirkmechanismen. Unveröffentlichte Lizentiatsarbeit, Institut für Psychologie, Universität Bern 1998.

Blom MB, Jonker K, Dusseldorp E et al. Combination treatment for acute depression is superior only when psychotherapy is added to medication. Psychother Psychosom 2007; 76(5): 289–97.

Bodenmann G, Plancherel B, Beach SR et al. Effects of coping-oriented couples therapy on depression: A randomized clinical trial. J Consult Clin Psychol 2008; 76(6): 944–54.

Boland RJ, Keller MB. Course and outcome of depression. In: Gotlib IH, Hammen CL. Handbook of depression. New York: Guilford Press 2009: 23–43.

Bolton P, Bass J, Neugebauer R et al. Group interpersonal psychotherapy for depression in rural Uganda: A randomized controlled trial. JAMA 2003; 289: 3117–24.

Bowlby J. Attachment. New York: Basic Books 1969.

Brim JA, Witcoff C, Wetzel RD. Social network characteristics of hospitalized depressed patients. Psychol Reports 1982; 50: 423–33.

Brown GW, Bifulco A, Harris TO. Life events, vulnerabiliy and onset of depression: Some refinements. Br J Psychiatr 1987; 150: 30–42.

Brown GW, Harris TO. Social origins of depression: A study of psychiatric disorders in women. London: Tavistock 1978.

Brown GW, Harris TO, Peto J. Life events and psychiatric disorders, II: Nature of causal link. Psychol Med 1973; 3: 159–76.

Browne G, Steiner M, Roberts J et al. Sertraline and/or interpersonal psychotherapy for patients with dysthymic disorder in primary care: 6-month comparison with longitudinal 2-year follow-up of effectiveness and costs. J Affect Disord 2002; 68(2–3): 317–30.

Bruce ML, Have TT, Reynolds CF et al. Reducing suicidal ideation and depressive symptoms in depressed older primary care patients: A randomized controlled trial. JAMA 2006; 291: 1081–91.

Brugha T, Conroy R, Walsh N et al. Social networks, attachments and support in minor affective disorders: A replication. Br J Psychiatr 1982; 141: 249–55.

Butzlaff RL, Hooley JM. Expressed emotion and psychiatric relapse: A meta-analysis. Arch Gen Psychiatr 1998; 55: 547–52.

Carreira K, Miller MD, Frank E et al. A controlled evaluation of monthly maintenance interpersonal psychotherapy in late-life depression with varying levels of cognitive function. Int J Geriatr Psychiatr 2008; 23(11): 1110–3.

Caspar F, Großmann C, Unmüssig C et al. Complementary therapeutic relationship: Therapist behavior, interpersonal patterns, and therapeutic effects. Psychother Res 2005; 15(1-2): 91–102.

Chevron ES, Rounsaville BJ, Rothblum ED et al. Selecting psychotherapists to participate in psychotherapy outcome studies. J Nerv Ment Disord 1983; 171(6): 348–53.

Chui W, Safer DL, Bryson SW et al. A comparison of ethnic groups in the treatment of bulimia nervosa. Eat Behav 2007; 8(4): 485–91.

Cohen MB, Baker G, Cohen RA et al. An intensive study of 12 cases of manic depressive psychoses. Psychiatr 1954; 17: 103–37.

Coombs MM, Coleman D, Jones EE. Working with feelings: The importance of emotion in both cognitive-behavioral and interpersonal therapy in the NIMH Treatment of Depression Collaborative Research Program. Psychotherapy: Theory, Research, Practice, Training 2002; 39(3): 233–44.

Crits-Christoph P, Connolly MB, Shappell S et al. Interpersonal narratives in cognitive and interpersonal psychotherapies. Psychother Res 1999; 9(1): 22–35.

Crowe M, Luty S. Patterns of response and nonresponse in interpersonal psychotherapy: A qualitative study. Psychiatry: Interpersonal Biological Processes 2005; 68(4): 337–49.

Cuijpers P, van Straten A, Andersson G et al. Psychotherapy for depression in adults: A meta-analysis of comparative outcome studies. J Consult Clin Psychol 2008; 76(6): 909–22.

Cutler JL, Goldyne A, Markowitz JC et al. Comparing cognitive behavior therapy, interpersonal psychotherapy, and psychodynamic psychotherapy. Am J Psychiatr 2004; 161(9): 1567–73.

Cyranowski JM, Bookwala J, Feske U et al. Adult attachment profiles, interpersonal difficulties, and response to interpersonal psychotherapy in women with recurrent major depression. J Soc Clin Psychol 2002; 21(2): 191–217.

Davila J, Stroud CB, Starr LR. Depression in couples and families. In: Gotlib IH, Hammen CL. Handbook of depression. New York: Guilford Press 2009: 467–91.

De Mello MF, Jesus Mari J, Bacaltchuk J et al. A systematic review of research findings on the efficacy of interpersonal therapy for depressive disorders. Europ Arch Psychiatr Clin Neurosc 2005; 255(2): 75–82.

De Mello MF, Myczcowisk LM, Menezes PR. A randomized controlled trial comparing moclobemide and moclobemide plus interpersonal psychotherapy in the treatment of dysthymic disorder. J Psychother Pract Res 2001; 10: 117–23.

Donnelly JM, Kornblith AB, Fleishman S et al. A pilot study of interpersonal psychotherapy by telephone with cancer patients and their partners. Psychooncology 2000; 9(1): 44–56.

Elkin I. The NIMH Treatment of Depression Collaborative Research Program: Where we began and where we are. In: Bergin AE, Garfield SL (eds). Handbook of psychotherapy and behavior change, 4th ed. New York: Wiley 1994: 114–39.

Elkin I, Shea T, Watkins JT et al. National Institute of Mental Health Treatment of Depression Collaborative Research Program: General effectiveness of treatment. Arch Gen Psychiatr 1989; 46: 971–82.

Fairburn CG, Jones R, Peveler RC et al. Three psychological treatments for bulimia nervosa. Arch Gen Psychiatr 1991; 48: 463–9.

Fairburn CG, Jones R, Peveler RC et al. Psychotherapy and bulimia nervosa. Longer-term effects of interpersonal psychotherapy, behavior therapy, and cognitive behavior therapy. Arch Gen Psychiatr 1993; 50: 419–28.

Fairburn CG, Norman PA, Welch SL et al. A prospective study of outcome in bulimia nervosa and the long-term effects of three psychological treatments. Arch Gen Psychiatr 1995; 52: 304–12.

Finkenzeller W, Zobel I, Rietz S et al. Interpersonelle Psychotherapie und Pharmakotherapie bei Post-Stroke-Depression: Machbarkeit und Effektivität. Nervenarzt 2009; 80: 805–12.

Foley SH, O'Malley S, Rounsaville B et al. The relationship of patient difficulty to therapist performance in interpersonal psychotherapy of depression. J Affect Disord 1987; 12: 207–17.

Foley SH, Rounsaville BJ, Weissman MM et al. Individual versus conjoint interpersonal psychotherapy for depressed patients with marital disputes. Int J Fam Psychiatr 1989; 10: 29–42.

Frank E. Treating bipolar disorder. A clinician's guide to interpersonal and social rhythm therapy. New York: Guilford Press 2005.

Frank E, Carpenter LL, Kupfer DJ. Sex differences in recurrent depression: Are there any that are significant? Am J Psychiatry 1988; 145: 41–5.

Frank E, Frank N, Cornes C et al. Interpersonal psychotherapy in the treatment of late-life depression. Unpublished manuscript, University of Pittsburgh 1991.

Frank E, Kupfer DJ, Buysse DJ et al. Randomized trial of weekly, twice-monthly, and monthly interpersonal psychotherapy as maintenance treatment for women with recurrent depression Am J Psychiatr 2007; 164(5): 761–7.

Frank E, Kupfer D, Perel J et al. Three-year outcomes for maintenance therapies in recurrent depression. Arch Gen Psychiatr 1990a; 47: 1093–9.

Frank E, Kupfer DJ, Thase ME et al. Two-year outcomes for interpersonal and social rhythm therapy in individuals with bipolar I disorder. Arch Gen Psychiatr 2005; 62: 996–1004.

Frank E, Kupfer DJ, Wagner EF et al. Efficacy of interpersonal psychotherapy as a maintenance treatment of recurrent depression: Contributing factors. Arch Gen Psychiatr 1991; 48: 1053–9.

Gibbons MB, Connoly MB, Crits-Christoph P et al. Flexibility in manual-based psychotherapies: Predictors of therapist interventions in interpersonal and cognitive-behavioral therapy. Psychother Res 2003; 13(2): 169–85.

Goodman SH, Brand SR. Depression and early adverse experiences. In: Gotlib IH, Hammen CL. Handbook of depression. New York: Guilford Press 2009: 249–74.

Gotlib IH, Hammen CL. Handbook of depression. New York: Guilford Press 2009.

Grawe K, Donati R, Bernauer F. Psychotherapie im Wandel – Von der Konfession zur Profession. Göttingen: Hogrefe 1994.

Grote NK, Swartz HA, Geibel SL et al. (2009) A randomized controlled trial of culturally relevant, brief interpersonal psychotherapy for perinatal depression. Psychiatry Serv 2009; 60(3): 313–21.

Hammen CL. Depression runs in families: The social context of risk and resilience in children of depressed mothers. New York: Springer 1991.

Hammen CL. Stress and depression. Ann Rev Clin Psychol 2005; 1(1): 293–319.

Hammen CL. Children of depressed parents. In: Gotlib IH, Hammen CL. Handbook of depression. New York: Guilford Press 2009: 275–97.

Hammen CL, Gotlib IH. Closing comments and future directions. In: Gotlib IH, Hammen CL. Handbook of depression. New York: Guilford Press 2009: 673–9.

Henderson S, Byrne DG, Duncan-Jones P et al. Social bonds in the epidemiology of neurosis. Br J Psychiatr 1978; 132: 463–6.

Hieckie I, Parker G. The impact of an uncaring partner on improvement in non-melancholic depression. J Aff Disord 1992; 25: 147–60.

Hinrichsen GH, Emery EE. Interpersonal factors and late-life depression. Clinical Psychology: Science Practice 2005; 12: 264–75.

Hoffart A. IPT for social phobia: Theoretical model and review of the evidence. In: Abelian ME (ed). Focus on psychotherapy research. New York: Nova Science 2005: 4–11.

Holahan CJ, Moos RH. Life stressors, personal and social resources, and depression: A 4-year structural model. J Abnorm Psychol 1991; 100: 31–8.

Hollon SD, Jarrett RB, Nierenberg AA et al. Psychotherapy and medication in the treatment of adult and geriatric depression: Which monotherapy or combined treatment? J Clin Psychiatr 2005; 66: 455–68.

Horowitz JL, Garber J, Ciesla JA et al. Prevention of depressive symptoms in adolescents: A randomized trial of cognitive-behavioral and interpersonal prevention program. J Consult Clin Psychol 2007; 75(5): 693–706.

Illfeld FW. Current social stressors and symptoms of depression. Am J Psychiatr 1977; 132: 463–6.

Jacobson NS, Hollon SD. Prospects for future comparisons between drugs and psychotherapy: Lessons from the CBT-versus-pharmacotherapy exchange. J Consult Clin Psychol 1996; 64: 104–8.

Joiner TE Jr, Katz J. Contagion of depressive symptoms and mood: Meta-analytic review and explanations from cognitive, behavioral, and interpersonal viewpoints. Clinical Psychology: Science Practice 1999; 6: 149–64.

Joiner TE Jr, Timmons KA. Depression and its interpersonal context. In: Gotlib IH, Hammen CL. Handbook of depression. New York: Guilford Press 2009: 322–39.

Joormann J, Eugene F, Gotlib I. Parental depression: Impact on offspring and mechanisms underlying transmission of risk. In: Nolen-Hoeksema S, Hilt L (eds). Handbook of depression in adolescents. Mahwah, NJ: Erlbaum 2009: 441–72.

Kawachi I, Berkman LF. Social ties and mental health. Journal of Urban Health: Bulletin of the New York Academy of Medicine 2001; 78: 458–67.

Kennedy N, Foy K, Sherazi R et al. Long-term social functioning after depression treated by psychiatrists: A review. Bipolar Disord 2007; 9: 25–37.

Keitner GI, Miller IW, Ryan CE. Family functioning in severe depressive disorders. In: Grunhaus L, Greden JF. Severe depressive disorders. Washington, DC: American Psychiatric Press 1994: 89–110.

Kessler RC, Wang PS. Epidemiology of depression. In: Gotlib IH, Hammen CL. Handbook of depression. New York: Guilford Press 2009: 5–22.

Kiesler DJ. Contemporary interpersonal theory and research. New York: Wiley 1996.

Klein DF, Ross DC. Reanalysis of the National Institute of Mental Health Treatment of Depression Collaborative Research Program general effectiveness report. Neuropsychopharmacol 1993; 8: 241–51.

Klein DN, Durbin CE, Shankman SA. Personality and mood disorder. In: Gotlib IH, Hammen CL. Handbook of depression. New York: Guilford Press 2009: 93–112.

Klerman GL, Budman S, Berwick D et al. Efficacy of a brief psychosocial intervention for symptoms of stress and distress among patients in primary care. Med Care 1987; 8(2): 6–15.

Klerman GL, Di Mascio A, Weissman MM et al. Treatment of depression by drugs and psychotherapy. Am J Psychiatr 1974; 131: 186–91.

Klerman GL, Weissman MM. New applications of interpersonal psychotherapy. Washington: American Psychiatric Press 1993.

Klerman GL, Weissman MM, Rounsaville BJ et al. Interpersonal psychotherapy of depression. New York: Basic Books 1984.

Klier CM, Muzik M, Rosenblum KL et al. G. Interpersonal psychotherapy adapted for the group setting in the treatment of postpartum depression. Journal of Psychotherapy: Practice Research 2001; 10: 124–31.

Kronmüller M, Schramm E, Mundt C. Psychotherapien. In: Marneros A (Hrsg). Das neue Handbuch der bipolaren und depressiven Erkrankungen. Stuttgart: Thieme 2004: 291–326.

Krupnick JL, Elkin I, Collins J et al. Therapeutic alliance and clinical outcome in the NIMH Treatment of Depression Collaborative Research Program: Preliminary findings. Psychotherapy: Theory, Research, Practice, Training 1994; 31(1): 28–35.

Krupnick JL, Green BL, Stockton P et al. Group interpersonal psychotherapy for low-income women with posttraumatic stress disorder. Psychother Res 2008; 18(5): 497–507.

Lenze EJ, Dew MA, Mazumdar S et al. Combined pharmacotherapy and psychotherapy as maintenance treatment for late-life depression: Effects on social adjustment. Am J Psychiatr 2002; 159: 466–8.

Lespérance F, Frasure-Smith N, Koszycki D et al. Effects of citalopram and interpersonal psychotherapy on depression in patients with coronary artery disease: The Canadian Cardiac Randomized Evaluation of Antidepressant and Psychotherapy Efficacy (CREATE) trial. Int J Neuropsychopharmacol 2007; 10(1): 117–22.

Levkovitz Y, Shahar G, Native G et al. Group interpersonal psychotherapy for patients with major depression disorder: Pilot study. J Affect Disord 2000; 60: 191–5.

Lin N, Dean A, Ensel WM. Social support, life events, and depression. Orlando: Academic 1986.

Lipsitz JD, Gur M, Miller N et al. An open trial of interpersonal psychotherapy for panic disorder (IPT-PD). J Nerv Ment Dis 2006; 194(6): 440–5.

Lipsitz JD, Gur M, Vermes D et al. (2008) A randomized trial of interpersonal therapy versus supportive therapy for social anxiety disorder. Depress Anxiety 2008; 25(6): 542–53.

Lipsitz JD, Markowitz JC. Manual for Interpersonal Psychotherapy for Social Phobia (IPT-SP). Unpublished manuscript. Anxiety Disorders Clinic New York 1996.

Luty SE, Carter JD, McKenzie JM et al. Randomised controlled trial of interpersonal psychotherapy and cognitive-behavioral therapy for depression. Brit J Psychiatr 2007; 190: 496–502.

Markowitz JC. Interpersonal psychotherapy of dysthymic disorder. Washington, DC: American Psychiatric Press 1998.

Markowitz JC, Bleiberg KL, Christos P et al. Solving interpersonal problems correlates with symptom improvement in interpersonal psychotherapy. Preliminary findings. J Nerv Ment Dis 2006; 194(1): 1–6.

Markowitz JC, Klerman GL, Perry SW. Interpersonal psychotherapy of depressed HIV-positive Outpatients. Hosp Commun Psychiatr 1992; 43: 885–90.

Markowitz JC, Kocsis JH, Bleiberg KL et al. A comparative trial of psychotherapy and pharmacotherapy for "pure" dysthymic patients. J Affect Disord 2005; 89: 167–75.

Markowitz JC, Kocsis JH, Christos P et al. Pilot study of interpersonal psychotherapy versus supportive psychotherapy for dysthymic patients with secondary alcohol abuse or dependence. J Nerv Ment Dis 2008; 196(6): 468–74.

Markowitz JC, Kocsis JH, Fishman B et al. Treatment of depressive symptoms in human immunodeficiency virus-positive patients. Arch Gen Psychiatr 1998; 55: 452–7.

Markowitz JC, Milrod B, Bleiberg KL et al. Interpersonal factors in understanding and treating posttraumatic stress disorder. J Psychiatr Pract 2009; 15(2): 133–40.

Markowitz JC, Skodol AE, Bleiberg K. Interpersonal psychotherapy for borderline personality disorder: Possible mechanisms of change. J Clin Psychol 2006; 62(4): 431–44.

McBride C, Atkinson L, Quilty LC et al. Attachment as moderator of treatment outcome in major depression: A randomized control trial of interpersonal psychotherapy versus cognitive behavior therapy. J Consult Clin Psychol 2006;74: 1041–54.

McIntosh VV, Jordan J, Carter FA et al. Three psychotherapies for anorexia nervosa: A randomized, controlled trial. Am J Psychiatry 2005; 162(4): 741–7.

Meyer A. Psychobiology: A science of man. Springfield: Thomas 1957.

Mickelson KD, Kessler RC, Shaver PR. Adlt attachment in a nationality representative sample. JPSP 1997; 73: 1092–106.

Miller L, Gur M, Shanok A et al. IPT with pregnant adolescents: Two pilot studies. J Child Psychol Psychiatr 2008; 49(7): 733–42.

Miller MD. Using interpersonal therapy (IPT) with older adults today and tomorrow: A review of the literature and new developments. Curr Psychiatr Rep 2008; 10(1): 16–22.

Monroe SM, Imhoff DF, Wise BD et al. Prediction of psychological symptoms under high risk psychosocial circumstances: Life events, social support and symptom specifity. J Abnorm Psychol 1983; 92: 338–50.

Monroe SM, Slavich GM, Georgiades K. The social environment and life stress in depression. In: Gotlib IH, Hammen CL. Handbook of depression. New York: Guilford Press 2009: 340–60.

Mossey JM, Knott KA, Higgins M et al. Effectiveness of psychosocial intervention, interpersonal counseling for subdysthymic depression in medically ill elderly. J Gerontol Series A: Biological Sciences Medical Science 1996; 51A: M172–8.

Mufson L, Moreau D, Weissman MM et al. Interpersonal therapy for depressed adolescents. New York: Guilford Press 1993.

Mufson L, Pollack KD, Wickramaratne P et al. A randomized effectiveness trial of interpersonal psychotherapy for depressed adolescents. Arch Gen Psychiatr 2004; 61: 577–84.

Mufson L, Weissman MM, Moreau D et al. Efficacy of interpersonal psychotherapy for depressed adolescents. Arch Gen Psychiatr 1999; 56: 573–9.

Neugebauer R, Kline J, Bleiberg K et al. (2007) Preliminary open trial of interpersonal counseling for subsyndromal depression following miscarriage. Depress Anxiety 2007; 24(3): 219–22.

O'Hara MW, Stuart S, Gorman LL et al. Efficacy of interpersonal psychotherapy for postpartum depression. Arch Gen Psychiatr 2000; 57: 1039–45.

O'Malley SS, Foley SH, Rounsaville BJ et al. Therapist competence and patient outcome in interpersonal psychotherapy of depression. J Consult Clin Psychol 1988; 56: 496–500.

O'Malley SS, Suh CS, Strupp HH. The Vanderbilt Psychotherapy Process Scale: A report on the scale development and a process-outcome study. J Consult Clin Psychol 1983; 51: 581–6.

Paykel ES. Life events and affective disorders. Acta Psychiatr Scand 2003; 108(suppl 418): 61–6.

Paykel ES, Myers JK, Dienelt MM et al. Life events and depression: A controlled study. Arch Gen Psychiatr 1969; 21: 753–60.

Pearlin LI, Lieberman MA. Social sources of emotional distress. In: Simons R (ed). Research in community and mental health, vol. 1. Greenwich: JAI Publishing 1979: 217–48.

Peeters F. The effectiveness of IPT for depression in a routine clinical setting. Presentation at the 3rd International Conference of the International Society for IPT. New York 2009.

Pfeffer CR. Severe stress and mental disturbance in children. Washington, DC: American Psychiatric Press 1996.

Pianta RC, Egeland B. Relation between depressive symptoms and stressful life events in a sample of disadvantaged mothers. J Consult Clin Psychol 1994; 62: 1091–5.

Pilkonis PA, Frank E. Personality pathology in recurrent depression: Nature, prevalence, and relationship to treatment response. Am J Psychiatr 1988; 145: 435–41.

Post RM. Transduction of psychosocial stress into the neurobiology of recurrent affective disorder. Am J Psychiatr 1992; 149: 999–1010.

Power M, Champion C, Aris SJ. The development of a measure of social support: The Significant Others Scale. Br J Clin Psychol 1988; 27: 349–58.

Prien RF, Kupfer DJ, Mansky PA et al. Drug therapy in the prevention of recurrences in unipolar and bipolar affective disorders: A report of the NIMH Collaborative Study Group comparing lithium carbonate, imipramine, and a lithium carbonate-imipramine combination. Arch Gen Psychiatr 1984; 41: 1096–104.

Ravitz P, Maunder R, McBride C. Attachment, contemporary interpersonal theory and IPT: An integration of theoretical, clinical, and empirical perspectives. J Contemp Psychother 2008; 38(1): 11–21.

Reynolds CF, Dew MA, Pollock BG et al. Maintenance treatment of major depression in old age. New England J Med 2006; 354(11): 1130–8.

Reynolds CF, Frank E, Perel JM et al. Nortryptiline and interpersonal psychotherapy as maintenance therapies for recurrent major depression: A randomized controlled trial in patients older than 59 years. JAMA 1999; 281: 39–45.

Robertson M, Rushton P, Batrim D et al. Open trial of interpersonal psychotherapy for chronic post traumatic stress disorder. Austral Psychiatr 2007; 15(5): 375–9.

Rogers B, Hope S. Parental divorce and adult psychological distress: Evidence from a national birth cohort. A research note. J Child Psychiatr Allied Discipl 1997; 38: 7.

Rosselló J, Bernal G. The efficacy of cognitive-behavioral and interpersonal treatments for depression in Puerto Rican adolescents. J Consul Clin Psychol 1999; 67(5): 734–45.

Rosselló J, Bernal G, Rivera-Medina C. Individual and group CBT and IPT for Puerto Rican adolescents with depressive symptoms. Cultur Divers Ethnic Minor Psychol 2008; 14(3): 234–45.

Rounsaville BJ, Chevron ES, Prusoff BA et al. The relation between specific and general dimensions of the psychotherapy process in interpersonal psychotherapy of depression. J Consult Clin Psychol 1987; 55(3): 379–84.

Rounsaville BJ, Glazer W, Wilber CH et al. Short-term interpersonal psychotherapy in methadone-maintained opiate addicts. Arch Gen Psychiatr 1983; 40: 629–36.

Rounsaville BJ, Kleber HD. Psychotherapy/counseling for opiate addicts: Strategies for use in different treatment settings. Int J Addiction 1985; 20(6 u.7): 868–96.

Rounsaville BJ, Weissman MM, Prusoff BA. Psychotherapy with depressed outpatients: Patient and process variables as predictors of outcome. Brit J Psychiatr 1981; 138: 67–74.

Rucci P, Frank E, Kostelnik B et al. Suicide attempts in patients with bipolar I disorder during acute and maintenance phases of intensive treatment with pharmacotherapy and adjunctive psychotherapy. Am J Psychiatr 2002; 159: 1160–4.

Schmaling K, Jacobson HS. Marital interaction and depression. J Abnorm Psychol 1990; 99: 229–36.

Schneider D, Zobel I, Härter M et al. Wirkt die interpersonelle Psychotherapie besser bei Frauen als bei Männern? Ergebnisse einer randomisierten, kontrollierten Studie. PPmP 2008; 58: 23–31.

Schramm E. Depression – verstehen, bewältigen und vorbeugen – Informationen und Ratschläge für Patienten und Angehörige. Unveröffentlichtes Manuskript, Universität Freiburg 1993.

Schramm E, Kech S, Zobel I et al. Factors influencing the outcome of IPT in depressed patients: Analysis of the mechanisms of change. Poster auf der 3rd International Conference of the International Society of IPT. New York 2009.

Schramm E, Schneider D, Zobel I et al. Efficacy of interpersonal psychotherapy plus pharmacotherapy in chronically depressed inpatients. J Affect Disord 2008; 109(1– 2): 65–73.

Schramm E, Stangier U, Heidenreich T et al. Differential effects of comorbid depression in social phobia on the outcome of IPT. Vortrag auf der 3rd International Conference of the International Society of IPT. New York 2009b.

Schramm E, van Calker D, Berger M. Wirksamkeit und Wirkfaktoren der interpersonellen Psychotherapie in der stationären Depressionsbehandlung. Ergebnisse einer Pilotstudie. PPmP 2004; 54: 65–72.

Schramm E, van Calker D, Dykierek P et al. An intensive treatment program of interpersonal psychotherapy plus pharmacotherapy for depressed inpatients: Acute and long-term results. Am J Psychiatr 2007; 164: 768–77.

Schramm E, Zobel I, Kech S et al. IPT in chronic depression: A comparison with the CBASP and with pharmacotherapy. Vortrag auf der 3rd International Conference of the International Society of IPT. New York 2009a.

Schulberg HC, Block MR, Madonia MJ et al. Treating major depression in primary care practice. Eight-month clinical outcomes. Arch Gen Psychiatr 1996; 53: 913–9.

Scott S, O'Hara MW. Treatment of postpartum depression with interpersonal psychotherapy. Arch Gen Psychiatr 1995; 52: 75–6.

Shea MT, Elkin I, Imber SD et al. Course of depressive symptoms over follow-up: Findings from the National Institute of Mental Health Treatment of Depression Collaborative Research Program. Arch Gen Psychiatr 1992; 49: 782–7.

Shear K, Frank E, Houck PR et al. Treatment of complicated grief: A randomized controlled trial. JAMA 2005; 293: 2601–8.

Spinelli MG, Endicott J. Controlled clinical trial of interpersonal psychotherapy versus parenting education program for depressed pregnant women. Am J Psychiatr 2003; 160: 555–62.

Spitz R. Analytic depression. Psychoanal Study Child 1946; 5: 113–7.

Stroud CB, Davila J, Moyer A. The relationship between stress and depression in first onsets versus recurrences: A meta-analytic review. J Abnorm Psychol 2008; 117(1): 206–13.

Stuart S, Robertson M. Interpersonal psychotherapy: A clinician's guide. London: Hodder Arnold 2003: 13–34.

Sullivan HS. The interpersonal theory of psychiatry. New York: Norton 1953.

Swartz HA, Frank E, Zuckoff A et al. Brief interpersonal psychotherapy for depressed mothers whose children are receiving psychiatric treatment. Am J Psychiatr 2008; 165(9): 1155–62.

Tennant CC. Female vulnerability to depression. Psychol Med 1985; 16: 739–44.

Tennant CC. Parental loss in childhood: It's effect in adult life. Arch Gen Psychiatr 1988; 45: 1045–50.

Tennant CC. Life events, stress and depression: A review of recent findings. Austral New Zealand J Psychiatr 2002; 36: 173–82.

Van Schaik DJ, van Marwijk HW, Beekman AT et al. IPT for late life in general practice: Uptake and satisfaction by patients, therapists and physicians. BMC Fam Pract 2007; 13(8): 52–6.

Verdeli H, Clougherty K, Onyango G et al. Group interpersonal psychotherapy for depressed youth in IDP camps in Northern Uganda: Adaptation and training. Child Adolesc Psychiatr Clin N Am 2008; 17(3): 605–24.

Wahl R. Kurzpsychotherapie bei Depressionen: Interpersonelle Psychotherapie und kognitive Therapie im Vergleich. Opladen: Westdeutscher Verlag 1994.

Weissman MM. Advances in psychiatric epidemiology: Rates and risks for major depression. Am J Public Health 1987; 77: 445–51.

Weissman MM, Klerman GL. Interpersonal psychotherapy for depression. In: Wolman BB, Stricker G (eds). Depressive disorders. Facts, theories, and treatment methods. New York: Wiley 1990: 379–95.

Weissman MM, Klerman GL. Interpersonal counseling for stress and distress in primary care settings. In: Klerman GL, Weissman MM (eds). New applications of interpersonal psychotherapy. Washington: American Psychiatric Press 1993: 295–318.

Weissman MM, Klerman G, Markowitz JC. Comprehensive guide to interpersonal psychotherapy. New York: Basic Books 2000.

Weissman MM, Klerman GL, Paykel ES et al. Treatment effects on the social adjustment of depressed patients. Arch Gen Psychiatr 1974; 30: 771–8.

Weissman MM, Klerman GL, Prusoff BA et al. Depressed outpatients. Results one year after treatment with drugs and/or interpersonal psychotherapy. Arch Gen Psychiatr 1981; 38: 51–5.

Weissman MM, Markowitz JC, Klerman GL. Clinician's quick guide to interpersonal psychotherapy. New York: Oxford University Press 2007.

Weissman MM, Prusoff BA, DiMascio A et al. The efficacy of drugs and psychotherapy in the treatment of acute depressive episodes. Am J Psychiatr 1979; 136: 555–8.

Weissman MM, Rounsaville BJ, Chevron ES. Training psychotherapists to participate in psychotherapy outcome studies: Identifying and dealing with the research requirements. Am J Psychiatr 1982; 139: 1442–6.

Whisman MA, Bruce ML. Marital distress and incidence of major depressive episode in a community sample. J Abnorm Psychol 1999; 108: 674–8.

Wilfley DE, Agras WS, Telch CF et al. Group cognitive-behavioral therapy and group interpersonal psychotherapy for the nonpurging bulimic individual: A controlled comparison. J Consult Clin Psychol 1993; 61: 296–305.

Wilfley DE, Welch RR, Stein RI et al. A randomized comparison of group cognitive-behavioral therapy and group interpersonal psychotherapy for the treatment of overweight individuals with binge-eating disorder. Arch Gen Psychiatr 2002; 59: 713–21.

5 Unterschiede zu anderen Psychotherapieverfahren

Petra Dykierek, Eva-Lotta Brakemeier und Elisabeth Schramm

Eine Besonderheit der IPT besteht darin, dass sie sich **keiner therapeutischen Schule** eindeutig zuordnen lässt. Anstatt an Therapieschulen orientiert sich das therapeutische Vorgehen vielmehr an den **Charakteristika der Depression** bzw. an den speziellen Bedürfnissen depressiver Patienten. Der IPT-Therapeut integriert dabei verschiedene Techniken, die größtenteils anderen Therapieschulen entlehnt wurden, behält den Fokus jedoch stets auf dem **zwischenmenschlichen Kontext** und auf interaktionellen Prozessen.

Trotz dieser eindeutig interpersonellen Schwerpunktsetzung ist eine detailliertere Abgrenzung gegenüber anderen Therapierichtungen und -schulen selbst für erfahrene Kliniker nicht einfach. Dazu sei angemerkt, dass der hier vorgenommene Vergleich primär als theoriegeleitet zu verstehen ist. Die strenge Abgrenzung der einzelnen Therapieansätze geschieht hauptsächlich zu Lehr- und Forschungszwecken. In der Praxis besteht die Behandlung eines Patienten dagegen meist aus einer Kombination oder Synthese verschiedener Ansätze und Strategien. Wie in einer neueren Studie (Gibbons et al. 2003) bestätigt wurde, setzen sowohl IPT- als auch KVT-Therapeuten, die in der Einhaltung der Manualtreue trainiert wurden, die jeweiligen Methoden flexibel und in Anpassung an die spezifischen Patientencharakteristika und den therapeutische Prozess ein. Außerdem sind den einzelnen Verfahren zahlreiche **therapeutische Wirkfaktoren gemeinsam**. Zu ihnen gehört, dass der Therapeut eine emphatische Beziehung aufbaut und beim Patienten die Hoffnung weckt, dass ihm geholfen werden kann. Die IPT hat zahlreiche Elemente mit anderen Therapieformen gemeinsam und stellt nach Aussage der Autoren in diesem Sinne auch keine neuartige Behandlungsform dar. Ihre Begründer selbst stellen sie aufgrund der Ähnlichkeit von Konzepten und der Art der Gesprächsführung in die Nähe der psychodynamischen Kurztherapien. Von anderen Autoren wird die IPT auch als „**supportive Psychotherapie**" bezeichnet. Obwohl die IPT einige Elemente supportiver Psychotherapie enthält, ist das Vorgehen jedoch weitaus systematischer, beinhaltet spezifische interpersonelle Interventionen und fokussiert explizit auf bestimmte Problembereiche. Um die Unterschiede zwischen den einzelnen Verfahren transparenter zu machen, sollen folgende Aspekte verglichen werden:
- Ätiopathologie,
- Struktur, Therapiephasen und Inhalte,
- Ziele, therapeutische Strategien und Techniken,
- therapeutische Beziehung,
- Wirksamkeit und Wirkmechanismen.

Aus Gründen der Überschaubarkeit konzentriert sich der Vergleich mit der IPT auf die drei am häufigsten zur Depressionsbehandlung eingesetzten Psychotherapieverfahren: auf die kognitive Verhaltenstherapie (KVT) nach Beck (Beck et al. 1979; dt. Version 1992), auf psychodynamische Ansätze (PP) und auf das Cognitive Behavioral Analysis System of Psychotherapy (CBASP) nach McCullough (2000; dt. Schramm et al. 2006). Unter psychodynamischen Psychotherapien sind tiefenpsychologisch orientierte Psychotherapie und die analytische Psychotherapie zu verstehen, deren theoretischer Hintergrund an der Psychoanalyse orientiert ist. Auf das komplexe, psychodynamische Vorgehen, vor allem aber auf das zentrale Behandlungskonstrukt der „Übertragung-Gegenübertragung", kann an dieser Stelle nicht eingegangen werden. Der hier dargestellte Vergleich bezieht sich primär auf Struktur, Ziele und Methoden psychodynamischer Depressionsbehandlungen (Schauenburg u. Hoffmann 2007).

Prinzipielle Merkmale der einzelnen Ansätze sollten dem Leser nach Lektüre der Kapitel 3 und 4 deutlich geworden sein, in denen die IPT und die Verhaltenstherapie der Depression, die kognitive Therapie nach Beck und psychodynamische Ansätze beschrieben worden sind. In Kapitel 14.2 werden außerdem anhand eines Fallbeispiels die wichtigsten Unterschiede und Überlappungen in der Vorgehensweise der IPT, psychodynamischen Therapie, kognitiven und Verhaltenstherapie illustriert.

5.1 Ätiopathologie

KVT

Die **kognitive Therapie der Depression** nach Beck geht von der Annahme aus, dass depressiven Erkrankungen eine kognitive Störung zugrunde liegt. Im Sinne einer Prädisposition resultiere diese aus negativen Kindheitserfahrungen. Beck, als früherer Analytiker, nennt hier frühkindliche Verlusterlebnisse, die jedoch nicht näher spezifiziert werden. Nach Beck können diese Erfahrungen zur Entwicklung **negativer Denkmuster** (z. B. nicht liebenswert zu sein) führen, die bei belastenden Lebensereignissen „reaktualisiert" werden und im Sinne einer nach unten gerichteten Spirale verstärkt werden. Er stützt sich bzgl. dieser pathogenetischen Annahmen nicht explizit auf empirische Daten, sondern vielmehr auf klinische Beobachtungen. Dies gilt auch für die von ihm postulierten **depressiven Denkschemata**, die im Fokus des therapeutischen Handelns stehen. Laut Beck sind die dysfunktionalen, verzerrten Kognitionen depressiver Personen gekennzeichnet durch willkürliche (negative) Schlussfolgerungen, Generalisierungen (generelle Schlussfolgerungen aus einzelnen Ereignissen), moralisch-absolutistisches Denken und durch überhöhte Ansprüche an die eigene Person. Formal laufen diese Kognitionen unfreiwillig, automatisch und wiederholt ab. Sie sind durch ein zirkuläres Feedbackmodell gekennzeichnet, in das alle negativen Erfahrungen so integriert werden, dass das ungünstige Welt- und Selbstbild erhalten bleibt.

In experimentellen Studien konnte bestätigt werden, dass Depressive nicht nur eine negative Sicht der eigenen Person, ein selektives Erinnern negativer Inhalte und eine globale negative Zukunftsperspektive, sondern auch situationsübergreifende dysfunktionale Einstellungen aufweisen (Übersicht: Joormann 2009). Das zugrunde liegende Vulnerabilitäts-Stress-Modell wurde bisher nur in wenigen Untersuchungen überprüft (Übersicht: Joormann 2009). Alloy et al. (1999) berichten, dass ein depressogener Denkstil die Vulnerabilität für depressive Störungen und Suizidalität erhöht. Dieser Denkstil wird durch moderierende Faktoren wie Grübeln (Rumination), Persönlichkeitsauffälligkeiten oder ungünstige Entwicklungsbedingungen (z. B. Vernachlässigung, Misshandlung in der Kindheit, negative Denk- und Attributionsstile der Eltern) mitbedingt.

Die kognitiven Theorien der **gelernten Hilflosigkeit** (Seligman 1975) bzw. Hoffnungslosigkeit (Abramson et al. 1989) postulieren in ihrer Weiterentwicklung, dass das Erleben einer nicht kontrollierbaren aversiven Situation bei Vorliegen bestimmter Attributionsprozesse (Weiner 1974) zu einer gelernten Hilflosigkeitsreaktion führt. Diese fungiert als zentraler Faktor der Depression (vgl. auch Joormann 2009). Die Ursprünge dieser Theorie basieren auf **tierexperimentellen Studien** von Seligman. Jedoch ist auch hier unklar, inwieweit das Hilflosigkeitserleben und das Vorherrschen des internalen Attributionsstils Begleiterscheinungen oder Ursachen depressiver Störungen sind. Empirische Untersuchungen an depressiven Patienten deuten darauf hin, dass bei melancholischen Depressionen die Hilflosigkeit und der internale Attributionsstil eher Folgeerscheinung der Erkrankung sind. Bei nicht-melancholischen Depressionen scheinen sie jedoch Vulnerabilitätsfaktoren zu sein (Alloy et al. 1999).

Ein weiteres wichtiges Entstehungsmodell innerhalb der KVT stellt die **Verstärker-Verlust-Theorie** dar (Lewinsohn 1974; Lewinsohn et al. 1980). Dabei wird ein Mangel an verhaltenskontingenter positiver Verstärkung (Belohnung) als entscheidende Variable für die Entstehung und Aufrechterhaltung einer Depression angesehen. Diese Theorie gilt als empirisch belegt, da der Zusammenhang zwischen Depressivität und einer geringen Rate an positiven Verstärkungen, die auf depressionstypisches Verhalten folgen, in einer Vielzahl von Studien bestätigt wurde (Hautzinger 2009). Offen bleibt, ob Verstärkerverluste der Depression stets vorangehen, sie lediglich begleiten oder die Konsequenz eines depressiven Syndroms darstellen.

Zusammenfassend bietet die KVT eine Reihe von Modellannahmen zur Entstehung und Aufrechterhaltung von Depressionen an, die auf klinischen Beobachtungen, tierexperimentellen und anderen Studien beruhen. Die experimentelle Überprüfung dieser Annahmen erfolgte zumeist a posteriori.

PP

Als ätiologischer Faktor wird bei der **psychodynamischen Psychotherapie** die zentrale Rolle von **Verlust-, Verunsicherungs- und Enttäuschungserlebnissen in der Kindheit** hervorgehoben, der inzwischen auch als empirisch weitgehend gesichert gilt (Übersicht: Schauenburg 2007). Der Verlust einer wichtigen Bezugsperson oder eines lebensbestimmenden Ideals wurde bereits von Freud als zentrales, auslösendes Moment beschrieben. Er beschrieb auch erstmals den Unterschied zwischen einer normalen Trauerreaktion und der Depression als einem Rückzug aus der Welt verbunden mit einem verminderten Selbstwertgefühl und der Entwicklung autoaggressiver Impulse. Nach Schauenburg (2007) konzentrierte sich die nächste Generation der tiefenpsychologischen Theoretiker auf die zentrale Rolle des Selbstwertgefühls, die mit Aspekten der **Bindung** des Kindes an seine Bezugsperson verknüpft wurde. Werden Eltern als vernachlässigend oder strafend erlebt, identifiziert sich das Kind mit übermäßigen, vermuteten oder auch tatsächlichen Leistungsanforderungen. Misserfolge werden in der Regel als eigenes Scheitern interpretiert, depressionsauslösende Belastungsfaktoren können von daher nicht nur Verlustereignisse, sondern auch Kränkungen, Hilflosigkeit, Desillusionierung und Enttäuschung sein. Die besondere Hilflosigkeit Depressiver kann als Ausdruck eines speziellen emotionalen Dilemmas verstanden werden, welches als depressiver Grundkonflikt bezeichnet wird.

Die Depression ist als eine Gegenreaktion auf den **Zusammenbruch der bisherigen Konfliktbewältigung** zu verstehen. Die unterschiedliche Symptomatik ergibt sich aus dem Versagen der bisherigen Bewältigungsstrukturen: Altruistische Bewältigung resultiere in Erschöpfung und Entleerung, narzisstische Überkompensation berge das Risiko einer Somatisierung oder Autoaggression (Schauenburg 2007). Ein dependentes Muster führe zu ängstlich-depressiver Symptomatik, regressive Muster könnten mit einer Suchtproblematik einhergehen. Bedeutsam für das Verständnis der jeweils auslösenden Konstellation ist dabei die prämorbide Persönlichkeit. Diese ist Ausdruck der jeweils spezifischen charakterlichen Verarbeitungsweise des depressiven Grundkonfliktes. Eine empirische Überprüfung dieser depressiven Subtypen steht bis dato aus.

CBASP

Die Entstehungstheorie chronischer Depression wurde von McCullough in seinem Konzept des **Cognitive Behavioral Analysis System of Psychotherapy** an Patienten mit früh beginnenden Depressionsprozessen (vor dem 21. Lebensjahr; trifft auf ca. 75 % aller chronischen Depressionen zu) entwickelt: Er beobachtete eine stereotype und dysfunktionale Weise, in der sich chronisch depressive Patienten in der Therapie äußern (z. B. „es hat alles keinen Sinn, ich werde immer depressiv bleiben"). McCullough folgerte, dass die kognitiv-emotionale Entwicklung dieser Patientengruppe aufgrund einer Kette negativer Lernerfahrungen wie z. B. **seelische oder körperliche Traumatisierung** in einem frühen Stadium zum **Stillstand** kam. Dies führt dazu, dass die Patienten unfähig sind, ihre negativen Annahmen über das Leben und ihre Umwelt auch bei wiederholt andersartigen Erfahrungen zu korrigieren. Sie bringen nicht die notwendigen kognitiven Voraussetzungen mit, um im Rahmen üblicher therapeutischer Kommunikation ihre negativen Sichtweisen zu verändern. McCullough bezieht sich hierbei auf Piagets Konzept des **präoperativen Denkens** (Schramm et al. 2006). Zu Beginn der Therapie behandelt der Therapeut nach McCullough also einen Erwachsenen, der sich sozial, interpersonell und emotional auf dem Stand eines präoperativen Kindes befindet.

"The challenge of working with these patients is much more serious (than patients with a major

depressive disorder), because the phenomenological problem we face is essentially a structural one. Psychotherapy must begin with an 'adult child' and then help the adult to mature developmentally." (McCullough 2000, S. 40)

Als theoretische Basis für die Hauptinterventionen dienen neben Piagets kognitiv-emotionaler Entwicklungstheorie auch andere psychologische Ansätze wie beispielsweise Seligmans Konzept der erlernten Hilflosigkeit, Banduras soziale Lerntheorie, Skinners Theorie zum operanten Lernen und Kieslers interpersonelles Modell. Inwieweit die Bezüge über Analogien hinausgehen (etwa beim zentralen Bezug auf Piagets präoperative Phase) und durch systematische empirische Untersuchungen an chronisch Depressiven erhärtet werden können, ist derzeit offen. Es bleibt anhand weiterer Therapiestudien und deren Evaluation sowie durch Grundlagenforschung an dieser Gruppe bzw. den zwei Sub-Gruppen (Early Onset; Late Onset) zu überprüfen, ob die theoretischen Annahmen zutreffen und ob sie spezifisch für die Entwicklung chronischer Depression sind. Erste Studien zur Untersuchung der theoretischen Annahmen finden derzeit an der Freiburger Universitätsklinik statt (Wilbertz et al. 2010).

IPT

Während der psychodynamischen Psychotherapie, der KVT und dem CBASP jeweils umfassende Theorien zugrunde liegen, ist die IPT in erster Linie **empirisch** abgeleitet (Kap. 4.2). Sie verfügt jedoch auch über einen fundierten theoretischen Hintergrund, der in den letzten Jahren sukzessive erweitert wurde (Kap. 4.1). Dabei kommt der Bindungstheorie Bowlbys und deren experimenteller Überprüfung durch Ainsworth eine besondere Bedeutung zu (Kap. 4.2). Durch die Arbeiten von Ainsworth und späteren Bindungsforschern konnte belegt werden, dass gestörtes Bindungsverhalten in der Kindheit eine Vulnerabilität für problematische Beziehungen oder psychische Störungen im späteren Erwachsenenalter schafft. Neben **entwicklungspsychologischen Ansätzen** sind aber auch **epidemiologische Studien** sowie die **Lebensereignis-Forschung** hervorzuheben, die die Konzentration auf vier depressionsassoziierte Behandlungsfokusse rechtfertigen (Kap. 4.2; Tab. 5-1).

Tab. 5-1 Vergleich verschiedener Depressionstherapien im Hinblick auf die Ätiopathologie.

Psychodynamischer Ansatz	Kognitiv-behavioraler Ansatz
• zentrale Rolle von Verlust-, Verunsicherungs- und Enttäuschungserlebnissen in der Kindheit • Depression als Gegenreaktion auf den Zusammenbruch der bisherigen Konfliktbewältigung bzw. Versagen der Bewältigungsstrukturen (z. B. Überkompensation)	• zentrale Rolle von negativen Denkmustern, die bei akuten Belastungen reaktiviert werden • Prädisposition infolge negativer Kindheitserfahrungen • Mangel an verhaltenskontingenter positiver Verstärkung begünstigt Entstehung und Aufrechterhaltung von Depressionen
CBASP-Ansatz	**Interpersoneller Ansatz**
• zentrale Rolle von negativen Kindheitserlebnissen, die zu Störungen in der kognitiv-emotionalen Entwicklung führen • negative Annahmen über sich und die Welt sind dadurch nicht korrigierbar und disponieren zu chronischer Depression	• Betonung gestörter Bindungserfahrungen in der Kindheit und ineffektiver Bewältigung gegenwärtiger interpersoneller Belastungen • 4 empirisch abgeleitete Problembereiche (Beziehungskonflikte, Verluste, Einsamkeit, Rollenveränderungen) erhöhen das Depressionsrisiko

Zusammenfassung

Obwohl bei jedem der Verfahren unterschiedliche Schwerpunkte in der theoretischen Basis festzumachen sind und einige der hier aufgeführten Annahmen und Modelle zur Entstehung von Depressionen bisher nicht evidenzbasiert sind, findet sich in allen Ansätzen modifiziert die ätiopathogenetische Hypothese früh erworbener, verunsichernder Beziehungserfahrungen und damit das Vulnerabilitäts-Stress-Modell (s. Tab. 5-1). So werden in der IPT die Rolle des Bindungsstils, im CBASP die frühen Prägungen durch relevante Bezugspersonen und in der KVT die durch negative Kindheitserfahrungen mitbedingten dysfunktionalen Schemata hervorgehoben. Die psychodynamischen Therapieformen gehen ebenfalls von einer entscheidenden Rolle früher Verlust- und Enttäuschungserlebnisse aus. Keine der Erklärungstheorien und keines der Krankheitskonzepte kann jedoch das komplexe Bild der Depression und das Zusammenspiel verschiedenster Faktoren vollständig erklären. Die beschriebenen Therapieformen sind insofern einseitig, als sie den Schwerpunkt jeweils auf ganz spezifische pathogenetische Aspekte der Depression legen. Andere Bereiche erhalten demzufolge nur sekundäre oder gar keine Bedeutung. Die IPT ist möglicherweise am offensten gegenüber anderen ätiologischen Faktoren und vertritt explizit einen pluralistischen Standpunkt. Daher ist sie flexibel bzgl. des Einsatzes von klärungs-, aber auch verhaltens- und kognitionsbezogenen Techniken.

5.2 Struktur, Therapiephasen und Inhalte

KVT

In der KVT steht dem Therapeuten eine Bandbreite an strukturierten **Modulen** zur Verfügung (z. B. Aktivitätenaufbau, Veränderung von Kognitionen, Training sozialer Fertigkeiten), die in einem **Behandlungsmanual** beschrieben werden (dt. Version: Hautzinger 2003). Hautzinger (2009) leitet auf der Basis der theoretischen Ätiologiekonzepte sechs Therapiephasen ab:

- **Phase 1:** Benennen zentraler Probleme, Aufbau der therapeutischen Beziehung, Erhebung der Lebensgeschichte und der depressiven Symptomatik,
- **Phase 2:** Psychoedukation, Vermittlung des therapeutischen Modells, Festlegen von Therapieschwerpunkten,
- **Phase 3:** Aktivitätsaufbau, Tagesstruktur, Förderung angenehmer Tätigkeiten,
- **Phase 4:** Bearbeiten kognitiver Muster und dysfunktionaler Informationsverarbeitungen,
- **Phase 5:** Verbesserung der sozialen, interaktiven, problemlösenden Kompetenzen,
- **Phase 6:** Erkennen von und Vorbereitung auf Krisen, Beibehaltung des Gelernten, Rückfallverhinderung.

Die Planung der Therapie ist vom jeweiligen Behandlungsverlauf und von der individuellen Problem- und Verhaltensanalyse abhängig zu machen. Für Phase 1 und 2 werden 5 Sitzungen, für Phase 3 werden weitere 5–8 Sitzungen benötigt. Für die 4. und 5. Phase sind jeweils 4–8 Sitzungen vorgegeben. Das letzte Modul (Phase 6) sollte nicht auf eine Sitzung beschränkt, sondern über mehrere Sitzungen in größerem Abstand gestreckt werden. Hollon und Dimidjian (2009) beschreiben als die drei wichtigsten, nicht unbedingt linear verlaufenden Komponenten der KVT die Exploration der dysfunktionalen Kognitionen, die Überprüfung derselben sowie eine Experimentierphase.

Die KVT ist eine hochstrukturierte Kurzzeittherapie mit einer empfohlenen Gesamtdauer zwischen 10 (bei leichten Depressionen) und 40–45 Sitzungen (bei schweren Depressionen) verteilt auf 3–12 Monate. Bei rezidivierenden, chronifizierten und komplexen Depressionen werden längere Behandlungen (60 Sitzungen verteilt über bis zu zwei Jahre) empfohlen. Bei der KVT wird primär in der Gegenwart gearbeitet.

Am **Beginn einer KVT** steht wie bei der IPT die Aufklärung des Patienten über die depressive Erkrankung. Allerdings wird im Unterschied zur IPT die „Krankenrolle" als solche nicht ausdrücklich zugewiesen. Vielmehr liegt der Fokus bereits an dieser Stelle auf den verzerrten, negativen Gedanken. Folgendes Verbatimprotokoll von Beck (1999, S. 38) aus einer KVT-Sitzung verdeutlicht diese Schwerpunktsetzung:

5.2 Struktur, Therapiephasen und Inhalte

Therapeut: „So, der letzte Punkt auf unserer Tagesordnung war die Diagnose. Die Eingangsdiagnostik zeigt, dass sie sehr depressiv und ängstlich sind – wie übrigens viele Patienten, die zu uns kommen. Ich bin mir ziemlich sicher, dass wir Ihnen helfen können, sich besser zu fühlen. Wie finden Sie das?"
Patientin: „Ich hatte Angst, dass Sie mich für verrückt halten."
Therapeut: „Ganz und gar nicht, Sie haben eine ziemlich verbreitete Krankheit oder ein Problem, das man als ‚Depression' bezeichnet, und ich habe den Eindruck, dass Ihre Probleme recht ähnlich gelagert sind wie die der meisten Patienten hier. Aber da war Ihr automatischer Gedanke 'Sie werden mich für verrückt halten'. Wie fühlen Sie sich jetzt, nachdem Sie herausgefunden haben, dass er nicht stimmt?"
Patientin: „Erleichtert."
Therapeut: „Es hat also geholfen, den Gedanken zu korrigieren. Wenn Ihnen noch mehr derartige Gedanken auffallen, würden Sie sie zu Hause aufschreiben, damit wir sie in der nächsten Sitzung überprüfen können?"
Patientin: „Klar."
Therapeut: „Dieses sehr negative Denken gehört zu den Symptomen Ihrer Depression. Die Depression hat einen Einfluss darauf, wie Sie sich selbst, Ihre Umwelt und Ihre Zukunft sehen. Bei den meisten Menschen ist es so, als ob sie sich selbst und die Welt durch eine schwarze Brille sehen würden. Alles sieht schwarz und hoffungslos aus. Ein Teil der Therapie besteht darin, dass wir die schwarze Farbe abkratzen und Ihnen helfen, die Dinge realistischer zu sehen. Können Sie mit dieser Analogie etwas anfangen?"

Von Beginn an „lernt" der Patient also, die Depression im Zusammenhang mit einem **ungünstigen Denkstil** zu sehen, und dass er aktiv an der Veränderung (z. B. in Form von Hausaufgaben) mitzuarbeiten hat. Im Gegensatz dazu wird bei der IPT die Erkrankung dem Patienten gegenüber in erster Linie unter interpersonellen bzw. bindungstheoretischen Gesichtspunkten erklärt, d. h., die Depression wird in Verbindung mit stattgefundenen oder antizipierten zwischenmenschlichen Verlusterlebnissen gesehen. Um diese Verluste emotional zu bewältigen, bietet sich der Therapeut validierend und unterstützend als **„sichere Basis"** im Sinne Bowlbys an:

Therapeut: „Die Symptome, über die wir gerade gesprochen haben, gehören allesamt zum Krankheitsbild einer Depression. Der plötzliche Tod Ihres Mannes hat Sie über den normalen Trauerprozess hinaus regelrecht gelähmt. Wie Sie berichteten, steht für Sie seit über zwei Jahren die Zeit still, und Sie sehen keinen Sinn mehr im Leben. Ihr Mann hat Ihnen alles bedeutet, und es ist nachvollziehbar, dass Ihnen dieser Verlust wie „unverdaubar" vorkommt. Wir werden versuchen in unserer Therapie Stück für Stück durch den Trauerprozess zu gehen, denn sonst werden Sie höchstwahrscheinlich immer wieder von der Depression eingeholt. Ich werde Sie dabei begleiten und für Sie da sein, wenn sich schmerzliche Gefühle aufdrängen. Ich bleibe in dieser schweren Zeit an Ihrer Seite, und Sie werden bald feststellen, dass die leidvollen Gefühle von positiveren gefolgt sein werden …"

In der **mittleren Phase der KVT** stehen Aktivitätenaufbau, kognitive Umstrukturierungen und das Training sozialer Kompetenzen im Vordergrund. Interpersonelle Themen kommen zwar in allen Modulen vor, erfahren dort jedoch eine andere Schwerpunktsetzung. Diese kann als problemlöse- und übungsorientiert beschrieben werden. So lernen Patienten z. B., ihr Kommunikationsverhalten mit dem Partner zu verbessern (z. B. durch Zuhören, Paraphrasieren, Anerkennen, Verwöhnen, Wünsche ausdrücken) oder ihre Erwartungshaltungen im Hinblick auf Realisierbarkeit zu hinterfragen. Eine Klärung des Konfliktes unter bindungsrelevanten Aspekten (z. B. unterschiedliche Bindungsstile der Partner) wie sie bei der IPT vorgenommen wird, steht nach den Vorgaben des KVT-Manuals jedoch nicht im Zentrum. Eine häufig zitierte Intervention von Aaron T. Beck verdeutlicht, wie im Falle einer Trennungsproblematik der intrapsychische Aspekt (hier: dichotomes Denken, falsche Schlussfolgerungen) der zentrale Aspekt bleibt und der Therapeut durch sokratisches Fragen die „Denkfehler" gemeinsam mit der Patientin herausarbeitet:

Therapeut: „Was heißt das, Sie brauchen ihn?"
Patientin: „Ich kann mir nicht vorstellen, ohne ihn zu sein."

Therapeut: „Sie sagen, Sie können sich nicht vorstellen, ohne ihn zu sein?"
Patientin: (lange Pause)
Therapeut: „Versuchen Sie einmal, sich vorzustellen, wie die Situation wäre, wenn er nicht da wäre. Sie sagen, Sie können sich nicht vorstellen, ohne ihn zu sein."
Patientin: „Deshalb bekomme ich das Gefühl, dass das Leben nicht lebenswert ist."
Therapeut: „Warum?"
Patientin: „Weil ich David nicht hätte."
Therapeut: „Jetzt klingt es so als ob David einfach für das Leben selbst nötig wäre."
Patientin: „Ich weiß nicht."
Therapeut: „Wie lange kennen Sie David?"
Patientin: „Also, wir sind drei Jahre verheiratet, und ich kannte ihn, glaube ich, seit zehn Jahren."
Therapeut: „Also haben Sie David kennengelernt, als Sie 22 waren. Also haben Sie seit dem Alter von 22 Jahren Ihr Leben um David herum eingerichtet? Stimmt das?"
Patientin: (seufzt): „Ja."
Therapeut: „Verstehe ich Sie richtig, dass Sie sagen, Sie könnten einfach nicht ohne David existieren? Stimmt es, dass Sie eher sterben würden, als ein Leben ohne David auszuhalten?"
Patientin: „Also, wenn Sie es so sagen, klingt es dumm."
Therapeut: „Ich wollte das nicht ins Lächerliche ziehen, ich versuche nur zu sehen, ob es da einen Fehler in Ihrem Denken gibt – wenn Sie sich ein Problem schaffen, das größer ist, als das existierende. Ohne Frage ist da ein Problem: Er kommt nicht rechtzeitig nach Hause – aber mir scheint, wenn das Problem zu Ende gedacht wird, dann glauben Sie schließlich, dass Sie besser tot wären. (Pause) Kannten Sie David, als Sie 21 waren?"
Patientin: „Nein."
Therapeut: „Hatten Sie damals das Gefühl, dass das Leben nicht lebenswert sei?"
Patientin: „Oh nein! Damals hatte ich das Gefühl, dass das Leben einfach und gut war."

Die **Beendigungsphase** der KVT wird im Unterschied zur IPT nicht unter emotionalen Gesichtspunkten im Sinne einer Zeit des Abschieds und gemischter Gefühle aufgefasst. Um die Ablösung des Patienten zu erleichtern werden in der Endphase der KVT stattdessen die Zeiträume zwischen den Sitzungen größer oder sogar nur für Krisen- oder Auffrischungssitzungen verwendet. Nach Hautzinger (2009) hilft dieses Ausschleichen nach einer ca. 20–25 Sitzungen umfassenden Akutphase, um den Beendingungsprozess zu „entdramatisieren". Wie bei der IPT werden auch in der KVT die wesentlichen Schritte des therapeutischen Prozesses zusammengefasst, die Behandlungserfolge herausgestellt, und es wird an rückfallprophylaktischen Strategien gearbeitet. Dies dient dazu, den Patienten selbstständig und unabhängig (sozusagen zum Experten seiner Erkrankung) zu machen. Die verständlichen Ängste des Patienten vor dem Abschied werden bei der KVT eher unter Thematisierung möglicher kognitiver Verzerrungen als unter emotionalen Gesichtspunkten angesprochen.

PP

Psychodynamische Verfahren sind traditionell **schwächer strukturiert und zeitlich weniger festgelegt** als die drei anderen hier beschriebenen Interventionen. Außerdem ist das Vorgehen weniger symptom- bzw. diagnosebezogen. Ein manualisierter Ablauf ist in psychodynamischen und psychoanalytischen Therapien **eher unüblich**. Die Entscheidung für ein niederfrequentes Setting im Sitzen (mit Fokussieren auf aktuelle Konflikte und Problemlösungen) oder für eine klassische Psychoanalyse (hochfrequentes Setting im Liegen zur Nutzung regressiver Prozesse) hängt nach Schauenburg (2007) von klinischen Faktoren ab und stützt sich bisher kaum auf empirische Befunde. Generell sprechen Chronizität oder das Vorliegen von Persönlichkeitsstörungen für eine hochfrequente (ca. dreimal pro Woche) und länger andauernde psychoanalytische Psychotherapie im Liegen. Eine detaillierte Beschreibung des psychoanalytischen Vorgehens findet sich bei Huber und Will (2007).

Für die Therapie der **akuten Depression** wird ein eher pragmatisches Vorgehen empfohlen, welches – zumindest in der **Anfangsphase** – dem Therapierational der IPT ähnelt. So sollen „unaufdringliches Zuhören" sowie eine „Bereitstellung von Zeit und Raum" für eine erste Beruhigung und Entängstigung des Patienten sorgen (Schauenburg 2007). Patienten sollen die wichtige Erfahrung machen, dass sie die erlebte Starre und

Hilflosigkeit mit einer Person teilen können. Aus diesem Grund bestärkt sie der Therapeut explizit, dass sie therapeutische Hilfe gesucht haben. Im Anschluss daran erfolgen eine Erhebung der depressiven Symptomatik und die Vermittlung antidepressiver Strategien (z. B. sportliche Aktivitäten). Die Hauptaufgabe des Therapeuten besteht darin, die vom Patienten demonstrierte Selbstentwertung und Hilflosigkeit auszuhalten und ihnen nicht mit „wohlmeinenden Ratschlägen" zu begegnen. Die Interventionen sollten vielmehr darauf abzielen, dass der Patient eine gewisse Distanzierung von seinem inneren Erleben erlernt (z. B. durch Selbstbeobachtung von Stimmungsschwankungen, Einfluss von inneren und äußeren Faktoren auf die Verfassung).

In der **nächsten Phase** geht es um die Festlegung des Behandlungsfokus bzw. des am stärksten belastenden Problems. Zu berücksichtigen sind dabei die Dringlichkeit des Themas, die Zugänglichkeit, Reflexionsmöglichkeiten und Motivation des Patienten. Als Fokusse bieten sich problematische Beziehungsmuster (z. B. Unterordnung) oder spezifische strukturelle Einschränkungen (z. B. geringe Angsttoleranz) an. Das **Operationalisierte-Psychodynamische-Diagnostik-System** (OPD; Arbeitskreis OPD 2006) bietet Empfehlungen zur Fokusbildung. Es handelt sich dabei um ein Diagnosesystem, durch welches wesentliche Variablen psychodynamischer Theorien (Beziehungsmuster, innere Konfliktkonstellationen und strukturelle Bedingungen) messbar und für die therapeutische Praxis nutzbar gemacht werden sollen. Die Fokusbildung wird im Gegensatz zu IPT, KVT und CBASP aber nicht ausführlich thematisiert, sie gilt vielmehr als innere Richtschnur für den Therapeuten. Zur inhaltlichen Beschreibung des therapeutischen Vorgehens anhand eines Fallbeispiels s. Schauenburg (2007, S. 50ff).

CBASP

Das Vorgehen beim CBASP ist wesentlich **strukturierter und direktiver** als bei der IPT. Dazu gehört beispielsweise das Vergeben von Hausaufgaben, aber auch die am Flip-Chart schriftlich fixierte Durchführung von Situationsanalysen (ein der Verhaltensanalyse ähnliches Prozedere).

Zu Beginn der Therapie steht zunächst die Förderung von Motivation und Eigenverantwortung des chronisch Depressiven durch das Prinzip der negativen Verstärkung im Vordergrund. Durch sog. „Erleichterungsmomente" (d. h. der Patient macht die Erfahrung, dass sich seine Stimmung durch inneres oder äußeres Verhalten positiv verändern lässt) wird der Patient motiviert, sich auf die weiteren Behandlungsschritte (z. B. Situationsanalysen) einzulassen. Im Gegensatz zur IPT übergibt das CBASP dem Patienten anstelle der Krankenrolle die volle Selbstverantwortung für sein Lebensdilemma und betrachtet die interpersonellen Interaktionen mit dem Therapeuten als zentralen Gegenstand der **direkten** Bearbeitung.

In der ersten Behandlungsphase wird laut **Therapiemanual** außerdem eine Liste prägender Bezugspersonen erhoben, um daraus eine Übertragungshypothese abzuleiten. Diese soll den proaktiven Umgang mit sog. Hot-Spot-Situationen (Situationen, in denen problematische zwischenmenschliche Prägungen zum Tragen kommen wie z. B. „wenn ich etwas von meinem Therapeuten brauche, wird er mich lächerlich machen") erleichtern. Dabei kommen CBASP-spezifische interpersonelle Diskriminationsübungen zum Einsatz (z. B. Unterscheidung zwischen der Reaktion des Therapeuten und früher Bezugspersonen). Das CBASP konzeptualisiert die Depression ebenso wie die IPT in Form einer **„Person × Umwelt"-Perspektive** (interpersonelles Modell) und leitet den Patienten dazu an, zu berücksichtigen, was er bei anderen auslöst. In der **mittleren Phase** der Therapie werden vorwiegend Situationsanalysen durchgeführt (vgl. McCullough 2000; dt.: Schramm et al. 2006).

Am **Ende der Therapie** werden gemeinsam alle wichtigen Lernerfahrungen bewusst gemacht, vor allem solche von zwischenmenschlicher Natur. Entsprechend einem dem CBASP zugrunde liegenden **Lernkurvenmodell** ist die Therapie als solche eigentlich nie abgeschlossen, sondern ein lebenslanger Lern- und Übungsprozess. Der Patient soll sich immer wieder an den Therapeuten wenden, sobald er den Eindruck hat, dass der Einsatz des neu gelernten Verhaltens unter zunehmenden Belastungen nicht mehr gewährleistet ist. Die Dauer der Therapie im Forschungskontext beträgt 16–22 Sitzungen in der akuten

Behandlungshase und weitere 18–20 Sitzungen in einer Erhaltungsphase.

IPT

Ein Charakteristikum der IPT besteht in der **flexiblen, halbstrukturierten Form** des Verfahrens bei gleichzeitiger Strukturgebung durch die Bearbeitung des Behandlungsfokus anhand der im **Manual** vorgegebenen Strategien. Was das Ausmaß der Strukturierung anbelangt, lässt sich die IPT zwischen der psychodynamischen und der kognitiv-verhaltenstherapeutischen Therapie ansiedeln. Die halboffene Struktur der IPT ermöglicht es dem erfahrenen Psychoptherapeuten, sich an den individuellen Bedürfnissen des Patienten und seiner Bereitschaft zur Veränderung zu orientieren und den eigenen therapeutischen Stil umzusetzen.

Trotz dieser Flexibilität hat die IPT eine „typische Struktur", die durch das Durchlaufen der drei Behandlungsphasen (Kap. 4.3) und durch das systematische Bearbeiten eines depressionsassoziierten Problembereichs erreicht wird. Die Einteilung in Phasen findet sich weniger dezidert auch in den oben genannten Verfahren. In der IPT wird sie gegenüber dem Patienten und auch im Therapiemanual besonders hervorgehoben, da sie mit bestimmten Erwartungen an den Patienten und spezifischen Therapieinhalten verbunden ist.

So steht in den **Anfangssitzungen** die Auseinandersetzung mit der Depression im Vordergrund. Die Symptome der Depression werden ausführlich besprochen, im Rahmen des Symptommanagements lernt der Patient Strategien zur Linderung dieser Beschwerden (z. B. schlafhygienische Massnahmen bei Schlafstörungen). Eine wichtige Aufgabe des Therapeuten ist, dem Patienten zu vermittelten, dass es sich bei seinen Symptomen um eine Erkrankung handelt, die behandelbar ist. Dabei wird dem Patienten die Krankenrolle zugewiesen, die in der Regel entlastend wirkt. Im Gegensatz zur Psychoedukation in der KVT steht von Beginn an der interpersonelle Kontext im Zentrum.

Im mittleren Teil reduzieren sich die edukativen, anleitenden Anteile, und dem Patienten wird bewusst Raum zur Selbstexploration gegeben. Der Therapeut arbeitet darauf hin, dass sich der Patient in seinen Beziehungen zu anderen Menschen besser verstehen und ein soziales Netz zur Unterstützung nutzen kann. Die Krankenrolle wird nach und nach zurückgenommen. Im Vergleich mit der KVT bleiben interpersonelle Beziehungen und damit zusammenhängende Emotionen durchgehend das zentrale Thema. Diskussionen über spezifische Aktivitäten oder kognitive Annahmen können zwar auch in der IPT zur Anwendung kommen (z. B. bei Rollenwechsel: die neue Rolle positiver sehen, neu bewerten), sie erreichen jedoch nicht das Ausmaß, die Intensität und die Strukturiertheit wie in KVT-Sitzungen. Typische hochstrukturierte KVT-Inhalte, wie die systematische Identifikation und das Überprüfen automatischer Gedanken mit Hilfe von Gedankentagebüchern, kommen in der IPT nicht vor.

Von manchen Klinikern wird kritisch angemerkt, dass die therapeutische Bearbeitung von Problembereichen bei der IPT und der KVT große Ähnlichkeit aufweise bzw. der IPT-Ansatz „nichts Neues" biete. Bei genauerer Betrachtung zeigen sich jedoch Unterschiede, die am Beispiel des Therapiefokus „Pathologische Trauer" verdeutlich werden sollen:

Bei der **IPT** wird Trauer als gravierende Verlusterfahrung verstanden, die zu psychischen Beeinträchtigungen führen kann. Dabei wird Bezug auf Trauerphasenmodelle genommen. Zunächst findet eine sorgfältige Analyse des Trauerprozesses statt, in der der Therapeut exploriert, in welcher Phase es zu Auffälligkeiten gekommen ist (z. B. ausgeprägtes Vermeiden von schmerzhaften Gefühlen). Erst nach dieser Analyse werden spezifische Behandlungsstrategien abgeleitet. So besteht bei vermiedener Trauer ein Therapieziel darin, den gestörten Trauerprozess einzuleiten bzw. zu fördern und den Patienten insbesondere in emotionaler Hinsicht zur Trauerarbeit zu ermutigen und ihn dabei zu stützen. Die Vorgabe von Zielen und Strategien (bei Trauer z. B. Rekonstruktion der Beziehung zum Verstorbenen unter positiven wie negativen Aspekten, Rekonstruktion der Ereignisse vor, während und nach dem Todesfall) hilft dem Therapeuten, den „roten Faden" zu bewahren und sich nicht durch ungünstiges Patientenverhalten (z. B. Vermeidungsverhalten, Fixierung auf Symptome) von der erfolgreichen Bearbeitung des Problembereichs ablenken zu lassen.

In der **KVT** stehen hingegen auch bei Trauer die intrapsychischen Aspekte im Vordergrund. Komplizierte Trauer wird dabei als „Produkt eines Aufschaukelungsprozesses der natürlichen Trauerreaktion" (Znoj 2004, S. 39) gesehen. Als normale Trauerarbeit beeinträchtigende Faktoren gelten Kontrollüberzeugungen, dysfunktionale Gedanken, Rumination, mangelnde soziale Unterstützung und inhibitorische Prozesse (z. B. Vermeidung), die Gegenstand des therapeutischen Handelns werden. Die mit Trauer assoziierten Emotionen (z. B. Schuldgefühle) werden aber ebenfalls aktualisiert und therapeutisch genutzt. Bei der **psychodynamischen Kurzzeittherapie** zur komplizierten Trauer steht vor allem die Beziehung des Patienten zum Therapeuten im Vordergrund. Problematische Emotionsregulationsstrategien, blockierte Emotionen, Schuldgefühle und Selbstvorwürfe werden in der Beziehung zum Therapeuten bewusst und damit bearbeitbar gemacht.

In der Beendigungs- und damit **Abschiedsphase** der IPT wird das näher kommende Therapieende thematisiert. Mögliche Gefühle von Trauer und Angst, aber auch von Ärger und Enttäuschung über die Trennung vom Therapeuten dürfen ausgedrückt werden und werden vom Therapeuten validiert. Bis zu diesem Zeitpunkt soll der Therapeut beim Patienten bereits als sichere Basis im Sinne Bowlbys innerlich repräsentiert sein. Gleichzeitig wird aber auch die Autonomie des Patienten gestärkt, indem die in der Therapie erzielten Fortschritte und Erkenntnisse im Detail zusammengefasst werden. Weiterhin wird geklärt, wer außerhalb der Therapie Unterstützung bieten könnte und welche Ressourcen aktivierbar sind. Der Patient lernt, sich aus einer Beziehung gelungen zu lösen und eine wichtige Beziehungserfahrung mitzunehmen. Häufig ist dieser Therapieabschnitt mit dem Zugeständnis verbunden, den Therapeuten in Notfällen kontaktieren zu können.

Eine Abschiedsphase wird auch in der KVT angestrebt. Trotz offensichtlicher Parallelen (z. B. Zusammenfassung des Therapieerfolgs, Rückfallprophylaxe, Angebot an Auffrischungssitzungen) erfolgt das Vorgehen vorwiegend kognitions- und weniger beziehungs- und emotionsorientiert. Ein Verbatimprotokoll aus einer KVT-Sitzung (Beck 1999, S. 277) soll den Unterschied verdeutlichen:

Therapeut: „Es sieht so aus, als hätte Ihre Traurigkeit wirklich abgenommen, weil Sie Ihre bedrückenden Gedanken aufgedeckt, überprüft und beantwortet haben."
Patient: „Ja, ich war selbst überrascht."
Therapeut: „Wussten Sie, dass Sie diese Methode immer wieder einsetzen können, wenn Sie den Eindruck haben, dass Sie überreagieren – wenn Sie glauben, dass Sie mehr Ärger, Angst, Traurigkeit oder Scham empfinden, als der Situation angemessen wäre?"
Patient: „Daran habe ich noch gar nicht gedacht."
Therapeut: „Ich will damit nicht sagen, dass Sie versuchen sollten, jedes negative Gefühl lozuwerden – nur Gefühle, die übermäßig stark sind. Fallen Ihnen irgendwelche Situationen aus den letzten Wochen ein, in denen Ihnen ein Gedankentagebuch genutzt hätte?"

Die IPT umfasst üblicherweise eine akute Therapiephase von 12–20 Sitzungen sowie eine Erhaltungsphase, die sich mit weiteren 20–36 monatlichen Terminen über einen Zeitraum von bis zu drei Jahren erstrecken kann.

Bei IPT, KVT und CBASP wird hauptsächlich auf die **derzeitige Problematik** des Patienten Bezug genommen („Hier und Jetzt"). Im Gegensatz dazu werden in der IPT vorangegangene depressive Episoden, frühe Kindheitserfahrungen und frühere bedeutsame Beziehungen beachtet, um die derzeitigen Beziehungsmuster des Patienten zu verstehen. Sie werden jedoch innerhalb der Sitzungen nicht wie bei psychoanalytischen Verfahren überwiegend fokussiert. Außerdem liegt der Schwerpunkt der therapeutischen Arbeit auf dem Leben des Patienten außerhalb des Therapieraums und nicht auf der Beziehung zum Therapeuten (Tab. 5-2).

Zusammenfassung

In allen dargestellten Depressionstherapien werden – mit Ausnahme der klassischen Psychoanalyse – abgrenzbare Therapiephasen und zugrunde

Tab. 5-2 Vergleich verschiedener Depressionstherapien im Hinblick auf Struktur, Therapiephasen und Inhalte.

Psychodynamischer Ansatz	Kognitiv-behavioraler Ansatz
• Behandlungsmanuale unüblich • bei akuter Depression wird pragmatisches, an Symptomatik orientiertes Vorgehen empfohlen • niederfrequentes und hochfrequentes Setting (3 Sitzungen pro Woche) möglich • Strukturmerkmale und (biographische) Konfliktkonstellationen stehen im Vordergrund	• Behandlungsmanual mit verschiedenen Therapiemodulen (z. B. Psychoedukation) • Kurzzeit- und Langzeittherapie (10–40 Sitzungen), i. d. R. wöchentlich, gegenwartsbezogen • Korrektur dysfunktionaler Annahmen, Aktivitätenaufbau und soziale Kompetenz stehen im Vordergrund
CBASP-Ansatz	**Interpersoneller Ansatz**
• Behandlungsmanual mit verschiedenen Therapiestrategien (z. B. Situationsanalysen) • Kurzzeit- (ca. 16–22 Sitzungen) und Erhaltungstherapie (18–20 Sitzungen), i. d. R. wöchentlich • gegenwartsbezogene therapeutische Arbeit • direkte Bearbeitung der interaktionellen Probleme des Patienten, auch mit dem Therapeuten	• Behandlungsmanual mit Anfangs-, mittlerer und Beendigungsphase • Kurzzeit- (ca.12–20 Sitzungen) und Erhaltungstherapie (1-mal monatlich bis zu 3 Jahren), i. d. R. wöchentlich • therapeutische Arbeit im Hier und Jetzt • Klärung, emotionale Bearbeitung und Bewältigung zwischenmenschlicher Probleme stehen im Vordergrund

liegende Behandlungsmanuale beschrieben (s. Tab. 5-2). Psychoedukation, Ermutigung und Symptombesprechung bzw. -bewältigung in der Anfangsphase haben sich als wichtige Therapieelemente in allen Modellen mehr oder weniger durchgesetzt. Die therapieformspezifischen Varianten wurden hier vorgestellt. In den mittleren Phasen der Therapien erfolgt eine gewisse Differenzierung: Bei der KVT und beim CBASP sind es kognitions- bzw. verhaltensbezogene Schwerpunktsetzungen, bei der IPT interpersonelle, bei psychodynamischen Verfahren „strukturelle" Themen, deren biographische Verankerung stärker gewürdigt wird. Eine Beendigungsphase wird von KVT, CBASP und IPT hervorgehoben bzw. zeitlich und inhaltlich definiert. In psychodynamischen Therapien und der Psychonalyse werden keine Beendigungsvorgaben beschrieben. Eine Analyse gilt als erfolgreich beendet, wenn eine stabile Veränderung des Erlebens und Verhaltens erreicht wurde. Dies kann mitunter Jahre dauern, was häufig zur Kritik geführt hat.

5.3 Therapieziele und Techniken

KVT

Generell wird in der KVT zwischen **übergeordneten Zielen** (Symptomlinderung, Modifikation von Gedanken, Annahmen und Verhalten) und **individuellen Therapiezielen** (z. B. Aufbau sozialer Kontakte) unterschieden. Die Auswahl der Strategien erfolgt in Abhängigkeit von der individuellen Fallkonzeption und kann verschiedene Interventionen beinhalten (z. B. Problemlösen, Stimmung aufzeichnen, automatische Gedanken mit sokratischen Fragen überprüfen). Die Interventionen setzen fundierte Therapiekenntnisse in dem Verfahren voraus. Sie sind im Vergleich mit IPT-Strategien vom Beherrschen bestimmter Techniken (z. B. sokratischer Dialog bei der Modifikation von Grundannahmen, Neustrukturierung von Kindheitserinnerungen) abhängig und schwieriger zu erlernen. Dies trifft vor allem auf die neueren, erlebnisorientierten Techniken (z. B. Imaginationsübungen) zu, die eine hohe therapeutische Kompetenz erfordern. Diese von Beck (1999) und Young (2003) entwickelten Strategien sollen bei der Neuinterpretation einer früheren traumatischen Erfahrung helfen. Nach Beck reichen „rein rationale" Techniken zur Veränderung von Grundannahmen üblicherweise bei Patienten aus, die lediglich auf Achse I (psychiatrische Störungen) beeinträchtigt sind. Andere Patienten, die zusätzlich unter Achse-II-Persönlichkeitsstörungen leiden, brauchen jedoch möglicherweise diese speziellen erlebnisorientierten Methoden, um die Neustrukturierung von Gedanken durch emotionale Arbeit zu unterstützen. Bestimmte Techniken (z. B. 5-Spalten-Technik) setzen zudem nicht nur beim Therapeuten, sondern auch beim Patienten ein **gutes kognitives Leistungsniveau** voraus, was bei der IPT keine unbedingte Voraussetzung ist.

PP

Die **Ziele** einer psychodynamischen Depressionsbehandlung werden von Schauenburg und Hoffmann (2007) wie folgt formuliert: Betrachtung ungünstiger Verhaltens- und Interaktionsmuster, Hilfe annehmen, für sich sorgen, sich behaupten und abgrenzen können. Diese werden bereits für den Beginn der Behandlung anvisiert, ebenso symptombezogene Ziele. Im weiteren Verlauf der Therapie stellt jedoch das Zulassen und Bearbeiten schmerzlicher Erfahrungen sowie die Trauer über unwiederbringliche Verluste und Begrenzungen ein Therapieziel dar, das sich direkt vom Ätiologiemodell ableiten lässt. Patienten erkranken depressiv, weil ihre kompromisshafte Bewältigung basaler Unsicherheit (= depressiver Grundkonflikt) unter bestimmten inneren und äußeren Belastungen nicht mehr ausreicht. Ohne Bearbeitung dieses **Grundkonfliktes** ist keine stabile Heilung möglich.

Es werden zwar supportive, kognitive, edukative, suggestive und störungsspezifische **therapeutische Techniken** einbezogen, am bedeutsamsten sind jedoch Behandlungstechniken, die sich innerhalb der therapeutischen Beziehung entwickeln. Huber und Will (2007) beschreiben folgende, zentrale Behandlungstechniken: empathisches Zuhören, Analyse der aktuellen Beziehung zwischen Therapeut und Patient, Verwendung der Gegenübertragung, deutenden Tätigkeit (inkl. Übertragungsdeutung). Dabei sind nicht nur die kognitive Einsicht in die unbewusste und automatisierte Verhaltenspathologie und in die lebensgeschichtliche Entwicklung, sondern auch das Erleben und die affektiv geladene Erinnerung der schmerzlichen Ursprungssituationen veränderungsrelevante Faktoren. Da in der psychodynamischen Literatur zumeist Fallbeschreibungen und keine Verbatimprotokolle zitiert werden, bleibt unklar, wie eine „deutende Tätigkeit" konkret aussieht und zu welchen Konsequenzen sie führt.

CBASP

Die Hauptziele des CBASP bestehen darin, dass der Patient erstens die Konsequenzen seines chronisch depressiven Verhaltens erkennt (Perceived Functionality) und zweitens den **Stimuluswert** einschätzen kann, den er für andere hat, aber auch erkennt, welchen Stimuluswert andere für ihn selbst haben (Empathie). Zu den Zielen der Therapie gehört es außerdem, **neue Fertigkeiten** und positive Bewältigungsstrategien zu lernen. Darüber hinaus soll, falls angebracht, eine therapeutische Korrektur früher interpersoneller Traumata erfolgen.

Entsprechend den genannten Annahmen von McCullough fokussiert die Therapie in erster Linie auf **interpersonelles Lernen**, da der fehlende Reifungsprozess vom präoperativen zum operativen Denken im interpersonellen Bereich seine größten Auswirkungen zeigt. Auch die therapeutische Beziehung wird damit ein wichtiger Gegenstand der Therapie. Ein Hauptunterschied zur kognitiven Therapie besteht in dem geringeren kognitiven Leistungsniveau, das beim Patienten vorausgesetzt wird, in der Einfachheit der angewandten behavioralen Prinzipien im Rahmen der Situationsanalyse und in der Fokussierung auf interpersonelle Themen und die Patient-Therapeut-Beziehung. Unterschiede zur IPT sind in der höheren Strukturiertheit und Direktivität des Vorgehens zu sehen. Außerdem wird bei der IPT selten die therapeutische Beziehung zum Gegenstand der direkten Betrachtung.

IPT

Neben den allgemeinen **Hauptzielen** der Symptomreduktion (z. B. Verbesserung der Schlafqualität) und der Verbesserung interpersoneller Beziehungen (im Zusammenhang mit dem Beginn der Symptomatik) werden im IPT-Manual für jeden der IPT-typischen Problembereiche generelle **Strategien und Ziele** vorgegeben. Sie bieten dem Therapeuten einen Handlungsplan bei der Umsetzung der individuellen Therapieziele (Kap. 6). Im Vergleich zu KVT-Strategien erscheinen sie eher mit Hilfe des gesunden Menschenverstands ableitbar (Common Sense), weniger technisch orientiert und auch für weniger erfahrene Therapeuten schneller erlernbar. So ist es beispielsweise für den Therapeuten relativ einfach, die positiven und negativen Aspekte alter und neuer Rollen zu explorieren, welches eine Strategie beim IPT-Problembereich „Rollenwechsel" darstellt. Er verzichtet jedoch im Gegensatz zur KVT auf ein stark strukturierendes Vorgehen mit Hilfe ausgearbeiteter Handlungs- und Zielplänen und auf stärker direktive Techniken wie beispielsweise schriftliche strukturierende Übungen, Protokollführung oder Hausaufgaben. Insbesondere zu Beginn des mittleren Teils der IPT soll dem Patienten vielmehr durch weniger intervenierende oder supportive Techniken die Problematik einsichtig gemacht werden. Dieses Vorgehen ist ähnlich wie bei psychodynamischen Therapieformen. Deutungen und Interpretationen sowie die ausführlichere und systematische Beschäftigung mit der Kindheit oder der lebensgeschichtlichen Vergangenheit des Patienten sind jedoch bei der IPT explizit fehl am Platz. Intrapsychische Abwehrmechanismen wie beispielsweise Verleugnung oder Projektion werden vom Therapeuten zwar beachtet und gegebenenfalls in die Supervision eingebracht, jedoch ebenso wie die Übertragungsbeziehung innerhalb der Therapiesitzungen üblicherweise nicht thematisiert. Techniken zum Verhaltensaufbau und zur direkten Problemlösung wie man sie aus der KVT kennt, kommen durchaus auch zur Anwendung. Sie werden vor allem in späteren Therapieabschnitten oder bei passiven Patienten eingesetzt.

Insgesamt ist die IPT **weniger technikorientiert** als andere Psychotherapien. Sie zeichnet sich vielmehr durch ihre **Strategien** aus. Der Fokus der IPT liegt darauf, beeinträchtigte interpersonelle Beziehungen zu bearbeiten. Intrapsychische Phänomene und Konflikte oder Objektbeziehungen wie bei psychodynamisch ausgerichteten Therapien stehen nicht im Mittelpunkt des Geschehens. Der Therapiefokus liegt auch nicht auf depressiv-verzerrten Denkmustern wie bei der KVT, obwohl auch bei der IPT versucht wird, die Wahrnehmungen und Kognitionen des Patienten zu verändern. Dies gilt vor allem für die Kognitionen über Beziehungen und das psychosoziale Umfeld, jedoch geschieht dies weitaus weniger strukturiert als in der KVT.

Die in der IPT angewandten Techniken (z. B. Exploration, Ermutigung zum Gefühlsausdruck, Klärung) werden von Weissman et al. (2000) mehr der psychodynamischen Gesprächsführung zugeordnet und nicht als IPT-spezifisch definiert. Weitere Techniken wie Rollenspiele und andere verhaltensorientierte Interventionen können eher mit der KVT in Verbindung gebracht werden. Grundsätzlich liegt der Schwerpunkt der IPT auf der **emotionalen Arbeit**:

„*The learning in therapy is an emotional learning, and dealing with the affect is essential in bringing out changes.*" (Weismann et al. 2000, S. 125/126)

Auch bei den **Techniken und Strategien** bleibt die IPT ihrem pragmatischen Ansatz treu. Sollte sich eine Strategie oder Technik als nicht ausreichend erweisen, kann sie durch andere Interventionen ergänzt oder ersetzt werden. So haben sich beispielsweise zur Bewältigung traumatischer Trauer zusätzlich zu den herkömmlichen IPT-Strategien Konfrontations- und Expositionsübungen als erfolgversprechend gezeigt. Bei älteren Patienten zeigten sich anhand klinischer Beobachtungen, dass einige große Mühe haben, ihr Kommunikationsverhalten zu analysieren oder zu verändern. Dem Therapeuten wird in diesem Fall empfohlen, eine andere Technik (z. B. Akzeptanzstrategien) anzuwenden (Tab. 5-3).

Zusammenfassung

Für alle dargestellten Therapieformen werden Therapieziele vorgegeben (vgl. Tab. 5-3). Das Ausmaß der Symptombezogenheit dieser Ziele

Tab. 5-3 Vergleich verschiedener Depressionstherapien im Hinblick auf Ziele und Techniken.

Psychodynamischer Ansatz	Kognitiv-behavioraler Ansatz
Ziele: • Symptomlinderung • Betrachtung ungünstiger Verhaltens- und Interaktionsmuster • Zulassen und Bearbeiten schmerzlicher Erfahrungen, Verluste und Begrenzungen **Techniken:** • empathisches Zuhören • deutende Tätigkeit • konfrontieren • Übertragungsdeutung • Verwendung der Gegenübertragung • „durcharbeiten" affektiv geladener Erinnerung	**Ziele:** • Unterscheidung zwischen übergeordneten Therapiezielen (z. B. Symptomlinderung, Modifikation von Annahmen und Verhalten) und individuellen Zielen auf Basis des individuellen funktionalen Bedingungsmodells **Techniken:** • sokratisches Fragen • Realitätstesten • Neustrukturierung • rational-emotionale Dialoge • Imaginationstechniken • Verhaltensexperimente • Rollenspiele
CBASP-Ansatz	**Interpersoneller Ansatz**
Ziele: • Konsequenzen des chronisch depressiven Verhaltens erkennen und verändern • Förderung von Empathie • Lernen von interpersonellen Fertigkeiten und positiven Bewältigungsstrategien • Korrektur früher interpersoneller Traumata **Techniken:** • kontrolliertes persönliches Einbringen des Therapeuten • Liste prägender Beziehungen und Übertragungshypothese ableiten • interpersonelle Diskriminationsübungen • Situationsanalysen • Aufbau sozial kompetenten Verhaltens • Shaping	**Ziele:** • Symptomreduktion • Verbesserung interpersoneller Beziehungen • für jeden Problembereich werden Strategien und Ziele vorgegeben (z. B. Akzeptanz eines Verlustes) **Techniken:** • Exploration • Ermutigung zu Gefühlsäußerungen • Klärung • Kommunikationsanalyse • Einsetzen der therapeutischen Beziehung • Techniken zur Verhaltensänderung

fällt dabei unterschiedlich aus. Während sie bei KVT, CBASP und IPT eine primäre Rolle spielen, sind sie bei psychdynamischen und psychoanalytischen Verfahren eher sekundär (außer bei der akuten Depression). Auch bei den Hauptzielen gibt es eine verfahrenstypische Ausrichtung. Während bei der IPT die interpersonellen Ziele (z. B. Verbesserung einer problematischen Beziehung) eindeutige Priorät haben, sind es bei den psychodynamischen Ansätzen mehr die Struktur-defizite des Patienten. Bezüglich der Techniken zeigen sich eine große Varianz, aber auch zahlreiche Überschneidungen. Verhaltensorientierte Techniken sind auch in der psychodyamischen Therapie kein Tabu mehr. Die IPT nimmt hier eine pragmatische Position ein. Lediglich neuere, erlebnisorientierte Techniken aus der KVT oder die Arbeit mit unbewussten Inhalten sind nicht üblich.

5.4 Therapeutische Beziehung

KVT

Die primäre Rolle des KVT-Therapeuten besteht darin, den Patienten eine Reihe von Fertigkeiten beizubringen, die ihnen dabei helfen, ihre Gedanken auf Angemessenheit zu überprüfen und Verhaltensmuster zu verändern (Hollon u. Dimidjian 2009). Der Therapeut bleibt dabei **objektiv, direktiv und empathisch**. Er betrachtet die negativen Interpretationen des Patienten als Hypothesen, die auf ihren Realitätsgehalt überprüft werden. Außerdem reagiert er in komplementärer Weise auf die Verhaltensweisen des Patienten (vgl. Gilbert u. Leahy 2007) und nimmt die Rolle eines **kooperativen, kompetenten Beraters** ein. Das Klischee des „kalten und mechanistischen Verhaltenstherapeuten" fanden Schaap et al. (1993) in ihren Videoanalysen der Therapeut-Patient-Interaktionen nicht bestätigt. Verhaltenstherapeuten wurden hinsichtlich der Beziehungsvariablen deutlich positiver eingeschätzt als etwa Gestalt- oder psychodynamische Therapeuten. Sie zeigten ein höheres Ausmaß an Empathie, bedingungsloser Wertschätzung und Echtheit. Dieses Ergebnis war insofern überraschend, als dass in den handlungsanleitenden Theorien der frühen Verhaltenstherapie der Therapeut-Patient-Beziehung wenig Bedeutung beigemessen wurde. Dies hat sich seit den 1990er-Jahren allerdings deutlich verändert. Seither gibt es eine Vielzahl von Publikationen, die sich mit der Beziehungsgestaltung in der Verhaltenstherapie beschäftigen. Selbst die Bindungstheorie, bisher ein Sujet der IPT, ist in der KVT kein Tabu mehr. Diese Entwicklung deutet daraufhin, dass der Beziehungsaspekt auch in anderen Depressionstherapien eine deutliche Aufwertung erfahren hat.

PP

In neueren, bereits zitierten Arbeiten wird die Rolle des **verlässlichen und empathischen Therapeuten** hervorgehoben, der sich auf das Befinden und die Möglichkeiten des Patienten einlässt. Der psychodynamische Therapeut hat von Beginn an eine schützende Funktion, die auch im Falle von Abhängigkeitstendenzen des Patienten nicht zurückgewiesen werden darf. Sowohl Überengagement als auch Distanzierung sind zu vermeiden, ebenso wie suggestive Aufforderungen zu positiveren Sichtweisen oder Deutung von Aggressivität (Schauenburg 2007). Auch Huber und Will (2007) betonen den sicheren und schützenden Rahmen, in dem sich der Therapeut als empathisches Gegenüber zur Verfügung stellt. Offenbar ist man sich der Gefahr bewusst geworden, dass insbesondere bei depressiven Patienten durch eine zu streng durchgehaltene Abstinenz Schuldgefühle verstärkt oder Interventionen als Vorhaltungen aufgefasst werden können. Generell stellt die therapeutische Beziehung bei den psychodynamischen Therapien ein extrem wichtiges Therapieelement dar. So ermöglicht das Beziehungsangebot gegenüber dem Therapeuten Rückschlüsse auf die problematischen biographischen Konfliktsituationen des Patienten und auf das „affektiv geladene Durcharbeiten" des depressiven Grundkonfliktes.

CBASP

Im CBASP stellt die **direkte Bearbeitung** der therapeutischen Beziehung – im Vergleich zur IPT und KVT – ein herausragendes Therapieelement dar. Dies wird dadurch erforderlich, dass chronisch depressive Patienten oft distanzierende oder therapieschädigende Verhaltensweisen zeigen (z. B. Feindseligkeit, Unterwürfigkeit, passivaggressives Verhalten). Häufig haben chronisch Depressive die Tendenz, ihren Therapeuten mit einer verletzenden Bezugsperson aus ihrer Vergangenheit gleichzusetzen. Mit Hilfe interpersoneller Techniken werden die negativen oder auch traumatisierenden zwischenmenschlichen Erfahrungen angegangen, die die meisten chronisch Depressiven in ihrer Entwicklungsgeschichte erlebt haben. Diese spezifischen **interpersonellen Therapietechniken** zielen darauf ab, dem Patienten zu helfen, zwischen altvertrauten dysfunktionalen Beziehungsmustern und dem Verhalten des Therapeuten oder anderer Personen zu unterscheiden und negative Interaktionsmuster dadurch zu verändern. Dazu gehört, dass sich der Therapeut in einer kontrollierten Weise persönlich einbringt (Disciplined Personal Involve-

5.4 Therapeutische Beziehung

ment). Das persönliche Einbringen des Therapeuten basiert auf den Übertragungshypothesen, die anhand einer systematischen Analyse der Einflüsse prägender Bezugspersonen formuliert wird. Mit Hilfe dieser Hypothesen lassen sich problematische Übertragungsphänomene schon vorhersagen, bevor sie manifest werden. CBASP enthält also – wie übrigens viele kognitiv-verhaltenstherapeutische Ansätze – ein „Übertragungskonzept", zumindest im umgangssprachlichen Sinne. Übertragung wird dabei allerdings sehr konkret angegangen. Im Gegensatz zur therapeutischen Beziehung im Rahmen psychoanalytischer Therapien, in der durch die „Abstinenzregel" eine gewisse Distanz besteht, soll beim CBASP die Beziehung zwischen Therapeut und Patient mehr einer normalen **menschlichen Beziehung** entsprechen, in der bestimmte Regeln vorgegeben sind (z. B. dass negative Gefühlsäußerungen gegenüber dem Patienten kontrolliert und therapeutisch hilfreich zu offenbaren sind). Soziale Lernprozesse werden durch das kontinuierliche Bearbeiten relevanter zwischenmenschlicher Erfahrungen möglich. Im Unterschied zur Psychoanalyse werden im CBASP aber keine Deutungen eingesetzt, um Verhalten zu ändern. Stattdessen werden die Patienten aufgefordert, zwischen dem Verhalten wichtiger Bezugspersonen und dem des Therapeuten zu differenzieren unter Einsatz sog. „interpersoneller Diskriminationsübungen". Das Gegenüberstellen der negativen interpersonellen Erfahrungen des Patienten und des realen Verhaltens des Therapeuten wird angewandt, wenn eine potenziell problematische Übertragungssituation auftritt. Es soll dazu dienen, die Erfahrungen des Patienten hinsichtlich Zurückweisung, Verlassenwerden und Missbrauch zu revidieren, die so lange unbewusst sein können, bis sie explizit gemacht werden.

Sich auf den Patienten in einer **kontrollierten Weise persönlich einzulassen**, heißt, dass der Therapeut bereit sein muss, seine eigenen positiven und negativen Gefühle sowie Reaktionen preiszugeben. Dies soll am Beispiel veranschaulicht werden (McCullough 2006, S. 205).

Patient: „Ich glaube, dass diese Sitzungen mit Ihnen Zeitverschwendung sind."
Therapeut: „Sie wissen anscheinend, wie man jemanden verletzt!"
Patient: „Was meinen Sie damit?"
Therapeut: „Was glauben Sie, was ich damit meine? Wann sagen Menschen so etwas zu einem anderen?"
Patient: „Ich vermute einmal, wenn sie verletzt wurden."
Therapeut: „Warum habe ich Ihrer Meinung nach so auf Sie reagiert?"
Patient: „Ich nehme an, dass ich Sie mit meiner Bemerkung verletzt habe."
Therapeut: „Sie haben Recht. Jetzt frage ich Sie etwas anderes. Warum kommen Sie zu den Sitzungen und verletzen mich? Das muss ich wissen, bevor wir weitermachen."
Patient: „Keine Ahnung, aber Sie müssen ziemlich dünnhäutig sein, wenn Sie das so verletzt."
Therapeut: „Warum sagen Sie das? Haben Sie nicht das Gefühl, dass Sie mich verletzen können, wenn Sie so etwas sagen?"
Patient: „Doch."
Therapeut: „Wenn Sie das also wissen, dann frage ich noch mal: Warum wollten Sie mich verletzen?"

Bei dieser Methode wird der Patient direkt mit den interpersonellen Konsequenzen seines Verhaltens konfrontiert. Die persönlichen Reaktionen des Therapeuten auf einen speziellen Interaktionsaspekt (z. B. Feindseligkeit) werden offen thematisiert. In der IPT ist ein derartiges systematisches und persönliches Sich-Einbringen nicht üblich.

IPT

In der IPT wird der Therapeut zum Advokaten des Patienten, der in Anlehnung an bindungstheoretische Konzeptionen eine „sichere zwischenmenschliche Basis" bietet, von der aus eine angemessene Klärung und Lösung interpersoneller Probleme möglich wird. Die Rolle des IPT-Therapeuten wird folgendermaßen charakterisiert:
- Der Therapeut ist **Advokat des Patienten** und **nicht neutral**. Er ist vielmehr ein wohlwollender, optimistischer und hilfreicher Verbündeter, der nicht nur generell unterstützend ist, sondern auch gezielte direkte Hilfe und Rückversicherung anbietet.

- Der Therapeut nimmt eine **aktive Grundhaltung** ein. Das Ausmaß der Aktivität variiert in Abhängigkeit von der therapeutischen Phase bzw. von der krankheitsbedingten Passivität des Patienten.
- Die therapeutische Beziehung wird in der Regel **nicht als Übertragung** interpretiert. Das Vorgehen in der IPT ist problemklärend und -bewältigend. Durch die betont unterstützende, Hoffnung vermittelnde, stets auf Seiten des Patienten stehende Grundhaltung des Therapeuten ist die therapeutische Beziehung üblicherweise positiv und macht eine Interpretation der Übertragung verzichtbar. Außerdem soll schon allein wegen der kurzen Dauer der Akuttherapie eine zu starke Abhängigkeit vom Therapeuten oder „Regression" vermieden werden.
- Die therapeutische Beziehung ist allerdings **keine Freundschaft** in dem Sinne, dass die Beziehung andere soziale Kontakte ersetzen soll.

Durch diese Beschreibung wird bereits deutlich, dass der IPT-Therapeut in Abgrenzung zu klassischen psychoanalytischen Ansätzen nicht neutral, sondern aktiver Experte sowie freundlich zugewandter Verbündeter des Patienten ist. Dies bedeutet natürlich nicht, dass der Therapeut dem Verhalten und den Aussagen des Patienten unkritisch gegenüber steht. Es bedeutet ebenfalls nicht, die therapeutische Beziehung in eine Freundschaft münden zu lassen. Die Beziehung zwischen Patient und Therapeut fungiert in der IPT trotz ihrer Besonderheiten vielmehr in wichtigen Mustern **modellhaft** für eine gelungene zwischenmenschliche Beziehungsgestaltung. So werden beispielsweise im Rahmen des therapeutischen Prozesses gegenseitige Erwartungen abgeklärt (z. B. was die Rolle und Aufgaben betrifft) oder Therapieziele verhandelt. Dennoch bleibt der Fokus auf dem Patienten und nicht – wie beim CBASP – auf beiden Parteien. Selbstöffnung (Self-Disclosure) kann unter Umständen für den Therapieprozess förderlich sein, wird aber im Allgemeinen bei der IPT nicht befürwortet.

Hinsichtlich der **therapeutischen Grundhaltung** befindet sich die Position des IPT-Therapeuten zwischen der der direktiv anleitenden, aktiven Rolle des KVT-Therapeuten und der zurückhaltenden, neutralen Rolle des psychodynamischen Therapeuten. Der IPT-Therapeut

Tab. 5-4 Vergleich verschiedener Depressionstherapien im Hinblick auf die Therapeutenrolle.

Psychodynamischer Ansatz	Kognitiv-behavioraler Ansatz
• interpretierend • reflektierend • empathisch • verlässlich • akzeptierend	• anleitend • empathisch • kooperativ • ermunternd • wertschätzend • direktiv • Therapeut überprüft die Hypothesen des Patienten auf ihren Wahrheitsgehalt • Therapeut ermutigt zu Verhaltensexperimenten
CBASP-Ansatz	**Interpersoneller Ansatz**
• persönliche, wohlwollende, strukturierende, Autonomie gewährende Grundhaltung • Therapeut bringt sich kontrolliert persönlich ein, um soziales Lernen zu initiieren • Therapeut fungiert auch als Lehrer • Arbeit mit Übertragungshypothesen	• Advokat des Patienten • aktiv • ermutigend • unterstützend • Therapeut bietet „sichere Basis" und Modell für gelungene zwischenmenschliche Beziehung • Übertragung wird nur bei Blockaden thematisiert

sucht die Balance zwischen aktiv intervenierendem und passiv reflektierendem Verhalten, um dem Patienten ein Optimum an produktivem Entfaltungsspielraum zu gewährleisten. Obgleich die Übertragungsbeziehung berücksichtigt und beispielsweise im Rahmen einer Fallsupervision angesprochen wird, wird sie jedoch nicht in den therapeutischen Sitzungen dem Patienten gegenüber interpretiert. Dies geschieht nur in Ausnahmefällen, wenn ein Therapieabbruch droht oder der therapeutische Prozess stagniert. Wenn der Patient dem Therapeuten gegenüber feindselige Gefühle hegt oder sich kritisiert fühlt, wird dies in einer lösungsorientierten Weise im Hier und Jetzt besprochen (z. B. „Es ist wichtig, dass Sie mir Rückmeldung darüber geben, was meine Aussagen bei Ihnen ausgelöst haben. Es ist außerdem ein gutes Beispiel für eine offene und direkte Kommunikation. Wie kann ich dafür sorgen, dass meine Aussagen Sie nicht verletzen oder missverstanden werden?"). Auf die Therapeut-Patient-Beziehung kann außerdem fokussiert werden, wenn der Patient über keinerlei andere bedeutsame zwischenmenschliche Beziehungen verfügt (Tab. 5-4).

Zusammenfassung

In allen Depressionstherapien wird die Rolle des verständnisvollen, verlässlichen Therapeuten hervorgehoben, der sich auf die Besonderheiten des depressiven Patienten einzulassen vermag (vgl. Tab. 5-4). Bezüglich eines direktiven, aktiven Standpuktes nimmt die IPT auch hier wieder eine mittlere Position ein: Der IPT Therapeut bringt sich weder so direktiv und anleitend wie bei der KVT oder so kontrolliert persönlich ein wie ein CBASP-Therapeut, noch bleibt er neutral wie ein psychoanalytisch arbeitender Kollege. Als Anwalt des Patienten stellt sich der IPT-Therapeut ganz gezielt auf die Seite des Patienten und engagiert sich aktiv für dessen Belange.

5.5 Wirksamkeit

KVT

Die KVT ist die am **umfassendsten untersuchte Depressionstherapie** (z. B. Gloaguen et al. 1998; Hollon u. Dimidjian 2009). Dabei erreicht sie nicht nur bessere Ergebnisse in der Akutbehandlung im Vergleich zu Warte-, Placebo- oder unterstützenden bzw. Clinical-Management-Bedingungen, sondern führt auch zu vergleichbaren Effekten wie eine psychopharmakologische Behandlung oder eine andere spezifische Psychotherapie. Auch Verhaltenstherapien ohne kognitionsverändernde Elemente erwiesen sich als wirksam und der KVT oder antidepressiver Medikation ebenbürtig, was den Wirkmechanismus spezifischer kognitiver Strategien in Frage stellt. Darüber hinaus gilt als belegt, dass die KVT auch anhaltende Effekte hat, die das Risiko nachfolgender depressiver Episoden mindert (Hollon u. Dimidjian 2009).

Die Ergebnisse mehrerer Metaanalysen (Überblick in DeJong-Meyer et al. 2007; Hollon u. Dimidjian 2009) erfüllten die **höchstmögliche Evidenzstufe** mit Effektstärken zwischen 1.5 und 2.3. In der Cochrane-überprüften Metaanalyse von Gloaguen et al. (1998) wurde gezeigt, dass die depressive Symptomatik bei leichten bis mittelschweren Depressionen durch KVT wirksamer reduziert wird als durch eine antidepressive Medikation oder nicht-verhaltenstherapeutische Psychotherapien. Kognitive und Verhaltenstherapie erwiesen sich in ihrer Wirksamkeit als vergleichbar. In einer randomisiert-kontrollierten Studie an 240 Patienten mit mittelschwerer bis schwerer Depression fanden DeRubeis et al. (2008) nach 16-wöchiger ambulanter Behandlung mit KVT oder 8-wöchiger Behandlung mit Paroxetin hinsichtlich Response und Remission keine signifikanten Unterschiede. Die Wahrscheinlichkeit der Response oder einer Remission hing jedoch von der **Erfahrung des Therapeuten** ab. So war der Erfolg bei erfahrenen Therapeuten (7–21 Berufsjahre) höher als bei Therapeuten, die erst über zwei Jahre Therapieerfahrung verfügten.

PP (Kurzzeit)

Bezüglich der Wirksamkeit von psychodynamischen Kurzzeittherapien und fokalen psychodynamischen Kurztherapien legen zwei ältere Metaanalysen (Crits-Christoph 1992; Leichsenring 2001) nahe, dass diese Verfahren in Bezug auf die **Reduktion depressiver Symptome wirksam** sind (Effektstärken .81 bis 1.12 im Vergleich mit Wartekontrollen). Jedoch ist zu berücksichtigen, dass in diesen Metaanalysen die IPT (ohne Einverständnis der Begründer des Ansatzes) als psychodynamische Psychotherapie gewertet wurde. Ohne diese kontrollierten IPT-Studien verbleibt **weniger empirische Evidenz** für die psychodynamische Therapie. Eine neuere Metaanalyse von Leichsenring et al. (2004) zur Wirksamkeit psychodynamischer Kurztherapie bei verschiedenen Störungsbildern schloss zur Evidenzbeurteilung der Depressionsbehandlung nur drei methodisch anspruchsvollere Arbeiten ein, von denen zwei mit speziellen Patientengruppen (ältere bzw. postpartale Depressive) durchgeführt wurden. In der dritten Studie von Shapiro et al. (1994) führte die psychodynamische Kurztherapie zu ähnlicher Symptomreduktion wie KVT, schnitt jedoch bzgl. selbstbeurteilter Depressivität etwas schlechter ab. Eine weitere Arbeit (de Jonghe et al. 2004) ergab ähnliche Effektivität für psychodynamische Monotherapie und eine Kombinationsbehandlung dieser Therapieform mit Antidepressiva. Kontrollierte Studien mit längeren Katamnesezeiträumen liegen für psychodynamische Kurzzeittherapien nicht vor.

Die aktuellste Metaanalyse von Leichsenring und Rabung (2008) untersuchte die Effektivität von psychodynamischen Langzeittherapien bei komplexen psychischen Störungen, wobei nur relativ wenige Studien auf depressive Patienten abzielten. In den wenigen, methodisch teilweise unzureichenden Studien mit depressiven Patienten konnten **mittlere Effektstärken** ermittelt werden, jedoch wurden die Patienten teilweise über zwei Jahre behandelt, so dass unklar bleibt, welchen Anteil die Psychotherapie und welchen Anteil konfundierende Variablen (z. B. Spontanremission, Lebensereignisse) an der Reduktion der depressiven Symptomatik haben.

CBASP

CBASP hat sich in einer umfassenden, randomisiert-kontrollierten Multizenterstudie als **wirksam** erwiesen (Keller et al. 2000), wobei die Kombinationsbehandlung aus CBASP und einer medikamentösen Therapie mit Nefazodon Responseraten von 85 % erreichte. Zudem wurde in einer für die Psychotherapieforschung höchst relevanten Reanalyse der Daten hinsichtlich des Vorliegens von Traumatisierung in der Kindheit (Nemeroff et al. 2003) entdeckt, dass die Wahrscheinlichkeit zu remittieren bei **früh traumatisierten Patienten** um ein Zweifaches höher lag, wenn diese mit CBASP (statt mit Nefazodon) behandelt wurden. Eine weitere randomisiert-kontrollierte Pilotstudie an 29 chronisch depressiven Patienten mit frühem Beginn und größtenteils frühen Traumatisierungen ergab, dass CBASP bei dieser Patientengruppe nach 22 ambulanten Sitzungen wirksamer war als die IPT (Schramm et al. 2008).

IPT

Die hohe Wirksamkeit der IPT gilt durch zahlreiche Studien als belegt und ist ausführlich in Kapitel 4.6 beschrieben. Die IPT erwies sich im Allgemeinen als mindestens ebenbürtig im Vergleich zu anderen Psychotherapieverfahren (z. B. KVT) sowie zu antidepressiver Pharmakotherapie und psychologischen und medikamentösen Placebobedingungen gegenüber als überlegen.

Zusammenfassung

Wirksamkeitsnachweise liegen für alle hier aufgeführten Depressionstherapien vor. Am unfangreichsten ist die KVT untersucht, die bei leichter und mittelgradiger Depression gegenüber Pharmakotherapie überlegen, bei schwerer Depression dieser ebenbürtig ist. Auch CBASP und IPT erzielen mittlere bis hohe Effektstärken, bei beiden Verfahren erwies sich eine Kombinationstherapie mit Antidepressiva als am wirksamsten. Für psychodynamische Verfahren ist die Datenlage noch begrenzt, neuere – allerdings nicht unumstrittene – Metaanalysen sprechen für mittlere Effektstärken.

5.6 Wirkweise

Eine detaillierte Darstellung der bisher erforschten Wirkmechanismen der IPT im Vergleich zu anderen Methoden wird in Kapitel 4.7 gegeben und wird deswegen hier lediglich zusammengefasst.

Die bislang nur vereinzelt vorliegenden Prozessforschungsuntersuchungen zu den Unterschieden zwischen psychotherapeutischen Ansätzen weisen darauf hin, dass sich einzelne Ansätze (z. B. IPT und KVT) durchaus **voneinander unterscheiden**, auch wenn in der Wirksamkeit oftmals keine Differenzen nachzuweisen sind. In den verschiedenen Methoden standen beispielsweise in der Tat unterschiedliche Themen im Zentrum der therapeutischen Arbeit. In der IPT wurde im Vergleich zu verhaltenstherapeutischen Verfahren konzeptkonform tatsächlich **mehr Gewicht auf zwischenmenschliche Beziehungen** und weniger auf intrapsychische Aspekte gelegt. Außerdem schien in der IPT die Qualität der therapeutischen Beziehung vergleichsweise hoch zu sein. IPT-Therapeuten verhielten sich **empathischer, unterstützender und akzeptierender und legten größeres Gewicht auf die Gefühle der Patienten** als KVT-Therapeuten. Die IPT-Therapeuten verwendeten primär Techniken wie Klärung, Paraphrasierungen oder Identifikation wiederkehrender Themen und Verhaltensweisen und arbeiteten weniger direktiv und edukativ als KVT-Therapeuten. Wie aufgrund der theoretischen Herangehensweise der beiden Therapierichtungen im Hinblick auf den Umgang mit Emotionen zu vermuten, trat Akzeptanz, Empathie und eine Abstimmung auf die Gefühle des Patienten häufiger in IPT-Sitzungen auf, wohingegen sich eine aktive Leitung durch den Therapeuten sowie eine edukative Haltung häufiger in KVT-Sitzungen fand. Überraschenderweise fand sich kein Unterschied zwischen IPT und KVT hinsichtlich der vom Patienten gezeigten oder geäußerten schmerzhaften Gefühle. IPT-Sitzungen enthielten jedoch auffallend mehr Anteile erzählerischen Erinnerns (Narrative) als KVT-Sitzungen, welche wiederum einen deutlich höheren Wortanteil des Therapeuten aufwiesen.

Von Experten der IPT, KVT und psychodynamischer Langzeittherapie ließen sich ebenfalls gravierende konzeptionelle und technische Unterschiede festmachen. So lag bei der psychodynamischen Methode im Gegensatz zu den beiden anderen Verfahren ein Schwerpunkt auf der **Übertragungsarbeit**. Es gab allerdings auch viele Gemeinsamkeiten wie beispielsweise die Bedeutung der **therapeutischen Allianz**.

Bezüglich allgemeiner Wirkfaktoren (z. B. Klärung, Problembewältigung, Ressourcenaktivierung, Gefühlsaktualisierung) zeigten sich zwischen der IPT und zwei weiteren störungsspezifischen Therapien (Dialektisch-Behaviorale Therapie/DBT und VT) lediglich tendenzielle Unterschiede. Sowohl in der IPT als auch in der DBT wurde stärker **klärungsorientiert** gearbeitet als in der VT. In der IPT stand der **interpersonelle Aspekt** deutlich mehr im Vordergrund als in den beiden anderen Interventionen. Die Therapeuten der IPT verhielten sich durchschnittlich **weniger distanzierend** als die Kollegen der VT und DBT.

Zusammenfassung

Ein gemeinsamer Wirkfaktor aller hier beschriebenen Depressionstherapien ist die therapeutische Beziehung bzw. Allianz. Ansonsten zeigten sich bzgl. weiterer allgemeiner Wirkfaktoren zwischen der IPT und verhaltenstherapeutischen Ansätzen nur tendenzielle Unterschiede. Die einzelnen Verfahren unterscheiden sich jedoch hinsichtlich der thematischen Schwerpunkte. Konzeptionelle Differenzen zwischen den dargestellten Verfahren lassen sich wie folgt zusammenfassen: Während bei der KVT und psychodynamischen Verfahren intrapsychische Aspekte (unter Anwendung divergierender Methoden) im Vordergrund stehen, sind es bei der IPT primär interpersonelle Beziehungen und emotionale Themen.

5.7 Fazit

In diesem Kapitel wurde versucht, die Unterscheidungsmerkmale, aber auch die Ähnlichkeiten der IPT zu anderen Depressionstherapien bzw. Therapieschulen herauszuarbeiten. Dies ist generell kein einfaches Unterfangen, da sich insbesondere die KVT in den letzten Jahren durch eine stärkere Berücksichtigung der Emotionsarbeit sowie der Beziehungsgestaltung den klassischen IPT-Themen angenähert hat. Als wesentliches Differenzierungsmerkmal gilt aber weiterhin die strikte **Beibehaltung des interpersonellen Fokus** und dessen **emotionale Bearbeitung** bei der IPT, die pragmatische und nahezu „reduktionistische" Anwendung von Techniken und Strategien sowie das explizite Zugeschnitten sein auf die Bedürfnisse des depressiven Patienten. Die in der Praxis häufig beobachtete Annäherung zwischen den einzelnen Therapierichtungen mag auch damit zusammenhängen, dass die IPT nicht den Anspruch hat, eine eigene Therapieschule zu sein. Kliniker, die IPT praktizieren, verfügen üblicherweise über therapeutische Grundkenntnisse in verhaltenstherapeutischen oder psychodynamischen Verfahren. Das bleibt nicht ohne Auswirkungen auf den therapeutischen Prozess, d. h., die Durchführung einer IPT kann je nach therapeutischer Grundorientierung beispielsweise VT-orientierter oder psychodynamischer ausfallen. Möglicherweise nimmt die IPT konzeptionell eine **Mittelposition** ein und ist aus diesem Grund so attraktiv für viele Kliniker, insbesondere im psychiatrischen Bereich.

Obwohl bei der IPT viele Elemente mit anderen Therapieformen überlappen, ist sie dennoch **nicht eklektisch oder unspezifisch**. Auch wenn die Begründer des Verfahrens die IPT in die **Nähe psychodynamischer Kurztherapien** rücken, konnten im vorliegenden Kapitel ebenfalls zahlreiche gemeinsame Prinzipien und Charakteristika mit der KVT aufgezeigt werden. Darüber hinaus wurde auf verschiedene elementare **Unterschiede** der IPT zu psychodynamischen Konzeptionen hingewiesen, beispielsweise im Umgang mit der Übertragung.

Die IPT ist nicht eindeutig einer der traditionellen Schulen zuzuordnen und strebt keine eigenständige Schulrichtung an. Dies ist ungewöhnlich und wird zunächst hinterfragt. Es ist nicht ratsam, die IPT in Formen zu pressen, in die sie nicht hineinpasst. Der Leser soll sich deshalb anhand der deskriptiven Aufstellung der gemeinsamen und unterschiedlichen Merkmale der IPT mit anderen Psychotherapieverfahren sein eigenes Bild über den Standort dieses Verfahrens in der psychotherapeutischen Landschaft machen.

Literatur

Abramson LY, Metalsky GI, Alloy LB. Hopelessness and depression: A theory-based subtype of depression. Psychol Rev 1989; 96: 358–72.

Alloy LB, Abramson LY, Whitehouse WG et al. Depressogenic cognitive styles: Predictive validity, information processing and personality characteristics, and developmental origins. Behav Res Ther 1999; 37(6): 503–31.

Arbeitskreis OPD. Operationalisierte Psychodynamische Diagnostik – 2. Manual für Diagnostik und Therapieplanung. Bern: Huber 2006.

Beck AT, Rush AJ, Shaw BF et al. Cognitive therapy of depression. New York: Guilford Press 1979.

Beck AT, Rush AJ, Shaw BF et al. Kognitive Therapie der Depression, 3. Aufl. Weinheim: PVU 1992.

Beck J. Praxis der kognitiven Therapie. Weinheim: PVU 1999.

Crits-Christoph P. The efficacy of brief dynamic psychotherapy: A meta-analysis. Am J Psychiatr 1992; 149(2): 151–8.

DeJonghe F, Hendriksen M, van Aalst G et al. Psychotherapy alone and combined with pharmacotherapy in the treatment of depression. Brit J Psychiatr 2004; 185: 37–45.

DeJong-Meyer R, Hautzinger M, Kühner C et al. Evidenzbasierte Leitlinie zur Psychotherapie affektiver Störungen. Göttingen: Hogrefe 2007.

DeRubeis RJ, Siegle GJ, Hollon SD. Cognitive therapy versus medication for depression: Treatment outcomes and neuronal mechanisms. Nat Rev Neurosci 2008; 9(10): 788–96.

Elkin I, Shea T, Watkins JT et al. National Institute of Mental Health Treatment of Depression Collaborative Research Program: General effectiveness of treatment. Arch Gen Psychiatr 1989; 46: 971–82.

Gibbons MB, Connoly MB, Crits-Christoph Paul et al. Flexibility in manual-based psychotherapies: Predictors of therapist interventions in interpersonal and cognitive-behavioral therapy. Psychother Res 2003; 13(2): 169–85.

Gilbert P, Leahy RL. Basic issues in the therapeutic relationship. In: Gilbert P, Leahy RL (eds). The therapeutic relationship in the cognitive behavioral psychotherapies. London: Routledge 2007: 3–23.

Gloaguen V, Cottraux J, Cucherat M et al. A meta-analysis of the effects of cognitive therapy in depressed patients. J Affect Disord 1998; 49: 59–72.

Hautzinger M. Kognitive Verhaltenstherapie bei Depressionen. Weinheim: Beltz 2003.

Hautzinger M. Depressionen. In: Margraf J, Schneider D (Hrsg). Lehrbuch der Verhaltenstherapie, Bd. 2. München: Springer 2009: 125–38.

Hautzinger M, Stark W, Treiber R. Kognitive Verhaltenstherapie bei Depressionen. Weinheim: PVU 1992.

Hollon SD, Dimidjian S. Cognitive and behavioral treatment of depression. In: Gotlib IH, Hammen CL. Handbook of depression, 2nd ed. New York: Guilford Press 2009: 586–603.

Huber D, Will H. Psychoanalyse. In: Schauenburg H, Hoffmann N. (Hrsg). Psychotherapie der Depression, 2. Aufl. Stuttgart: Thieme 2007: 65–76.

Joormann J. Cognitive aspects of depression. In: Gotlib IH, Hammen CL. Handbook of depression, 2nd ed. New York: Guilford Press 2009: 298–321.

Keller MB, McCullough JP, Klein DN et al. A comparison of nefazodone, the cognitive behavioral-analysis system of psychotherapy, and their combination for the treatment of chronic depression. N Engl J Med 2000; 342: 1462–70.

Leichsenring F. Comparative effects of short-term psychodynamic psychotherapy and cognitive-behavioural therapy in depression. Clin Psychol Rev 2001; 21: 401–19.

Leichsenring F, Rabung S. Effectiveness of long-term psychodynamic psychotherapy. A meta-analysis. JAMA 2008; 300(13): 1551–65.

Leichsenring F, Rabung S, Leibing E. The efficacy of short-term psychodynamic psychotherapy in specific psychiatric disorders. A Meta-analysis. Arch Gen Psychiatr 2004; 61: 1208–16.

Lewinsohn PM. A behavioral approach to depression. In: Freedman RJ, Katz MM (eds). The psychology of depression. New York: Wiley 1974: 157–78.

Lewinsohn PM, Mischel W, Chapilin W et al. Social competence and depression: The role of illusory self-perception. J Abnorm Psychol 1980; 89: 203–12.

McCullough JP. Treatment for chronic depression. New York: Guilford Press 2000 (dt.: Schramm E, Schweiger U, Hohagen F et al. Psychotherapie der chronischen Depression. München: Elsevier 2006).

McCullough JP. Treating chronic depression with disciplined personal involvement. Cognitive Behavioral Analysis System of Psychotherapy (CBASP). New York: Springer 2006.

Nemeroff CB, Heim CM, Thase ME et al. Differential responses to psychotherapy versus pharmacotherapy in patients with chronic forms of major depression and childhood trauma. Proc Natl Acad Sci USA 2003; 100: 14293–6.

Nolen-Hoeksema S. The role of rumination in depressive disorders and mixed anxiety/depressive symptoms. J Abnorm Psychol 2000; 109(3): 504–11.

Schaap C, Bennun I, Schindler L et al. The therapeutic relationship in the behavioral psychotherapy. Chichester: Wiley 1993.

Schauenburg H. Psychodynamische Psychotherapie. In: Schauenburg H, Hoffmann N (Hrsg). Psychotherapie der Depression, 2. Aufl. Stuttgart: Thieme 2007: 45–65.

Schauenburg H, Hoffmann N (Hrsg). Psychotherapie der Depression, 2. Aufl. Stuttgart: Thieme 2007.

Schramm E, Caspar F, Berger M. Spezifische Therapie für chronische Depression: Das „Cognitive Behavioral Analysis System of Psychotherapy" nach McCullough. Nervenarzt 2006; 77: 355–71.

Schramm E, Kech S, Zobel I et al. IPT bei chronisch depressiven Patienten: Vergleich mit CBASP und mit psychiatrischer Standardbehandlung. Vortrag auf dem Kongress der Deutschen Gesellschaft für Psychiatrie, Psychotherapie und Nervenheilkunde (DGPPN), Nov. 2008.

Seligman ME. Helplessness: On depression, development, and death. San Francisco: Freeman 1975.

Shapiro DA, Barkham M, Rees A et al. Effects on treatment duration and severity of depression on the effectiveness of cognitive-behavioral and psychodynamic-interpersonal psychotherapy. J Consult Clin Psychol 1994; 62: 522–34.

Thomä H, Kächele T. Lehrbuch der psychoanalytischen Therapie I. Berlin: Springer 1996.

Weiner B. Achievement motivation and attribution theory. Morristown, NJ: General Learning Press 1974.

Weissman MM, Markowitz JC, Klerman GL. Comprehensive guide to interpersonal psychotherapy. New York: Basic Books 2000.

Wilbertz G, Brakemeier EL, Zobel I, Härter M, Schramm E. Exploring preoperational features in chronic depression. J Affect Disord 2010 (Epub ahead of print).

Young JE, Klosko JS, Weishaar ME. Schematherapie. Paderborn: Junfermann 2003.

Znoj H. Komplizierte Trauer. Göttingen: Hogrefe 2004.

Teil II

Durchführung der Interpersonellen Depressionstherapie

"... die letzten drei Jahre waren für mich wie ein endloser Arbeitstag ohne Pause.
Jetzt ist es vorbei ... Meine arme Mutter braucht mich nicht mehr ...
und die Jungen auch nicht."
"Wie frei du dich fühlen musst."
"Nein, ... nur unsagbar leer. Nichts mehr, wofür man lebt ..."

Henrik Ibsen, „Das Puppenhaus"

Die Kapitel 6 bis 14 basieren auf der Übersetzung des Original-IPT-Manuals durch E. Schramm unter Mitwirkung von S. Hedlund.

Aus: Klermann GL, Weissman MM, Rounsaville BJ, Chevron ES. Interpersonal psychotherapy of depression. New York: Basic Books 1984: 73–182.

6 Ziele und Aufgaben

Ein psychotherapeutisches Verfahren lässt sich auf vielerlei Arten konzipieren. Wir haben das mit der IPT auf drei Ebenen getan: auf der Ebene der Strategien, die dabei helfen, bestimmte therapeutische Aufgaben auszuführen, auf der Ebene der Techniken und auf der Ebene der Therapeutenrolle. Auf der Ebene der Techniken und der Therapeutenrolle gleicht die IPT vielen anderen Therapieverfahren. Die eigentliche Besonderheit liegt auf der Ebene der **Strategien**.

Die IPT-Strategien werden in **drei Behandlungsphasen** eingesetzt. Während der ersten Phase wird die Depression im Rahmen eines medizinischen Krankheitsmodells diagnostiziert und dem Patienten erklärt. Nach Abschluss dieser Phase beginnt der mittlere Abschnitt, in der die relevanten, aktuellen interpersonellen Problembereiche (Fokusse) durchgearbeitet werden. In der Phase des Behandlungsabschlusses wird, wie auch bei anderen Therapieverfahren, über die Gefühle bei der Ablösung gesprochen, es werden die Therapieerfolge zusammengefasst und die noch ausstehende Arbeit umrissen. In dieser Phase findet also ebenso wie bei anderen Kurzzeittherapien eine explizite Vorbereitung auf das Therapieende statt.

In der folgenden Aufstellung wird die IPT-Struktur einschließlich der Techniken und der Therapeutenrolle beschrieben. Sie liefert außerdem die Grundlage, auf der das Verfahren und die Fallbeispiele ausführlich vorgestellt werden (Kap. 8 bis 15).

■ **I. Anfangssitzungen**

A. **Auseinandersetzung mit der Depression**
- die Symptome erheben,
- das Syndrom beim Namen nennen,
- dem Patienten Depressionen und deren Behandlung erklären,
- dem Patienten die „Krankenrolle" zuteilen,
- die Notwendigkeit einer medikamentösen Behandlung abklären.

B. **Die Depression in einen interpersonellen Kontext bringen**
- derzeitige und vergangene Beziehungen explorieren, die für die bestehende depressive Symptomatik von Bedeutung sind; mit dem Patienten abklären:
  - die Art der Beziehungen,
  - die Erwartungen des Patienten und der Bezugspersonen aneinander und inwieweit diese erfüllt werden,
  - befriedigende und unbefriedigende Aspekte der Beziehungen,
  - Veränderungswünsche des Patienten hinsichtlich der Beziehungen.

C. **Problembereiche identifizieren**
- Hauptproblembereich bestimmen, der mit dem Beginn der Depression zusammenhängt, und Behandlungsziele festlegen,
- Bestimmen, welche Beziehung oder welcher Aspekt der Beziehung im Zusammenhang mit der Depression steht und welche Veränderungsmöglichkeiten gegeben sind.

D. **Das Konzept der IPT erklären und einen Therapie-Vertrag abschließen**
- dem Patienten das Problemverständnis des Therapeuten nahe bringen (Rationale der IPT),
- sich auf den relevanten Problembereich und die Behandlungsziele einigen,
- Vorgehensweise bei der IPT beschreiben: Schwerpunkt im „Hier und Jetzt"; Einbringen relevanter Themen von Seiten des Patienten; Analyse derzeitiger interpersoneller Beziehungen; organisatorische Aspekte der Be-

handlung wie beispielsweise Behandlungsdauer, Sitzungsfrequenz, Termine, Gebühren, Umgang mit versäumten Terminen.

■ **II. Mittlere Sitzungen – Arbeit an den Problembereichen**

A. Trauer
Ziele:
- den Trauerprozess fördern,
- dem Patienten helfen, Interessen und Beziehungen wieder aufzunehmen, um über den Verlust hinweg zu kommen.

Strategien:
- Symptome besprechen,
- den Beginn der Symptomentwicklung in Bezug zum Tod der Bezugsperson setzen,
- die Beziehung des Patienten zu dem Verstorbenen rekonstruieren,
- die Abfolge und Reihenfolge der Ereignisse kurz vor, während und nach dem Tod beschreiben lassen,
- damit verbundene Gefühle (sowohl positive als auch negative) explorieren,
- Möglichkeiten finden, wieder auf andere Menschen zuzugehen.

B. Interpersonelle Konflikte und Auseinandersetzungen
Ziele:
- den Konflikt identifizieren,
- einen Handlungsplan entwickeln,
- Erwartungen und/oder gestörte Kommunikation verändern, um zu einer befriedigenden Lösung zu gelangen.

Strategien:
- Symptome besprechen,
- Beginn der Symptomentwicklung in Bezug setzen zu dem offenen oder verdeckten Konflikt, den der Patient mit der jeweiligen Bezugsperson hat,
- Stadium des Konfliktes bestimmen:
  - Verhandlungsstadium (die Beteiligten beruhigen, um eine Lösung zu erleichtern),
  - Sackgasse (Disharmonie erhöhen, um wieder in das Verhandlungsstadium zu gelangen),
  - Auflösungsstadium (beim Trauerprozess unterstützen),
- Verstehen, wie nicht-reziproke Rollenerwartungen zum Konflikt beigetragen haben:
  - Worum geht es in dem Konflikt?
  - Worin bestehen die Unterschiede in den Erwartungen und Wertvorstellungen?
  - Welche Veränderungsmöglichkeiten bestehen?
  - Wie wahrscheinlich ist das Finden von Alternativen?
  - Welche Möglichkeiten stehen zur Veränderung der Beziehung zur Verfügung?
- Bestehen Parallelen zu anderen Beziehungen?
  - Worin besteht der Gewinn des Patienten?
  - Welche unausgesprochenen Erwartungen stehen hinter dem Verhalten des Patienten?
- Wie wird der Konflikt aufrechterhalten?

C. Rollenwechsel und -übergänge
Ziele:
- den Verlust der alten Rolle betrauern und akzeptieren,
- dem Patienten helfen, die neue Rolle positiver zu sehen,
- das Selbstwertgefühl wiederherstellen durch das Aufbauen von Zuversicht, den Anforderungen neuer Rollen gerecht werden zu können.

Strategien:
- Symptome besprechen,
- die Symptome der Depression in Bezug setzen zu den Schwierigkeiten bei der Bewältigung der aktuellen Veränderung im Leben des Patienten,
- positive und negative Aspekte alter und neuer Rollen besprechen,
- Gefühle bzgl. des Verlustes explorieren,
- Gefühle bzgl. der Veränderung an sich explorieren,
- Möglichkeiten innerhalb der neuen Rolle abklären,
- das Ausmaß des Verlustes realistisch einschätzen,
- zur angemessenen Äußerung von Gefühlen ermuntern,
- zum Aufbau eines sozialen Stützsystems und neuer Fertigkeiten, welche die jetzige Rolle erfordert, ermutigen.

D. Isolation und Einsamkeit
Ziele:
- die soziale Isolation des Patienten verringern,
- das Aufnehmen neuer Beziehungen unterstützen.

Strategien:
- Symptome besprechen,
- Symptome der Depression in Bezug setzen zu der sozialen Isolation oder Unausgefülltheit,
- positive und negative Aspekte früherer wichtiger Beziehungen besprechen,
- sich wiederholende Beziehungsmuster explorieren,
- positive und negative Gefühle des Patienten dem Therapeuten gegenüber besprechen und nach Parallelen in anderen Beziehungen suchen.

II. Sitzungen in der Endphase

- das nahende Ende der Therapie ausführlich besprechen,
- berücksichtigen, dass die Beendigung eine Zeit des Abschiednehmens und der Trauer darstellt,
- das Gefühl für Autonomie stärken.

IV. Spezifische Techniken

- Exploration,
- Ermutigung zu Gefühlsäußerungen,
- Klärung,
- Kommunikationsanalyse,
- Einsetzen der therapeutischen Beziehung,
- Techniken zur Verhaltensänderung,
- sonstige Techniken.

V. Therapeutenrolle

- Der Therapeut ist Anwalt des Patienten und keine neutrale Instanz.
- Der Therapeut ist aktiv, nicht passiv.
- Die therapeutische Beziehung wird nicht als Übertragungsreaktion interpretiert.
- Die therapeutische Beziehung ist keine Freundschaft.

7 Diagnose von Depression und interpersonellen Problemen

Die IPT hat **zwei Schwerpunkte**:
- zunächst die depressiven Symptome zu lindern,
- anschließend sich mit den sozialen und zwischenmenschlichen Problemen zu beschäftigen, die im Zusammenhang mit dem Auftreten der Symptome gesehen werden.

In der Anfangsphase der Therapie wird ein **Behandlungsvertrag** ausgearbeitet. Außerdem setzt sich der Therapeut zu diesem Zeitpunkt eingehend mit der depressiven Symptomatik auseinander und identifiziert die Problembereiche. Während der Anfangsphase werden sowohl die Depression als auch die interpersonellen Probleme diagnostiziert und inhaltlich abgeklärt. In diesen Sitzungen hat der Therapeut **sechs Aufgaben**:
- sich mit der Depression eingehend befassen,
- eine Beziehungsanalyse durchführen und den Zusammenhang zwischen der Depression und dem interpersonellen Kontext herstellen,
- die Hauptproblembereiche identifizieren,
- das Rational und das Ziel der interpersonellen Therapie vermitteln,
- einen Behandlungsvertrag mit dem Patienten abschließen,
- die Rolle des Patienten in der Therapie erläutern.

7.1 Die Anfangssitzungen – Auseinandersetzung mit der Depression

Zu Beginn der ersten Sitzung schildert der Patient, was ihn dazu veranlasst hat, die Behandlung aufzusuchen. Außerdem wird die **Vorgeschichte der depressiven Verstimmung** und der zugehörigen Symptome besprochen und die Notwendigkeit einer **medikamentösen Behandlung** abgeklärt. Für alle Patienten ist eine körperliche Untersuchung mit einer umfassenden internistischen Abklärung erforderlich, sofern diese nicht in den letzten sechs Monaten stattgefunden hat. Bei Patienten, die über vierzig Jahre alt sind, sollte die körperliche Untersuchung sogar noch weniger lang zurückliegen.

Bei der Anamnese der depressiven Verstimmung werden frühere Episoden und deren jeweilige interpersonelle Auslöser und/oder Folgen erfasst. Außerdem wird abgeklärt, unter welchen Umständen diese Episoden abgeklungen sind. Die depressive Symptomatik des Patienten wird hinsichtlich ihrer Schwere und Ausgestaltung erfasst, um über eine mögliche begleitende Pharmakotherapie zu entscheiden. Ebenso muss Suizidalität sorgfältig abgeklärt werden.

Der Patient sollte in den ersten beiden Sitzungen über seinen depressiven Zustand aufgeklärt werden sowie Unterstützung und Hilfe bei der **Symptombewältigung** erfahren. Dies ist wichtig, um eine aktive Behandlungsbereitschaft beim Patienten herzustellen und ihm das Gefühl zu vermitteln, dass unmittelbar an den Problemen „gearbeitet" wird.

Erhebung der Symptome

In der ersten Sitzung sollte ausführlich erhoben werden, wie lange der Patient bereits unter den Symptomen leidet und wie ausgeprägt sie sind. Diese Strategie hat eine **dreifache Zielsetzung**:
- Sie ermöglicht dem Psychotherapeuten, die Diagnose zu stellen.
- Dem Patienten wird das Gefühl vermittelt, dass die Probleme in ein Raster passen, das vom Therapeuten antizipiert und als klinisches Syndrom verstanden wird. Auf diese Weise

versteht der Patient seine unerklärlichen, als abnormal empfundenen Symptome und Verhaltensweisen als Teil eines Musters, das zeitlich begrenzt und, wenn auch unangenehm, dennoch behandelbar ist.
- Die Symptome werden unter Berücksichtigung des zeitlichen Rahmens in einen interpersonellen Kontext gesetzt, der später den Schwerpunkt der Psychotherapie darstellen soll.

Zur Symptomerhebung gehört es, gegenwärtige und frühere suizidale Gefühle, Gedanken und Verhaltensweisen detailliert abzuklären. Wie mit Suizidalität umzugehen ist, wird in Kapitel 18.1 beschrieben. Die in Kapitel 3.2 aufgeführten DSM-IV-Kriterien für Depression bieten Richtlinien, anhand derer die Symptome besprochen werden können.[1] Auch die Hamilton-Depressionsskala kann für die systematische Abklärung der Symptome nützlich sein.

Die häufigsten Symptome bzw. Befindlichkeitsstörungen lassen sich durch die nachfolgend beispielhaft zusammengestellten Fragenblöcke erfassen.

■ Depressive Stimmung

„Wie haben Sie sich in der letzten Woche, einschließlich heute, gefühlt? Können Sie Ihre Stimmung beschreiben? Waren Sie traurig, niedergeschlagen, deprimiert? Können Sie dies näher beschreiben? Wie schlimm ist das für Sie gewesen?"

„Mussten Sie weinen? Hilft es Ihnen zu weinen? Hatten Sie das Gefühl, dass Sie weinen wollten, aber nicht konnten?"

„Haben Sie sich hoffnungslos gefühlt? Waren Sie unfähig, zu kontrollieren, was mit Ihnen geschieht, dem Wohlwollen anderer ausgeliefert oder unfähig, für sich selbst zu sorgen?"

„Wie haben Sie Ihre Zukunftsperspektive gesehen? Können Sie sich vorstellen, dass es Ihnen bald wieder besser gehen wird?"

■ Schuldgefühle

„Haben Sie sich für Dinge beschuldigt, die Sie getan haben? Haben Sie sich selbst schlecht gemacht oder herabgesetzt? Denken Sie, dass Sie kein guter Mensch sind?"

„Haben Sie Ihre Freunde und Familie im Stich gelassen? Fühlen Sie sich dafür schuldig?"

„Haben Sie das Gefühl, dass Sie an Ihrem Zustand selbst schuld sind? In welcher Weise? Wie stark ausgeprägt ist dieses Gefühl? Denken Sie, dass Sie sich versündigt haben?"

■ Suizidalität

„Denken Sie viel über den Tod nach? Hatten Sie jemals das Gefühl, dass das Leben nicht lebenswert ist? Wünschten Sie sich, tot zu sein?"

„Hatten Sie daran gedacht, sich das Leben zu nehmen? Hatten Sie irgendetwas in dieser Richtung geplant? Hatten Sie bereits begonnen, einen Plan auszuarbeiten?"

„Haben Sie tatsächlich einen Selbsttötungsversuch unternommen?"

■ Insomnie

„Schlafen Sie sofort ein, wenn Sie zu Bett gehen? Nehmen Sie Schlafmittel?"

„Haben Sie jede Nacht Einschlafschwierigkeiten? Wie lange brauchen Sie zum Einschlafen? Was geht Ihnen durch den Kopf, wenn Sie wach liegen?"

„Wenn Sie eingeschlafen sind, schlafen Sie dann gut? Sind Sie unruhig oder werden gelegentlich wach? Stehen Sie dann auf?"

„Wachen Sie frühmorgens auf? Bleiben Sie dann wach, oder schlafen Sie noch einmal ein? Wachen Sie früher auf als normalerweise?"

---

[1] Anm. d. Verf.: Die in der Originalfassung des Manuals vorgeschlagenen DSM-III- und Research Diagnostic Criteria wurden zwischenzeitlich überarbeitet.

Arbeit und Aktivitäten

„Wie lief es bei der Arbeit, Hausarbeit, mit Ihren Hobbys, Interessen und Ihrem Privatleben? War das früher anders?"

Psychomotorische Hemmung

Eine **psychomotorische Hemmung** im Verhalten des Patienten sollte ausschließlich anhand der Beobachtung während des Gesprächs beurteilt werden und nicht anhand von Aussagen zu subjektiven Beschwerden. Es ist darauf zu achten, ob das Denken und Sprechen verlangsamt, die Konzentrationsfähigkeit und die motorische Aktivität eingeschränkt oder Apathie und Stupor zu beobachten sind.

Psychomotorische Unruhe

Psychomotorische Unruhe sollte ebenfalls anhand des Verhaltens während des Gesprächs beurteilt werden. Psychomotorische Unruhe ist als Ruhelosigkeit verbunden mit Angst definiert. Sie sollte von primärer Angst unterschieden werden, da sich Unruhe auf ein beobachtbares Phänomen körperlicher Ruhelosigkeit bezieht, die als qualvoll empfunden wird.

Psychische Angst

„Haben Sie sich nervös, ängstlich oder schreckhaft gefühlt? Haben Sie sich angespannt gefühlt, oder konnten Sie sich nur schwer entspannen? Haben Sie sich um Kleinigkeiten Sorgen gemacht?"

„Hatten Sie eine angstvolle Vorahnung, als könne etwas Schreckliches geschehen?"

„Haben Sie sich in bestimmten Situationen ängstlich gefühlt? Solche Situationen könnten sein, dass Sie allein zu Hause sind, allein aus dem Haus gehen, sich in Menschenmengen befinden oder reisen. Haben Sie Probleme mit Höhen oder in Fahrstühlen?"

Somatische Angst

„Haben Sie unter einem der folgenden Symptome gelitten: Zittern, Beben, übermäßiges Schwitzen, Würge- oder Erstickungsgefühle, Anfälle von Atemnot, Schwindel, Ohnmachtsgefühle, Kopfschmerzen, Schmerzen im Nacken, Kribbeln oder Druck im Magen?"

„Wie häufig kam das vor? Wie schlimm ist es gewesen?"

Die folgende Symptomgruppe umfasst eine Vielzahl häufiger körperlicher Beschwerden von Angstpatienten, einschließlich gastrointestinaler Probleme wie Flatulenz und Verdauungsprobleme, kardiovaskuläre Störungen wie Palpitationen, Kopfschmerzen, Atembeschwerden und genito-urinäre Symptome.

Gastrointestinale Symptome

„Wie war Ihr Appetit? Litten Sie unter einem Völlegefühl?"

„Wie häufig haben Sie Stuhlgang? Ist das jetzt anders als sonst?"

Allgemeine körperliche Symptome

„Sind Sie leicht erschöpfbar? Fühlen Sie sich ständig müde? Strengt es Sie an, irgendetwas zu tun? Verbringen Sie viel Zeit im Bett? Schlafend?"

„Leiden Sie unter Schmerzen? Einem bleiernen Gefühl?"

Diese Gruppe von Symptomen beinhaltet Schweregefühle in den Gliedern, im Rücken oder im Kopf. Außerdem gehören zu ihr subjektive Gefühle wie Energieverlust und Erschöpfbarkeit. Es ist darauf zu achten, ob sich die Symptome in der Intensität und Häufigkeit verändern. Typischerweise sind diese Symptome der Depression vage und unklar definiert, und es ist äußerst schwierig, vom Patienten eine befriedigende Beschreibung zu erhalten.

Sexuelle Symptome

„Ich möchte Ihnen jetzt ein paar Fragen zu Ihrem Sexualleben stellen. Haben Sie das Interesse an Ihrem Partner verloren? Haben Sie weniger sexuellen Antrieb als sonst? Oder haben Sie Schwierigkeiten, sexuell erregt zu werden? Sind Sexualkontakte weniger häufig? Haben Sie Schwierigkeiten, eine Erektion oder einen Orgasmus zu bekommen?"

- **Umgang mit körperlichen Beschwerden**

Diese Kategorie bezieht sich auf die **Einstellung des Patienten zu körperlichen Beschwerden**. Es spielt keine Rolle, ob diese eine realistische Basis haben oder nicht. Der hypochondrische Patient beschäftigt sich mehr mit körperlichen als mit psychischen Symptomen und kommt im Gespräch immer wieder darauf zurück.

- **Gewichtsverlust**

„Haben Sie an Gewicht verloren, seit die Schwierigkeiten begannen? Wie viel?"

Hier soll der maximale Gewichtsverlust des Patienten seit Krankheitsbeginn eingeschätzt werden.

- **Krankheitseinsicht**

„Welcher Art, würden Sie sagen, sind Ihre Probleme? Betrachten Sie sich selbst als psychisch krank? Was ist die Ursache?"

Einsicht bezieht sich darauf, dass der Patient seine Störung als psychisch bedingt und als depressiv geprägt erkennt. Sowohl der Denkstil als auch das Hintergrundwissen des Patienten bestimmen, wie seine Einsichten über sich selbst sowie sein Verständnis der Psychodynamik und der Ursachen seiner Depression beurteilt werden können. Dabei ist darauf zu achten, zwischen einem Patienten, der die depressive Erkrankung nicht versteht und einem, der nicht zugeben will, „psychische Probleme" zu haben, zu unterscheiden.

Jeder Mensch hat bestimmte Vorstellungen und Ansichten über körperliche oder psychische Krankheiten und hat daher seine eigenen Klassifikationen und diagnostischen Systeme. Die Einstellungen des Patienten sollten ohne Widerspruch oder Hinterfragen erhoben werden. Manche Patienten betrachten ihre Erfahrung im religiösen Sinn: „Gott bestraft mich für meine Selbstsüchtigkeit." Andere beschuldigen beispielsweise ihre Mutter oder einen Ehepartner dafür, nicht „liebevoll genug" oder „gefühlskalt und unsensibel" gewesen zu sein.

- **Tagesschwankungen**

„Zu welcher Tageszeit fühlen Sie sich am besten? Morgens? Nachmittags? Abends? Wann geht es Ihnen am schlechtesten?"

Diese Fragen dienen dazu, wiederkehrende Stimmungsschwankungen und andere Symptome in der ersten und zweiten Tageshälfte zu erkennen. In der Regel fühlt sich der Patient entweder in der einen oder anderen Tageshälfte besser. Gelegentlich geht es dem Patienten nachmittags besser und sowohl morgens als auch abends schlechter.

- **Depersonalisation**

„Hatten Sie einmal das Gefühl, dass alles unwirklich ist, dass Sie unwirklich sind, oder dass die Umwelt entrückt, entfernt, seltsam oder verändert wirkt? Ich meine damit nicht nur das Gefühl, dass Sie sich wirklich nicht vorstellen konnten, dass Sie diese Erkrankung je einmal hätten."

- **Paranoide Symptome**

„Sind Sie anderen gegenüber misstrauisch? Denken Sie, dass andere hinter Ihrem Rücken über Sie sprechen oder sich über Sie lustig machen?"

Wenn ein Patient mit „Ja" antwortet, soll nach Verfolgungsideen weitergefragt werden, die keine depressiven Züge aufweisen. Das heißt, sie haben nichts zu tun mit Schuld oder dem Gefühl, dass die Verfolgung verdient ist. Falls paranoide Ideen depressive Züge aufweisen, kann dies Teil der übertriebenen Schuldgefühle oder anderer depressiver Wahnideen sein.

- **Zwangsgedanken und Zwangshandlungen**

„Ist Ihnen aufgefallen, dass Sie Dinge, die Sie bereits ausgeführt haben, immer wieder überprüfen oder wiederholen müssen? Müssen Sie Dinge in einer ganz bestimmten Weise, in einer bestimmten Reihenfolge oder mit einer bestimmten Häufigkeit tun?"

„Kamen Ihnen unerfreuliche, erschreckende oder lächerliche Gedanken oder Worte in den Sinn und gingen nicht mehr weg, auch wenn Sie versucht haben, sie loszuwerden?"

„Befürchten Sie, Sie könnten eine schreckliche Tat begehen, ohne es zu wollen?"

Benennung der Symptome

Stellt sich, nachdem die Symptome abgeklärt sind, heraus, dass der Patient tatsächlich eine depressive Erkrankung hat (DSM-IV-Kriterien, Kap. 3.2), dann sollte ihm explizit mitgeteilt werden, dass seine vielfältigen Symptome einen ganz bestimmten Namen haben. Weiterhin wird erklärt, dass ein **depressives Syndrom** diagnostiziert wurde, und dass die Probleme mit dem Schlaf und dem Appetit, die Kopfschmerzen, die Hoffnungslosigkeit, der Interessenverlust und die Ermüdbarkeit alle Teil einer Depression sind. Wenn die Ergebnisse der körperlichen Untersuchung keine spezifischen somatischen Ursachen für diese Symptomatik erbringen, kann der Therapeut dem Patienten versichern, dass sie als Teil einer Depression zu sehen sind. Die Patienten müssen wissen, dass sie keine ernsthafte organische Erkrankung haben, dass sie nicht „verrückt" sind oder werden, und dass die Schlafprobleme und Konzentrationsschwierigkeiten nicht auf eine beginnende Demenz zurückzuführen sind.

Die **Diagnose** kann dem Patienten etwa folgendermaßen vermittelt werden.

Vermittlung der Diagnose

„Ihre Symptome (die an dieser Stelle genau aufgeführt werden, also Kopfschmerzen, Schlafprobleme, Erschöpfung usw.) scheinen keine organische Grundlage zu haben. Das bedeutet nicht, dass die Symptome nicht tatsächlich bestehen und dass es Ihnen nicht schlecht geht – Ihre Kopfschmerzen, Erschöpfung usw. sind tatsächlich vorhanden. Die Symptome, die Sie beschreiben, sind alle Teil einer Depression. Ihr Appetit und Ihr Schlaf sind gestört, und Sie haben das Interesse an Ihren üblichen Aktivitäten verloren. Sie reagieren gereizter auf Ihre Kinder und kommen mit Ihrem Ehemann nicht mehr zurecht. Sie können sich nicht vorstellen, Ihre Arbeit zu verrichten, an der Sie vorher Interesse hatten. Sie haben keine Energie, keinen Schwung mehr. Dies alles ist Teil des klinischen Bildes einer Depression. Ihre Gedanken über den Tod, ihre Müdigkeit und das Gefühl der Sinnlosigkeit, die Frage, wie es mit Ihrem Leben weitergehen kann, Ihr Energieverlust, alles ist Teil der depressiven Symptomatik. Die Symptome, die Sie beschreiben, kommen bei depressiven Menschen häufig vor. Sie befinden sich in den Klauen einer schweren Depression."

Erläuterung von Depressionen und deren Behandlung

Nach der spezifischen Diagnose werden dem Patienten einige allgemeine **Informationen über Depression** gegeben. Außerdem sollte erklärt werden, worauf er sich einstellen muss.

Allgemeine Informationen über Depressionen

„Depression ist eine häufige Störung. Über 3–4 %[1] der erwachsenen Bevölkerung ist davon betroffen. Die Erkrankung kann den Einzelnen sehr beeinträchtigen, aber sie lässt sich gut behandeln. Die Aussicht auf Genesung ist gut. Es steht eine Vielzahl von Behandlungsmöglichkeiten zur Verfügung. Sie dürfen die Hoffnung nicht gleich aufgeben, wenn der erste Behandlungsversuch fehlschlägt. Die meisten Menschen mit einer Depression sprechen jedoch sofort auf die Therapie an, und die Prognose ist gut. Sie werden sich besser fühlen und wieder zu Ihrem gewohnten Leistungsniveau zurückkehren, sobald die Symptome abklingen."[2]

„Psychotherapie gilt als eine der Standardmaßnahmen bei der Depressionsbehandlung. Ihre Wirksamkeit konnte in einer Vielzahl wissenschaftlicher Untersuchungen nachgewiesen werden. Psychotherapie

---

1 Anm. d. Verf.: Neuere epidemiologische Studien geben insgesamt höhere Lebenszeitprävalenzen an. Für Deutschland beträgt das Erkrankungsrisiko etwa 9 % (Kap. 3.3).

2 Anm. d. Verf.: Dieser optimistische Ausblick ist nach neueren Forschungsergebnissen leider nicht uneingeschränkt gewährleistet. Etwa ein Drittel der Patienten kehrt nicht mehr zum ursprünglichen Leistungsniveau zurück, und die Störung hat ein hohes Rezidivrisiko. Die Dauer einer Episode beträgt unter Behandlung in der Regel etwa drei Monate (Kap. 3.4).

soll Ihnen helfen, die Probleme anzugehen, die zur Depression entscheidend beigetragen haben."

Zuteilung der Krankenrolle

Die Erhebung der Symptome, die Diagnose und die Informationen über die Depression und deren Behandlung dienen dazu, dem Patienten das Konzept der „**Krankenrolle**" nahe zu bringen. Diese Rolle ermöglicht es dem Patienten, kompensatorisch, jedoch zeitlich begrenzt, Zuwendung von anderen zu erhalten, die ihm – tatsächlich oder nach subjektivem Empfinden – in der Vergangenheit nicht in ausreichendem Maße zuteil wurde.

Die Idee der „Krankenrolle" wurde erstmals von Talcott Parsons (1951) vorgestellt. Parsons, Soziologieprofessor an der Harvard Medical School und einer der Gründer der Medizinischen Soziologie stellte fest, dass es sich bei Krankheit nicht nur um einen „Zustand", sondern auch um eine soziale Rolle handelt. Die wesentlichen Kriterien einer sozialen Rolle betreffen die Einstellung sowohl desjenigen, der die Rolle innehat, als auch der anderen, mit denen er Kontakt hat. Eine Reihe sozialer Normen legen angemessenes Verhalten für Personen in dieser Rolle fest.

Parsons beschrieb **vier Funktionen** der Krankenrolle:
- Die kranke Person wird von gewissen üblichen sozialen Verpflichtungen befreit. Diese Freistellung muss sozial definiert und akzeptiert sein.
- Der Betroffene ist ebenfalls von bestimmten Verantwortlichkeiten freigestellt.
- Der Betroffene wird als jemand betrachtet, der sich in einem sozial unerwünschten Zustand befindet, der so schnell wie möglich beendet werden sollte.
- Der Betroffene wird als „hilfsbedürftig" betrachtet. Er übernimmt die Rolle des Patienten, die ihre eigenen Verpflichtungen beinhaltet, insbesondere die Krankheit zu akzeptieren und bei der Genesung mitzuhelfen.

Die Symptome abzuklären, hilft dem Psychotherapeuten zu beurteilen, ob für den jeweiligen Patienten das oben beschriebene Konzept der Krankenrolle e überhaupt passt. Falls ja, wird der Patient und gegebenenfalls auch seine **Familie entsprechend informiert**. Dieses Vorgehen legitimiert die Krankenrolle und definiert den Patienten als hilfsbedürftig. Außerdem wird er dadurch vorübergehend von bestimmten sozialen Verpflichtungen entlastet und von der Verantwortung für den depressiven Zustand befreit.

Der Behandlungs- und Genesungsprozess muss so beschrieben werden, dass dadurch die Krankenrolle **zeitlich eingegrenzt** wird. Der Patient muss wissen, dass er zur Mitarbeit am Genesungsprozess verpflichtet ist. Er wird informiert, dass er die Krankenrolle so bald als möglich wieder aufgeben soll. Beim Aufgeben der Krankenrolle und bei der Genesung muss er allerdings unterstützt werden (Suchman 1965a; Suchman 1965b). Die Gesundungsphase beginnt, sobald der Patient in den Behandlungsprozess eingebunden ist.

Der Therapeut könnte dem Patienten die Krankenrolle mit folgenden Worten zuweisen.

Krankenrolle zuweisen

„Es ist in Ordnung, wenn Sie sich in den Momenten, in denen es Ihnen so schlecht geht, nicht unterhaltsam und gesellschaftsfähig fühlen. Warum sagen Sie nicht direkt zu Ihrem Ehemann, dass Sie im nächsten Monat, während der aktiven Behandlungsphase Ihrer Depression, lieber keine Gäste einladen möchten, und dass Sie sich gerne mit ihm absprechen möchten, bevor er für Sie beide etwas verabredet? Sie werden jetzt aktiv in die Behandlung eingebunden sein, und wir werden im nächsten Monat gezielt an Ihrer Genesung arbeiten. Es ist zu erwarten, dass Sie allmählich wieder in der Lage sein werden, Ihr normales Leben aufzunehmen, und in etwa zwei Monaten sollten Sie wieder ziemlich aktiv sein können. Mit der Zeit werden wir die Probleme, die mit Ihrer Depression zu tun haben, zunehmend besser verstehen und bewältigen, und wir haben allen Grund zu der Hoffnung, dass Sie sich sogar noch besser fühlen werden als früher."

Dem depressiven Patienten wird als zentrales Konzept erklärt, dass Depression eine Erkrankung ist, über die er keine vollständige Kontrolle hat, aber von der er mithilfe der Behandlung ohne ernsthaften bleibenden Schaden genesen wird. Betroffene betrachten ihre Erkrankung oft unter moralischen Gesichtspunkten. So wird Depressi-

Tab. 7-1 DSM-IV-Kriterien für die nähere Bestimmung von Melancholiemerkmalen.

Merkmale der Melancholie können auf die derzeitige oder letzte Episode im Rahmen einer Major Depression oder auf eine depressive Episode im Rahmen einer Bipolar-I- oder Bipolar-II-Störung bezogen sein, falls es sich dabei um den aktuellsten Stimmungstyp der Episode handelt.
A. Eines der folgenden Symptome tritt während der am stärksten ausgeprägten Phase der derzeitigen Episode auf: • Verlust von Freude an allen oder fast allen Aktivitäten • Mangel an Reagibilität auf üblicherweise angenehme Dinge; der Betroffene fühlt sich noch nicht einmal vorübergehend besser, wenn etwas Erfreuliches geschieht
B. Drei (oder mehr) der folgenden Symptome: • bestimmte Qualität der depressiven Stimmung, d. h. die depressive Stimmung wird deutlich anders empfunden als das Gefühl, das nach dem Tod einer nahestehenden Person erlebt wird • Depression ist in der Regel morgens schlimmer • frühmorgendliches Erwachen (mindestens zwei Stunden vor der üblichen Aufwachzeit) • ausgeprägte psychomotorische Verlangsamung (vor der üblichen Aufwachzeit) • deutliche Appetitlosigkeit oder Gewichtsverlust • übertriebenes oder unangemessenes Schuldgefühl

Quelle (vom Verf. ins Deutsche übersetzt): American Psychiatric Association. Diagnostic and Statistical Manual of Mental Disorders, 4th ed. Washington DC: American Psychiatric Association 1994.

on als Versagen, als Zeichen von Schwäche, als eine gerechte Strafe für Fehlverhalten in der Vergangenheit oder sogar als absichtlich herbeigeführter Zustand angesehen. Diese negative Sichtweise ist Bestandteil des depressiven Affektes, und dies sollte dem Patienten auch so vermittelt werden (Tab. 7-1).

Notwendigkeit einer medikamentösen Behandlung[1]

Ob eine psychopharmakologische Behandlung notwendig ist, hängt von der **Schwere der Symptome,** den **Wünschen und früheren Erfahrung** des Patienten und nicht zuletzt von eventuellen **medizinischen Kontraindikationen** ab. Trotz Empfehlungen in allgemein anerkannten Leitlinien, die Pharmako- und Psychotherapie als gleichermaßen wirksam angeben, gibt es keine differentielle Indikation für den jeweiligen Patienten. Es gibt zunehmend Hinweise darauf, dass die Kombination von Medikation und Psychotherapie vor allem bei **schwer und chronisch depressiven Patienten** den Monotherapien überlegen ist. Außerdem tritt die Wirkung der Medikation in der Regel früher ein als die einer psychologischen Therapie. Deswegen sollte eine kombinierte Behandlung auch bei Suizidalität besonders berücksichtigt werden.

Im Allgemeinen sind Patienten mit schweren Schlaf- und Appetitstörungen, psychomotorischer Unruhe oder mangelnder Reagibilität geeignete Kandidaten für trizyklische Antidepressiva, die zusätzlich zur Psychotherapie gegeben werden, falls keine medizinischen Kontraindikationen bestehen.

Gehen **belastende Lebensumstände** zeitlich der Depression voraus, ist der wirksame Einsatz von Medikamenten in Kombination mit Psychotherapie keineswegs ausgeschlossen. Vielmehr gibt die Mehrzahl der Patienten, auch solche mit melancholischen Merkmalen (s. Tab. 7-1), belastende Ereignisse im Vorfeld der depressiven Störung an. Bei depressiven Episoden auf Basis einer Dysthymie ist die Anwendung von Antidepressiva

---

[1] Anm. d. Verf.: Der folgende Abschnitt wurde aktualisiert (s. auch Kap. 3.5, S. 31 ff).

in Kombination mit Psychotherapie ebenfalls zu empfehlen. Besteht die depressive Symptomatik auch unter Medikation weiter, kann IPT als Augmentierungsstrategie eingesetzt werden.

7.2 Die Depression im interpersonellen Kontext

Beziehungsanalyse (Interpersonal Inventory)

Sobald die depressiven Symptome erhoben sind, fragt der Therapeut den Patienten, was sich in seinen sozialen und zwischenmenschlichen Lebensbereichen abgespielt hat, als die Symptome begannen. Die Identifikation von Schlüsselpersonen und Kernpunkten ergibt sich daraus häufig von selbst. Sollte dies nicht der Fall sein, hilft es, die gegenwärtigen und vergangenen Beziehungen zu analysieren, um ein vollständiges Bild von den **wichtigen aktuellen sozialen Interaktionen** des Patienten zu erhalten.

Dazu empfiehlt es sich, wichtige Beziehungen des Patienten mit anderen, beginnend in der Gegenwart, sorgfältig zu explorieren. Dies kann entweder innerhalb der Sitzungen erfolgen, oder der Therapeut kann den Patienten bitten, einen Lebenslauf mit Informationen über Beziehungen und bedeutsame zwischenmenschliche Ereignisse zu erstellen.

Im Rahmen der Beziehungsanalyse sollte der Patient folgende Informationen über jede Person geben, die für ihn von Bedeutung ist.
- In welcher Beziehung steht diese Person zu dem Patienten, wie häufig sind die Kontakte, und welche gemeinsamen Aktivitäten gibt es?
- Welche gegenseitigen Erwartungen bestehen an die Beziehung? Werden diese Erwartungen erfüllt?
- Welches sind die befriedigenden und unbefriedigenden Aspekte der Beziehung? Kann der Patient dafür konkrete Beispiele geben?
- Wie möchte der Patient die Beziehung verbessern? Indem er sein eigenes Verhalten verändert oder das der anderen Person?

Obwohl sich die Beziehungsanalyse hauptsächlich auf die ersten beiden Sitzungen konzentriert, kann sie in weniger systematischer Weise während des gesamten weiteren Behandlungsprozesses ergänzt werden.

Identifikation der Hauptproblembereiche

Bei der Beziehungsanalyse geht es dem Therapeuten hauptsächlich darum, die **zentralen interpersonellen Themen** des Patienten zu erkennen. Es sind genau die Themen, die für die derzeitige depressive Episode von Relevanz sind. Außerdem geht der Therapeut der Frage nach, welche Aspekte dieser Schwierigkeiten veränderbar sind. Er sollte so lange Informationen sammeln, bis er den Hauptproblembereich festmachen kann. Bei der Auseinandersetzung mit der Depression ganz zu Beginn der Behandlung wird ja ohnehin über problematische Bereiche gesprochen. Dies hat außerdem den Nebeneffekt, dass der Patient von der ausschließlichen Beschäftigung mit den akuten bedrängenden und überwältigenden Symptomen abgelenkt wird. Vor allem in der Anfangsphase wird viel über die Depression gesprochen. Dies stellt meist den besten Übergang zu einer Besprechung der zwischenmenschlichen Probleme dar, die mit dem Auftreten der Depression im Zusammenhang stehen.

Mit dem Satz „Lassen Sie uns zusammentragen, was sich in Ihrem Leben abgespielt hat", beginnt der Psychotherapeut, den Patienten nach aktuellen **Veränderungen** in seinen Lebensumständen, seiner Stimmung und seiner sozialen Funktionsfähigkeit zu fragen.

> **Aktuelle Veränderungen**
> „Was hat sich sonst noch in Ihrem Leben in der Zeit abgespielt, als es anfing, Ihnen schlecht zu gehen? Bei der Arbeit? Zu Hause? In Ihrer Familie? Mit Ihren Freunden? Gab es irgendwelche Veränderungen? Wie haben Sie sich in letzter Zeit gefühlt? Haben Sie sich viele Sorgen gemacht? Haben Sie in letzter Zeit weniger Kontakt mit anderen gehabt? Macht es Ihnen weniger Freude, Dinge zu tun, die Ihnen sonst Spaß gemacht haben – wie beispielsweise Ihre Arbeit, Ihre Freunde, die Familie, Essen, Sex, Hobbys oder Fernsehen?"

Als nächstes soll der Therapeut bestimmen, in welcher Beziehung die **Lebensumstände** zum ersten Auftreten der **Symptome** stehen.

Lebensumstände und Symptome
„Wann fingen Sie an, sich depressiv zu fühlen? Was ging in Ihrem Leben vor sich? Als Sie von dem Verhältnis Ihres Mannes erfahren haben, war das ungefähr zu der Zeit, als Sie anfingen, sich niedergeschlagen zu fühlen?"

Die Problembereiche sollten genau definiert werden, da sie dem Therapeuten dabei helfen, gemeinsam mit dem Patienten eine Behandlungsstrategie zu formulieren. Da die IPT zeitlich begrenzt ist, zielt diese Strategie üblicherweise auf **ein oder zwei der vier Problembereiche** ab, die depressive Patienten häufig erfahren. Diese Bereiche werden in den Kapiteln 8 bis 11 definiert und ausführlich besprochen. Die interpersonellen Probleme werden so in ein System gebracht, das für den Patienten mögliche Veränderungen zulässt. Diese Aufstellung ist nicht erschöpfend, und sie stellt auch keine tiefgründige Ausführung dar. Es soll auch nicht versucht werden, damit die Dynamik der depressiven Störung zu erklären. Vielmehr hilft dieses Klassifikationssystem dem Therapeuten, realistische Ziele und angemessene Behandlungsstrategien aufzustellen.

Bei den Problembereichen handelt es sich um:
- Trauer,
- Auseinandersetzungen mit dem Ehepartner oder Partner, mit den Kindern oder anderen Familienmitgliedern, Freunden oder Mitarbeitern,
- Rollenwechsel und -übergänge; hierzu gehören beispielsweise eine neue Arbeitsstelle anzutreten, das Elternhaus zu verlassen, an einem anderen Ort zu studieren oder in ein neues Heim oder eine neue Gegend umzuziehen; aber auch Scheidung oder ökonomische und andere Veränderungen in der Familie gehören zu diesem Problembereich,
- interpersonelle Defizite, die zu Einsamkeit und sozialer Isolation führen.

Diese Themen schließen sich nicht unbedingt gegenseitig aus. Der Patient präsentiert möglicherweise eine **Kombination von Problemen in verschiedenen Bereichen**, oder es können schlecht umrissene und gewichtige Schwierigkeiten in jedem dieser Problemfelder bestehen. Für jeden Patienten schätzt der Psychotherapeut jeweils die individuellen Bedürfnisse ein und welche Faktoren nach Angaben des Patienten zur Depression beigetragen haben. Zusätzlich fragt er den Patienten, welche individuellen Bedürfnisse er bei sich selbst sieht. Bei Patienten mit weitreichenden Problemen kann der Therapeut sich in seiner Wahl des Behandlungsfokus von den direkt vorausgegangenen Ereignissen der aktuellen depressiven Episode leiten lassen.

Gelegentlich können sich Patient und Therapeut **nicht auf einen Therapiefokus einigen**. Patienten wollen oder können manchmal nicht erkennen, in welchem Ausmaß sie unter einem bestimmten Problem leiden. Zwei Beispiele:
- Manche Patienten mit Ehekonflikten vermeiden es, über ihre Probleme zu sprechen, weil sie Angst haben, dadurch eventuell die eheliche Beziehung noch mehr zu gefährden.
- Patienten mit pathologischen Trauerreaktionen nehmen vielleicht die Quelle der jährlichen Depressionsepisoden nicht bewusst zur Kenntnis.

Wenn sich Therapeut und Patient nicht auf den Behandlungsfokus einigen können, hat der Therapeut drei Möglichkeiten:
- Er kann die Behandlungsziele so lange aufschieben, bis der Patient die Bedeutung des Themas erkennt.
- Er kann sehr allgemeine Ziele bestimmen, in der Hoffnung, im Laufe der Therapie genauer fokussieren zu können.
- Er kann die Prioritäten des Patienten akzeptieren. Er hofft dann darauf, dass bei näherer Betrachtung der Fokus auf relevantere Themen gerichtet werden kann.

Den dritten Ansatz wandte beispielsweise ein Therapeut bei einer Patientin an, die sich zunächst darüber beschwerte, dass ihre Kinder sie „verrückt" machen würden. Einige Sitzungen später sprach sie jedoch ihren dringlicheren Kummer über die außereheliche Beziehung ihres Mannes an.

Der jeweilige Problembereich wird üblicherweise bestimmt, indem auf die ein oder zwei offensichtlich **belastendsten Bereiche** fokussiert wird. Dabei kann es sich beispielsweise um drohenden Arbeitsplatzverlust, Probleme mit den Kindern, eheliche Spannungen oder einen Umzug handeln. Das Ziel hierbei ist, die aktuellsten Stresssituationen, auf welche sich die verbleibenden Sitzungen konzentrieren, klar zu identifizieren.

Der Patient sollte seine Probleme mit eigenen Worten beschreiben können und dadurch Entlastung finden. Aber es sollte dem Patienten nicht gestattet werden, das Gespräch mit irrelevanten Besorgnissen zu dominieren. Bei der Suche nach dem geeigneten Fokus für eine Kurzbehandlung kann eine systematische **Aufstellung aller besonderen lebensgeschichtlichen Vorkommnisse** nützlich sein. Diese Vorkommnisse müssen nicht in mechanischer Reihenfolge abgehandelt werden, aber alle Bereiche sollten ausreichend abgedeckt sein. Enthalten sein sollten außerdem die Anamnese der gegenwärtigen Symptome, die Vorgeschichte der aktuellen Lebensumstände sowie der derzeitigen interpersonellen Beziehungen und die aktuellen Veränderungen in diesen drei Bereichen.

Die Aufgabe der Psychotherapie ist es, dem Patienten dabei zu helfen, jene **Schlüsselpersonen** zu identifizieren, mit denen er Schwierigkeiten hat. Gemeinsam mit dem Patienten sollte herausgefunden werden, worin diese Schwierigkeiten bestehen und ob es Wege gibt, diese Beziehungen befriedigender zu gestalten. Die Probleme werden mit Formulierungen zusammengefasst, die direkt aus den Beschreibungen des Patienten abgeleitet wurden. Es wird dabei auch deutlich gemacht, dass die nächsten Sitzungen zum Ziel haben, dem Patienten bei seinen Problemen zu helfen.

Zusammenhang zwischen interpersonellen Problemen und der Depression

„Nach dem, was Sie gesagt haben, sieht es so aus, als ob Sie … (das oder die aktuellen Probleme klar benennen, z. B.:) … Schwierigkeiten in Ihrer Ehe oder Auseinandersetzungen mit Ihrem Partner haben; Angst haben, den Arbeitsplatz zu verlieren; sich in Ihrer neuen Wohnung unwohl fühlen; sich einsam fühlen; Ihre alten Freunde vermissen. Diese Probleme können natürlich etwas mit Ihrer Depression zu tun haben. Ich würde mich gerne mit Ihnen in den nächsten Wochen so wie bisher für ungefähr jeweils eine Stunde treffen, um herauszufinden, wie Sie besser mit der Situation umgehen können."

Die Reaktion des Patienten auf diese Art der Exploration der interpersonellen Aspekte der Depression kann auf **drei verschiedene Arten** ausfallen:
- Der Patient besteht möglicherweise darauf, eine unentdeckte körperliche Erkrankung zu haben.
- Er verharrt möglicherweise bei den Symptomen der Depression (z. B. Schlafstörungen, Müdigkeit) und leugnet jeglichen Zusammenhang zu Lebensbelastungen.
- Er erkennt in unterschiedlichem Ausmaß an, dass aktuelle Lebensbelastungen bestehen.

Die erste Reaktion kommt selten vor, und ihr ist am schwierigsten zu begegnen. Mit der dritten Reaktion ist natürlich am einfachsten umzugehen. Auf jeden Fall sollte ein Patient, der auf die erste oder zweite Weise reagiert (d. h. mit Leugnung) nicht bestraft oder belehrt werden. Wenn seine Einstellung weiterhin bestehen bleibt, kann es notwendig sein, weitere Sitzungen zu verschieben und eine weitere körperliche Untersuchung anzubieten, oder vielleicht eine zweite Meinung von einem anderen Arzt einzuholen. An dieser Stelle sollte der Therapeut behutsam vorgehen – dem Patienten eine beruhigende Rückmeldung geben, sich nicht in eine Auseinandersetzung verwickeln lassen, und nicht versuchen, mit aller Gewalt die Meinung des Patienten zu ändern. Es nützt mehr, der Vorgabe des Patienten zu folgen, allerdings dabei nie die Realität der Symptome und das reale Leiden, das sie verursachen, zu leugnen. Wenn ein Patient weiterhin die derzeitigen Probleme abstreitet, sollte immer eine weitere Sitzung angeboten werden. Dem Patienten wird mitgeteilt, dass man ihn dann gerne noch einmal fragen würde, was in seinem Leben vorgeht und wie es ihm geht.

Vertieftes Verständnis

„Ich kann verstehen, dass diese … (die Symptome des Patienten aufführen) … Kopfschmerzen oder Schlafprobleme unangenehm sind. Ich würde gerne versuchen, in den nächsten Wochen zu verstehen, was die Ursache sein könnte. Lassen Sie uns abwarten, wie Sie sich nächste Woche fühlen."

In manchen Fällen kann es angebracht sein, mit dem Patienten über seine **Wahrnehmung** zu diskutieren.

Diskussion der Patientenwahrnehmung
„Wir stimmen beide überein, dass Sie Probleme haben mit … (die Symptome aufführen) … Schlaf oder Energie, aber wir haben unterschiedliche Vorstellungen davon, was der Kontext sein könnte. Lassen Sie uns gemeinsam sehen, wie es Ihnen weiterhin geht und was wir in den nächsten Wochen herausfinden können."

Wenn Patient und Therapeut nach einigen Wochen immer noch nicht in der Lage sind, sich auf Problembereiche und/oder Behandlungsziele und auf einen Therapievertrag zu einigen, ist die Behandlung mit IPT **möglicherweise nicht durchführbar**, denn der Patienten wird voraussichtlich seine Unzufriedenheit in Schweigen, versäumten Sitzungen oder in einem Therapieabbruch zum Ausdruck.bringen. Wie mit solchen besonderen Problemen umgegangen werden kann, wird in Kapitel 18 behandelt.

IPT-Konzepte und Behandlungsvertrag

Der Therapeut kann bereits bei der Erhebung der oben beschriebenen Symptomvorgeschichte die Fragen so stellen, dass dem Patienten vermittelt wird, dass Depression nicht eine mysteriöse Erkrankung ist, sondern im **Zusammenhang mit zwischenmenschlichem Verhalten** steht.

Viele Patienten sind sich bewusst, dass Probleme mit anderen Menschen für ihren Zustand eine wichtige Rolle spielen. Häufig aber beziehen sie die Probleme nur auf sich selbst und führen sie auf ihr persönliches Versagen oder ihre eigenen Unzulänglichkeiten zurück. Vielleicht haben solche Patienten nach außen hin unbelastete soziale Beziehungen. Sie können aber auch sozial so isoliert sein, dass sie nicht erkennen können, auf welche Weise zwischenmenschliche Defizite ihre Vulnerabilität für Depression erhöhen. Diese Patienten brauchen vielleicht eine **Erklärung** wie die folgende.

Erklärung des IPT-Konzepts
„Wir leben in einer Welt, in der andere Menschen eine große Rolle spielen, auch wenn wir manchmal denken, wir stehen alleine im Leben. Obwohl die Ursachen der Depression ungeklärt sind, steht ihr Auftreten häufig im Zusammenhang mit Problemen in persönlichen Beziehungen, beispielsweise mit dem Ehepartner, den Kindern, der Familie oder Kollegen. Probleme mit anderen oder der Verlust von Bezugspersonen können bei manchen Menschen eine Depression auslösen; andere Menschen wiederum werden durch die depressiven Symptome daran gehindert, mit ihren Mitmenschen so ungezwungen wie sonst umzugehen. Wir versuchen bei dieser Behandlung herauszufinden, was Sie von anderen wollen und brauchen und wie Sie das erreichen können."

Nach dieser allgemeinen Erklärung sollte für den Patienten zusammengefasst werden, welche Auffassung der Therapeut über seine derzeitigen Probleme in sozialen Beziehungen hat. Um herauszuarbeiten, wie wichtig zwischenmenschliche Probleme sind, wird der Patient gefragt, durch welche Veränderungen er sich besser fühlen würde. Die Antwort beinhaltet in den meisten Fällen verbesserte zwischenmenschliche Beziehungen, auch wenn dies nicht gleich offensichtlich ist. So kann beispielsweise die Antwort, mehr Geld zu wollen, als ein Schritt zum Aufbau von erfüllenden Beziehungen gesehen werden. Denn der Patient erwartet, dass ihm Geld größeren Respekt bei anderen verschafft, dass es mit mehr Geld weniger Streitigkeiten gibt usw.

Danach sollte der Psychotherapeut das **Vorgehen bei der IPT** erklären. Besondere betont wird, dass der Schwerpunkt auf dem **„Hier und Jetzt"** liegt, wenn die interpersonellen Probleme besprochen werden.

Vorgehen der IPT: aktuelles Leben
„Wir werden über Ihr Leben sprechen, so wie es sich jetzt aktuell gestaltet."

Der Patient sollte wissen, dass die allgemeine Behandlungsstrategie darin besteht, derzeitige und wichtige vergangene **Beziehungen** zu besprechen mit dem Ziel, die Problembereiche zu klären und auf eine Lösung hinzuarbeiten.

Vorgehen der IPT: Beziehungen und Bezugspersonen
„Wir werden über Ihre Beziehungen zu wichtigen Bezugspersonen sprechen."

Die Aufgabe des Patienten bei diesem Prozess ist, gemeinsam mit dem Therapeuten über den **Behandlungsfokus** zu entscheiden und aktuelles Material einzubringen, das zur Thematik gehört. Der Patient sollte wissen, dass er größtenteils für die Auswahl von Gesprächsthemen verantwortlich ist. Wenn es jedoch nötig ist, wird der Therapeut das Gespräch auf den vereinbarten Problembereich zurückbringen.

 Gesprächsfokus
„Ich gehe davon aus, dass Sie über diese Beziehungen und Ihre Gefühle offen mit mir sprechen möchten. Wenn ich das Gefühl habe, dass das Gespräch in eine weniger nützliche Richtung geht, werde ich es Ihnen sagen."

Aufsetzen des Behandlungsvertrags

Es werden **zwei oder drei Behandlungsziele** festgelegt. Auch wenn die IPT zum Ziel hat, die zwischenmenschlichen Beziehungen zu verbessern, stellt doch die Linderung der Symptome wie beispielsweise verbesserter Appetit oder verbesserter Schlaf ebenfalls einen wichtigen Bestandteil der Therapie dar. Wenn die Patienten in der Therapie an ihren Problemen arbeiten, erfahren sie üblicherweise auch eine Entlastung auf Symptomebene. Die angestrebten Ziele sollten im Behandlungsverlauf erreichbar sein: Der Schwerpunkt liegt darauf, bei der Lösung eines konkreten Problems voranzukommen, und nicht auf langfristigen Lösungen für den Rest des Lebens. Um die weiteren Behandlungsziele zu klären, kann man den Patienten bitten, die angestrebten Ziele in eine **Hierarchie** zu bringen. Beschrieben ist dieses Vorgehen in der Zielerreichungsskala (Goal Attainment Skala; Kirusek 1976). Der Patient definiert für jeden Problembereich, was der bestmögliche, der am ehesten zu erwartende und der schlechteste Ausgang wäre. Wird dem Patienten zu Beginn der Therapie klar, welche Behandlungsergebnisse er erhofft, kann er während des Therapieverlaufs auch kleine Fortschritte leichter erkennen.

Wenn der Therapeut und der Patient die Ziele der Behandlung gemeinsam festlegen, gibt der Therapeut bei dieser Gelegenheit dem Patienten eine **zusammenfassende Rückmeldung**. Dies beinhaltet das allgemeine Verständnis des Therapeuten vom jeweiligen interpersonellen Problembereich und vom Ausmaß der Probleme. Patienten, die zum ersten Mal psychiatrische Symptome erleben, schätzen ihre Probleme oftmals unrealistisch ein (s. nachfolgendes Fallbeispiel).
Als nächstes einigt man sich über die **praktischen Aspekte der Behandlung** wie Dauer und Frequenz der Sitzungen, Termine, Gebühren und Umgang mit versäumten Sitzungen. Am Ende der ersten Sitzung sollte ein **expliziter Behandlungsvertrag** aufgestellt worden sein. Der Vertrag sollte den sozialen bzw. interpersonellen Kontext der Intervention, die kurze Dauer und den Problembereich hervorheben. Im Folgenden ein Fallbeispiel und entsprechende Formulierungsvorschläge.

>> Ein 27-jähriger Mann hatte in den letzten Jahren zum dritten Mal seinen Arbeitsplatz verloren. Er kam infolgedessen mit einer mittelschweren Depression zur Behandlung. Aufgrund seiner depressiven Symptome befürchtete er, dass es unaufhaltsam „mit ihm bergab ginge". Im Verlauf des Erstgesprächs wurde deutlich, dass der letzte Arbeitsplatzverlust von dem Patienten teilweise heraufbeschworen worden war. Als er nämlich anfing, sich am Arbeitsplatz zu integrieren, bekam er das Gefühl, dass Mitarbeiter und Vorgesetzte ihn „ausnutzten". Dieses Gefühl hatte ihn auch schon bei seinen beiden anderen Arbeitsplätzen beschlichen. Er reagierte darauf, indem er sich zurückzog, langsamer arbeitete und der Arbeit fernblieb. Dieses Verhalten veranlasste jedes Mal entweder ihn oder seinen Arbeitgeber, zu kündigen.
Als der Behandlungsvertrag aufgesetzt wurde, erklärte ihm der Therapeut, dass er unter einer mittelschweren depressiven Störung leide, dass es eine gute Prognose für Besserung gäbe und dass nichts auf eine schwere Beeinträchtigung hinweise, die eine stationäre Einweisung rechtfertigen würde. Der Therapeut sagte weiterhin, dass es anscheinend bei den Arbeitsproblemen des Patienten ein konstantes Muster gäbe, da das Gefühl, ausgenutzt zu werden, immer wieder in derselben

Situation aufkam. Ein Behandlungsziel für den Patienten könne sein, die Ursachen dafür herauszufinden und so in Zukunft befriedigendere Arbeitsbedingungen zu schaffen.«

Interventionskontext
„Wir werden versuchen zu verstehen, welche aktuellen Belastungen und Beziehungen in Ihrem Leben zu der Depression beitragen."

Dauer
„Ich würde mich gerne einmal wöchentlich für weitere zwölf bis sechzehn Sitzungen ungefähr eine Stunde lang mit Ihnen treffen, um mit Ihnen zusammen zu verstehen, was Sie in Ihrem Leben belastet und in welcher Weise dies zu Ihrer Depression beiträgt."

Problembereich
„Nach dem, was Sie mir erzählt haben, begann Ihre Depression mit dem noch nicht lange zurückliegenden Wechsel von der Schule zur Universität. Ich würde gerne mit Ihnen die kritischen Bereiche besprechen, die Sie als offensichtlich mit der Depression verknüpft beschreiben. Einen Bereich stellt der Übergang dar, den Sie vom Schüler zum Studenten vollziehen mussten. Damit verbunden war ja die Frage, ob dies in die Richtung der gewünschten beruflichen Laufbahn führt. Im zweiten Bereich geht es darum, wie Sie mit jemandem, egal ob Mann oder Frau, näheren Kontakt herstellen und beibehalten können. Unter näherem Kontakt verstehe ich eine enge und vertrauensvolle Beziehung mit einem Menschen, auf den Sie sich verlassen können und von dem Sie sich verstanden fühlen. Das dritte Problem scheint zu sein, wie Sie in einem umfassenderen sozialen Gefüge einen Platz finden, und wie Sie ein Zugehörigkeitsgefühl entwickeln können anstatt isoliert zu sein. Möchten Sie über diese Themen sprechen?"

Rollenvermittlung
In den ersten Sitzungen wird die Vorgeschichte erhoben, und gemeinsam mit dem Patienten werden die Behandlungsziele festgelegt. Dabei ist der Therapeut vergleichsweise direktiver und aktiver als normalerweise in den späteren Sitzungen, obwohl Psychotherapie ein explorativer Prozess ist, der nicht immer linear abläuft. Der Patient ist für die Auswahl der Themen in den weiteren Sitzungen verantwortlich und muss dies wissen. Der Therapeut hält sich entsprechend mehr zurück. Um den Patienten vorzubereiten, welche **Rolle** ihm bei der Therapie zukommt, kann etwa Folgendes gesagt werden.

Patientenrolle
„Da wir jetzt ungefähr wissen, in welche Richtung wir gehen, möchte ich das weitere Vorgehen mit Ihnen abstimmen. Ihre Aufgabe wird sein, über die Dinge zu sprechen, die Sie beschäftigen. Dazu gehört insbesondere alles, was Sie emotional betrifft und von emotionaler Bedeutung für Sie ist. Wir haben bereits bestimmte Bereiche festgelegt, in denen es Raum für Veränderungen gibt. Und wir haben uns auf bestimmte Ziele geeinigt. Natürlich werden wir Themen besprechen, die für diese Fragestellungen relevant sind. Es können jedoch auch andere wichtige Fragestellungen auftauchen, wenn wir miteinander arbeiten. Diese können Sie auch ansprechen. Ich bin nicht nur an dem interessiert, was vorgefallen ist, sondern sogar noch stärker an Ihren Gefühlen bzgl. dieser Ereignisse. Sie sind von nun dafür verantwortlich, die für Sie wichtigsten Themen auszuwählen. Schließlich wissen Sie selbst am besten, wie Sie fühlen und welche Beziehungen Ihnen Probleme bereiten. Es gibt kein „richtiges" oder „falsches" Gesprächsthema, solange es Sie bewegt. Es sollte Sie nur emotional beschäftigen. Dazu gehören übrigens auch Ihre Gefühle bzgl. unserer therapeutischen Beziehung oder zur Therapie selbst.

Manchmal kommen einem Ideen oder Gefühle in den Sinn, die einem nicht sinnvoll erscheinen oder einem peinlich sind. Diese Ideen und Gefühle einzubringen und zu besprechen, ist ein wichtiger Bestandteil der Therapie. Sprechen Sie über Ihre Gefühle, die Sie während der Sitzung oder beim späteren Nachdenken darüber haben."

Die IPT weist sowohl dem Patienten als auch dem Therapeuten jeweils **spezifische Rollen** zu. Als Vorbereitung auf die Therapie und als Prototyp für andere Beziehungen sollten die gegenseitigen Rollenerwartungen explizit geklärt werden. Dies ist ein Verhandlungspunkt im Therapievertrag, und die Erfahrung dieser Verhandlung kann für den Patienten ein Beispiel dafür sein, konstruktiv mit zwischenmenschlichen Beziehungen im „Hier und Jetzt" umzugehen.

7.3 Beginn der mittleren Sitzungen

Die mittleren Sitzungen beginnen, nachdem der Behandlungsvertrag abgeschlossen ist und die zu bearbeitenden Problembereiche festgelegt sind. Wie der Therapeut in diesen Sitzungen vorgeht, richtet sich danach, welche Problembereiche ausgewählt wurden.

Die mittleren Sitzungen konzentrieren sich auf die Bearbeitung von ein oder vielleicht zwei Problemfeldern. Der Therapeut hat dabei **drei zusammenhängende Aufgaben**:
- dem Patienten dabei zu helfen, zum Problembereich gehörige Themen zu besprechen,
- auf den Gefühlszustand des Patienten und auf die therapeutische Beziehung zu achten, um die vertrauensvolle Selbstöffnung des Patienten zu fördern,
- den Patienten davon abzuhalten, die Therapie zu blockieren.

Thematischer Fokus

Der Patient wird ermutigt, die **Initiative bei der Auswahl der Gesprächsthemen** zu ergreifen. Jede Sitzung beginnt damit, dass der Therapeut entweder darauf wartet, dass der Patient anfängt oder nur eine allgemeine Frage stellt. Solch eine Frage wäre beispielsweise „Womit sollen wir heute beginnen?". Dieses Vorgehen dient dazu, neue Inhalte zu explorieren. Es ermöglicht dem Patienten, gegebenenfalls auch den Behandlungsfokus zu ändern und zuvor unerkannte oder verdrängte Probleme einzubringen.

Bringt der Patient relevante und zielführende Inhalte ein, braucht der Therapeut in der Sitzung nicht besonders aktiv zu fokussieren. Wenn ein Patient jedoch anscheinend irrelevante Dinge anspricht oder ein Thema vermeidet, das ihn vermutlich beschäftigt, sollte ihm der Therapeut erst einmal Zeit lassen. In dieser Zeit kann festgestellt werden, ob die Thematik wirklich irrelevant ist. Erst danach wird versucht, das Thema auf Dinge zu lenken, die eher dem Erreichen der Behandlungsziele dienen. Die **Relevanz** muss nicht unbedingt sofort ersichtlich sein. Hierzu ein Beispiel:

> Ein 43-jähriger Mann hat Eheprobleme. Er beginnt eine seiner Sitzungen damit, ausschweifend seine Abscheu zu schildern, die er gegenüber den Bewohnern eines sozial schwächeren Viertels hegt, durch das er auf seinem Weg zur Sitzung fuhr. Sie seien schlampig und ungezogen. Dies führte jedoch dazu, dass eine ähnliche Abscheu vor der nachlässigen Art seiner Frau und seiner Mutter ergiebig exploriert werden konnte.

Die anfänglichen Aussagen eines Patienten über seine Probleme werden oft im Laufe der Behandlung revidiert. Vielleicht misstraut er dem Therapeuten noch, oder er schätzt die Probleme wirklich falsch ein, jedenfalls stellt der Patient möglicherweise zunächst relativ unbedeutende Dinge als wichtige Bereiche dar. Gleichzeitig spielt er die eigentlichen Hauptbelange herunter. Es kann aber auch vorkommen, dass der Psychotherapeut vermutet, dass ein vom Patienten heruntergespielter Problembereich von größter Bedeutung ist. In diesen Fällen ist es schwierig, nach nur wenigen Sitzungen zu einem Behandlungsvertrag zu kommen. Möglicherweise ändert sich der Behandlungsfokus in den mittleren Sitzungen, wenn man den Themenkomplex unter einer anderen Perspektive sieht. Im Allgemeinen wird der Fokus der IPT-Sitzungen jedoch direkt aus der **Beziehungsanalyse** und den **Zielen der Anfangssitzungen** abgeleitet. Bei jedem Problembereich ist die Abfolge des therapeutischen Vorgehens dieselbe:
- Zuerst wird der Problembereich allgemein exploriert.
- Als nächstes wird auf die Erwartungen und Wahrnehmungen des Patienten fokussiert.
- Danach werden alternative Umgangsweisen mit dem Problembereich herausgearbeitet.
- Zuletzt werden neue Verhaltensweisen aufgebaut.

In den Explorationsphasen der Behandlung wird der Patient darum gebeten, die Beziehung mit der Person oder den Personen, mit denen es Probleme gab, systematisch durchzusprechen. Der Patient sollte ausführlich über gegenseitige Erwartungen und bedeutsame Interaktionen berichten. Oft werden hier Problemfelder wie beispielsweise mangelnde Kommunikation oder unrealistische Erwartungen deutlich, auf welche dann die Aufmerksamkeit gezielt gerichtet wird. Manchmal resultieren zwischenmenschliche Schwierigkeiten nicht aus Fehlverhalten der Beteiligten, sondern einfach aus widersprüchlichen Forderungen oder Erwartungen aneinander. In solchen Fällen sollte diese Situation klargestellt werden.

Der Patient muss häufig nicht nur konfliktierende Erwartungen erkennen, sondern sich entscheiden, ob er etwas verändert oder so weitermacht wie bisher. In letzterem Fall muss er vor allem lernen, gewisse Einschränkungen zu akzeptieren. Die **Rolle des Therapeuten** besteht nun darin, den Patienten an die verschiedenen Möglichkeiten heranzuführen, nachdem er ihn zuvor ausführlich exploriert hat. Entscheidet sich der Patient dafür, neues Verhalten auszuprobieren, entwickelt der Therapeut mit ihm gemeinsam neue Strategien, wie er mit Problemen umgeht und seinen Fortschritt richtig einschätzt.

Literatur

Kiresuk TJ. Goal attainment scaling of a country mental health service. In: Markson EW, Allen DF (eds). Trends in mental health evaluation. Lexington, Mass: DC Heath 1976.

Parsons T. Illness and the role of the physician: A sociological perspective. Am J Orthopsychiatr 1951; 21: 452–60.

Prusoff BA, Weissman MM, Klerman GL et al. Research diagnostic criteria subtypes of depression as predictors of differential response to psychotherapy and drug treatments. Arch Gen Psychiatr 1980; 37: 796–803.

Rounsaville BJ, Klerman GL, Weissman MM. Do psychotherapy and pharmacotherapy conflict? Arch Gen Psychiatr 1981; 38: 24–9.

Suchmann EA. Social patterns of illness and care. J Health Behav 1965a; 6: 2–16.

Suchmann EA. Stages of illness and medical care. J Health Behav 1965b; 6: 114–28.

8 Trauer

Die Trauer über den Tod einer geliebten Person kann normal oder **abnorm bzw. kompliziert** verlaufen. Die IPT befasst sich mit Depressionen, die im Zusammenhang mit komplizierten Trauerreaktionen auftreten. Solche Reaktionen resultieren aus der Unfähigkeit, die verschiedenen **Phasen eines normalen Trauerprozesses** zu durchlaufen.

8.1 Normale Trauer

Obwohl normale Trauer um eine geliebte verstorbene Person vieles mit Depression gemeinsam hat, sind beide Zustände dennoch **nicht gleichzusetzen**. Bei normaler Trauer erlebt der Betroffene zwar auch Traurigkeit, Schlafstörungen sowie Unruhe und ist nur vermindert fähig, Alltagsaufgaben zu bewältigen. Aber diese Merkmale von Trauer verschwinden gewöhnlich von selbst bzw. ohne Behandlung in zwei bis vier Monaten. Voraussetzung ist, dass der Trauernde einen Prozess durchläuft, in dessen Verlauf er immer weniger von Erinnerungen an die geliebte Person in Beschlag genommen ist (Lindemann 1944; Siggins 1966). Menschen, die normale Trauer erleben, suchen im Allgemeinen keinen Psychiater auf.

8.2 Abnorme Trauer

Unangemessenes Trauern kann zur Depression führen und tritt entweder unmittelbar nach dem Verlust auf oder irgendwann später, wenn der Patient an den Verlust erinnert wird.

Zwei Arten von abnormen Trauerprozessen werden bei depressiven Personen häufig beobachtet: **verzögerte Trauer** und **verzerrte Trauer**. Bei der verzögerten Trauerreaktion wird die Trauer hinausgeschoben und erst lange nach dem Tod des geliebten Menschen durchlebt. Möglicherweise wird die Reaktion dann nicht dem ursprünglichen Verlust zugeordnet, obwohl die Symptome ganz normale Trauersymptome sind. Der verzögerten oder unbearbeiteten Trauerreaktion kann ein kürzlich eingetretener, weniger bedeutsamer Verlust vorausgegangen sein. In anderen Fällen kann die verzögerte Trauer dadurch ausgelöst werden, dass der Patient das Sterbealter des unbetrauerten Toten erreicht. Wenn man die trauernde Person nach früheren Verlusten befragt, wird sich zeigen, dass in Wirklichkeit der frühere Verlust betrauert wird.

Eine verzerrte Trauerreaktion kann entweder unmittelbar nach dem Verlust oder erst Jahre später auftreten. Traurigkeit oder dysphorische Stimmung müssen nicht unbedingt vorhanden sein, aber oft bestehen stattdessen nichtaffektive Symptome. Bei diesen Manifestationen werden häufig verschiedene Fachärzte in Anspruch genommen, bevor ein Psychotherapeut zu Rate gezogen wird, um die wahre Natur solcher Reaktionen zu entschlüsseln.

Diagnose einer abnormen Trauerreaktion

Häufig ist es offensichtlich, dass die Depression des Patienten durch einen bedeutsamen Verlust ausgelöst wurde. In anderen Fällen dagegen besteht vielleicht nur eine indirekte Beziehung zwischen der derzeitigen Depression und dem früheren Verlust. Wenn die zwischenmenschlichen Beziehungen des Patienten abgeklärt werden, ist es von großer Bedeutung, dass der Patient auch Bezugspersonen beschreibt, die jetzt tot oder aus anderen Gründen abwesend sind. Zu dieser Beschreibung gehören die **Todesumstände** und die **Verhaltens- und Gefühlsreaktionen** des

Patienten darauf. Hinweise auf einen möglicherweise pathologischen Trauerprozess finden sich in Tabelle 8-1.

Um abnorme Trauer zu diagnostizieren, kann der Therapeut Folgendes fragen.

Diagnose abnormer Trauer

„Mir fällt auf, dass Sie Ihre Mutter nicht erwähnt haben, als Sie über Ihre Eltern sprachen. Ist irgendjemand, dem Sie nahe standen, in letzter Zeit verstorben? Könnten Sie mir über dessen Tod berichten? Wann, wo, und unter welchen Umständen ist die Person gestorben? Wie haben Sie es aufgenommen, als Sie vom Tod erfuhren? Wie ging es Ihnen in den darauf folgenden Wochen? Haben Sie weitergelebt wie bisher?"

Ziele und Strategien der Behandlung

Die **zwei Ziele** der Depressionsbehandlung im Rahmen einer Trauerreaktion sind:
- den verzögerten Prozess der Trauer zu fördern,
- dem Patienten dabei zu helfen, Interessen und Beziehungen wieder aufzunehmen, um den Verlust auszugleichen.

Die Hauptaufgaben des Therapeuten bestehen darin, gemeinsam mit dem Patienten die **Bedeutung des Verlustes** realistisch einzuschätzen.

Der Patient soll sich von einer lähmenden Bindung zur toten Person befreien, um dadurch

Tab. 8-1 Hinweise auf einen komplizierten Trauerprozess.

Hinweise	Therapeutenfragen
Multiple Verluste	• Was hat sich in Ihrem Leben sonst noch um die Zeit des Todes herum ereignet? • Ist sonst noch jemand gestorben oder fortgegangen? • Was hat Sie seither daran erinnert? • Ist irgendjemand auf ähnliche Weise oder unter ähnlichen Umständen verstorben?
Unangemessene Trauer in der Trauerzeit	• Wie ging es Ihnen in den Monaten nach dem Tod? • Litten Sie unter Schlafstörungen? • Konnten Sie weiterleben wie bisher? • Konnten Sie weinen, oder fehlten Ihnen die Tränen?
Vermeidungsverhalten bzgl. des Todes	• Haben Sie vermieden, zur Beerdigung zu gehen? • Haben Sie vermieden, das Grab zu besuchen?
Symptome, die um bedeutsame Daten herum auftreten	• Wann ist die Person gestorben? • An welchem Datum? • Begannen Ihre Probleme etwa um dieselbe Zeit?
Angst vor der Krankheit, die den Tod verursacht hat	• An was ist die Person gestorben? • Was waren die Symptome? • Haben Sie Angst, unter derselben Krankheit zu leiden?
Umgebung genau so belassen, wie sie war, als die Bezugsperson starb	• Was haben Sie mit den persönlichen Gegenständen des Verstorbenen gemacht? • Und mit dem Zimmer? • Haben Sie alles so belassen, wie es war, als die Person starb?
Fehlende Unterstützung von der Familie oder anderen während der Trauerzeit	• Auf wen konnten Sie zählen, als die Person starb? • Wer half Ihnen? • An wen haben Sie sich gewandt? • Wem haben Sie sich anvertraut?

wieder Energien für den Aufbau neuer Interessen und befriedigender neuer Beziehungen zu haben. Um dieses Ziel zu erreichen, werden Strategien und Techniken angewandt, die Erinnerungen an die verlorene Person und Gefühle hinsichtlich der Erfahrungen mit dem Toten in den Mittelpunkt rücken.

Exploration von Gefühlen
Abnorme Trauerreaktionen gehen oft mit einem **fehlenden sozialen Netz** zur Unterstützung des Trauernden einher. Dementsprechend besteht die therapeutische Hauptstrategie darin, den Patienten zu ermutigen:
- über den Verlust nachzudenken,
- Ergebnisse vor, während und nach dem Tod in ihrer Abfolge und Wirkung zu besprechen,
- damit verbundene Gefühle zu äußern.

Auf diese Weise ersetzt der Psychotherapeut das fehlende soziale Netzwerk.

Über den Verlust sprechen
„Erzählen Sie mir bitte über die verstorbene Person. Was war sie für ein Mensch? Was haben Sie zusammen unternommen? Wie starb sie? Wann haben Sie von der Krankheit erfahren? Könnten Sie dies näher beschreiben? Wie ging es Ihnen dabei?"

Beruhigendes Rückversichern
Patienten äußern häufig Angst davor, etwas aufzureißen, was „begraben" war. Sie befürchten, „zusammenzubrechen", nicht mit Weinen aufhören zu können oder in anderer Form die Kontrolle zu verlieren. In solchen Fällen kann der Therapeut den Patienten wissen lassen, dass die geäußerten Befürchtungen nicht ungewöhnlich sind, aber dass Trauern innerhalb einer Psychotherapie **selten zum Zusammenbruch** führt.

Horowitz (1976) hat **typische Themen** im dysphorischen Denken von Personen identifiziert, die ein belastendes Ereignis (z. B. einen schmerzlichen Verlust) erlebt haben:
- die Angst davor, das Ereignis könnte sich wiederholen, auch wenn dies nur gedanklich passiert,
- Scham über die Hilflosigkeit, das Ereignis nicht verzögert oder verhindert zu haben,
- Wut auf die Person, die die Quelle des Ereignisses ist; im Fall von Tod ist dies die tote Person,
- Schuld oder Scham über aggressive Impulse oder zerstörerische Fantasien,
- Schuldgefühle des Überlebenden: die geliebte Person ist gestorben und man selbst nicht; die Person, die überlebt hat, ist froh, am Leben zu sein und fühlt sich deswegen schuldig,
- die Angst vor einer Identifikation oder Verschmelzung mit dem Opfer,
- die Traurigkeit über den Verlust.

Der Therapeut sollte diese Themen aufgreifen, wenn sie zur Sprache kommen und dem Patienten dabei helfen, sie anzusprechen. Es ist sogar häufig beruhigend, wenn der Therapeut die Beschwerden des Patienten „vorhersagen" kann, indem er Gedanken und Gefühle in diesem Sinne erfragt.

Gefühle ansprechen
„Es ist ganz normal, dass Sie sich aufgebracht und durcheinander fühlen, wenn Sie über den Verlust sprechen. Sie werden sich aber bald wieder besser fühlen."

Rekonstruktion der Beziehung
Patienten mit abnormen Trauerreaktionen sind häufig auf den Tod fixiert und vermeiden es dadurch, sich mit ihrer komplexen **Beziehung zum Verstorbenen** auseinanderzusetzen. Der Therapeut sollte die Beziehung des Patienten zum Toten gründlich sach- und gefühlsbezogen explorieren. Dies gilt sowohl für die Zeit, in der die Person noch lebte, als auch für den gegenwärtigen Kontext der Beziehung. Der Patient möchte möglicherweise gegenüber dem Verstorbenen keinerlei ärgerliche oder feindselige Gefühle zulassen. Vielleicht hat er auch das Gefühl, von der geliebten Person verlassen worden zu sein. Wenn der Trauerprozess durch starke negative Gefühle dem Toten gegenüber blockiert ist, sollte der Therapeut den Patienten ermutigen, diese Gefühle auszudrücken. Aber diese Ermutigung sollte nicht in Form einer Konfrontation erfolgen, denn sonst könnte die Feindseligkeit vom Verstorbenen auf den Therapeuten verlagert werden. Kommen negative Gefühle zu schnell auf, sind sie meist von Schuldgefühlen begleitet. Der Patient könnte dann beschließen, die

Therapie abzubrechen. Auf die aufkommenden ambivalenten Gefühle kann der Patient vorbereitet werden. Der Therapeut versichert ihm, dass den negativen Gefühlen positive und Trost spendende folgen und sich seine Einstellung dem Verstorbenen gegenüber verbessert.

Beziehung zum Verstorbenen
„Erzählen Sie mir bitte, wie Ihr Leben mit der verstorbenen Person war. Wie hat es sich seither verändert? Jede Beziehung hat ihre Höhen und Tiefen – das ist ganz normal. Welche gab es bei Ihnen?"

Erkenntnisgewinn
Die oben beschriebenen Schritte werden dem Patienten helfen, sich auf eine neue und gesündere Art an die verstorbene Person zu erinnern. Zum Beispiel sieht ein Patient einen Elternteil dann nicht mehr länger als Übeltäter an, sondern erkennt, dass die Mutter oder der Vater krank war. Dann ist er auch in der Lage, sowohl das Verhalten des Elternteils als auch seine eigene Reaktion darauf zu verstehen. Um zu dieser **neuen Sichtweise** zu gelangen, kann der Therapeut sowohl emotionale als auch sachliche Reaktionen hervorrufen. Der Patient wird dadurch besser verstehen, welche Faktoren zu der problematischen Trauerreaktion entscheidend beigetragen haben. Ein Patient, der eine pathologisch enge Bindung zum Verstorbenen beibehalten möchte, kann Folgendes gefragt werden.

Einstellung zum Verstorbenen
„Was haben Sie an der verstorbenen Person gemocht? Welche Dinge haben Sie nicht gemocht?"

Verhaltensänderung
Wenn Patienten aufhören, ihre Energie weiterhin in die anhaltende abnorme Trauer zu investieren, werden sie möglicherweise offener für den **Aufbau neuer Beziehungen**. Damit lässt sich die „Lücke" füllen, die der Verstorbene hinterlassen hat. An dieser Stelle kann der Therapeut den Patienten aktiv dazu anzuleiten, verschiedene Möglichkeiten in Betracht zu ziehen, um mit anderen wieder Kontakt aufzunehmen. Hierzu können Verabredungen, Kirchenbesuche, das Engagement in Organisationen oder eine Arbeitstätigkeit gehören.

Leben nach dem Verlust
„Wie gestaltet sich Ihr Leben im Moment? Haben Sie versucht, den Verlust auszugleichen? Wer sind Ihre Freunde? Welche Aktivitäten könnten Ihnen Spaß machen?"

8.3 Abnorme Trauer – das Beispiel von Frau T.

》 Frau T., eine verheiratete Frau Ende 50, wurde in ein örtliches Krankenhaus aufgenommen. Ihr rechtes Bein war von der Hüfte ab gelähmt. Bevor die Symptome zwei Monate zuvor begannen, war die Frau in ihrer Gemeinde sehr aktiv. Sie widmete sich der Kirche und führte eine glückliche Ehe. Ungefähr ein Jahr vor dem Krankenhausaufenthalt wohnten sie und ihr Ehemann im oberen Stockwerk eines Zweifamilienhauses, und ihre Mutter im ersten Stockwerk.
Frau T. hielt allen Bemühungen von Internisten, Neurologen, Neurochirurgen und orthopädischen Chirurgen „stand". Hoch entwickelte Laborverfahren bestätigten wiederholt, dass sie gesund sei und eigentlich aufstehen und laufen könnte.
Frau T. litt unter einer Depression. Sie sprach langsam und gab an, unter Schlafschwierigkeiten und morgendlichem Früherwachen mit Grübeln zu leiden. Sie sah niedergeschlagen aus und hatte in den letzten sechs Wochen ungefähr fünf Kilo abgenommen. Sie hatte keine früheren depressiven Episoden in ihrer Vorgeschichte. Eine ausführliche Anamnese erbrachte, dass ungefähr drei Monate vor der Klinikaufnahme Frau T.'s Hausarzt, der sie seit Kindheit betreute, eines schmerzlichen und qualvollen Todes gestorben war. Sie wusste nicht genau, um welche Krankheit es sich gehandelt hatte, aber sie sagte, sein Tod habe sie sehr betroffen. Sie erwähnte nur flüchtig, dass ihre Mutter ungefähr vor einem Jahr verstorben sei. Sie gab an, dass dieser Todesfall ihr keine großen Probleme bereitet habe.
Die dritte Sitzung erbrachte mehr Informationen über die Mutter. Diese lebte in den letzten Jahren im selben Haus wie die Patientin im unteren Stockwerk. Die Patientin musste sie pflegen und ging mehrmals täglich hinunter, da das rechte Bein der Mutter gelähmt war und sie sich nicht bewegen konnte. Es muss eine große Entlastung gewesen sein, als Frau T.'s Mutter starb, und der Tod

verursachte nur eine sehr schwache Trauerreaktion. Ungefähr ein Jahr später trat jedoch ein ausgeprägtes Schuldgefühl auf. Die Patientin fing an, den Stock ihrer Mutter zu benutzen und ging immer weniger aus dem Haus. Es sah so aus, als ob die Lähmung für die Patientin eine Möglichkeit war, mit ihrem Schuldgefühl – verursacht durch die Gefühle über den Tod ihrer Mutter – fertig zu werden. Die Trauer über den Tod ihres Hausarztes komplizierte das Problem. Die Patientin wurde am ersten Todestag ihrer Mutter stationär aufgenommen. «

Das therapeutische Vorgehen war supportiv und nondirektiv. Die Rekonstruktion der Beziehung der Patientin zu beiden verstorbenen Personen stellte den ersten Behandlungsschritt dar. Die Patientin wurde dazu ermutigt, ausführlich die Umstände des Todes ihrer Mutter zu beschreiben. Dazu gehörte auch deren körperliche Pflege in den letzten Jahren, ihre gemeinsamen täglichen Aktivitäten und die Reaktionen der Patientin sowohl während dieser Jahre als auch zur Zeit des Todes. Sie wurde auch gebeten, die Umstände von der Krankheit und dem Tod ihres Hausarztes zu beschreiben. Ebenso sollte sie ihre Reaktion darauf schildern, da sie vor allem bei ihm Trost gesucht hatte.

Die mögliche Bedeutung der Lähmung konnte nicht übereinstimmend interpretiert werden. Als der Therapeut in einer Sitzung auf den Zusammenhang zwischen der Lähmung der Mutter und ihrem Benutzen des Stocks der Mutter anspielte, brach die Patientin beinahe die Behandlung ab.

Anfangsphase (Sitzungen 1 bis 3)

In der ersten Sitzung beschrieb die Patientin ihre Schuldgefühle darüber, nicht gut genug für die Pflege der Mutter gesorgt zu haben. Sie hatte das Gefühl, dass ihre Mutter heute noch leben könnte, hätte sie ihr nur das gesunde Bein massiert und dafür gesorgt, dass sie sich an die verschriebene Diät hielt. Sie bedauerte weiterhin ihr mangelndes Mitgefühl für ihren Hausarzt, der selbst krank war, obwohl sie davon nichts wusste, und den sie wiederholt um Hilfe und Rat im Zusammenhang mit ihrer Mutter gebeten hatte.

Bis zur zweiten Sitzung hatte die Patientin allmählich angefangen, am Stock zu gehen, und in der dritten Woche konnte sie sogar ohne gehen. Sie wurde aus dem Krankenhaus entlassen und setzte die wöchentliche Psychotherapie fort. Ihre Schlaf- und Appetitstörungen besserten sich, aber sie blieb weiterhin psychomotorisch verlangsamt.

Mittlere Phase (Sitzungen 4 bis 9)

Während der mittleren Behandlungsphase wurde Frau T.'s Ärger über ihre Mutter und ihren Arzt deutlich. Die Patientin beschrieb, wie ihre Mutter sie ohne Anlass anschrie, sofort zu ihr herunterzukommen und sie zu versorgen, so dass die Patientin in den sechs Monaten vor ihrem Tod so gut wie nie die Wohnung der Mutter verließ. Frau T. nahm es ihrer Mutter übel, dass sie deswegen ihre Enkel nicht mehr besuchen konnte und kirchliche sowie alle sozialen Aktivitäten mit ihrem Mann aufgeben musste. Obwohl er sich nie offen darüber beschwert hatte, zog sich ihr Mann immer mehr von ihr zurück und war emotional weniger zugänglich.

Die weitere Besprechung brachte eine seit langem bestehende Bitterkeit zwischen der Patientin und ihrer Mutter zu Tage. Die Mutter hatte sie gezwungen, die Schule zu verlassen und zu arbeiten, da „eine Hochschul-Ausbildung für ein Mädchen Verschwendung" sei. Im Gegensatz dazu studierte ihr Bruder Jura. Sie ärgerte sich, dass sie alle familiären Bürden tragen musste. Ihr Bruder kam einmal pro Woche zu Besuch, brachte Blumen oder Pralinen mit und wurde als „der gute Sohn" angesehen. Sie dagegen, die ihre Mutter nahezu voll versorgte, konnte es ihr nie recht machen.

Im Endstadium der Krankheit ihrer Mutter ging Frau T. zu ihrem Arzt, weil sie sich so ausgelaugt und erschöpft fühlte. Es wurde ihr gesagt, er könne keine Patienten sehen, und sie wurde überwiesen. Sie fühlte sich von dem Arzt, der seit Kindheit ihr Vertrauter gewesen war, verlassen und zurückgewiesen.

Schlussphase (Sitzungen 10 bis 12)

Als die Behandlung zu Ende ging, zeigte die Patientin keinerlei Symptome mehr und benutzte den Stock nicht mehr. Sie hatte ihre kirchlichen Aktivitäten wieder aufgenommen und plante, ins untere Stockwerk zu ziehen und die weniger komfortable obere Wohnung zu vermieten. Sie und ihr Bruder hatten ein ausführliches Gespräch über die Umstände, unter denen sie die Schule verlassen hatte, und sie war in der Lage, ihm ihre Gefühle darüber mitzuteilen. Sie beschrieb ihre Zufriedenheit mit ihren eigenen Kindern und Enkeln und das erfüllte Leben, das sie und ihr Mann zusammen hatten.

Frau T. wollte die Behandlung nur ungern beenden, aber sie hatte einen neuen Hausarzt gefunden, der voraussichtlich als Ansprechpartner in Belastungszeiten zur Verfügung stehen würde. Sie ging, ohne jemals über die möglichen psychogenen Ursachen ihrer Lähmung gesprochen zu haben. Sie war aber zum Behandlungsende vollkommen frei von depressiven Symptomen.

In gewisser Hinsicht ist dieser Fall nicht typisch für IPT, da kein expliziter therapeutischer Vertrag existierte. Trotzdem wurde die problematische Trauer aufgelöst, weil die Beziehungen zu den Verstorbenen exploriert wurden. Zudem erhielt die Patientin die Möglichkeit, berechtigte Gefühle über ihre tote Mutter zu äußern.

Literatur

Horowitz M. Stress response syndromes. New York: Jason Aronson 1976.

Lindemann E. Symptomatology and management of acute grief. Am J Psychiatr 1944; 101: 141–8.

Siggins LD. Mourning: A critical survey of the literature. Int J Psychoanal 1966; 47: 14.

9 Interpersonelle Konflikte und Auseinandersetzungen

Ein interpersoneller Konflikt besteht dann, wenn der Patient und mindestens eine Bezugsperson **unterschiedliche Erwartungen an ihre Beziehung** haben. Ein Beispiel für solch eine unterschiedliche Rollenerwartung ist eine Frau, die erwartet, dass ihr Mann finanziell für sie sorgt, sie jedoch eine Arbeit annehmen muss, um Rechnungen bezahlen zu können. Der Ehemann dagegen erwartet, dass er und seine Frau die finanzielle Verantwortung teilen. Ein anderes Beispiel dafür ist eine Mutter, die von ihrer halbwüchsigen Tochter erwartet, in alle Details derer Freundschaften eingeweiht zu werden. So hatte es ja schließlich ihre Mutter auch mit ihr einmal gehalten. Die Tochter dagegen möchte einige Dinge für sich behalten.

Der IPT-Therapeut wählt interpersonelle Konflikte dann als Fokus, wenn sie mit großer Wahrscheinlichkeit zur Entstehung oder Aufrechterhaltung der Depression beigetragen haben. Dies ist meist dann der Fall, wenn die Auseinandersetzungen stagnieren oder sich wiederholen und nur wenig Hoffnung auf Verbesserung besteht. Unter solchen Umständen verlieren depressive Patienten an Selbstwertgefühl, da sie das Gefühl haben, die Konflikte nicht länger unter Kontrolle zu haben. Sie haben den Eindruck, die Beziehung und das, was sie bedeutet, verlieren zu können, oder sie fühlen sich wegen des Konflikts unfähig, ihr eigenes Leben zu bewältigen. Typische, die Depression aufrecht erhaltende Faktoren bei Rollenkonflikten sind die mutlose Haltung des Patienten, dass sich nichts ändern lässt, ungünstige Kommunikationsgewohnheiten oder tatsächlich unüberbrückbare Unterschiede.

9.1 Diagnose interpersoneller Konflikte

Wenn der Therapeut Rollenkonflikte als Fokus der IPT auswählt, müssen Hinweise auf **aktuelle offene** oder **verdeckte Konflikte** mit einer Bezugsperson vorliegen. Solche Konflikte werden üblicherweise im Rahmen der anfänglich geäußerten Beschwerden des Patienten oder bei der Beziehungsanalyse aufgedeckt. Bei einigen wissenschaftlichen Untersuchungen zur IPT haben sich Rollenkonflikte als der häufigste Problembereich erwiesen. In der Praxis kann es jedoch schwierig sein, gravierende interpersonelle Konflikte bei depressiven Patienten zu erkennen (Paykel 1982).

Meistens sind depressive Patienten voller Hoffnungslosigkeit und suchen die Ursachen für ihren Zustand nur bei sich selbst. Wenn es keinen klaren Auslöser für die depressive Episode gibt und wenn keine Probleme in derzeitigen zwischenmenschlichen Beziehungen erwähnt werden, sollte der Therapeut während der **Beziehungsanalyse** (Kap. 7.2) ebenso auf das Ausgelassene achten, wie auf das, was gesagt wird. Unvollständige oder überidealisierte Beschreibungen von derzeitigen oder früheren bedeutsamen Beziehungen können Hinweise auf Schwierigkeiten geben, die sich der Patient nicht eingestehen oder nicht näher anschauen möchte. Der Patient sollte behutsam danach gefragt werden, wie sich seine Beziehungen vor oder nach dem Auftreten der depressiven Symptome verändert haben. Zu verstehen, in welcher Weise zwischenmenschliche Probleme der Depression vorausgegangen sind oder in welcher Weise sie die Genesung verhindern, kann bestimmte therapeutische Strategien nahe legen.

9.2 Ziele und Strategien der Behandlung

Um Rollenkonflikte zu behandeln, sollte dem Patienten dabei geholfen werden, zunächst den **Konflikt zu identifizieren**. Dann wird ein **Handlungsplan** aufgestellt, und schließlich werden ungünstige **Kommunikationsmuster verändert** oder **Erwartungen neu bewertet**. Damit soll der Konflikt zufrieden stellend gelöst werden. Entweder verändern sich die Erwartungen oder Verhaltensweisen des Patienten und/oder der anderen Person oder er gelangt zu toleranteren und verträglicheren Einstellungen. All dies verbessert die Situation des Patienten, ob mit oder ohne den Versuch, Bedürfnisse außerhalb der Beziehung zu befriedigen. Manchmal kann auch eine gütliche Auflösung der Beziehung eine Lösung darstellen. Der IPT-Therapeut hat keine besondere Verpflichtung, den Patienten dazu zu bringen, seine Schwierigkeiten nur auf eine bestimmte Art zu lösen. Er unternimmt auch keine Versuche, nicht funktionierende Beziehungen zu retten.

Wird der Behandlungsplan aufgestellt, bestimmt der Therapeut zunächst das **Stadium des Konfliktes**:
- Im Verhandlungsstadium sind sich der Patient und die Bezugsperson ihrer Differenzen offen bewusst und versuchen aktiv, Veränderungen herbeizuführen, auch wenn sie dabei erfolglos sind.
- Im Stadium der „Sackgasse" wurden die Gespräche zwischen Patient und Bezugsperson eingestellt, und es besteht ein schwelender Groll, der typisch für „kalte Ehen" ist.
- Im Auflösungsstadium ist die Beziehung unwiderruflich zerrüttet.

Die **Aufgaben** und **Erwartungen** des Therapeuten in diesen drei Stadien sind unterschiedlich. Zum Beispiel kann die Intervention bei einer Sackgassensituation darin bestehen, offenkundige Disharmonie herauszuarbeiten, um die Verhandlungen wieder aufzunehmen. Bei einem Konflikt in einem unbefriedigenden Verhandlungsstadium dagegen sollten die Beteiligten zum Zwecke der leichteren Konfliktlösung beruhigt werden. Das therapeutische Vorgehen bei Konflikten im Auflösungsstadium hat vieles gemeinsam mit der Therapie der Trauer, wie sie in Kapitel 8 beschrieben wurde. Der Therapeut versucht dabei, dem Patienten zu helfen, die Beziehung zu relativieren und frei zu werden, neue Bindungen einzugehen.

Ganz allgemein besteht die **Behandlungsstrategie** des IPT-Therapeuten bei zwischenmenschlichen Konflikten darin, mit dem Patienten abzuklären, inwieweit unterschiedliche Rollenerwartungen zum Konflikt beitragen. Im nächsten Schritt sollten die Konflikte und Rollenverhandlungen zu einer Lösung gebracht werden. Dieser Schritt von der Exploration zum eigentlichen Handeln kann sich über den gesamten Therapieverlauf erstrecken. Dafür wird in den frühen Sitzungen die Exploration und Kommunikationsanalyse und in den späteren Sitzungen die Entscheidungsanalyse durchgeführt. Sind die Probleme klar definiert, können Exploration und Entscheidungen jedoch auch in einer einzigen Sitzung stattfinden.

Werden Rollenkonflikte exploriert, sammelt der Therapeut **Informationen auf verschiedenen Ebenen**. Auf der praktischen Ebene sollen folgende Fragen beantwortet werden: Worin liegen bei diesem Konflikt die angeblichen Probleme? Worin unterscheiden sich der Patient und die Bezugsperson in ihren Erwartungen und Wertvorstellungen? Was wünscht sich der Patient von der Beziehung? Über welche Ressourcen verfügt der Patient, um eine Veränderung herbeizuführen?

Um zu verstehen, welche Bedeutung der jeweils bearbeitete Konflikt hat, sucht der Therapeut nach **Parallelen in früheren Beziehungen**. Die Parallelen können offensichtlich sein, z. B. wenn eine Patientin wiederholt Beziehungen mit alkoholkranken Männern eingeht. Oft aber sind sie subtiler, z. B. wenn der Patient andere dahingehend manipuliert, ihn zurückzuweisen. Nützliche Fragen hierzu sind.

> **Parallelen in früheren Beziehungen**
> „Ist Ihnen das früher schon einmal passiert? Haben Sie andere ähnliche Beziehungen? Die Beziehung, die Sie beschrieben haben, hat deutliche Ähnlichkeiten zu der Beziehung mit…"

Wenn Parallelen entdeckt werden, müssen folgende Schlüsselfragen exploriert werden: Welchen Gewinn zieht der Patient aus seinem Verhalten? Welche zentralen unausgesprochenen Annahmen stehen dahinter? Warum begibt sich der Patient wiederholt in ähnlich unerfreuliche Situationen?

Da den interpersonellen Strategien beider Parteien besondere Aufmerksamkeit zuteil wird, lassen sich häufig auch **problematische Kommunikationsmuster** aufdecken. Zum Beispiel werden wiederholte, qualvolle Konflikte oftmals aufrecht erhalten, wenn die Beteiligten fürchten, negative Gefühle auszudrücken und sich damit auseinander zu setzen. Andererseits können sie auch versuchen, lösbare Probleme zu ignorieren, indem sie einfach darauf warten, dass die Dinge „sich von selbst regeln". Es kann nützlich sein, den Patienten zu fragen.

Konflikte ansprechen

„Haben Sie XY direkt gesagt, was Sie empfinden? Was glauben Sie, würde passieren, wenn Sie das tun würden? Könnten Sie es versuchen?"

Der Patient sollte sich seine komplexen, gemischten **Gefühle von Ärger, Furcht und Traurigkeit** eingestehen und Strategien zum Umgang damit entwerfen. Beispiele dafür wären, Situationen zu vermeiden, in denen diese Gefühle entstehen, Wünsche direkt zu äußern oder impulsives Verhalten zu reduzieren, das auf irrationalen Verdächtigungen beruht. Wenn der Patient die Rollenkonflikte einschließlich seiner eigenen Rolle dabei ausreichend versteht, können Therapeut und Patient die Folgen verschiedener Alternativen sorgfältig abwägen.

Ein Rollenkonflikt kann dann erfolgreich ausdiskutiert werden, wenn der Patient in der Lage ist, seine Bedürfnisse und Wünsche der anderen Person direkt mitzuteilen. Zusammen können sie dann eine Lösung ausarbeiten, in der die Bedürfnisse beider berücksichtigt werden. Die Bedürfnisse des anderen werden besser verstanden, und es wird auf beiden Seiten einen Kompromiss geben.

9.3 Ein interpersoneller Rollenkonflikt – das Beispiel von Frau E.

>> Frau E. war 28 Jahre alt und seit zehn Jahren verheiratet, als sie die Behandlung begann. Sie arbeitete gemeinsam mit ihrem Mann in dessen Geschäft. Sie gab an, das Interesse an allem um sie herum verloren zu haben, sich zunehmend reizbar zu fühlen und Eheprobleme zu haben. Zu ihren Symptomen gehörten niedergeschlagene Stimmung, Einschlafschwierigkeiten, Appetit- und Interessenverlust und ein tief greifendes Gefühl, als Frau unzulänglich zu sein. Die Beziehung zu ihrem Mann hatte sich in den letzten vier oder fünf Monaten erheblich verschlechtert. Sie glaubte, dass er sie und ihre Zuneigung als selbstverständlich betrachte. Sein Interesse an ihr ginge nur so weit, als sie seine sexuellen Bedürfnisse befriedigte und als seine Angestellte tätig war. Die Patientin schwankte zwischen Selbstanklage und Hilflosigkeit einerseits und wütenden Vorwürfen an ihren Mann wegen seiner Gleichgültigkeit und seines mangelnden Interesse an ihren Wünschen andererseits. Als sie zuerst über den einen und dann den anderen Bereich sprach, verlor sie bald den roten Faden. Sie sah ihre Depression im Zusammenhang mit dem ausschließlichen Interesse ihres Mannes an seinem Geschäft. Daraus resultierte ihrer Meinung nach eine Veränderung in ihrer Beziehung. Obwohl sie den Beginn ihrer Schwierigkeiten auf vier oder fünf Monate vor Behandlungsbeginn datierte, konnte sie kein auslösendes Ereignis angeben. Stattdessen berichtete sie über ihre wachsende Unzufriedenheit mit dem, was sie als „selbstsüchtige und kontrollierende Haltung" ihres Mannes und als seine „Gleichgültigkeit ihren Gefühlen gegenüber" wahrnahm.
Als Frau E. über die Vorgeschichte ihrer Ehe berichtete, äußerte sie nostalgische Gefühle für die „gute alte Zeit", als sie arm, aber glücklich gewesen seien. Sie gab an, sich zunehmend ausgeschlossen zu fühlen, seitdem er vor fünf Jahren das Geschäft gekauft habe. Die Exploration ihrer zwischenmenschlichen Beziehungen ergab ein Gefühl mangelnder sozialer Unterstützung sowie ein chronisches Gefühl der Einsamkeit. Beides stand im Zusammenhang mit ihrer Unfähigkeit, engere Beziehungen einzugehen oder aufrecht zu erhal-

ten. Sie war eines von neun Kindern einer zerrütteten Familie. Obwohl alle Familienmitglieder in der gleichen Stadt lebten, hatten sie untereinander nur minimalen Kontakt. Die Patientin stand ihrer Mutter ziemlich nahe, aber diese Beziehung war belastet, da die Patientin glaubte, ihre Mutter habe ihren Ehemann nie gebilligt. **《**

Anfangsphase (Sitzungen 1 bis 4)

Zunächst wurden Informationen über die gegenwärtige Depression gesammelt. Weiterhin wurde exploriert, welche Ereignisse bei Frau E. in Zusammenhang mit dem Beginn der Depression standen. Auch wurde Frau E. gefragt, in welcher Weise die Depression sich auf ihre Ehe ausgewirkt habe. Der Therapeut fragte außerdem, was Frau E. sich von der Therapie versprach, was sie erwartete und wie ihr die Therapie helfen könne. Sie gab an, Folgendes zu wollen:
- „jemanden zum Reden", da sie sich unfähig fühle, diese Dinge mit ihrem Mann zu besprechen,
- zu lernen, wie sie sich ihrem Mann gegenüber behaupten könne,
- ihren Mann dazu zu bringen, sie zu respektieren, sie als erwachsene Frau zu behandeln und nicht als verantwortungsloses Kind oder als seine Angestellte.

Am Ende der ersten Sitzung war sich der Therapeut immer noch unsicher, wie die Aussagen der Patientin hinsichtlich der IPT-Problembereiche in ein Konzept zu bringen waren. Obwohl die soziale Vorgeschichte deutlich auf interpersonelle Defizite der Patientin hinwies, kam sie zur Behandlung mit dem spezifischen Problem eines interpersonellen Rollenkonflikts. Im weiteren Verlauf der Sitzung wurden daher die stagnierenden Ehekonflikte zum zentralen Fokus.

In den frühen Sitzungen konzentrierte sich Frau E. auf ihre ambivalenten Gefühle gegenüber ihrer Ehe sowie auf die Abhängigkeit von ihrem Ehemann. Sie drückte weiterhin Enttäuschung darüber aus, was es bedeute, eine „verheiratete Frau" zu sein. Dann beschrieb sie den allmählichen Prozess, wie sie zunehmend in die Abhängigkeit und unter die Kontrolle ihres Mannes geraten war. Sie verhielt sich ihm gegenüber, als sei er ein überkritischer Vater. Sie hatte Angst, ihn zu verärgern, war aber selbst ärgerlich darüber, dass sie es ihm anscheinend nicht recht machen konnte. Sie hatte eine äußerst eingeschränkte Vorstellung über die ihr zur Verfügung stehenden Veränderungsmöglichkeiten und dachte, sie müsse entweder ihre eigenen Wünsche ihrem Mann zuliebe verleugnen oder die Ehe beenden. Die Beziehungsanalyse ergab ein Muster von Rückzugsverhalten, Verleugnung und/oder indirekter Kommunikation ihrer Wünsche. Sie schien von anderen zu erwarten, dass diese „wissen", was sie braucht, und fühlte sich zurückgewiesen, wenn Bedürfnisse ihr nicht von den Augen abgelesen und erfüllt wurden.

In diesen Sitzungen wurde geklärt, was Frau E. von der Ehe erwartete und was sich ihrer Meinung nach ändern müsste, damit es ihr besser ginge. Da sie an der Ehe festhielt, bestanden die Ziele darin, die Kommunikation mit ihrem Ehemann zu verbessern und einige unabhängige Interessen zu entwickeln. Sie sollte so weniger davon abhängig sein, dass ihr Mann all ihre Bedürfnisse erfüllte.

Das Kommunikationsproblem, das die Patientin mit ihrem Mann hatte, wurde zuerst besprochen. Sie beschrieb einen Streit, den sie am Abend zuvor gehabt hatten. Sie sah ein, dass ihre übliche Art, die Auseinandersetzung mit den eigentlichen Problemen zu vermeiden, zur zunehmenden Entfremdung der Partner beitrug. Sie sagte, sie könne ihre wahren Wünsche nur ausdrücken, wenn sie wütend sei. Das Ausmaß ihrer Wut allerdings erschrecke sie und verursache Schuldgefühle – deshalb würde sie sich schweigend zurückziehen, innerlich aber weiterhin kochen. Während dieser Sitzungen begann sie, wenn auch indirekt, über ihren Verdacht zu sprechen, ihr Mann „habe etwas" mit einer jungen Frau, die bei ihnen im Geschäft arbeitete. Als ob sie ihrer eigenen Beurteilung nicht trauen könne, bemerkte sie: „Jeder sagt es, aber ich kann es einfach nicht so sehen... ich weiß nicht." Später sagte sie, ihr Mann habe die letzten Jahre über eine Reihe von Freundinnen gehabt, aber sie habe das sichere Gefühl, dass er sie nicht verlassen würde. Die vierte Sitzung endete mit der Zusicherung der Patientin, dass sie versuchen würde, mit ihrem Mann über ihre Erwartungen an ihn zu sprechen. Sie wolle nicht länger darauf warten, bis sie explodiere. Typischerweise schwächte sie diese Aussage jedoch ab, indem sie sagte: „Aber Sie werden sehen … es wird nicht funktionieren."

Mittlere Phase (Sitzungen 5 bis 8)

Frau E. brachte zu Beginn der fünften Sitzung einen Brief mit, den ihr Mann ihr am Abend zuvor geschrieben hatte. Viele Menschen verkehren brieflich miteinander, weil sie glauben, dass Gespräche über schwierige Themen leichter werden, wenn man sich zunächst schriftlich verständigt. In dem Brief sprach er von seiner Liebe zu ihr, seine Traurigkeit über ihre unglückliche Ehe und seine Frustration über seine vermeintliche Unfähigkeit, „eine Wende herbeiführen" zu können. Die Patientin äußerte Zweifel über die Ehrlichkeit ihres Ehemannes: „Ich kann es einfach nicht glauben – es scheint, als wolle er mich nur dorthin bringen, wo er mich haben möchte, und dann fängt alles wieder von vorne an." Als der Therapeut vorschlug, dass der Ehemann ja für eine Sitzung dazukommen könnte, wurde sie ziemlich unruhig und sagte: „Ich möchte nicht mehr über ihn sprechen. Ich möchte nur noch über meine eigenen Probleme sprechen." Später willigte sie ein, ihn zu fragen, glaubte aber, er werde nicht kommen.

Als Herr und Frau E. zu der gemeinsamen Sitzung kamen, zeigten sich die in den vorherigen Sitzungen besprochenen Kommunikationsprobleme deutlich. Frau E. schwieg den größten Teil der Stunde und ließ hauptsächlich ihren Ehemann das Gespräch bestreiten. Nachdem sie zögernd angefangen hatte, über ihre Beschwerden zu erzählen, konfrontierte sie ihren Mann schließlich mit seiner Affäre, die er prompt leugnete. Erst gegen Ende der Stunde hatten beide begonnen, direkter miteinander zu reden, anstatt ausschließlich über den Therapeuten.

Nach der gemeinsamen Sitzung veränderte sich Frau E.'s äußeres Erscheinungsbild augenscheinlich. Bisher hatte sie eher verhärmt, ärmlich und düster ausgesehen und war üblicherweise schwarz gekleidet. Nun fing sie an, helle Farben zu tragen, und ihre gesamte Ausstrahlung war von einer aufgeheiterten, zuversichtlichen „Aufwärts"-Qualität. Sie und ihr Mann waren einige Male zum Abendessen ausgegangen und hatten Verwandte besucht, die sie lange Zeit nicht mehr gesehen hatten. Obwohl die Patientin mit dieser Erweiterung ihrer Aktivitäten zufrieden war, hegte sie trotzdem weiterhin Zweifel über die Motive ihres Mannes. Sie beschrieb mehrere Begebenheiten, bei denen sie sich zurückgewiesen fühlte, als sie damit angefangen hatte, ihm gegenüber ihre Wünsche zu äußern. Am eindrucksvollsten jedoch war ihr Entschluss, „ihn wissen zu lassen, was in mir vorgeht, ob er es hören möchte oder nicht". Sie sprach auch über ihre Angst, dass andere Leute, und hier insbesondere ihre Familie, denken könnten, sie bilde sich ein, etwas „Besseres" zu sein, seit sie und ihr Mann finanziell abgesichert waren. Sie beschrieb ihren bescheidenen finanziellen Hintergrund und ihr eigenes Unbehagen mit seiner „neureichen" Art. Während Herr E. seinen Erfolg und die damit verbundene gesellschaftliche Anerkennung genoss, war dies Frau E. irgendwie peinlich. Dieses Verhalten ihres Mannes schien noch eine weitere trennende Barriere zwischen ihr, ihrer Familie und früheren Freunden darzustellen. Sie war sozusagen von ihren Wurzeln abgeschnitten, fühlte sich aber auch mit ihrem neuen gesellschaftlichen Status nicht wohl.

In den mittleren Sitzungen wurde lange exploriert, welche Anstrengungen das Paar unternommen hatte, wieder Kontakt miteinander und ihren Familien herzustellen. Gegen Ende der achten Sitzung gab Frau E. zu, Angst vor dem Ende der Therapie zu haben. In der darauf folgenden Woche rief Herr E. an, um den Termin seiner Frau abzusagen, da „… meine Frau krank ist und nicht selbst anrufen wollte."

Schlussphase (Sitzungen 9 bis 12)

In der achten Sitzung fing Frau E. wieder mit Schwierigkeiten an, die sie mit ihrem Mann wegen seines Geschäftes hatte. Der Inhalt und die Qualität ihrer Aussagen erinnerten aber an die erste Sitzung. Ihre verhältnismäßig introspektive Haltung, die sie in den vorhergehenden Sitzungen gezeigt hatte, schien ganz verschwunden. In der Mitte der Stunde wurde Frau E. jedoch ruhig und irgendwie nachdenklich. Schließlich sagte sie: „Ich habe Angst, meinem Mann meine Liebe zu zeigen, das ist alles."

Als der Therapeut begann, diese Gefühle anzusprechen, bemerkte sie fast nebenbei, dass ihr Mann von Scheidung gesprochen habe. Obwohl sie darauf bestand, dass sie diese Aussage nicht wirklich ernst nähme, schien sie doch eine verheerende Auswirkung auf ihre Verfassung zu haben. Gegen Ende der Sitzung brachte sie noch einmal das nahende Ende der Therapie zur Sprache. Dabei gab sie ihren Bedenken Ausdruck, sich noch nicht stark genug zu fühlen, um es alleine zu versuchen.

In den folgenden Sitzungen explorierte der Therapeut weiterhin die Gefühle der Patientin über das bevorstehende Ende der Behandlung. Die Patientin neigte allerdings dazu, das Thema zu vermeiden oder leugnete ihre Gefühle. Das Paar hatte jetzt wieder häufiger Auseinandersetzungen. Ein Teil des Konfliktes kreise um den Wunsch des Ehemanns nach einem Kind. Sie stand diesem Wunsch sehr ambivalent gegenüber, da sie das Gefühl hatte, dadurch noch mehr gebunden zu sein. Sie hatte auch Angst davor, dass ihr Mann sie verlassen könnte, wenn sie ein Baby hätte. Die Angst war nicht vollkommen irrational, zumal sowohl ihr als auch sein Vater ihre jeweiligen Familien verlassen hatten. Ein anderer Aspekt ihres Widerstandes, schwanger zu werden, bestand in dem Gefühl, dass sie damit nur wieder ihrem Mann „nachgeben" würde. Trotz der vermehrten Auseinandersetzungen zwischen ihnen gab sie an, sich weniger depressiv zu fühlen als in der Woche zuvor. „Die Dinge anzusprechen ist besser, als alles für sich zu behalten", sagte sie. In der letzten Sitzung war Frau E. unruhig. Alle Versuche, ihre Gefühle über das Ende der Therapie zu erfragen, stießen auf Ablehnung oder wurden mit kaum verstecktem Ärger erwidert.

Drei Tage nach dieser bewegten Abschlusssitzung rief Frau E. jedoch an, um sich „zu entschuldigen" und zu sagen, dass sie sich wirklich besser fühle nach alledem. Sie lehnte eine Überweisung zur weiteren Behandlung ab: „Ich glaube, ich möchte es alleine versuchen."

9.4 Ein interpersoneller Rollenkonflikt – das Beispiel von Herrn D.

>> Herr D., ein 31-jähriger verheirateter Mann, war zum Zeitpunkt des Erstgesprächs arbeitslos. Er fand aber innerhalb einer Woche eine Arbeit als Assistent eines Fernsehmonteurs. Herr D. klagte hauptsächlich darüber, in den letzten Monaten weniger Energie und Motivation gehabt zu haben. Er berichtete von Schwierigkeiten, Arbeiten an seinem Haus zu beenden, da er körperlich schnell erschöpft sei. Er schlief auch weniger und hatte wenig Interesse an Sex. „Meine Gefühle haben mich verlassen", sagte er. <<

Anfangsphase (Sitzungen 1 bis 4)

>> Herr D. war der älteste Sohn einer konservativen italienischen Familie. Seine Mutter beschrieb er als gefühlvolle Frau, die die Familie versorgte. Seinen Vater schilderte er als einen strengen, „kalten" Mann, mit dem er nie zurechtgekommen sei. Der Vater war kritisch, unzugänglich und „einschüchternd". Herr D. beschrieb sich selbst als schlechten Schüler, der kein Interesse an der Schule hatte. Er verließ die Schule in der elften Klasse und ging zur Marine, um der Prophezeiung seines Vaters zu trotzen, dass er das niemals schaffen würde. Nachdem seine Zeit vorbei war, wurde er unter der Leitung seines Vaters Bauarbeiter. Der Vater war zu dieser Zeit Bauleiter. Dieses Arbeitsverhältnis war häufig durch Auseinandersetzungen belastet.

Vor fünf Jahren erlitt Herr D. einen Sturz, bei dem er ein Bein verletzte. Dadurch war es ihm nicht mehr möglich, Bauarbeiten auszuführen. Er hatte diese Arbeit aber als produktiv und lukrativ empfunden. Er wurde abhängiger von seiner Frau, die wiederum ihre Arbeit aufgegeben hatte, um ihn in der Zeit zu pflegen, in der er im Rollstuhl saß. Herr D. gab an, dass er mittlerweile Bauleiter hätte sein können, wäre ihm nicht der Sturz dazwischengekommen. Aufgrund seiner körperlichen Behinderung wechselte er die Arbeit und wurde nach einer Umschulung Fernsehmonteur. Er neigte dazu, die Auswirkung seiner Verletzung auf sein Selbstwertgefühl herunterzuspielen und sprach hauptsächlich über seine Eheprobleme. <<

Bei seinen Terminen wirkte Herr D. oftmals müde und aufgelöst und lieferte von sich aus keine spontanen Informationen. Deswegen blieb der Therapeut aktiv, indem er spezifische Fragen stellte und eine **detaillierte Beziehungsanalyse** erstellte. Als zentrales Thema kristallisierte sich ein Gefühl der Unzulänglichkeit und Machtlosigkeit heraus. Dieses Gefühl bestand gegenüber seinem Leben im Allgemeinen aber noch mehr gegenüber seinen Beziehungen zu seinem Vater und seiner Frau.

Als die Anfangssitzungen ihrem Ende entgegengingen, war deutlich geworden, dass Herrn D.'s depressive Symptomatik mit den Ehekonflikten zusammenhing. Diese bestanden in seiner Schwierigkeit, seine Wünsche gegenüber seiner Frau auszudrücken und in der gegenseitigen Entfremdung. Die Behandlung konzentrierte sich auf seine **Einsicht** darin, was ihn davon abhielt, mit seiner Frau konstruktiv zu kommunizieren.

Mittlere Phase (Sitzungen 5 bis 8)

Als Herr D. anfing, über die Beziehung zu seiner Frau zu sprechen, begann er in der fünften Sitzung zu weinen. Er beschrieb, wie unglücklich er in seiner Ehe sei und welche Schwierigkeiten er habe, Gefühle zu artikulieren, da er sich so „taub" fühle. Er habe viele seiner Gefühle „zurückgehalten", was in der Beziehung zu seiner Frau zu einem empfindlichen Bruch geführt habe.

In der folgenden Sitzung sprach er wieder über seine Familie und begann zum ersten Mal, einige Ähnlichkeiten zwischen ihm und seinem Vater zu erkennen. Er meinte, dass er seine Frau in vielerlei Hinsicht in derselben distanzierten Weise behandeln würde, wie sein Vater ihn behandelt habe.

Die siebte Sitzung erwies sich als Wendepunkt. Er war offener und beschrieb, dass das Zusammensein mit seiner Frau in der letzten Woche sehr „emotional" und eng gewesen sei. Das Paar hatte offener miteinander gesprochen und konnte schließlich eine gemeinsame Entscheidung treffen. Sie wollten lieber eine größere Summe von der Versicherung für seine Behinderung annehmen, als die Entschädigung in Form von Schwerbehindertenzahlungen zu erhalten. Mit dieser Entscheidung, die das Paar von großen finanziellen Belastungen befreite, hatten sich beide mehr als ein Jahr herumgeschlagen.

In der achten Sitzung gab Herr D. an, sich insgesamt besser zu fühlen. Er stellte fest, dass seine Frau ihm auf halber Strecke entgegenkam, als er versuchte, sich zu ändern. Er hatte seine Gedanken und Gefühle mit ihr besprochen, und ihre Reaktion habe ihn angenehm überrascht. Er besprach mit dem Therapeuten Möglichkeiten, seine Frau weiterhin an seinen Gefühlen teilhaben zu lassen.

Schlussphase (Sitzungen 9 bis 12)

In dieser Phase der Therapie verlor Herr D. seinen Arbeitsplatz. Er erläuterte die Umstände, die zu seiner Entlassung geführt hatten und seine Gefühle von Verletztheit und Ärger darüber. Dass er sich nicht sofort nach einer neuen Arbeitsstelle umschaute, war ihm selbst ein Rätsel. Er dachte jedoch, dass diese Reaktion zum Einen auf die noch ausstehende Versicherungssumme zurückzuführen sei. Zum Anderen habe er das Bedürfnis, seine Arbeitssituation erst einmal in Ruhe abzuklären und bedachter zu planen. In dieser Situation holte er die Meinung seiner Frau ein. Früher, so meinte er, habe er in einer solchen Situation Streit mit seiner Frau angefangen und indirekt seine Arbeitssorgen auf sie abgewälzt. Er plante, sich in der folgenden Woche nach einer Arbeit umzuschauen. Erst wolle er jedoch Zeit haben, seine Möglichkeiten zu überdenken.

In der zehnten Sitzung sagte Herr D., dass er sich vor dem Beginn der Behandlung zu sehr von seiner Frau zurückgezogen habe und dass er nun mehr Offenheit ihr gegenüber riskieren wolle. Er sei überrascht gewesen herauszufinden, dass sie nicht negativ oder „barsch" reagiert habe, als er seine Gefühle äußerte. Vielleicht, so meinte er, solle er die Reaktionen seiner Frau nicht weiterhin vorschnell beurteilen, aber er habe immer noch das Gefühl, er könne nicht allzu viele intime Gefühle mit ihr teilen. Seine Angst, sie damit zu verärgern, sei immer noch viel zu groß. Als der Abschluss der Therapie besprochen wurde, gab er zu, dass seine anfängliche Angst davor, sich auf eine Behandlung einzulassen, darin bestanden hätte, Gefühle preiszugeben, die er nicht zeigen wollte. Er hatte Angst, der Therapeut würde „in seinen Kopf schauen" und Gefühle aus ihm herauszwingen. Nun sei er vielmehr angenehm überrascht, Therapie als etwas zu erfahren, das ihn befähige, sich selbst besser kennen zu lernen und mehr über sich herauszufinden.

Die elfte Sitzung eröffnete er damit, dass er viel zu sagen hätte. Er denke freudig darüber nach, als Vertragshändler zu arbeiten und damit sein eigener Chef zu sein. Er fühle sich zu Hause zuversichtlicher, weniger antriebsarm und fähig, freiwillig Hausarbeiten durchzuführen. Dadurch würde seine Frau ihn weniger unter Druck setzen. Er habe ihr direkt mitgeteilt, wann er ihr helfen wolle und habe sie nicht ohne Erklärung zurückgewiesen. Er gab zu, dass die finanziellen Probleme und die erzwungene Untätigkeit nach seinem Unfall äußerst demoralisierend gewesen seien. Zusätzlich habe das Gefühl, bei seiner Arbeit als Fernsehmonteur zu versagen, auch zu seiner Depression beigetragen. Er habe eben nicht an die Grenzen seiner Möglichkeiten gehen können. Als der Abschluss der Therapie besprochen wurde, sagte Herr D., dass er immer noch irritiert darüber sei, wie wenig er seine Frau an so vielen Dingen teilhaben lassen konnte, dass dies aber mit dem Therapeuten anders sei.

In der letzten Sitzung äußerte sich Herr D. positiv über die Therapie und sagte, er habe das Gefühl des „Wiedererwachens" in sich verspürt. Er habe sich in der Behandlung entspannt gefühlt und wolle die gleiche Offenheit, die er in der Therapie erlebt habe, seiner Frau gegenüber herstellen.

9.5 Ein interpersoneller Rollenkonflikt – das Beispiel von Frau M.

》 Frau M., eine 27-jährige verheiratete Frau, kam aufgrund einer Depression in Behandlung. Sie litt seit der Geburt ihres zweiten Kindes vor fast drei Jahren unter depressiven Symptomen. Sie sah die Depression im Zusammenhang mit der seit langem währenden Unzufriedenheit mit ihrer Ehe. Ihre zweite Schwangerschaft sei zum Teil ein Versuch gewesen, die Ehe zu retten. Ihr älteres Kind war zu diesem Zeitpunkt vier Jahre alt und erforderte weniger intensive Betreuung. Aber durch die Geburt des zweiten Kindes habe sie sich nur noch belasteter und gefangener in einer unglücklichen Ehe gefühlt. 《

Anfangsphase (Sitzungen 1 bis 4)

》 Frau M. war in den ersten beiden Jahren leicht bis mittelschwer depressiv. Vor ungefähr einem Jahr hatte sie sich sehr verzweifelt gefühlt und über Suizid nachgedacht. Sie war jedoch in der Lage, gegen diese Gefühle anzukämpfen. Kurz danach ging sie eine außereheliche Beziehung mit einem Mann aus der Nachbarschaft ein. Als sich diese Beziehung anbahnte, fühlte sich die Patientin zunächst besser. Dies war jedoch nur von kurzer Dauer, da sie und die Frau ihres Liebhabers bald darauf gute Freundinnen wurden. Ihr Ehemann befreundete sich mit ihrem Liebhaber, und die beiden Paare verbrachten viel Zeit miteinander.

Frau M. war sich sicher, dass weder ihr eigener Mann noch die Ehefrau des Liebhabers von dem Verhältnis wussten, aber ihre Depression verschlechterte sich im Verlauf des Jahres beträchtlich. Eine Vielzahl von Gefühlen überwältigte sie – Schuldgefühle, weil sie ihren Mann und ihre beste Freundin betrog, Eifersucht auf die Beziehung ihres Liebhabers zu seiner Frau, Enttäuschung über ihre eigene Ehe und über die Beziehung zu ihrem Liebhaber. Zu Beginn der Behandlung fühlte sie sich unfähig, diese Konstellation weiterhin zu ertragen, aber auch unfähig, irgendeine Veränderung herbeizuführen.

Die Symptome von Frau M. äußerten sich in niedergeschlagener Stimmung, Grübeln und Schuldgefühlen, einem schwachen Selbstwertgefühl und Pessimismus. Außerdem litt sie unter Ängsten, die zusammen mit Befürchtungen, verlassen zu werden, auftraten. Hinzu kamen Einschlafschwierigkeiten sowie verminderte Energie mit häufigem Tagesschlaf. Auch ihre Fähigkeit, den Haushalt zu führen, war beeinträchtigt. Sie litt weiterhin unter Konzentrationsschwierigkeiten, Interessenverlust und Freudlosigkeit an nahezu allen Aktivitäten, hatte schlechten Appetit und verlor an Gewicht. Sie vernachlässigte viele ihrer Haushaltspflichten, berichtete aber, dass ihr Mann gewillt gewesen sei, vieles davon zu übernehmen, als ihm ihre Depression in den letzten Monaten auffiel. Sie hatte vor kurzem eine Halbtagsarbeit als Verkäuferin aufgegeben, da sie sich nicht konzentrieren oder zur Arbeit aufraffen konnte. Zu Beginn der Behandlung hegte sie einfach nur die Hoffnung, sich bald besser zu fühlen, um so nicht mehr ihren Mann zu belasten und wieder ihren Teil zur Ehe beitragen zu können. **«**

Zunächst wurde eine Strategie für die erste Behandlungsphase geplant. Der Therapeut sah sich mit zwei Aufgaben konfrontiert: Erstens der Patientin zu helfen, die derzeitige depressive Symptomatik zu bewältigen und zweitens die aktuelle Ehesituation zu klären. Um die Depression besser unter Kontrolle zu bekommen, plante der Therapeut gemeinsam mit der Patientin ihren Tagesablauf im Detail anzuschauen. Er wollte herausfinden, welche Umstände im Laufe eines Tages zu Stimmungsveränderungen führten. Dadurch, so hoffte er, könne man die depressiven Symptome und die Leistungsbeeinträchtigung besser beeinflussen. Der Ehekonflikt befand sich in einer Sackgasse. Daher konzipierte der Therapeut den Fall derart, dass er verschiedene Veränderungsmöglichkeiten in Betracht zog. Eine Möglichkeit war, die Ehe fortzusetzen und zu versuchen, Frau M.'s Unzufriedenheit in der Ehe zu verstehen und zu verändern. Mögliche hilfreiche Veränderungen bestünden in dem Versuch, die Beziehung zu ihrem Ehemann direkt zu verbessern und/oder ihr zu helfen, andere befriedigende Aktivitäten außerhalb der Ehe zu finden. Solche Aktivitäten müssten allerdings weniger innere Konflikte verursachen als das außereheliche Verhältnis. Um die Durchführbarkeit solcher Optionen abzuwägen, wollte der Therapeut die Vorgeschichte der ehelichen Beziehung detailliert abklären. Außerdem wollte er jene Verhaltensweisen und Einstellungen beider Partner erheben, die zur Unzufriedenheit beitrugen. Weiterhin müsste geklärt werden, wie wahrscheinlich jeder Partner in der Lage wäre, diese Verhaltensweisen und Einstellungen zu verändern. Um herauszufinden, welche befriedigenden Aktivitäten außerhalb der Ehe für Frau M. möglich wären, wollte der Therapeut das soziale Netzwerk der Patientin ergründen und abklären, welche Möglichkeit für eine Veränderung oder Erweiterung bestünde. Bedenkt man, wie konfliktreich für die Patientin die außereheliche Beziehung war, erschien es unwahrscheinlich, dass die Ehe besser werden konnte, solange das Verhältnis weiter bestand.

Eine andere Möglichkeit in diesem Szenario stellte die Trennung oder Scheidung mit oder ohne Fortsetzung des Verhältnisses dar. Die Patientin sollte einschätzen, was ihr das Verhältnis bedeutete und welche Absichten sie diesbezüglich verfolgte. Sie müsste auch einschätzen, wie es wohl wäre, ihren Ehemann zu verlassen: Wie die Kinder versorgt wären, wie sich die Beziehungen mit ihrer und der Familie ihres Mannes ändern würden usw.

» Die Patientin hatte unmittelbar nach ihrem Schulabschluss geheiratet und von Anfang an ihre Ehe angezweifelt. Sie hatte ihren Mann kennen gelernt, unmittelbar nachdem sie von einem stark idealisierten Freund zurückgewiesen worden war. Sie fühlte wenig Leidenschaft für ihren Ehemann, erlebte ihn jedoch als sicher und unterstützend. Sie kam allerdings an dem Tag ihrer Hochzeit von den Gedanken an ihren früheren Freund nicht los und hatte eine Vorahnung, dass sie ihren Ehemann niemals wirklich lieben würde. Dies schien zu einer sich selbst erfüllenden Prophezeiung geworden zu sein. Die Patientin schob die Hauptschuld an ihren ehelichen Problemen auf die Unfähigkeit ihres Mannes, seine Liebe für sie offen zu zeigen. Sie erinnerte sich an mehrere Versuche, ihn an häuslichen Aufgaben zu beteiligen. Am Ende musste sie dann doch alles selbst machen. Er schien mehr an seinen Freunden, als an seiner Familie interessiert zu sein. Ein Jahr nach der Heirat wurde die Patientin schwanger und versuchte von da an, sich mehr den Aufgaben einer Hausfrau und Mutter zu widmen.

Obwohl Frau M. ihren Mann als nicht an ihr interessiert beschrieb, schien er ziemlich besorgt und hilfsbereit gewesen zu sein, als sie depressiver wurde. Er hatte Hausarbeiten übernommen, hatte sich mehr der Kinder angenommen, zeigte anscheinend echtes Mitleid und hatte ihr zugeredet, sich in Behandlung zu begeben. Obwohl sie erkennen konnte, dass dieses Verhalten ein Zeichen für seine Sorge um sie war, konnte sie diese Sichtweise nur schwer akzeptieren. Denn dadurch wurden wiederum ihre Schuldgefühle wegen ihrer Liebesaffäre verstärkt. Aber die Patientin hatte noch einen anderen Anteil an den Eheproblemen. Es war ihre Art, mit Ärger und Enttäuschung über ihren

Mann umzugehen. Sie distanzierte sich emotional und schmollte, ohne ihm jemals wirklich mitzuteilen, worüber sie verärgert war. Sie gab an, dass sie und ihr Mann trotz ihrer Unzufriedenheit mit der Ehe kaum stritten oder laute Auseinandersetzungen hatten. Sie würde in der Regel eben einfach nachgeben.
Als die Kindheit der Patientin näher betrachtet wurde, zeigte sich, dass sie in erster Linie geheiratet hatte, um aus dem Elternhaus herauszukommen. Die Patientin war das mittlere von drei Kindern. Beide Eltern waren Alkoholiker und hatten häufig gewalttätige Auseinandersetzungen. »

Im Laufe der nächsten drei Sitzungen wurde klar, dass die Patientin ihren Liebhaber nicht ernst nahm, obwohl sie sich ständig gedanklich mit ihrem Verhältnis beschäftigte. Sie beschrieb ihn als verantwortungslos und in vielerlei Hinsicht weniger attraktiv als ihren Ehemann. Sie sprach aufgeregt über ihre geheimen Treffen, war aber über die Oberflächlichkeit der Beziehung enttäuscht, die aus kurzen Kontakten sexueller Art bestand, bei denen sie häufig noch nicht einmal erregt war. Sie wurde von Eifersucht auf die Frau des Liebhabers gequält und vermutete, dass sie nur zu seiner Ablenkung diente. Obwohl sie sich intensiv mit dem Verhältnis beschäftigte, sah sie keine Zukunft darin. Selbst wenn sie daran interessiert wäre, ihren Ehemann zu verlassen, sagte sie, würde sie nicht einen Mann wie ihren Liebhaber heiraten. Außerdem sei dieser nicht daran interessiert, seine Frau zu verlassen. Trotzdem fühlte sich die Patientin ebenso unfähig, die Beziehung abzubrechen, wie sie keine Hoffnung mehr auf eine befriedigende Beziehung zu ihrem Ehemann hatte.

In der dritten Sitzung war die Patientin weniger depressiv. Sie besprach die Thematik in einer nichts sagenden, affektlosen Weise, die ganz im Gegensatz zu ihrer eingestandenen Schuld und den angegebenen konfliktgeladenen Gefühlen stand. Die Art und Weise, mit der sie ihr Verhältnis darstellte, war spielerisch und exhibitionistisch. Alle Versuche des Therapeuten, die Patientin mit Fragen beispielsweise über ihre Erwartungen an diese Beziehung zu konfrontieren, wurden ignoriert oder vermieden. Am Ende der ersten Sitzungen versuchte der Therapeut, Behandlungsziele abzustecken. Die Patientin nannte relativ schnell zwei Ziele. Sie wolle sich weniger depressiv fühlen und mehr Liebe für ihren Mann empfinden. Auf die Frage, was sie darunter verstehen würde, ihren Mann zu lieben, drückte sie sich sehr pessimistisch aus. Sie gab aber auch zu, der Ehe bisher keine Chance gegeben zu haben.

Frau M.'s Depression schien mit ihrer Unzufriedenheit in der Ehe zusammenzuhängen. Diese Unzufriedenheit konnten sich jedoch weder sie noch ihr Mann eingestehen. Sich damit auseinanderzusetzen war beiden unmöglich. Obwohl sich der Ehemann der Depression seiner Frau bewusst war und er die Grenzen in ihrer Beziehung deutlich erlebte, hatte die Patientin ihre Unzufriedenheit nie explizit zum Ausdruck gebracht. Auch hatte sie nie versucht, etwas zu ändern, um ihre Beziehung befriedigender zu gestalten. Die Ehe war leblos, ohne offene Konflikte, und sie steckte in einer Sackgasse. Der Therapeut hatte das Ziel, der Patientin über dieses Stadium hinauszuhelfen. Daher konzentrierte er sich hauptsächlich auf jene Einstellungen und Verhaltensweisen der Patientin, welche die eheliche Beziehung in der Sackgasse hielten.

Ihr deutlichster Anteil an dem Ehekonflikt bestand darin, dass sie unfähig war, ihre Wünsche zu definieren und mitzuteilen. Der Kern ihrer Unzufriedenheit war ihr Gefühl, dass ihr Mann kein Interesse und keine Liebe für sie zeigte, dass er sie aus seinem Leben ausschloss und keine gemeinsamen Aktivitäten mit ihr unternehmen wollte. Sie selbst unternahm allerdings ebenfalls kaum etwas, um ihn mehr an ihrem Leben zu beteiligen. Sie war in diesem Punkt der Ansicht, er müsse auch ohne viele Worte wissen, was sie wolle. Die Patientin sollte dazu gebracht werden, ganz genau zu bestimmen, was sie sich von ihrem Mann wünschte und was sie nicht bekam. Dann sollte sie ihm mithilfe des Therapeuten diese Dinge direkt und angemessen mitteilen. Bis zu einem gewissen Grad sollte der therapeutische Schwerpunkt auf der Kommunikation psychoedukativen Charakter haben. Der Therapeut wollte sich darauf konzentrieren, welche Gelegenheiten partnerschaftlicher Verständigung die Patientin verpasste. Außerdem musste in Erwägung gezogen werden, dass Frau M.'s Kommunikationsprobleme etwas mit der Angst vor tätlichen Auseinandersetzungen zu tun hatte, wie sie sie als Kind bei ihren Eltern miterlebt hatte.

Auf einer zweiten Ebene zielte die Therapie darauf ab, der Patientin deutlich zu zeigen, welche Rolle ihr Pessimismus spielte, den sie ja in Bezug auf eine glückliche Ehe hegte. Diese fundamentale Unsicherheit in engen Beziehungen zeigte sich einerseits gegenüber dem idealisierten Schulfreund, der sie verlassen hatte. Andererseits zeigte sie sich in dem übertriebenen Versuch, sich zu vergewissern, dass sie dem Liebhaber wirklich etwas bedeutete. Obwohl sie meinte, ihr Ehemann würde sie nicht genug lieben, konnte sie dies tolerieren. Sie hatte ihn so weit entwertet, dass sie sich nahezu selbst glauben machte, dass er ihr egal sei. Der Therapeut plante, an diesen grundlegenden Ängsten vor Nähe zu arbeiten. Er stellte die ehrliche Betroffenheit und Sorge des Ehemanns den abwertenden Aussagen der Patientin gegenüber. Außerdem konfrontierte er die Patientin damit, dass ihr Ehemann im Gegensatz zu ihren Eltern sehr wohl in der Lage sei, sich um sie zu kümmern.

Durch eine dritte Taktik sollte die Patientin den destruktiven Charakter der außerehelichen Beziehung erkennen. Wie die Patientin bereits zugegeben hatte, war die Beziehung nur wenig befriedigend und hatte keine Zukunft. Sie war genau genommen nur eine Energie verzehrende Ablenkung, die sie davon abhielt, sich mehr um ihre Ehe zu kümmern.

Ein vierter Ansatz, die Beziehung zu verbessern, bestand darin, andere und geeignetere Quellen zu finden, wie sie außerhalb der Ehe Zufriedenheit finden konnte. Sie in ein soziales Netzwerk außerhalb ihrer Kernfamilie einzubinden, könnte Frau M. helfen, ihrer Ehe eine neue Perspektive abzugewinnen. Außerdem könnte sie Unabhängigkeit und ein Gefühl der Kompetenz entwickeln, wenn sie außerhalb des Hauses eingebunden wäre. Auf diese Weise könnte sie Persönlichkeitsaspekte zum Ausdruck bringen, die sie in der Ehe bisher nicht ausdrücken konnte.

Mittlere Phase (Sitzungen 5 bis 10)

Während der mittleren Behandlungsphase ließ sich der Therapeut die Interaktionen mit dem Ehemann beschreiben, um die Kommunikation und Gefühle beider Partner genau zu verstehen.

Der gesamte Therapieprozess zeichnete sich durch große Variabilität aus, da ihre Stimmung und ihr Engagement stark schwankten. Obwohl sie sich in allen Sitzungen eher vermeidend und unkonzentriert zeigte, war sie ungefähr nach der Hälfte der Sitzungen in der Lage, sich auf nützliche Gespräche über ihre Eheprobleme einzulassen. In anderen Stunden wiederum beschwerte sie sich über verschiedene Quellen der Unzufriedenheit, ohne ihren eigenen Anteil an den Problemen zu erkennen. Trotz dieser Schwankungen machte sie in verschiedenen Bereichen Fortschritte. Erstens berichtete sie von zahlreichen kleinen Begebenheiten, bei denen sie versucht hatte, ihrem Mann direkter mitzuteilen, in welcher Weise sie sich von ihm vernachlässigt fühlte. Sie war über seine positive Reaktion auf ihre Forderungen überrascht und empfand, dass die Beziehung nun besser wurde. Sie begann sich von ihrem Liebhaber zurückzuziehen, sah ihn weitaus weniger häufig und dachte weniger über ihn nach.

Frau M.'s Fortschritt in dieser Behandlungsphase resultierte teilweise aus der Strategie des Therapeuten, auf Themen einzugehen, die Frau M. und ihrem Mann im Allgemeinen und ihre Kommunikation im Besonderen betrafen. Wenn die Patientin versuchte, auf andere Themen auszuweichen, stellte der Therapeut entweder keine weiteren Fragen dazu, oder er sprach es direkt an, dass sie von ihrem zentralen Thema abweichen. Dadurch, dass der Fokus konsequent beibehalten wurde, verbesserte sich Frau M.'s partnerschaftliche Kommunikation. Interessanterweise zeigte die Patientin auch Veränderungen in Bereichen, die nicht zum eigentlichen Hauptfokus gehörten. Beispielsweise arbeitete sie wieder und verbrachte weniger Zeit mit ihrem Liebhaber. Sie gab auch an, liebevollere Gefühle ihrem Ehemann gegenüber zu empfinden.

Schlussphase (Sitzungen 11 und 12)

Obwohl das Behandlungsende bereits in mehreren früheren Sitzungen ausdrücklich angesprochen wurde, veränderte sich die Art der Interaktionen während der beiden letzten Sitzungen noch ein wenig. Es ging nun hauptsächlich darum, wie die Patientin weitermachen wollte. Sie wiederholte ihr Bedürfnis, selbstsicher und direkt in der Kommunikation mit ihrem Mann zu werden, und sie beendete das außereheliche Verhältnis. Dieser Schritt war allerdings weiterhin mit Angst verbunden. Ihre Depression hatte sich gebessert, und sie hatte nicht das Gefühl, zu diesem Zeitpunkt weitere Behandlung zu benötigen.

Literatur

Paykel E. Life events and early environment. In: Paykel E (ed). Handbook of affective disorders. New York: Guilford Press 1982: 146–61.

10 Rollenwechsel und Rollenübergänge

Eine depressive Störung kann sich entwickeln, wenn jemand mit **Lebensveränderungen** nicht fertig wird, die einen Wechsel der sozialen Rolle erfordern. Fast jeder Mensch hat mehrere Rollen im sozialen System, und diese Rollen werden unauslöschlich zu einem Teil des Selbst. Die Rollen selbst sowie der damit verbundene Status beeinflussen das soziale Verhalten und die zwischenmenschlichen Beziehungsmuster des Einzelnen erheblich. Wenn eine schnelle Anpassung an neue, unvertraute Rollen erwartet wird, kommt es häufig dazu, dass die soziale Leistungsfähigkeit beeinträchtigt wird. Dies ist besonders bei Veränderungen der Fall, die vom Betroffenen als **Verlust** erlebt werden. Nicht jeder, der einen Rollenwechsel vollzieht, erlebt die Veränderung als Verlust. Rollenveränderungen werden häufig von solchen Personen als Verlust erlebt, die zu Depressionen neigen. Der Verlust kann, wie im Falle einer Scheidung, unmittelbar offensichtlich sein. Er kann aber auch subtiler sein wie beim Verlust von persönlicher Freiheit infolge der Geburt eines Kindes. Berentung oder irgendein anderer Wechsel der sozialen oder beruflichen Rolle, besonders wenn er verminderten sozialen Status mit sich bringt, stellt oft eine andere Form von subtilem Verlust dar. Umzug, Arbeitsplatzwechsel, Verlassen des Elternhauses, ökonomische Veränderung und Veränderungen der Rollen innerhalb der Familie infolge von Krankheit, neuen Verantwortungen oder Berentung sind andere Beispiele für Rollenwechsel und -übergänge.

Am häufigsten treten Rollenwechsel auf, wenn der Mensch in einen **anderen Lebenszyklus** übertritt. Da diese Veränderungen als Teil des zeitlich vorgegebenen Ablaufs von biologischem Wachstum und Entwicklung vorgegeben sind oder im Rahmen sozialer oder kultureller Muster erwartet werden, sind es sog. normative Wechsel. Der Übergang von der Kindheit zur Adoleszenz, der Eintritt in das geburtsfähige Alter, das Ende des geburtsfähigen Alters sowie die Abnahme der körperlichen Leistungsfähigkeit im Alter sind biologisch normative Prozesse. Zu den sozialen Wechseln, die im Wesentlichen durch soziale Klassenzugehörigkeit oder zeitgeschichtlichen Hintergrund bestimmt sind, gehören der Schuleintritt oder das Verlassen des Elternhauses, die Heirat, der berufliche Aufstieg und die Berentung.

Wenn man glaubt in einer neuen Rolle zu versagen oder mit der neuen Rolle oder dem Status unzufrieden ist, kann man depressiv werden. Diese Schwierigkeiten stehen häufig im Zusammenhang mit bestimmten **Annahmen über die neue Rolle**. Oft sind sich die Patienten dieser Annahmen nur teilweise bewusst, aber sie können im Rahmen der Therapie systematisch aufgedeckt werden. So lässt sich herausfinden, was der Wechsel für die jeweilige Person bedeutet. Menschen, die paradoxerweise nach einer angestrebten Beförderung depressiv werden, stehen häufig im Spannungsfeld von Verantwortung und Unabhängigkeit. Eigentlich würden sie sich in einer untergeordneten Rolle wohler fühlen, in einer weniger anspruchsvollen Position mit mehr Anleitung durch andere.

Eine Depression tritt häufig auf, wenn man erkennt, wie notwendig ein normativer Rollenwechsel ist, gleichzeitig die erforderlichen Veränderungen nur schwierig zu vollziehen sind. Es gibt auch Situationen, in denen eine Person erkennt, in einer bestimmten Rolle versagt zu haben, aber unfähig ist, das Verhalten oder die Rolle zu ändern. Treten Depressionen im Rahmen von Rollenwechseln und -übergängen auf, fühlt sich der Patient meist unfähig, mit der veränderten Rolle fertig zu werden. Der Übergang kann entweder als **Bedrohung des Selbstwert-**

Tab. 10-1 Aufgaben bei Rollenwechseln.

Aufgaben	Therapeutenfragen
Bewertung der aufgegebenen Rolle erleichtern	• Erzählen Sie mir darüber, was Sie aufgegeben und verloren haben oder was verändert wurde – das alte Haus, der frühere Arbeitsplatz, das Zusammenleben mit den Eltern, der frühere Ehepartner? • Was waren die guten Seiten? • Was waren die schlechten? • Was gefiel Ihnen? • Was gefiel Ihnen nicht?
Zum Ausdruck von Gefühlen ermuntern	• Was für ein Gefühl war es, … aufzugeben oder zu verlassen? • Erzählen Sie mir über Ihren Weggang. • Wie haben Sie sich in der neuen Situation gefühlt? • Wie ging es Ihnen am Anfang?
Soziale Fertigkeiten zur Bewältigung der neuen Rolle entwickeln	• Was wird von Ihnen verlangt? • Wie schwer ist das? • Wie geht es Ihnen dabei? • Was läuft gut? • Was läuft schlecht?
Neue zwischenmenschliche Beziehungen, Bindungen und soziale Unterstützung aufbauen	• Wen kennen Sie? • Wer kann Ihnen helfen? • Gibt es Leute, die Sie gerne kennen lernen möchten?

und Identitätsgefühls erlebt werden, oder als eine Herausforderung, die man nicht bewältigen kann (Tab. 10-1).

In der Regel treten bei der Bewältigung von Rollenwechseln folgende **Schwierigkeiten** auf:
- Die familiären Unterstützungen und Bindungen gehen verloren.
- Begleitende Emotionen wie Ärger oder Angst müssen bewältigt werden.
- Neue soziale Fertigkeiten werden plötzlich benötigt.
- Das Selbstwertgefühl ist herabgesetzt.

Den **Entwicklungsstadien des Erwachsenenlebens** wurde etwa seit Beginn der 70er-Jahre zunehmende Beachtung geschenkt. Levinson (1978), Lidz (1976), Erikson (1968) und Keniston (1968) haben (neben anderen) untersucht, welche Probleme und Aufgaben Erwachsene im Rahmen von Entwicklungsstadien haben. Eine Depression hat häufig auch Bezüge zu entwicklungsbedingten Rollenübergängen. So beinhaltet beispielsweise eine Depression im späten Adoleszenten- oder frühen Erwachsenenalter typischerweise Schwierigkeiten, ein befriedigendes Rollenidentitätsgefühl zu entwickeln oder enge Beziehungen außerhalb der Familie aufzubauen. Patienten mit diesen Problemen sind oft übermäßig an ihre Primärfamilie gebunden. Zu anderen Rollenübergangsproblemen, die typisch für das frühe Erwachsenenalter sind, gehören die mangelnde Anpassung an die Rollen als Berufstätiger, Ehepartner oder Elternteil.

Im mittleren Erwachsenenalter kann Depression mit einer Reihe von **Faktoren** zusammenhängen. Hier sind in erster Linie fehlende Befriedigung oder ausbleibender Erfolg bei der gewählten beruflichen Laufbahn, Eheprobleme oder die allmähliche Abnahme der elterlichen Verantwortung zu nennen. Im fortgeschrittenen Alter kann Depression verbunden sein mit dem Verlust der Rolle und des Status als Berufstätiger durch Berentung, mit abnehmender Gesundheit sowie dem Verlust der sozialen Unterstützung durch Krankheit oder Tod von Verwandten und Freunden.

10.1 Diagnose problematischer Rollenwechsel und -übergänge

Um Rollenwechsel als Fokus für die IPT zu diagnostizieren, sollten Hinweise vorliegen, dass die Depression und die damit verbundenen Probleme darauf zurückzuführen sind, dass der Patient seine Lebensführung durch einen Rollenwechsel verändert hat. In den meisten Fällen wird dem Patient und seinen Bezugspersonen dieser Zusammenhang deutlich sein, und der Patient wird den Wechsel ohne Weiteres erkennen. Beispiele hierfür sind das Verlassen der Schule, die Suche nach einer ersten Arbeitsstelle, die bevorstehende Heirat, die kurz zurückliegende Scheidung oder die Berentung.

Um **Rollenwechsel zu explorieren**, haben sich folgende Fragen als hilfreich erwiesen.

Veränderungen explorieren
„Könnten Sie mir etwas über die Veränderung berichten? In welcher Weise hat sich Ihr Leben verändert? Von welchen wichtigen Bezugspersonen mussten Sie sich trennen? Von welchen Personen wurde deren Platz übernommen? Wie haben Sie sich in der neuen Rolle gefühlt?"

10.2 Behandlungsplanung bei Rollenwechseln und -übergängen

Die Fragestellungen können sich je nach Lebensphase, in der sich der Patient befindet, unterscheiden. Jedoch sind bestimmte Elemente allen Rollenwechseln gemein, und sie können helfen zu definieren, welche Aufgabe und Ziele die IPT bzgl. dieser Wechsel hat. Die Rollenwechsel zu bewältigen, stellt den Patienten vor **vier Aufgaben**, die problematisch sein können:

- Die bisherige Rolle muss aufgegeben werden.
- Schuldgefühle, Ärger oder Verluste müssen zum Ausdruck gebracht werden.
- Neue Fertigkeiten müssen angeeignet werden.
- Neue Bindungen und ein soziales Unterstützungssystem müssen aufgebaut werden.

Diese Aufgaben sind in Tabelle 10-1 aufgelistet, und es werden Fragen vorgeschlagen, um einzuschätzen, wo der Patient steht.

Bewertung der alten Rolle

Die erste Aufgabe hat Ähnlichkeit mit der Förderung des **Trauerprozesses** (Kap. 8). Der Psychotherapeut hilft dem Patienten dabei, die aufgegebene Rolle zu relativieren. Die aufgegebenen Tätigkeiten und Beziehungen werden genauer unter die Lupe genommen. Im Allgemeinen neigen Patienten mit Schwierigkeiten bei der Bewältigung von Rollenwechseln dazu, die Vorteile der alten Rolle zu idealisieren, während sie deren negative Aspekte bagatellisieren. Einerseits sollte der Patient die Schwierigkeiten der alten Rolle erkennen, andererseits sollte er aber auch die positiven Aspekte sehen.

Zum Beispiel hatte eine Patientin große Schwierigkeiten, die Trennung von ihrem Ehemann zu verkraften. Verheiratet zu sein war ihrer Ansicht nach für eine Frau sozial erwünscht, egal unter welchen Umständen. Sie hatte verdrängt, wie zerrüttet ihre Ehe gewesen war und wie destruktiv sie sich auf ihr Leben auswirkte. Die Rolle einer geschiedenen Frau war für sie einfach inakzeptabel.

Ermutigung zum Ausdruck von Gefühlen

Selbst wenn eine Veränderung erwünscht und angestrebt ist, kann es als Verlust erlebt werden, die alte Rolle aufzugeben. In der Folge tritt ein Trauerprozess ein. In der alten und vertrauten Rolle hat der Patient vielleicht das befriedigende Gefühl erfahren, die erforderlichen sozialen Fertigkeiten beherrscht zu haben, die notwendig waren, um die Rolle auszufüllen. Er hat viel für diese Lebensphase typische Bestätigung daraus gewonnen. Darüber hinaus war die alte Rolle möglicherweise mit einem befriedigenden sozialen Unterstützungssystem verbunden gewesen. Dies hatte das Selbstwertgefühl in entscheidender Weise stabilisiert.

Um den Übergang zu erleichtern, kann erfragt werden, welche **Gefühle** zusammen mit dem Wechsel aufgetreten sind wie beispielsweise Trauer, Schuldgefühle oder Ärger und Enttäuschung. Sie könnten vielleicht dadurch entstanden sein, dass man den eigenen Ansprüchen nicht gerecht geworden ist.

Aufbau neuer sozialer Fertigkeiten

Die meisten bedeutsamen Rollenwechsel erfordern, dass man sich **neue Fertigkeiten** aneignet. Der IPT-Therapeut ist kein Berufsberater, der einschätzen kann, für welche Berufe sich der Patient eignet. Hingegen hilft er dem Patienten einzuschätzen, was die Rollenerwartungen für ihn bedeuten. Er versucht, die Annahmen und Gefühle zu identifizieren, die den Patienten daran hindern, die Situation besser zu bewältigen. Die neue Rolle erfordert vielleicht Fertigkeiten, die nötig sind, um den Anforderungen zu entsprechen und neue Beziehungen und Bindungen aufzubauen.

Der Therapeut kann dem Patienten helfen, bereits vorhandene Kompetenzen und Fertigkeiten realistisch einzuschätzen, um den Wechsel zu bewältigen. Dabei hält der Therapeut aufmerksam nach Bereichen Ausschau, in denen der Patient seine Fähigkeiten über- oder unterschätzt. Zu solchen Fertigkeiten kann beispielsweise gehören, selbst eine neue Wohnung zu finden, in einer neuen Umgebung zurechtzukommen, eine neue Arbeitsstelle zu finden oder zu lernen, gesellschaftlich zu repräsentieren. Häufig ist die Bewältigung solcher neuen Anforderungen schwierig und daher mit sozialen Ängsten verbunden. Solche sozialen Ängste lassen sich abbauen, indem gemeinsam mit dem Patienten schwierige Situationen durchgegangen werden. Der Therapeut kann den Patienten, bitten sich vorzustellen, was schlimmstenfalls passieren könnte.

Andere Schwierigkeiten stellen inkorrekte oder stereotype **Annahmen über die neue Rolle** dar. Diese Einstellungen haben sich oftmals herausgebildet, als Schlüsselpersonen in der Vergangenheit beobachtet wurden. Manchmal hat sich der Patient auch mit solchen Schlüsselpersonen identifiziert. Gemeinsam ist ihnen, dass sie keine geeigneten Modelle abgegeben haben. Um diesen stereotypen Annahmen entgegenzuwirken, kann der Therapeut Beispiele aufzeigen, die dem Stereotyp widersprechen.

Zum Beispiel hatte eine 62-jährige Frau große Schwierigkeiten, sich auf eine Seniorengruppe einzulassen, weil es für sie bedeutete, dass sie „alt" war. Sie verstand unter „alt", isoliert zu sein und Aktivitäten und Interessen aufzugeben. Damit beschrieb sie in Wirklichkeit ihre eigene soziale Isolation. Im Gegensatz dazu zeigte ihr sogar der wenige Kontakt, den sie mit der Seniorengruppe hatte, dass diese Menschen weniger „alt" und im Grunde lebhafter und aufgeweckter waren als sie selbst.

Aufbau sozialer Unterstützung

Eine neue Rolle zu übernehmen bedeutet oftmals, ein **neues soziales Unterstützungssystem** aufzubauen und neue Arten von Beziehungen oder vertraute Arten von Beziehungen mit neuen Personen herzustellen. Die erhaltene Bestätigung im Rahmen der neuen sozialen Rolle kann darüber hinaus fremd und weniger wünschenswert sein als die im Rahmen der alten Rolle. Solch ein Wechsel kann beispielsweise auftreten, wenn eine Frau wieder in die Arbeit einsteigt, nachdem ihre Kinder keine Vollzeitbetreuung mehr benötigen. Obwohl sie vielleicht bereits Erfahrung mit der Arbeitswelt gesammelt hatte, können sich die Arbeitsanforderungen seit dieser Zeit beträchtlich verändert haben. Vielleicht erscheinen sie auch nach einer mehrjährigen Pause schwieriger zu bewältigen. Es kommt auch oft vor, dass die gewünschte oder mögliche Art der Arbeit heute vollkommen anders ist als früher. Viele Frauen haben Angst, die immer noch oft als solche wahrgenommene „Welt des Mannes" zu betreten.

Der Therapeut sollte dabei behilflich sein, die notwendige soziale Unterstützung aufzubauen. Dazu wird zunächst geklärt, welche Kontaktgelegenheiten überhaupt bestehen. Depressive Patienten haben wahrscheinlich Möglichkeiten zum Aufbau neuer Beziehungen übersehen und sind deswegen einsam.

10.3 Rollenwechsel – das Beispiel von Frau F.

>> Frau F. ist 27 Jahre alt und Mutter eines sechsjährigen Sohnes. Sie arbeitet halbtags als Verkäuferin. Drei Wochen nach einem Suizidversuch mit verschiedenen frei verkäuflichen Medikamenten kam sie zur Behandlung. Auslöser für diesen Suizidversuch war das Ende einer außerehelichen Beziehung. Sie war seit zehn Jahren mit einem alkoholkranken Mann verheiratet, der ihr zwar finanzielle Sicherheit bot, aber wenig Gefühle zeigte. Mit dieser Ehe war sie chronisch unzufrieden. Außerdem war der Ehemann verbal und manchmal tätlich aggressiv, wenn er trank, was mehrmals pro Woche vorkam. Die außereheliche Beziehung der Patientin „machte ihr deutlich, was ihr entgangen ist". Das Verhältnis dauerte nur wenige Monate, und der Liebhaber war dann zu einer anderen Frau zurückgekehrt. Unmittelbar nachdem sie davon erfuhr, unternahm Frau F., die sich nun verlassen und hoffnungslos fühlte, einen impulsiven Suizidversuch. Sie wurde notfallmäßig behandelt und danach nach Hause geschickt, wo sie stark ausgeprägte depressive Symptome entwickelte. Nachdem diese Symptome drei Wochen lang anhielten, suchte sie professionelle Hilfe auf. Dies war ihre erste depressive Episode. <<

Anfangsphase (Sitzungen 1 bis 3)

>> Frau F. sah einen klaren Zusammenhang zwischen der Depression und ihrer Schwierigkeit, ihre Ehe zu beenden und die Abhängigkeit aufzugeben. Sie hatte ihren Ehemann einige Jahre zuvor einmal verlassen, aber während dieser Trennung behandelte er sie wieder besser, und nach zwei Monaten kehrte sie zu ihm zurück. Es war jedoch schnell wieder alles beim Alten, und Frau F. fühlte sich gefangen. Sie erhoffte von der Therapie, dass sie ihr helfen werde, ihren Mann zu verlassen. Sie fand, dass sie es verdiente besser behandelt zu werden, aber sie war sich unsicher, ob sie wirklich den Absprung von ihrer Ehe schaffen könnte. Sie fühlte sich gleichgültig, freudlos und war pessimistisch, dass irgendwelche positiven Veränderungen eintreten könnten.
Frau F. und ihre fünf Jahre jüngere Schwester wuchsen bei einer dominanten, passiv-aggressiven Mutter auf. Ihr Vater hatte die Familie wegen einer anderen Frau verlassen, als die Patientin sechs Jahre alt war. Ihre Mutter ließ sich nicht auf andere Männer ein, und die Patientin erinnerte sich an das Gefühl, dass ihr die Familie wie eine Gruppe unattraktiver, ausgestoßener Frauen vorkam, die es nicht schafften, die Zuwendung eines unterstützenden Mannes zu erhalten. Wie sie sich selbst und ihre Familie einschätzte, stand im Gegensatz zu ihrer persönlichen Attraktivität und ihren sozialen Fähigkeiten. Tatsächlich war sie eine beliebte und gute Schülerin gewesen. Ihre Mutter hatte eine übermäßig enge und umklammernde Beziehung zu ihr. Ihre Heirat im Alter von 17 Jahren wurde als Mittel gesehen, die Mutter und ihr Zuhause zu verlassen. Dies hielt die Mutter jedoch nicht davon ab, sich in die Angelegenheiten der Tochter zu mischen. Sie hatte immer noch Skrupel, ihrer Mutter zu widersprechen und gab an, auch daran in der Behandlung arbeiten zu wollen. <<

Zum Zeitpunkt der zweiten Sitzung hatte die Patientin ihren Mann gebeten, auszuziehen. Er hatte ohne Weiteres eingewilligt und dadurch zum Ausdruck gebracht, wie unzufrieden er mit der Ehe war. Die Patientin fühlte sich ermutigt und berichtete, dass sich ihre depressiven Symptome verbessert hätten. Sie beschrieb weiterhin, dass sie die Beziehung mit ihrem Ehemann überraschenderweise ohne inneren Konflikt abgebrochen hatte. Und dies trotz ihrer jahrelangen Unsicherheit darüber. Sie erzählte auch, dass sie in der Kommunikation mit ihrer Mutter offener und direkter geworden sei, als es beispielsweise um ihren Urlaub ging. Diese zwei Sitzungen beschäftigten sich im Großen und Ganzen mit der Beziehung zu ihrem Mann und ihrer Mutter. Bei diesem Gespräch wurde deutlich, dass sie vermied, für ihre Entscheidungen Verantwortung zu übernehmen. Sie brachte andere, wie ihre Mutter oder ihren Mann, dazu, Entscheidungen für sie zu treffen. Sie misstraute ihrem eigenen Urteilsvermögen und zögerte, die Dinge selbst zu durchdenken. Ihr Unbehagen, für sich selbst Verantwortung zu übernehmen, stand in engem Zusammenhang mit einer ganz bestimmten Vorstellung: Den Mann zu verlieren oder ihn zu vertreiben, hieße, unattraktiv, unweiblich und entwertet zu sein. Genau so hatte sie sich selbst und ihre Mutter empfunden, als ihr Vater sie verließ. Ihr Beziehungsmuster zu einem Mann bestand darin, sich voll auf ihn einzulassen, um jeden Preis mit ihm zusammenzubleiben und alle Fehler zu übersehen. Sie hatte auch Angst davor, alleine zu sein, da sie noch nie alleine als Familienoberhaupt gelebt hatte.

Nachdem die ersten drei Sitzungen sehr informativ waren, wurde der Therapiefokus festgelegt. Frau F. sollte darin unterstützt werden, den Rollenwechsel zu bewältigen, den die Trennung von ihrem Mann mit sich bringen würde. Deswegen sollte ihr geholfen werden:
- neue Möglichkeiten für soziale Unterstützung zu finden; damit sollte die Funktion ihres Mannes und dessen Familie ersetzt werden,
- ihre Ängste vor dem Alleinsein zu erkennen und zu verändern; ebenso sollte sie ihre Neigung abbauen, ihrem eigenen Urteilsvermögen zu misstrauen,
- sich ein neues Repertoire an sozialen Fertigkeiten anzueignen; dazu gehörte beispielsweise die Kindererziehung,
- zu erkennen, was sie selbst wert ist und welchen Wert es im Vergleich dazu hat, irgendeinen Mann zu haben.

Es wurde entschieden, ihren Fall im Rahmen von Rollenwechseln und nicht von Rollenkonflikten zu konzipieren. Grundlage für diese Entscheidung war Frau F.'s Überzeugung, dass die Differenzen zwischen ihr und ihrem Ehemann unüberbrückbar seien, sowie ihre ausgesprochenen Sicherheit darüber, die Ehe beenden zu wollen.

Mittlere Phase (Sitzungen 4 bis 10)

Trotz der Trennung von ihrem Ehemann fühlte sich die Patientin weiterhin gut. Bei der Suche nach alternativen Unterstützungsmöglichkeiten hatte sie sich zunächst an Familienmitglieder gewandt, einschließlich ihrer Schwiegereltern und ihrer Mutter. Alle hatten sie dazu gedrängt, sich doch mit ihrem Mann zu versöhnen, indem sie ihn als „bemitleidenswert" darstellten. Sie erkannte, dass die Suche nach Unterstützung bei diesen Personen in der Vergangenheit dazu beigetragen hatte, dass sie jedes Mal zu ihrem Mann zurückgekehrt war. Daher begann sie stattdessen, Beziehungen zu alten Freundinnen wieder aufzuneh-

men. Noch vor der fünften Sitzung war der Ehemann gekommen und hatte sie darum gebeten, es noch einmal mit ihm zu versuchen, aber sie hatte abgelehnt. Nach diesem Vorfall untersuchte der Psychotherapeut, ob die Möglichkeit einer versöhnlichen Lösung des Konfliktes bestand. Er fragte die Patientin nach den Umständen, unter denen sie sich eine Versöhnung vorstellen könne. Frau F. äußerte, dass sie unter keinen Umständen gewillt wäre, die Ehe wieder aufzunehmen.

Vier Wochen nach der Trennung begann sie, sich mit Männern zu verabreden. Sie empfand dies als positive Erfahrung. Sie kam sich allerdings dabei merkwürdig vor, nach zehn Jahren wieder zu überlegen, was sie von den Männern, mit denen sie ausging, wollte und erwartete. Genau zu dieser Zeit fingen Schwierigkeiten mit ihrem Sohn an. Er fiel in der Schule und zu Hause durch schlechtes Benehmen auf. Sie erkannte, dass sie die Erziehung zum großen Teil ihrem Mann überlassen hatte und dass sie sich unwohl gefühlt hatte, mit dem Kind über die Trennung zu sprechen. Mehrere Sitzungen wurden damit verbracht, ausführlich über ihren Umgang mit ihrem Sohn zu sprechen. Es wurde besprochen, in welcher Weise sie mit ihm über die Trennung sprechen konnte und welche möglichen Ansätze es in der Erziehung gab. Darauf verbesserte sich das Verhalten des Sohnes, und sie fühlte sich ihm wieder näher.

Nach der fünften Sitzung besserten sich die Symptome der Patientin. Sie hatte immer noch gute und schlechte Tage, aber die freudlosen, gleichgültigen, hoffnungslosen Gefühle waren verschwunden.

Die Patientin verabredete sich weiterhin mit Männern und fing an, sich mehr für einen bestimmten Mann zu interessieren. In der Behandlung beschäftigte sie sich mit der Frage, was sie zu Beginn ihrer Ehe an ihrem Mann so attraktiv gefunden hatte. Er war ihr „sicher", weil er von ihr abhängig geworden war und weil er ohne sie so „bemitleidenswert" war. Sie erkannte, dass sie sich zu solchen Männern hingezogen fühlte, die schnell und bedingungslos an ihr interessiert waren, weil sie große Angst davor hatte, zurückgewiesen zu werden. Infolgedessen war sie bei der Wahl der Männer, mit denen sie sich einließ, nicht besonders kritisch. Daraufhin wurden frühe Warnzeichen identifiziert, die ihr dabei helfen könnten, ähnliche unproduktive Muster bei ihren zukünftigen Männerbeziehungen zu erkennen.

Schlussphase (Sitzungen 11 bis 13)

Als das Ende der Behandlung näher kam, gab Frau F. Gefühle der Leere und Langeweile an. Auch habe sie das Gefühl, dass ihr Leben zu nichts führe. Sie brachte dies nicht mit dem Ende der Behandlung in Zusammenhang, sondern sprach prinzipiell davon, sich wertlos zu fühlen, wenn sie ohne einen Mann leben würde. Dieses Gefühl trat auf, obwohl sie ihren jetzigen Zustand durchaus nicht als dauerhaft ansah. Daraufhin wurde in der Therapie mehr über ihre früheren Gefühle der Selbstverdammung und Wertlosigkeit ohne Vater gesprochen, und die Patientin begann auch darüber zu sprechen, wie schrecklich es wäre, alt und hässlich zu werden. Der Therapeut stellte diese Gefühle in einen Zusammenhang mit dem Ende der Therapie und mit den Ängsten der Patientin, auf sich alleine gestellt zu sein. Er versuchte, ihren Befürchtungen ihre tatsächliche Kompetenz ebenso gegenüberzustellen wie ihre Attraktivität. Zu dieser Zeit unternahm der Ehemann einen weiteren Versuch, die Patientin dazu zu bringen, ihn wieder aufzunehmen. Obwohl sie in Versuchung geriet, erinnerte sie sich wieder an die alten Verhaltensmuster. Zwar fühlte sie sich im Moment einsam und unglücklich, aber die Ehe wieder aufzunehmen würde sie zu einem noch länger anhaltenden Unglücklichsein verdammen. In der letzten Sitzung fasste sie zusammen, welche Einstellungen und Verhaltensweisen sie in der Behandlung verändert hatte. Sie sah, dass sich die Beziehung zu ihrem Kind verbessert hatte, wie ihr Freundeskreis an Männern und Frauen gewachsen war, sah ihre Verabredungen und ihr verbessertes Unabhängigkeits- und Kompetenzgefühl. Auf dieser Grundlage beschloss sie, nicht wieder ihr altes Leben aufzunehmen, selbst wenn sie sich mit einem bestimmten Ausmaß an Einsamkeit abfinden musste.

Die akute depressive Phase der Patientin war durch eine außereheliche Beziehung ausgelöst worden, die deutlich machte, was sie in ihrer Ehe vermisste. Obwohl sie sich schon lange bewusst war, wie unzufrieden sie mit ihrem Mann war, hatte sie das ignoriert. Erst als sie erfahren hatte, wie eine Beziehung sein kann, begab sie sich in Therapie mit dem Wunsch, ihre destruktive Ehe aufzugeben. Zu diesem Zeitpunkt fühlte sie sich aber nicht in der Lage, diese Veränderung alleine durchzuführen. Der Therapeut half der Patientin dabei, die neuen Anforderungen einzuschätzen, die ein Rollenwechsel zu einer unabhängigen alleinerziehenden Mutter mit sich bringen würde. Die Patientin musste einigen Anforderungen standhalten, wenn die Trennung von ihrem Mann erfolgreich sein sollte. Hierzu gehörten, Einsamkeit zu ertragen und ihr Selbstwertgefühl beizubehalten, ohne sich mit einem Mann zu identifizieren, mit ihrem Kind umgehen zu können sowie neue Freunde zu gewinnen und sich mit Männern zu verabreden. Bei all diesen Anforderungen half der Therapeut ihr, die damit verbundenen Ängste zu erkennen und festzustellen, dass sie tatsächlich über genügend Ressourcen verfügte, um ihnen zu entsprechen. Wichtig war auch zu klären, wie Frau F. darüber dachte, eine allein erziehende Mutter zu sein. Der Therapeut vermittelte ihr darüber hinaus, wie sie mit ihrem Sohn umgehen könnte. Solche Informationen konnte sie sonst nirgendwo bekommen. Ebenso wichtig war es für die Patientin, durch ihr soziales Umfeld unterstützt zu werden. Hier konnte sie mit Hilfe des Therapeuten neue Möglichkeiten finden, die weniger konfliktreich waren als die Beziehungen zu ihrer Mutter und ihren Schwiegereltern. Um die neue Rolle zu übernehmen, musste geklärt werden, welche Gefühle die alte Rolle – als Ehefrau und Tochter – begleiteten. Erst jetzt konnte die Patientin erkennen, dass sie im Verlauf dieser Beziehungen weitaus mehr verloren als gewonnen hatte. Diese Sichtweise half ihr, den nötigen Kraftaufwand für die gewünschte Veränderung aufzubringen. In ihrer neuen Rolle brauchte sie Bestätigung, die sie erhielt, wenn sie auf sich selbst vertraute. Sie konnte nun erleichtert und stolz über ihren Rollenwechsel sein.

Literatur

Erikson EH. Identity: Youth and crisis. New York: Norton 1969.
Kensiton K. Young radicals. New York: Harcourt Brace 1968.
Levinson DJ. The seasons of a man's life. New York: Alfred Knopf 1978.
Lidz T. The person. New York: Basic Books 1976.

11 Einsamkeit und Isolation[1]

Einsamkeit und Isolation werden als Behandlungsfokus gewählt, wenn der Patient in seiner Vorgeschichte sozial isoliert war und überwiegend **gestörte** oder **nicht-tragende zwischenmenschliche Beziehungen** aufweist. Patienten mit solchen Defiziten haben im Erwachsenenalter möglicherweise nie dauerhafte oder enge Beziehungen erlebt. Patienten, die in ihrer Vorgeschichte extrem sozial isoliert waren, sind im Allgemeinen schwerer gestört als Patienten mit anderen Problembereichen.

11.1 Diagnose von Einsamkeit und Isolation

Menschen brauchen, um sich erfolgreich an die jeweiligen sozialen Umstände anzupassen, enge Bindungen mit Bezugspersonen oder Familienangehörigen. Sie brauchen wenige intensive, aber befriedigende Beziehungen mit Freunden und Bekannten sowie angemessene Herausforderungen und Beziehungen in ihrer Arbeitsrolle. Bei Patienten mit Einsamkeit und Isolation ist es sinnvoll, nur bei denjenigen, die **sozial völlig isoliert** sind, diesen Problembereich als Fokus zu wählen. Sozial isolierte Patienten verfügen in der Regel über keinerlei Beziehungen zu nahe stehenden Personen oder Freunden und über keinerlei Arbeitsrolle. Die Betroffenen können dauerhafte oder vorübergehende mangelnde soziale Fertigkeiten aufweisen.

---

[1] Anm. d. Verf.: Dieser Problembereich wurde – abweichend vom Original-Manual – von unserer und anderen Arbeitsgruppen in „Einsamkeit, Isolation" umbenannt, da es ungünstig, möglicherweise kränkend und wenig ressourcenorientiert erscheint, diesen Fokus dem Patienten gegenüber als „interpersonelle Defizite" zu kommunizieren.

11.2 Ziele und Strategien der Behandlung

Bei Einsamkeit und Isolation besteht das Behandlungsziel darin, die soziale Isolation des Patienten zu vermindern. Da zum Zeitpunkt der Behandlung keine bedeutsamen Beziehungen vorhanden sind, liegt der Behandlungsfokus auf vergangenen Beziehungen, auf der **Beziehung zum Therapeuten** und auf dem **Aufbau neuer Beziehungen**.

Beim Umgang mit interpersonellen Defiziten hat der Therapeut drei Aufgaben:
- frühere bedeutsame Beziehungen einschließlich negativer und positiver Aspekte abzuklären,
- darauf zu achten, ob sich in diesen Beziehungen Probleme wiederholen oder sich Parallelen finden lassen,
- negative und positive Gefühle gegenüber dem Therapeuten sowie Parallelen zu anderen Beziehungen anzusprechen.

Frühere wichtige Beziehungen haben bei diesen Patienten größte Bedeutung. Hierbei ist insbesondere auf die Beziehungen in der Kindheit zu Familienangehörigen zu achten. In jeder einzelnen Beziehung sollte sowohl der beste als auch der schlechteste Anteil herausgefiltert werden. Werden solche früheren Beziehungen erfolgreich durchgesprochen, können sie dem Patienten optimalerweise als Modell dafür dienen, befriedigende neue Beziehungen aufzubauen. Der Therapeut stellt dazu folgende Fragen.

Neue Beziehungen
„Erzählen Sie mir über Ihre derzeitigen Freunde. Ihre engere Familie. Wie oft sehen Sie sie? Was unternehmen Sie gerne gemeinsam? Welche Probleme haben Sie mit ihnen?"

Weiterhin sind die **Beziehungen**, von den aktuellen bis zu den frühesten, abzuklären.

Aktuelle und frühere Beziehungen
„Wie können Sie jetzt Freunde finden? Und wie Beschäftigungen, die Ihnen früher Spaß gemacht haben?"

>> Herr B. (28) lebte sehr zurückgezogen. Eine positive Beziehung in der Vergangenheit wurde dazu benutzt, ihm zu helfen, neue befriedigende Beziehungen zu finden. Obwohl er den Kontakt zu seinen Eltern in den späten Teenagerjahren abgebrochen hatte, erinnerte sich Herr B. mit Zufriedenheit an die konkret umschriebenen Arbeiten, die er und sein Vater zusammen durchgeführt hatten. Da es ihm unangenehm war, in unstrukturierten Situationen unter Menschen zu sein, übernahm er eine strukturierte ehrenamtliche Arbeit in einem örtlichen Krankenhaus. So konnte er seine soziale Isolation reduzieren. <<

Gescheiterte Beziehungen oder frühere zwischenmenschliche Schwierigkeiten ausführlich abzuklären kann den Therapeuten auf wahrscheinliche Problemfelder in neuen Beziehungen aufmerksam machen. Der Therapeut sollte danach suchen, ob in schwierigen Situationen regelmäßig ablaufende Muster vorkommen. Er hilft dem Patienten, diese Situationen zu erkennen, damit dieser sie zukünftig vermeidet oder daran arbeitet, seine Schwierigkeiten allmählich zu beseitigen.

>> Eine 30-jährige Frau hatte sich von sozialen Kontakten mit anderen zurückgezogen und ihre Arbeit verloren. Sie hatte extreme Angst, mit mehr als zwei oder drei Personen gleichzeitig zusammen zu sein. Sie entwickelte psychophysiologische Symptome in Gruppensituationen und zog sich bei vielen Angelegenheiten auf peinliche Weise zurück. Sie fühlte sich ausgeschlossen, unbeliebt und ängstlich. Diese Gefühle hatten etwas mit ihrer früheren Familiensituation zu tun. Als sie in der Lage war, ihr Problem zu erkennen, fand sie eine geeignete Arbeit in einem kleinen Geschäft, in dem sie häufigen Kontakt mit nur einer Person (ihrem Chef) hatte. Sie verminderte ihre Isolation auch weiterhin, indem sie jeweils nur eine einzelne Person zu sich nach Hause einlud. <<

Bei sozial isolierten Patienten muss der Patient-Therapeut-Beziehung weit mehr Beachtung geschenkt werden als bei anderen Patienten. Diese Beziehung liefert dem Therapeuten die direktesten Angaben über den Beziehungsstil des Patienten. Werden in dieser Beziehung auftauchende Probleme gelöst, kann das dem Patienten ein **Modell** liefern, das er beim Aufbau anderer Beziehungen anwenden kann. Verzerrte oder unrealistische negative Gefühle gegenüber dem Therapeuten oder der Therapie sollten unbedingt offen ausgesprochen werden. Typischerweise zieht es diese Patientengruppe vor, die Beziehung lieber abzubrechen, anstatt die offene Konfrontation mit dem anderen zu suchen und die Beziehungsproblematik zu klären.

>> Ein 24-jähriger Mann war zu Beginn der siebten Sitzung auffallend still und begann über Therapieabbruch zu sprechen. Er glaube nicht, dass ihm geholfen werden könne. Als der Therapeut nachfragte, ob er sich über irgendetwas, das der Therapeut getan oder nicht getan hatte, geärgert hatte, erwiderte er, dass der Therapeut ihn, genau wie alle anderen, zurückgewiesen habe. Als er gebeten wurde zu erklären, was er meine, stellte sich heraus, dass er eine ermutigende Aussage des Therapeuten vollkommen missverstanden hatte. Der Patient war erleichtert darüber, dass er das Missverständnis aufgedeckt und auch, dass er seine Besorgnis geäußert hatte. Dieser Vorfall lieferte die Basis für eine ausführlichere Besprechung der allgemein sehr gehemmten Kommunikation des Patienten mit anderen. <<

Bei Patienten mit zwischenmenschlicher Verarmung dient der Umgang mit negativen Gefühlen dem Therapeuten gegenüber nicht nur als Modell für interpersonelles Lernen, sondern auch als **Sicherheitsventil**. Es hindert den Patienten daran, wegen irgendeiner vermeintlichen Kleinigkeit die Therapie frühzeitig abzubrechen.

Das in der Therapie Gelernte muss nun vom Patienten auf Alltagssituationen übertragen werden können. Dazu kann der Therapeut ausgiebigen Gebrauch von Kommunikationsanalysen und Rollenspielen machen. Der Patient kann, mit oder ohne Erfolg, versucht haben, seine Kontakte zu anderen zu erhöhen. Diese Versuche näher anzuschauen, zeigt, wo einfach zu korrigierende

Defizite im Kommunikationsverhalten des Patienten liegen. Um dem Patienten dabei zu helfen, seine Hemmung zu überwinden, andere anzusprechen, bietet der Therapeut an, schwierige Situationen im **Rollenspiel** durchzugehen.

Rollenspiel Kontaktaufnahme
„Nehmen wir an, Sie betreten bei einer Party einen Raum voller fremder Personen. Was könnten Sie tun, um ein paar Leute näher kennen zu lernen?"

Die Kurzbehandlung von Einsamkeit und Isolation ist besonders schwierig, und die Zielsetzung sollte deshalb auf den **„Anfang" der Arbeit** an diesen Problemen beschränkt bleiben und nicht unbedingt auf die Lösung derselben abzielen.

11.3 Einsamkeit und Isolation – das Beispiel von Herrn R.

》 Herr R. war 22 Jahre alt, allein stehend und lebte bei seiner Mutter. Neben seiner Arbeit als Koch besuchte er halbtags eine Abendschule, um einem Studium nachzugehen. Zur Behandlung kam er auf Anraten seines Arbeitgebers. Herr R. klagte über depressive Stimmung und Reizbarkeit in den letzten ein oder zwei Monaten. Zu seinen depressiven Symptomen gehörten außer Appetitlosigkeit mit einem Gewichtsverlust von etwa fünf Kilo im vergangenen Monat Schlafstörungen, Weinkrämpfe, vermindertes Interesse an seinen sonstigen Aktivitäten, Energieverlust, Freudlosigkeit und Reizbarkeit. Suizidgedanken bestritt er. Zwei Wochen vor der Erstuntersuchung hatte er seine Mutter während einer Auseinandersetzung geschlagen. Die Frage, ob er jemals zuvor tätlich gegen sie geworden sei, verneinte er. Er hatte sich noch nie zuvor in psychiatrische Behandlung begeben.
Herr R. berichtete, die Symptome seien ungefähr einen Monat vor dem Ende seiner dreijährigen Beziehung zu einer Frau aufgetreten, die die Beziehung zu ihm wegen seiner „Launenhaftigkeit" und emotionalen Unzugänglichkeit abgebrochen hatte. Seitdem hatte er sie weder gesehen noch gesprochen.
Herr R. war als unehelicher Sohn einer 19-jährigen Frau in einer ländlichen Umgebung zur Welt gekommen. Der Vater des Patienten hatte die Mutter noch während der Schwangerschaft wegen einer anderen Frau verlassen, sich in einer nahe gelegenen Stadt niedergelassen und weitere Kinder gehabt. Herr R. wurde von seiner Mutter alleine aufgezogen und hatte keinen Kontakt zum Vater. Als er dreizehn Jahre alt war, zogen er und seine Mutter um. Der Patient erlebte den Umzug als sehr schwierigen Wechsel: Er fühlte sich fehl am Platz und schämte sich wegen seines Dialekts und seiner Ungeschicklichkeit im Sport. Er hatte wenige Freunde und führte ein ziemlich einsames Dasein. In den nächsten Jahren wurde er in der Schule zunehmend schlechter und hatte wegen seines Benehmens ständig Streit mit seiner Mutter. Bald danach lernte er seine Freundin, eine sehr gute Schülerin, kennen, die eine spezielle Schule besuchte, auf der ehemals schlechte Schüler auf eine akademische Laufbahn vorbereitet wurden. Sie konnte Herrn R. zu einem Wechsel auf diese Schule überreden. Hier entwickelte er sich zu einem Sportler und gab sein selbstzerstörerisches Verhalten auf. Er fing an, sich für eine berufliche Laufbahn als Lehrer zu interessieren, immatrikulierte sich nach dem Schulabschluss an einer Hochschule und arbeitete halbtags als Koch, um seine Ausbildung zu finanzieren.
Zwei Jahre vor Therapiebeginn kam die Mutter des Patienten, die bei der Telefonvermittlung arbeitete, wegen Komplikationen im Rahmen eines Diabetes mellitus ins Krankenhaus und wurde daraufhin depressiv. Da sie nicht krankenversichert war, fielen hohe Krankenhausrechnungen an. Kurz vor dem Klinikaufenthalt seiner Mutter hatte Herr R. vorgehabt, auszuziehen. Seine Freundin wollte, dass er eine eigene Wohnung nahm, sodass das Paar für sich allein sein konnte. Die Sorge um den psychischen Zustand seiner Mutter und ihre Schulden veranlassten ihn jedoch dazu, bei ihr wohnen zu bleiben. Er schränkte sein Studium ein und arbeitete ganztags. Zum Zeitpunkt der Untersuchung hatte die Mutter des Patienten ihre Arbeit noch nicht wieder aufgenommen. 《

Anfangsphase (Sitzungen 1 bis 4)

Beim Erstgespräch trug der Patient zerknitterte, weite Kleidung. Er saß zusammengesunken auf seinem Stuhl und sprach so leise, dass er schwierig zu verstehen war. Er war schwer depressiv.

Nach einer umfassenden körperlichen Untersuchung wurde er auf ein trizyklisches Antidepressivum eingestellt. Es wurde mit 100 mg Imipramin begonnen, das während der ersten Woche allmählich auf 200 mg zur Nacht gesteigert und dann bei dieser Dosis belassen wurde. Zusätzlich wurden mit dem Patienten zwei IPT-Sitzungen pro Woche vereinbart. Dies sollte so lange beibehalten werden, bis sich eine deutliche Besserung seiner Symptome zeigte. Danach waren wöchentliche Sitzungen vorgesehen. In den anfänglichen Sitzungen wurden die Symptome des Patienten ausführlich abgeklärt und Fragen zur Medikamenteneinnahme besprochen. Mit Beginn der zweiten Sitzung erschien der Patient etwas weniger depressiv, sprach mehr und begann, stärker auf sein Äußeres zu achten. Der Therapeut unterstützte den Patienten aktiv bei der Bewältigung von Alltagsproblemen, die aufgrund seiner schweren Depression am Arbeitsplatz aufgetreten waren.

Ferner begann der Therapeut damit, die Beziehung des Patienten zu seiner Freundin, seinen Mangel an sozialen Fertigkeiten und die Ereignisse, die zum Abbruch der Beziehung geführt hatten, zu explorieren. Die Beziehung zu seiner Freundin war Herrn R. extrem wichtig gewesen, da sie ihm ein Vorbild dafür war, wie er sich dem Leben in einer neuen Umgebung anpassen konnte. Außerdem leitete sie ihn im Umgang mit anderen Menschen an. Die Beziehung gestaltete sich jedoch mehr wie zu einer älteren Schwester. Der Patient hatte Angst vor der Nähe und Bindung, die seine Freundin verlangte, und neigte zum Rückzug, wenn ihre Forderungen zunahmen. Er konnte die emotionale Bindung nicht über längere Zeit aufrechterhalten, fühlte sich seiner Freundin unterlegen und ihres Interesses nicht wert. Außerdem empfand er Schuldgefühle, da diese Beziehung für ihn gleichbedeutend mit weniger Loyalität seiner Mutter gegenüber war. Tatsächlich bestand der unmittelbare Auslöser für die Trennung darin, dass er sich weigerte, mit seiner Freundin zusammenzuziehen.

Auch die Beziehung zu seiner Mutter wurde abgeklärt. Dabei wurde deutlich, wie er die Erwartungen seiner Mutter wahrnahm. Er war eben der einzige Sohn einer Frau, die niemals geheiratet hatte. Seine Mutter behandelte ihn als etwas ganz Besonderes, allerdings auch als jemanden, auf den sie als Partnerersatz zählen konnte. Sie hatte ihm erzählt, dass man sie bei seiner Geburt gedrängt hatte, ihn zur Adoption freizugeben, dass sie sich aber trotz aller Demütigungen und Unannehmlichkeiten für ihn entschieden hatte. Einerseits gab die Mutter ihm das Gefühl, er sei für ihr Wohlbefinden unerlässlich, weil sie seine Liebe und Zuwendung brauchte. Andererseits vermittelte sie ihm aber auch, das Kind eines vollkommen verantwortungslosen Vaters zu sein, der sie in der Schwangerschaft verlassen hatte. Der schlechte Vater musste oft als Beispiel dafür herhalten, was aus ihm selbst mal werden könnte. Deswegen sah Herr R. seinen Wunsch nach Beziehungen mit anderen Frauen und sein Vorhaben, von zu Hause auszuziehen, als Zeichen, dass er, wie schon sein Vater, ein nichtsnutziger Mann war, der seiner Mutter Unrecht tat.

Als die aktuellen Beziehungen angesprochen wurden, zeigte sich, dass Herr R. zum Zeitpunkt des Behandlungsbeginns außer seiner Mutter niemandem nahe stand. Beziehungen zu Männern wurden vermieden, da er sich im Vergleich zu ihnen unbeholfen, gehemmt und unzulänglich vorkam. Obwohl er sich unmännlich und mit starken Frauen wie seiner Mutter überidentifiziert fühlte, empfand er für viele Männer auch Verachtung, weil sie in seinen Augen verantwortungslos mit Drogen und Frauen umgingen. Seine einzige ernsthaftere Beziehung zu Frauen bestand zu besagter Freundin. Obwohl er sich in der Lage fühlte, Frauen kennen zu lernen, verfügte er über keinerlei Fähigkeiten, eine dauerhafte Beziehung aufzubauen. Die zwischenmenschlichen Beziehungen des Patienten in der Schule und am Arbeitsplatz waren relativ oberflächlich. Er gab sich große Mühe, nicht wegen entweder sehr guter oder sehr schlechter Leistungen aufzufallen.

Da es dem Patienten an aktuellen Beziehungen und sozialen Fertigkeiten mangelte, wurde der Problembereich als „interpersonelles Defizit" definiert. Die therapeutische Strategie war folgende:
- Es sollte auf frühere bedeutsame Beziehungen fokussiert werden. Dann war zu klären, wie er die Erwartungen seiner Mutter wahrnahm. Positive Erfahrungen, die modellhaft für neue Beziehungen stehen könnten, sollten identifiziert werden. Seine Ansichten über den Vater

sollte er noch einmal überprüfen, um zu einem realistischen und ausgewogenen Bild zu gelangen. Beispiele wie sein Vater hinderten den Patienten daran, bedeutsame reife Beziehungen aufzunehmen. Der Therapeut hoffte, diesen Modellcharakter gemeinsam mit dem Patienten durchsprechen zu können.
- Es sollte auf die Patient-Therapeut-Beziehung als direkte Informationsquelle über Herrn R.'s Beziehungsstil fokussiert werden, um derzeit bestehende zwischenmenschliche Probleme zu verändern.

Der unmittelbare Fokus lag auf der aktuellen Lebenssituation des Patienten und seinen Beziehungen zur Mutter, zur Freundin und zu Gleichaltrigen.

Mittlere Phase (Sitzungen 5 bis 8)

Unter der Imipramin-Behandlung zeigten sich am Ende der fünften Sitzung kaum noch nennenswerte Symptome. Herrn R.'s Stimmung war aufgehellter, und seine äußere Erscheinung hatte sich beträchtlich verändert, da er mehr auf Kleidung und Körperpflege achtete. Zudem bekundete er ein zunehmendes Interesse an Aktivitäten.

Die fünfte Sitzung fand nach einer einwöchigen Pause statt. Der Therapeut hatte einen Urlaub geplant und dies mit dem Patienten zu Beginn der Behandlung besprochen. Herr R. berichtete, alleine zu einigen Sportveranstaltungen gegangen zu sein und Zeit mit Malen und Schreiben verbracht zu haben. Beides seien Aktivitäten, die er in den letzten paar Monaten vermieden habe. Auf die Frage des Therapeuten, ob er sich wieder verabreden wolle, antwortete er, dass er Angst habe, mit einer Frau eine Beziehung anzufangen. Er befürchtete, emotional rasch anhänglich und, wie er es nannte, dann „schnell abgehängt" zu werden. Zur Abwesenheit des Therapeuten in der vorausgegangenen Woche äußerte er sich nicht direkt. Da es ihm gut zu gehen schien, empfahl der Therapeut für die verbleibenden Sitzungen wöchentliche Treffen, und Herr R. stimmte zu.

Am Tag der sechsten Sitzung rief ein Kollege des Patienten an. Er teilte mit, dass dieser verreist sei und seinen Termin nicht wahrnehmen könne, in der nächsten Woche aber wieder käme. Doch auch zu diesem Termin erschien der Patient nicht – und rief auch nicht an, um abzusagen. Als der Therapeut ihn am nächsten Tag telefonisch an seinem Arbeitsplatz erreichte, sagte Herr R., er habe den Termin vergessen, käme aber in der folgenden Woche zur üblichen Zeit zu seinem nächsten Termin.

Der Therapeut dachte über die beiden nacheinander versäumten Termine und die fünfte Sitzung noch einmal nach und kam zu dem Schluss, dass Herr R. wahrscheinlich über den Urlaub des Therapeuten ziemlich verärgert war. Möglicherweise hatte er sich auch über die Umstellung von wöchentlich zwei auf eine Sitzung geärgert.

In der folgenden Woche erschien Herr R. zur üblichen Zeit. Er erklärte, dass er seine Sitzung vor zwei Wochen nicht habe wahrnehmen können, weil er seine beiden Halbschwestern, die anderen Kinder seines Vaters, die er bis dahin noch nie erwähnt hatte, besucht habe. In einem Gespräch über den Vater hätte sie seine Ansicht bestätigt, dass der Vater in der Tat ein verantwortungsloser Mann sei. Das Versäumen der zweiten Sitzung erklärte Herr R. damit, dass er eine Frau kennen gelernt habe, die ihm gefallen habe, und er an dem Nachmittag, an dem sein Termin anberaumt war, mit ihr zusammen gewesen sei. Er habe gewusst, dass er seinen Termin versäume, habe es aber für wichtiger gehalten, bei der Frau zu bleiben.

Der Therapeut merkte an, dass der Patient sich nie über den Urlaub des Therapeuten geäußert habe. Nachdem der Patient zunächst dabei blieb, keine Einwände dagegen gehabt zu haben, gab er schließlich zu, auf den Therapeuten sauer gewesen zu sein. Dieser habe ihn allein gelassen, „gerade als wir angefangen hatten". Er habe sich zu diesem Zeitpunkt sogar überlegt, die Behandlung abzubrechen. Der Therapeut wies darauf hin, dass auch Herr R., genauso wie er selbst, Urlaub genommen habe. Der Patient räumte ein, dass zwischen den beiden Ereignissen ein Zusammenhang bestehen könnte. Danach fragte der Therapeut, warum er nicht früher über seine Gefühle gesprochen habe. Dies führte zu einem produktiven Gespräch über Herrn R.'s Schwierigkeit, Ärger auszudrücken. Besprochen wurde auch seine Befürchtung, dass die Dinge unweigerlich außer Kontrolle gerieten, wenn er seine Gefühle äußern würde. Er war in der Lage zuzugeben, dass die Therapie ihm viel bedeute. Er zeigte sich auch überrascht und dankbar, dass der Therapeut nicht negativ auf seinen Ärger reagiert hatte. In dieser Sitzung berichtete Herr R. auch von seinen jüngsten Bemühungen, am Arbeitsplatz Freunde zu finden. Er beschrieb sein Unbehagen, einen der Kollegen anzusprechen. Es wurde ein Rollenspiel durchgeführt, in dem der Patient ausprobierte, was er sagen könnte.

Schlussphase (Sitzungen 9 bis 11)

In der nächsten Sitzung sprach Herr R. seine Gefühle gegenüber einem Mann an, mit dem seine Mutter sich neuerdings verabredete. Er hielt den Mann, wie seinen Vater, für verantwortungslos und glaubte, dass seine Mutter durch ihr Zusammensein mit ihm mangelnden Verstand an den Tag lege. Der Patient überlegte, entweder mit ihr oder mit dem Mann zu besprechen, dass er die Beziehung eigentlich missbillige. Der Therapeut stellte in Frage, ob diese Einmischung in das Privatleben der Mutter angemessen sei. Doch der Patient versicherte ihm, dass er es für angebracht hielte, auf seine Mutter „aufzupassen". Nun wurde sein Gefühl, seiner Mutter verpflichtet zu sein, ausführlicher besprochen. Diese Verpflichtung meinte er der Mutter gegenüber zu haben, da sie ihn als Kind nicht weggegeben habe. Auch seine Befürchtung, dass er, wie sein Vater, zur Verantwortungslosigkeit neige, wurde angesprochen. Er berichtete darüber, wie schwer es seine Mutter während seiner frühen Kindheit gehabt habe. Dafür wolle er „sich bei ihr revanchieren". Daraufhin gab der Therapeut zu bedenken, dass die Verabredungen der Mutter ein Zeichen dafür sein könnten, dass auch sie zu einer Ablösung bereit war. Er erklärte weiterhin, dass Herr R. die stützende Beziehung zu seiner Mutter ja nicht aufgeben müsse, dass es in seinem Alter jedoch angebracht sei, stärker seinen eigenen Bedürfnissen und Beziehungen nachzugehen. Er wurde darin bestärkt, seine Mutter direkt darauf anzusprechen, ob sie sich eine Ablösung wünsche.

In der folgenden Sitzung äußerte Herr R. entschiedener als zuvor den Wunsch, auf eigenen Beinen zu stehen. Die Tatsache, nicht früher ausgezogen zu sein, habe zur Trennung von seiner Freundin beigetragen. Er sprach über seinen Wunsch, „die Welt zu sehen", solange er noch jung sei. Außerdem wolle er mehr über seinen Vater erfahren und beschrieb eine ergreifende Szene: Mit sechzehn Jahren habe er Verwandte besucht, und eine Tante habe ihm einige Stunden lang vom früheren Leben seines Vaters erzählt. Obwohl er mit der Mutter gerne über seinen Vater sprechen wollte, habe er schon als kleines Kind den Eindruck gehabt, dass ihr dies unangenehm sei. Deswegen habe er davon abgesehen. Der Vater sei lediglich im Rahmen spontaner ärgerlicher Äußerungen erwähnt worden. Jetzt beabsichtige er, mit seiner Mutter über den Vater zu sprechen, sei aber noch nicht so weit. Der Therapeut übte mit ihm, was er zu seiner Mutter sagen könnte, und stellte Spekulationen dazu an, was er wohl als Antwort erwarten könne. Der Patient sprach darüber, dass er selbst dieses neue Wissen um die negativen Seiten des Vaters der Leere vorzöge, die er empfand, wenn er an ihn dachte.

Zu Beginn der nächsten Sitzung kündigte der Patient seinen Entschluss an, zum Ende des kommenden Sommers aus der Wohnung seiner Mutter auszuziehen. Die Entscheidung sei nach einer langen Unterhaltung mit seiner Mutter gefallen. Zu seiner Überraschung hätte sie zugestimmt, dass er mehr Unabhängigkeit brauche. Er gab zu, dass es ihm gefallen hatte, dass seine Mutter von ihm abhängig gewesen sei. Dies wäre seine Chance gewesen, ihr alles zurückzugeben, was sie für ihn getan habe. Es störte ihn, dass sie das Gespräch über seinen Wunsch, auszuziehen, mit solchem Gleichmut hingenommen hatte. Er fragte sich, ob seine Wahrnehmung von ihr als eine zerbrechliche Frau überhaupt zutreffend war. Obwohl er mit seiner Mutter über den Vater gesprochen habe, sei sie nicht willens oder fähig gewesen, über die ständig von ihr benutzten Stereotypen hinauszugehen. Herr R. plante für diesen Sommer eine Reise zu seinen Verwandten, um sie nach seinem Vater zu fragen. Weiterhin plante er, gegen Ende des Sommers Urlaub auf den karibischen Inseln zu machen, was er schon seit langem habe tun wollen. Er und seine Mutter hatten darüber gesprochen, dass sie wieder arbeiten würde, sobald sie sich besser fühlte. Er war zu der Einsicht gelangt, dass er ausziehen und seine Mutter trotzdem weiterhin finanziell unterstützen könne und dass es ihr nun gut genug ginge, um ihre Arbeit wieder aufzunehmen.

Als das Therapieende nahte, berichtete der Patient, bei der Arbeit und in seinen Beziehungen in der Schule selbstsicherer zu werden und mehr Initiative beim Aussuchen von Freunden zu zeigen. Er war überrascht und erleichtert, dass seine Mutter gegenüber seinen Plänen, in eine eigene Wohnung zu ziehen, so kooperationsbereit war, daher fühlte er sich bereits unabhängiger. Obwohl er immer noch traurig über den Verlust seiner Freundin war und den Wunsch äußerte, sie wieder zu sehen, wollte er sich auch gerne auf eine neue Beziehung einlassen. Er meinte, einer Frau nun vielleicht mehr geben zu können. Er hatte die Medikation vor mehreren Wochen abgesetzt, ohne dass die Symptome wieder aufgetreten waren. Zum Ende der letzten Sitzung weinte er und dankte dem Therapeuten für seine Hilfe.

Obwohl Herr R. die Behandlung mit einer schweren Depression begonnen hatte und erhebliche lang andauernde Probleme mit zwischenmenschlichen Beziehungen aufwies, war er in der Lage, die Kurzzeittherapie zu nutzen und wesentlich davon zu profitieren. In den frühen Sitzungen benötigte er Pharmakotherapie und ein aktives, supportives, strukturierendes Vorgehen als Hilfe bei der Alltagsbewältigung. Nachdem die Symptome durch diese Strategie zurückgegangen waren, konnte er mehrere bedeutsame Veränderungen vornehmen. Erstens war er bei der Interaktion mit dem Therapeuten im Zusammenhang mit dessen Urlaub und seinen eigenen versäumten Sitzungen fähig, seinen Wunsch zu erkennen, eine Beziehung mit einer unterstützenden Person einzugehen. Noch wichtiger aber war, dass er Gelegenheit hatte zu lernen, dass ärgerliche Gefühle in einer Beziehung konstruktiv besprochen werden können und nicht notwendigerweise deren Ende bedeuten. Durch die Möglichkeit, seinen Ärger mit dem Therapeuten zu besprechen, fühlte er sich bestätigt und besser in der Lage, die therapeutische Arbeit fortzusetzen.

Bei der Besprechung der aktuellen Beziehung zu seiner Mutter konnte er seinen angemessenen Wunsch nach Unabhängigkeit ausdrücken. Im Laufe der Sitzungen konnte der Patient erkennen, dass viele seiner Gefühle irrational waren. Es waren jene Gefühle, die ihn an das Zusammenleben mit der Mutter gebunden hielten – übertriebene Schuldgefühle und die Angst, mit dem Vater identifiziert zu werden. Außerdem war er überrascht, dass seine Mutter seinen Auszug aus der gemeinsamen Wohnung unterstützte, ihr eigenes Leben führte und sich mit einem neuen Mann verabredete.

In seinen ambivalenten Gefühlen gegenüber dem Vater erkannte er, dass er ein Mann sein konnte, ohne wie sein Vater werden zu müssen. Er begann, die Mythen über seinen Vater von der Wirklichkeit zu trennen, indem er Verwandte über den Vater befragte. Dies war ein wichtiger Prozess, denn er hatte das Gefühl, nicht wirklich wissen zu können, wer er selbst war, ohne zu wissen, wer sein Vater war. Obwohl bei Ende der Therapie noch viel Arbeit ausstand, um ein erfülltes Leben zu führen, fühlte sich der Patient stärker und optimistischer denn je.

Die Hauptziele der frühen Sitzungen bestanden darin, wichtige Hintergrundinformationen zu erhalten, eine tragfähige therapeutische Beziehung aufzubauen und dem Patienten zu helfen, seine Symptome zu reduzieren und zu verhindern, dass er sich noch stärker von Gleichaltrigen zurückzog. Der Therapeut behielt eine warme und supportive Haltung bei, blieb aber relativ zurückhaltend. Er hatte das Gefühl, dass Herr R. sich in seinem eigenen Tempo „öffnen" müsse, um sich nicht bedroht zu fühlen. Da es an aktuellen Beziehungen mangelte, wurden hauptsächlich die Gefühle des Patienten über vergangene Beziehungen erkundet, insbesondere familiäre Beziehungen. Er sollte seine sozialen Kontakte innerhalb der Familie und unter Gleichaltrigen erweitern. Spätere Sitzungen beschäftigten sich mit Fragen zum Ende der Therapie und dienten dazu, noch einmal zusammenzufassen, woher ein Teil seiner interpersonellen Schwierigkeiten rührte. Er begann, verschiedene Aktivitäten wieder aufzunehmen und war weniger stark sozial isoliert.

12 Beenden der Behandlung

Bei der IPT handelt es sich ausdrücklich um eine Kurzzeittherapie mit **festgesetztem bzw. nichtoffenem Ende**. Der anfänglich geschlossene Vertrag ist daher möglichst einzuhalten. Wie bei anderen Kurzzeittherapien auch, sollte in den letzten zwei bis vier Sitzungen ausdrücklich über das Ende der Therapie gesprochen werden.

Zum Behandlungsende ist der Patient vor die Aufgabe gestellt, eine Beziehung aufzugeben und gleichzeitig die Zuversicht zu entwickeln, weitere Probleme ohne Hilfe des Therapeuten zu bewältigen. Fühlt sich der Patient von diesen Aufgaben überfordert, können die **depressiven Symptome wieder auftreten**, wenn sich das Ende der Therapie nähert. Auch nach dem Abschluss der Behandlung ist dies möglich. Die symptomatische Verschlechterung kann wiederum ein erneut auftretendes Gefühl der Hoffnungslosigkeit mit sich bringen.

Daher sollten die letzten drei bis vier Sitzungen Folgendes beinhalten:
- Der Abschluss der Behandlung muss ausführlich besprochen werden.
- Das Behandlungsende wird als Zeit der potenziellen Trauer anerkannt.
- Dem Patienten werden seine autonomen Kompetenzen bewusst gemacht.

Vermutlich hat der Patient neue Bewältigungsarten ausprobiert, sodass er mittlerweile über ein erneuertes Selbstwertgefühl verfügt. Trotzdem denkt er vielleicht, dass sein Fortschritt vollständig von der Hilfe des Therapeuten abhing und dass ohne ihn ein Rückschlag unvermeidbar ist.

Der Patient sollte wissen, dass das Behandlungsziel der IPT darin liegt, ihn bei der erfolgreichen Bewältigung seines Lebens zu unterstützen. Die therapeutische Beziehung soll die Genesung und die Kompetenzen des Patienten außerhalb der Therapie fördern. Sie ist aber kein Ersatz für „echte" Beziehungen im Leben.

In mindestens drei oder vier verbleibenden Sitzungen spricht der Therapeut das Thema des Behandlungsabschlusses an und fragt nach den **Reaktionen des Patienten**, wenn dieser nicht bereits von sich aus entsprechende Informationen gegeben hat. Viele Patienten sind sich nicht bewusst, dass sie überhaupt Gefühle über das Ende der Behandlung haben. Andere zögern möglicherweise, sich einzugestehen, wie viel ihnen die Beziehung zum Therapeuten bedeutet. Sie können ihre negativen Gefühle als Rückfall interpretieren, wenn sie sich dabei ertappen, dass sie die Beziehung jetzt schon vermissen. Manche erleben auch ein leichtes Aufflackern von Symptomen, wenn das Ende naht. Damit keine Missverständnisse aufkommen, sollte klargestellt werden, dass es gegen Therapieende vollkommen normal ist, Gefühle wie Besorgnis, Ärger oder Traurigkeit darüber zu verspüren, dass die Behandlung nun bald vorbei sein wird. Dass diese Gefühle auftreten, spricht aber nicht für ein Wiederkehren der Depression.

Der Patient sollte seine eigene Kompetenz wahrnehmen, neue Probleme zu bewältigen. Um dies zu fördern, macht der Therapeut den Patienten systematisch während der gesamten Behandlung auf seine **unabhängigen Erfolge** aufmerksam. Er verweist auf Freunde, die Familie, die Kirche oder andere Quellen zugänglicher sozialer Unterstützung und zeigt dem Patienten, auf welche Art und Weise er neuerdings seine Schwierigkeiten bewältigt. In der letzten Sitzung bestärkt der Therapeut das Gefühl des Patienten, dass er zukünftige Probleme in den Griff bekommen kann. Dazu wird besprochen, in welchen Bereichen zukünftige Schwierigkeiten zu erwarten sind. Gemeinsam mit dem Patienten wird beispielsweise anhand von Rollenspielen durchgegangen, wie er mit verschiedenen Ungewissheiten umgehen könnte. Besonders wichtig ist, dass der Patient in Zukunft beurteilen kann, wann er Hilfe benötigt. **Frühe Warnzeichen** psychischer Belastung sowie Belastungssituationen sollten identifiziert und Ressourcen zur Bewältigung – Familie, Freunde oder andere Ressourcen – besprochen werden.

Die zuvor etablierten Muster bei der therapeutischen Arbeit müssen nicht unterbrochen werden, wenn das Ende der Therapie naht. Manche Patienten bringen sogar am Schluss der Behandlung noch neue Themen ein. Typischerweise werden neue Problemfelder allerdings eher weniger eingebracht, wenn die letzte Sitzung näher kommt. Dies bietet die Möglichkeit, den Behandlungsverlauf und die Optionen, die noch offen bleiben, zusammenzufassen. Dem Patienten wird Gelegenheit gegeben, den Behandlungsverlauf zu beurteilen und über seine Bedürfnisse für die Zukunft nachzudenken.

12.1 Mögliche Schwierigkeiten

Für die meisten Patienten ist das Ende einer Therapie mit einem gewissen Unbehagen verbunden. Ob die Therapie planmäßig beendet wird, sollte allerdings nicht vom Unbehagen des Patienten abhängig gemacht werden. Einem Patienten, der die Therapie nicht abschließen möchte, sollte gesagt werden, dass eine weitere Therapie **prinzipiell möglich** ist. Allerdings sollte eine Wartezeit von mindestens vier bis acht Wochen dazwischen liegen, um zu sehen, ob eine Weiterbehandlung wirklich nötig ist. **Ausnahmen** davon werden bei Patienten gemacht, die immer noch schwer symptomatisch sind und wenig oder gar keine Verbesserung im Verlauf der Therapie erreicht haben. In solchen Fällen sollten alternative Behandlungsverfahren einschließlich vorher noch nicht ausprobierter Medikamente, eine andere Psychotherapieform oder eine Psychotherapie mit einem anderen Therapeuten in Betracht gezogen und gegebenenfalls sofort eingeleitet werden.[1]

Zu einem Patienten, der zwar frei von ernsthaften Symptomen ist, sich jedoch unwohl oder zögerlich bzgl. der Beendigung fühlt, kann der Therapeut etwa Folgendes sagen.

Beendigung der Therapie

„Viele Patienten empfinden leichtes Unbehagen, mit diesen Sitzungen aufzuhören. Dies trifft natürlich besonders zu, wenn Sie sie als hilfreich empfunden haben. Wir haben die Erfahrung gemacht, dass ein gewisser Zeitraum ohne Behandlung in der Regel sinnvoll ist. Lassen Sie uns abwarten, wie es Ihnen in den nächsten acht Wochen geht, bevor wir über eine Weiterbehandlung entscheiden. Sie können mich natürlich anrufen, wenn es nötig ist, und wir werden dann die weitere Behandlung arrangieren."

12.2 Indikationen für eine Langzeitbehandlung

Für bestimmte Patienten ist eine **Langzeitbehandlung** indiziert. Dazu gehören oftmals Patienten mit überdauernden Persönlichkeitsproblemen, aber auch solche, die Beziehungen zwar beginnen, aber nicht aufrechterhalten können. Ebenso sind hier Patienten mit interpersonellen Defiziten zu nennen, die über keinerlei Fähigkeiten verfügen, Beziehungen anzuknüpfen und sich deswegen dauerhaft einsam fühlen. Patienten mit wiederkehrender Depression, die einer prophylaktischen Behandlung bedürfen, benötigen ebenso in eine längerfristige Behandlung wie Patienten, die nicht auf die Therapie angesprochen haben und immer noch akut depressiv sind.

Bei einer Kurzzeittherapie sollte der ursprünglich vereinbarte Zeitrahmen möglichst **eingehalten** werden. Patienten, die eine länger dauernde Behandlung brauchen, sollten überwiesen werden oder mit demselben Therapeuten einen neuen Vertrag abschließen, der den Fokus verändert und den Einsatz anderer Techniken zulässt.[2]

---

[1] Anm. d. Verf.: Der Umgang mit Schwierigkeiten bei der Beendigung der Therapie wird in Kapitel 18.6 näher besprochen.

[2] Anm. d. Verf.: Die vierte Phase einer Erhaltungstherapie ist detaillierter in Kapitel 15 beschrieben.

13 Spezifische Techniken

Viele der bei der IPT angewandten Techniken werden häufig bei der psychodynamischen Psychotherapie verwendet und sind zum Teil von Bibering (1954) und von Menninger und Holzman (1971) beschrieben worden. Jede einzelne Technik wird in einer bestimmten Abfolge und unterschiedlich häufig angewandt, je nach dem, welche Merkmale der Patient aufweist und wie seine jeweilige interpersonelle Problematik gelagert ist. Diese Techniken werden klinisch arbeitenden Psychotherapeuten vertraut sein, die in mehreren Psychotherapieformen erfahren sind. Sie werden hier genau definiert, um näher zu beschreiben, welche Optionen dem IPT-Therapeuten zur Verfügung stehen. Die Techniken stellen jedoch **nicht das hauptsächliche Element** der IPT dar. Für diese Behandlungsform sind die Strategien charakteristisch. Jeder Patient erfordert eine unterschiedliche Kombination von Techniken. Für jeden Einzelnen werden einige Techniken verstärkt zum Einsatz kommen und andere gar nicht. Die Reihenfolge, in der die Techniken im Folgenden aufgeführt sind, richtet sich danach, wie direktiv der Therapeut vorgehen will. Ein zweites Auflistungskriterium ist (mit Ausnahme der „sonstigen Techniken"), wie häufig die einzelnen Techniken im Laufe des therapeutischen Prozesses zur Anwendung kommen.

13.1 Explorative Techniken

Informationen über die Symptome und gegenwärtigen Probleme des Patienten mithilfe explorativer Techniken zu sammeln, kann entweder **direkt oder indirekt** erfolgen.

Nondirektive Exploration

Unter nondirektiv werden **allgemeine, offene Fragen oder Formulierungen** verstanden. Dabei ist es am besten, dem Patienten bei seinen Antworten beispielsweise in der Wortwahl oder der Angabe von Details freien Lauf zu lassen. Allgemeine, offene Fragen eignen sich besonders gut dazu, eine relativ ungezwungene Besprechung von Inhalten zu fördern. Dies gilt insbesondere in den ersten Phasen einer Sitzung. Der Therapeut kann die Sitzung schweigend oder mit einer sehr allgemeinen Eröffnungsfrage wie beispielsweise „Womit sollen wir heute beginnen?" anfangen. Auch wenn Themen bereits in einer relativ ergiebigen Weise besprochen werden, können nondirektive Techniken eingesetzt werden, um den Patienten zum Weiterreden zu ermuntern. Zu diesen **Techniken** gehören:
- **Unterstützende Wertschätzung:** Dies ist eine metakommunikative nondirektive Technik wie beispielsweise Nicken, „mmhm", „ich verstehe" oder „fahren Sie bitte fort" zu sagen. Zu ihr gehören auch andere Bemerkungen, die dazu dienen, zum Weiterreden zu motivieren.
- **Vertiefung des besprochenen Themas:** Dies ist eine der nondirektiven Techniken, bei der der Therapeut den Patienten direkt dazu anhält, mit einem begonnenen Thema fortzufahren. Er bittet den Patienten, auf eine zuvor besprochene Fragestellung zurückzukommen, oder er wiederholt vom Patienten verwendete Schlüsselbegriffe und bedeutungsgeladene Ausdrücke.
- **Rezeptives Schweigen:** Dies ist ebenfalls eine nondirektive Technik. Der Therapeut behält dabei eine interessierte und aufmerksame Haltung bei, die den Patienten indirekt dazu ermuntert, weiterzusprechen.

Die nondirektive Exploration ermöglicht es dem Patienten, neue Inhalte einzubringen oder Problembereiche zu identifizieren, die nicht in den Anfangssitzungen besprochen wurden. Mit Hilfe dieser Technik erhält man auch eine Zusammenfassung von den Geschehnissen, die sich seit der letzten Sitzung ereignet haben. Da darauf verzichtet wird, bestimmte Teile einer Sitzung zu strukturieren, fördert der Therapeut damit das Verantwortungsgefühl des Patienten in der Behandlung. Denn der Patient kann die Bereiche selbst aussuchen, auf die er sich konzentrieren möchte. Dies fördert das Gefühl, vom Therapeuten verstanden und angenommen zu sein, weil dieser die Themenwahl des Patienten als angemessen akzeptiert.

Leitlinien
Der optimale Einsatz nondirektiver Exploration findet bei dem **gesprächigen Patienten** statt, der über eine gute Einschätzung seiner Probleme verfügt und in nützlicher Weise mit dem Therapeuten kommuniziert. Diese Technik kann sich auch als vorteilhaft erweisen, wenn der Patient Schwierigkeiten hat, etwas zuvor nicht Offenbartes mitzuteilen. Sie lässt sich außerdem anwenden, wenn der Therapeut versucht, den Behandlungsverlauf zu verändern. Diese Technik sollte nicht eingesetzt werden, wenn der Patient nicht gesprächig ist oder stecken bleibt und nach Orientierung sucht, oder wenn aktivere oder spezifischere Techniken wie beispielsweise Entscheidungsanalyse oder Kommunikationsanalyse erforderlich sind.

Direktes Erfragen

Bei dieser Technik werden **direkte Fragen** eingesetzt, oder es wird gezielt ein neues Thema abgeklärt. Unter diese Kategorie therapeutischer Techniken fallen auch Fragebögen, in denen die depressiven Symptome aufgeführt sind. Offene Fragen sollten detaillierteren Nachfragen vorangehen. So würde beispielsweise bei Fragen über den Ehepartner eines Patienten die erste Frage lauten: „Erzählen Sie mir etwas über Ihren Ehemann", welcher dann zunehmend spezifischere Fragen folgen. Zu den Techniken des direkten Erfragens gehört die Beziehungsanalyse (Interpersonal Inventory), bei der es sich um eine systematische detaillierte Exploration wichtiger Beziehungen des Patienten mit seinen Bezugspersonen handelt (Kap. 7.2).

Leitlinien
Direktes Erfragen eignet sich am besten, um einen **bestimmten Problembereich sorgfältig abzuklären**. Ebenso können mit dieser Technik die interpersonellen Hypothesen des Therapeuten überprüft werden. Spezifische Fragen sollten nur gestellt werden, wenn man damit eine bestimmte Absicht verfolgt wie beispielsweise dem Patienten zu helfen, seine Rolle in einer bestimmten Situation zu erkennen oder um eine Informationsgrundlage zu schaffen. Die Fragen müssen auch in einem gewissen Zusammenhang zu dem bereits Besprochenen stehen. Zu viel Hin- und Herspringen und spezifische geschlossene Fragen sollten vermieden werden. Spezifische Fragen ohne einen bestimmten Grund zu stellen, ist ebenso falsch, wie einen Patienten mit Fragen zu unterbrechen, der gerade dabei ist, ein Thema in ergiebiger Weise zu besprechen.

13.2 Ermunterung zum Gefühlsausdruck

Es gibt eine Reihe therapeutischer Techniken, die dem Patienten dabei helfen sollen, seine **Gefühle auszudrücken, zu verstehen und damit umzugehen**. Das relativ ungezwungene Äußern von Gefühlen unterscheidet Psychotherapie von anderen Beziehungen, in denen affektive Anteile häufig stark eingeschränkt werden. Der Lernprozess in der Therapie besteht in **emotionalem Lernen**, und der Umgang mit Gefühlen ist entscheidend, wenn Veränderungen eingeleitet werden sollen. Werden neue interpersonelle Strategien aufgebaut, kann es hilfreich sein Gefühle, gegenüber anderen Personen äußern zu können. Der Patient kann dann Prioritäten setzen und emotional bedeutungsvolle Ziele anstreben.

Abhängig von der Art des Affekts und dem jeweiligen Patienten kann der IPT-Therapeut drei allgemeine Strategien verfolgen:
- Er kann dem Patienten helfen, sich schmerzliche Gefühle, die nicht geändert werden können oder sollten, einzugestehen und zu akzeptieren.

- Er kann dem Patienten helfen, seine affektiven Erfahrungen zu nutzen, um erwünschte interpersonelle Veränderungen zu erreichen.
- Er kann den Patienten ermutigen, neue und uneingestandene wünschenswerte Affekte zuzulassen, die wiederum den Entwicklungs- und Veränderungsprozess unterstützen können.

Akzeptanz schmerzlicher Gefühle

Viele Patienten haben übertriebene Schuldgefühle, wenn sie gegenüber anderen Bezugspersonen feindselige oder sexuelle Gefühle verspüren. Sie sind sich solcher Gefühle möglicherweise nur zum Teil bewusst. So besteht ein wichtiger Aspekt bei verzerrten oder verzögerten Trauerreaktionen in unannehmbaren Gefühlen. Wenn der Patient Zeichen von schmerzlichen, uneingestandenen oder unterdrückten Gefühlen dieser Art aufweist, sollte der Therapeut ihn dazu ermutigen, die Gefühle klar auszudrücken. Eine Möglichkeit, dies zu tun, besteht darin, dass der Therapeut sensible Bereiche abfragt. Zum Beispiel fragt er nach Einzelheiten bei einer Interaktion des Patienten mit anderen Personen, oder er vertieft Themen, auf die der Patient eine emotionale Reaktion gezeigt hat. Eine zweite Möglichkeit besteht darin, dass er wiederholt nach Gefühlen fragt, die der Patient erlebt, wenn emotionale Themen in der Behandlung auftauchen. Wenn Gefühle ausgedrückt werden, ist es wichtig, dass der Therapeut dem Patienten hilft, diese zu **akzeptieren**. Bestätigende Aussagen wie „Die meisten Menschen würden so empfinden" oder „Natürlich sind Sie ärgerlich" können hilfreich sein. Oder der Therapeut vermittelt durch Schweigen seine stillschweigende Akzeptanz der Gefühle des Patienten. Für Patienten, die befürchten, dass sie ihre feindseligen oder sexuellen Gefühle ausagieren, muss man den Unterschied zwischen Gefühlen und Handlungen klarstellen: Die Gefühle müssen nicht zwingend von entsprechenden Handlungen gefolgt sein.

Umgang mit Gefühlen in zwischenmenschlichen Beziehungen

Manche Psychotherapieschulen vertreten die Einstellung, dass die beste Art, mit Gefühlen umzugehen, darin besteht, diese Gefühle sowohl innerhalb als auch außerhalb der Therapie karthatisch auszudrücken. Bei der IPT werden geäußerte Gefühle in der Therapiesitzung als **wichtiger Ausgangspunkt** für die weitere therapeutische Arbeit betrachtet. Gefühle außerhalb der Sitzung auszudrücken ist an und für sich kein Therapieziel. Der Patient sollte jedoch darin unterstützt werden, effektiver mit zwischenmenschlichen Beziehungen umzugehen. Dies kann je nach Umständen beinhalten, **Affekte auszudrücken oder zu unterdrücken**. Der IPT-Therapeut kann dem Patienten auf mehrere Arten helfen, seine emotionalen Erfahrungen auszudrücken. Erstens können der Patient und die Bezugsperson Veränderungen beschließen, die jene Umstände ausschalten, in denen unangenehme Gefühle auftreten. Zum Beispiel empfindet ein Patient, der wiederholt über das Verhalten seines Ehepartners enttäuscht und verärgert ist, möglicherweise anders, wenn sich das Verhalten des Partners ändert. Zweitens kann der Patient lernen, unangenehme Situationen zu vermeiden, wenn dies angemessen ist. Eine dritte Art des Umgangs mit Gefühlen besteht darin, das Gefühl hinauszuzögern oder erst dann auszuagieren, wenn man sich beruhigt hat. Dazu gehören Strategien wie beispielsweise eine Auseinandersetzung aufzuschieben, bis beide Partner etwas Abstand von dem Streitthema gefunden haben. Eine vierte Art, schmerzliche Gefühle zu verändern, besteht darin, seine Denkweise über ein emotional besetztes Thema zu verändern. Danach wird sich das Gefühl infolge der neuen Denkweise ebenfalls verändern. Diese Strategie hat besonders viel Bedeutung, wenn es darum geht, Angst zu bewältigen. Patienten zeigen häufig ausgeprägte Angst, wenn irrationale Gedanken und Befürchtungen auftreten. Werden die irrationalen Gedanken aufgedeckt und der Patient darin unterstützt, ein alternatives Verständnis einer Situation zu entwickeln, kann das die Angst reduzieren. Ärger kann sich ebenfalls auflösen, wenn der Patient seine Bewertung der Ärger auslösenden Situation revidiert. Oftmals beinhaltet dieses revidierte Verständnis, dass unveränderbare Umstände in einer reiferen Form akzeptiert werden.

Zulassen unterdrückter Affekte

Manche Patienten sind emotional eingeschränkt, oder es mangelt ihnen in bestimmten Situationen daran, sich emotional angepasst zu verhalten. In solchen Situationen werden normalerweise **intensive Gefühle** erlebt. Die Patienten können so selbstunsicher sein, dass sie keinen Ärger empfinden, wenn ihre Rechte verletzt werden. Andere Patienten können Ärger verspüren, haben aber nicht den Mut, ihn selbstsicher zum Ausdruck zu bringen. Wieder andere fühlen sich möglicherweise nicht ärgerlich, weil es ihnen noch nie aufgefallen ist, dass sich Mitmenschen ihnen gegenüber anders verhalten sollten. Bei diesen Patienten kann es günstig sein, darauf hinzuweisen, dass sie schlecht behandelt oder missbraucht werden. Patienten, die Schwierigkeiten haben, andere Arten von Gefühlen – wie beispielsweise Zuneigung, Dankbarkeit oder Besorgnis – zu erfahren und auszudrücken, kann dabei geholfen werden, irrationale Befürchtungen aufzudecken, denn solche Befürchtungen unterdrücken häufig diese Emotionen.

Leitlinien
Bei **emotional extrem eingeschränkten Patienten** kann diese Technik gar nicht genug angewendet werden, besonders wenn sie sich intensiven Gefühlen wie beispielsweise Traurigkeit, Ärger oder Liebe nicht bewusst zu sein scheinen. Der Therapeut sollte stets auf **emotional wichtige Aussagen** achten und dazu ermutigen, diese zu vertiefen.

Für andere Patienten kann die Strategie darin bestehen, überwältigende emotionale Erlebnisse zu unterdrücken. Diese Patienten sind von intensiven, diffusen und überwältigenden emotionalen Erlebnissen geplagt. Darüber hinaus ist es wahrscheinlich kontraproduktiv, ärgerliche, feindselige oder traurige Gefühlsausbrüche zu wiederholen. Es muss dabei der Versuch gemacht werden, die Gefühle zu verstehen. In solchen Fällen kann der Therapeut den Ausdruck der Affekte unterbrechen, indem er beispielsweise den Patienten fragt, welche Gedanken er über diese Gefühle hegt. Alternativ dazu kann der Therapeut mit dem Patienten verschiedene Strategien erarbeiten, um das Ausagieren von impulsiven Gefühlen hinauszuschieben. So wird Zeit gewonnen, über die Konsequenzen nachzudenken.

Patienten, die zu emotionalen Reaktionen motiviert werden sollten, müssen von solchen Patienten unterschieden werden, die gerade nicht dazu motiviert werden sollten. Andere Fehler des Therapeuten können sein. Hinweise auf emotionale Betroffenheit zu übersehen, die Technik nicht einzusetzen, wenn es nötig ist, und die Gefühle des Patienten verbal oder nonverbal zu missbilligen.

13.3 Klärung

Der Therapeut verwendet Klärung als Technik, um die Äußerungen des Patienten **umzustrukturieren und rückzumelden**. Diese Technik zielt darauf ab, dem Patienten unmittelbar bewusst zu machen, was tatsächlich kommuniziert wurde. Langfristig gesehen wird es dadurch für den Patienten leichter, über zuvor vermiedene Themen zu sprechen. Spezifische **Techniken zur Klärung** sind:

- Den Patienten bitten zu wiederholen oder umzuformulieren, was gerade gesagt wurde. Dies ist besonders nützlich, wenn er etwas Falsches, Überraschendes oder Ungewöhnliches gesagt oder früheren Aussagen widersprochen hat.
- Der Therapeut kann umformulieren, was der Patient gesagt hat. Er kann den Patienten fragen, ob er dies damit sagen wollte. Das Umformulieren erfolgt so, dass die Aussage des Patienten in einen interpersonellen Kontext gesetzt wird. Zum Beispiel beschrieb ein Patient, dass seine Frau zu spät nach Hause gekommen ist. Er äußerte seine Gefühle durch die Aussage „Da gab es Ärger", woraufhin der Therapeut erwidert, „Sie waren ärgerlich auf Ihre Frau?"
- Der Therapeut kann auf die logische Weiterführung einer Aussage des Patienten hinweisen. Er kann auch auf die impliziten Annahmen in dem Gesagten hindeuten.

Die Aufmerksamkeit des Patienten darauf zu lenken, dass in seinen Aussagen **Gegensätze oder**

Widersprüche enthalten sind, gehört zu den nützlichsten Klärungstechniken. Es können beispielsweise Widersprüche zwischen dem affektiven Ausdruck des Patienten und der verbalen Besprechung eines Themas auffallen. Oder es können im Laufe der Zeit Diskrepanzen zu früheren Darstellungen bemerkt werden, wenn das gleiche Thema noch einmal eingebracht wird. Gegensätze können zwischen einer geäußerten Absicht und offenem Verhalten gesehen werden, ebenso wie zwischen den geäußerten Zielen des Patienten und seinen realistischen Grenzen. Wird der Patient mit widersprüchlichen Aussagen konfrontiert, sollte dies im Sinne einer Frage und nicht einer Anklage geschehen. Auf Widersprüche kann beispielsweise hingewiesen werden, indem man fragt: „Ist es nicht interessant, dass Sie sagen … während Sie zuvor … gesagt haben?" oder „Was bedeutet der Widerspruch zwischen … und …?"

Aussagen, die eine tief greifende und wenig hilfreiche Einstellung beinhalten, können ausdrücklich wiederholt werden. Der Patient wird dann gefragt, ob das seiner wirklichen Einstellung entspricht. Manche Menschen haben beispielsweise die Angewohnheit, in Extremen zu denken. Beispielsweise kann der Therapeut bemerken, dass der Patient denkt, er sei entweder ein totaler Erfolgsmensch oder ein vollkommener Versager und zwischen diesen Extremen keine Abstufungen lässt.

Leitlinien
Optimal wird diese Technik eingesetzt, wenn der Therapeut **bestimmte Hypothesen** hat und Klärungstechniken dann anwendet, wenn der Patient über das jeweilige Thema spricht. Oder der Therapeut kommt während der Sitzung noch einmal auf einen bestimmten Punkt zurück, um sicherzugehen, dass der Patient verstanden hat, worum es geht. Die Technik sollte verwendet werden, wenn der Patient dafür offen scheint. Ist er emotional gerade mit einem anderen Thema beschäftigt, ist sie nicht angebracht.

13.4 Kommunikationsanalyse

Die Kommunikationsanalyse wird eingesetzt, um abzuklären, ob **Störungen in der Kommunikation** vorliegen, und um sie zu identifizieren. Ziel dabei ist, dem Patienten einen effektiveren Kommunikationsstil beizubringen. Konkret sucht der Therapeut Kommunikationsprobleme aus, indem er den Patienten darum bittet, ein wichtiges Gespräch oder eine Auseinandersetzung sehr detailliert zu beschreiben.

Gestörte Kommunikation kann für interpersonelle Konflikte verantwortlich sein, sogar dann, wenn die Beteiligten gegenseitig unterstützende oder kompatible Erwartungen aneinander haben. Wenn es eine realistische Basis für einen Konflikt gibt, kann mangelhafte Kommunikation eine relativ geringfügige Meinungsverschiedenheit unlösbar machen. Kommunikationsfehler können in verschiedenster Art auftreten. Die meisten beinhalten, dass einer der Partner unfähig ist, offen Fehlannahmen über die Gedanken, Gefühle oder Absichten des anderen zu korrigieren. Zu häufig auftretenden **Kommunikationsschwierigkeiten** gehören:

- Unklare, indirekte nonverbale Kommunikation anstelle offener Konfrontation: Verbale Kommunikation hat gegenüber nonverbaler Kommunikation viele Vorteile, denn sie ist deutlicher und verständlicher. Viele Patienten misstrauen aber verbaler Kommunikation oder haben Angst, ihre Gefühle oder Gedanken offen auszudrücken. Sie greifen lieber auf nonverbale Kommunikation oder Handlungen zurück, um sich anderen gegenüber verständlich zu machen. Sie schmollen beispielsweise, wenn sie ärgerlich sind oder führen suizidale Gesten durch, wenn sie sich einsam oder zurückgesetzt fühlen. Die Person, an die diese Handlungen gerichtet sind, kann dann natürlich nicht wissen, worum es geht oder wie sie am besten reagiert.
- Es wird fälschlicherweise angenommen, dass kommuniziert wurde: Viele Menschen gehen davon aus, dass andere ihre Bedürfnisse oder Gefühle kennen, ohne sie äußern zu müssen. Sie erwarten vom anderen, dass er ihre Wünsche antizipiert oder tatsächlich ihre Gedanken lesen kann. Oft führt das zu Ärger und Frustration, die ebenfalls unausgesprochen bleiben. Andere wiederum, die versucht haben, sich auszudrücken, vergewissern sich nicht, dass sie gehört oder verstanden wurden.

- Es wird fälschlicherweise angenommen, dass man verstanden wird: Viele depressive Patienten befürchten massive Vergeltung oder Kritik von anderen und haben Angst zu fragen, ob die wahrgenommene Kritik tatsächlich als solche beabsichtigt war.
- Unnötig indirekte verbale Kommunikation: Viele depressive Patienten sind äußerst gehemmt, wenn sie eigentlich vernünftige Erwartungen oder Kritik an anderen direkt ausdrücken wollen. Dabei staut sich Missmut darüber auf, von jemandem schlecht behandelt worden zu sein, der sich eines Angriffs von seiner Seite aus gar nicht bewusst ist. Anstelle direkter Kommunikation benutzt der Patient Anspielungen oder zweideutige Botschaften.
- Schweigen – die Kommunikation wird beendet: Viele Patienten haben herausgefunden, dass Schweigen eine effektive und provozierende Art ist, mit einer Meinungsverschiedenheit umzugehen. Sie sind sich vielleicht aber des destruktiven Potenzials einer vorzeitig beendeten Kommunikation gar nicht bewusst.

Leitlinien
Die Kommunikationsanalyse zielt darauf ab, diese und andere **Kommunikationsstörungen zu identifizieren** und den Patienten anzuleiten, effektiver zu kommunizieren. Um Kommunikationsfehler zu erkennen, muss der Therapeut auf die Annahmen achten, die der Patient über die Gedanken oder Gefühle anderer hat. Optimal wird diese Technik bei Konflikten angewandt, insbesondere dann, wenn eine kürzliche Auseinandersetzung oder ein erfolgloses Gespräch stattgefunden hat. Der Patient wird gebeten, sich ganz genau zu erinnern, auch wenn er Widerstand zeigt oder gelangweilt ist. Dem Patienten sollte gestattet werden, zuerst seine eigenen Schlussfolgerungen zu ziehen, bevor der Therapeut Rückmeldung gibt.

13.5 Einsetzen der therapeutischen Beziehung

Bei dieser Technik werden jene Gefühle des Patienten zum Gesprächsfokus, die er dem Therapeuten und/oder der Therapie gegenüber hegt. Die Gedanken, Gefühle, Erwartungen und Verhaltensweisen im Rahmen **der therapeutischen Beziehung spiegeln die typische Art des Patienten** wider, wie er auch in anderen Beziehungen denkt und/oder sich verhält.

Bei der Einzeltherapie ist die Beziehung zwischen dem Patienten und dem Therapeuten die einzige unmittelbare („live") Informationsquelle, die über den Beziehungsstil des Patienten zur Verfügung steht. Menschen eignen sich eine typische Art an, mit der sie jede zwischenmenschliche Beziehung angehen. Daher kann die Interaktion zwischen dem Therapeuten und dem Patienten dazu verwendet werden, etwas über andere Beziehungen zu erfahren. Bei der IPT stellt die therapeutische Beziehung **nicht den primären Behandlungsfokus** dar, und Versuche, von der therapeutischen Dynamik auf die anderer Beziehungen zu schließen, werden nur selten unternommen. Wenn der Patient jedoch beginnt, über den Therapeuten in einer Weise zu denken oder sich ihm gegenüber zu verhalten, die den Therapiefortschritt behindert, muss auf die therapeutische Beziehung im „Hier und Jetzt" eingegangen werden. Dies zu unterlassen, führt voraussichtlich dazu, dass die Therapie frühzeitig beendet oder unproduktiv wird.

Der Patient wird zu Beginn der Behandlung angewiesen, Beschwerden, Befürchtungen und/oder andere aversive Gefühle zu äußern, die im Behandlungsverlauf über den Therapeuten oder den therapeutischen Prozess aufkommen. Dies erleichtert dem Therapeuten, die Beziehung zu beobachten. Eher positive Gefühle wie beispielsweise ein übertriebenes Gefühl, von einem „mächtigen" Experten Hilfe zu erhalten, müssen nicht so systematisch abgeklärt werden, zumal sie wahrscheinlich dem Behandlungsfortschritt eher dienlich als hinderlich sind.

Den Patienten darin zu bestärken, **negative Gefühle über den Therapeuten** zu äußern, erfüllt viele wichtige Funktionen. Es kann ein Modell für die Interaktionen mit anderen sein, wenn Patient und Therapeut über die legitimen oder unrealistischen Besorgnisse des Patienten diskutieren. Dem Therapeuten wird weiterhin ermöglicht, Verzerrungen zu korrigieren und echte Schwächen oder Probleme in der Behandlung zu erkennen. Ferner kann die Analyse unrealistischer negativer Reaktionen wertvolle Informationen liefern. Der Patient kann diese Informationen dazu verwenden, seine verzerrte Sichtweise von anderen zu verstehen oder zu korrigieren. Zum Beispiel können übertriebene Befürchtungen, angegriffen, lächerlich gemacht, verlassen oder bestraft zu werden, aufgedeckt werden, wenn der Patient sensible Bereiche im Gespräch vermeidet oder zeitweise in Schweigen versinkt.

Leitlinien
Diese Technik wird optimalerweise eingesetzt bei:
- **Interpersonellen Konflikten:** Es wird Rückmeldung darüber gegeben, wie jemand auf andere wirkt, und es wird dem Patienten geholfen, pathologische Interaktionen zu verstehen. Er erlebt diese Interaktionen mit dem Therapeuten noch einmal, geht dabei aber einen Schritt weiter und löst sie auf.
- **Trauer und Verlust:** Die Reaktionen auf den Therapeuten können darauf hinweisen, wie sich der Patient von anderen abgeschottet hat. Er kann auch Beziehungen entwickelt haben, welche die Beziehung mit der verstorbenen Person widerspiegeln.
- **Interpersonellen Defiziten:** Der Patient hat zum Therapeuten, modellhaft für andere Beziehungen, eine Bindung entwickelt.

Entscheidend für den Einsatz der Technik ist ein günstiger Zeitpunkt. Sie ist besonders dann nützlich, wenn Probleme wie beispielsweise Zu-spät-Kommen oder Schweigen auftreten. Das Problem sollte jedoch nicht angesprochen werden, bevor sich ein therapeutisches Bündnis entwickelt hat. Die realen Grenzen der Beziehung und die realen Merkmale von Patient und Therapeut müssen berücksichtigt werden.
Diese Technik zu einem ungünstigen Zeitpunkt einzusetzen, ist ebenso ein Fehler, wie die Interaktionen des Patienten mit dem Therapeuten misszuverstehen. Es ist auch falsch, die korrekte Wahrnehmung des Patienten über den Therapeuten oder die therapeutische Beziehung nicht zu beachten.

13.6 Techniken zur Verhaltensänderung

Eine anhaltende Besserung der Depression hängt üblicherweise davon ab, ob sich das Verhalten des Patienten außerhalb der Therapie verändert hat. Bei der IPT kann der Therapeut Folgendes einsetzen, um Verhaltensveränderungen zu begünstigen:
- direktive Techniken,
- die Entscheidungsanalyse,
- das Rollenspiel.

Direktive Techniken

Zu den direktiven Techniken gehören beispielsweise **Aufklärung, Ratschläge, als Modell zu fungieren oder direkte Hilfe** beim Lösen praktischer Probleme. Wird in der Anfangsphase der Behandlung ein positives Arbeitsverhältnis aufgebaut, kann der Therapeut dem Patienten gegebenenfalls direkt beim Lösen praktischer Probleme helfen. Solche praktischen Probleme können beispielsweise die Suche nach einer Transportmöglichkeit, einer Wohnung oder finanzieller Unterstützung vom Staat sein. Da das Behandlungsziel darin besteht, dem Patienten zum unabhängigen Handeln zu verhelfen, sollte vermieden werden, ihn zu sehr direkt zu unterstützen oder ihm Ratschläge zu erteilen. Er wird vielmehr angeleitet, neue Situationen für sich selbst zu analysieren und eigene Entscheidungen zu treffen. Als allgemeine Strategie sollte der Therapeut im Verlauf der Behandlung von der relativ direkten zur relativ indirekten Hilfestellung gelangen. Wenn direkte Interventionen angebracht erscheinen, können folgende **Techniken** angewendet werden:
- **Ratschläge und Vorschläge:** Sie sollten nur dann angeboten werden, wenn der Patient nicht in der Lage ist, für sich selbst eine einigermaßen günstige Entscheidung zu treffen. Manchmal bitten Patienten um Ratschläge, die sie gar nicht benötigen, oder sie fordern Hilfe in einem Bereich, in dem sich der Therapeut

nicht auskennt, um ihn zu testen. In diesen Fällen kann der Therapeut erforschen, welche unrealistischen Erwartungen der Patient an ihn hat. Ein Ratschlag kann zu bestimmten Zeitpunkten entscheidend sein. Er kann aber auch der Behandlung schaden, da er dem allgemeinen Prinzip widerspricht, dass der Patient für sich selbst verantwortlich ist. Dies gilt auch, wenn er dem Ratschlag von jemand anderem folgt.

- **Grenzen setzen:** Grenzen zu setzen kann bei äußerst impulsiven Patienten notwendig sein, deren Verhalten für sie selbst oder für die Behandlung destruktiv ist. Der Therapeut kann entscheiden, ob er vom Patienten verlangt, ein bestimmtes Verhalten aufzugeben, wenn er bei ihm in Behandlung bleiben möchte.
- **Psychoedukation (Aufklärung):** Sie hat eine entscheidende Funktion in der IPT, und zwar im Allgemeinen und im Spezifischen. Letztendlich zielen alle Interventionen der IPT darauf ab, den Patienten über seine Interaktionen mit anderen aufzuklären. Möglicherweise weiß der Patient gar nicht genau, welches die zentralen Themen in seinem Leben sind. Der Therapeut kann den Patienten informieren, welche Merkmale die depressive Erkrankung aufweist, und er kann ihm Möglichkeiten erklären, wie praktische Probleme zu lösen sind. Es ist besser, Informationen zu vermitteln als Ratschläge zu geben. Informationen zielen eher darauf ab, den Patienten mit Fähigkeiten auszustatten, mit deren Hilfe er seine eigenen Entscheidungen treffen kann.
- **Direkte Hilfe sollte ausschließlich eingesetzt werden, um praktische Probleme zu lösen:** Bei zwischenmenschlichen Problemen wird dem Patienten vermittelt, dass diese sich nur längerfristig lösen lassen und der Patient, mit Unterstützung von außen, selbst dafür verantwortlich ist.
- **Als Modell zu dienen, hat Ähnlichkeit damit, Ratschläge zu geben:** Dazu gehört es, Beispiele zu geben, wie der Therapeut mit ähnlichen Problemen wie die des Patienten umgegangen ist. Die Technik ist günstig, um Patienten zu vermitteln, dass nicht nur sie alleine Schwierigkeiten haben und dass andere auch gelernt haben, ihre Probleme zu lösen.

Leitlinien

Direktive Techniken sollten, mit Ausnahme der Psychoeduktion, nur **wenig zum Einsatz kommen**. Am besten werden sie in den frühen Sitzungen angewandt, um eine Atmosphäre zu schaffen, in welcher der Therapeut als eine unterstützende Person wahrgenommen wird. Weiterhin sind direkte Anweisungen günstig, wenn dem Patienten durch Informationen eindeutig weitergeholfen werden kann, oder wenn er grob fehlinformiert ist. Ratschläge sollten idealerweise in Form von Hilfestellung erfolgen. Hierbei gilt es, Möglichkeiten zu berücksichtigen, die zuvor nicht bedacht wurden. Direkte Vorschläge sind zu vermeiden. Der Wortlaut wäre folgendermaßen: „Eine Sache, die Sie bedenken sollten, ist …"

Diese Technik sollte nicht häufig angewandt werden. Auch Vorschläge, die zu spezifisch oder direkt sind oder die das Autonomiegefühl des Patienten untergraben können, sind zu vermeiden. Vorschläge, die auf fehlerhaften Informationen oder Wahrnehmungen beruhen, sind natürlich ebenfalls unangebracht.

Entscheidungsanalyse

Dabei handelt es sich um eine Technik, bei der dem Patienten geholfen wird, ein weites **Spektrum an Alternativen und deren Folgen** zu berücksichtigen. Sie können angewendet werden, um ein bestimmtes Problem zu lösen. Dies ist die hauptsächliche handlungsorientierte Technik der IPT. Sie sollte ausdrücklich mit dem Ziel vermittelt werden, sie außerhalb der Therapie auch anzuwenden. Viele depressive Patienten weisen eine Vorgeschichte selbstschädigender Entscheidungen auf. Dies rührt daher, dass sie nicht alle Alternativen in Betracht ziehen und die Folgen ihrer Handlungen nicht auswerten. Die Rolle des Therapeuten bei der Entscheidungsanalyse besteht darin, dem Patienten ein erweitertes Spektrum an Optionen zugänglich zu machen und darauf zu bestehen, dass nicht gehandelt wird, bevor jede einzelne Option ausreichend untersucht wurde.

Die Technik der Entscheidungsanalyse kann jederzeit angewandt werden, wenn der Patient ein zwischenmenschliches Problem zu lösen hat. Der Therapeut sollte mit einer allgemeinen Frage beginnen: „Welche Alternativen, glauben Sie, stehen Ihnen im Moment zur Verfügung?" oder „Lassen Sie uns versuchen, alle zur Verfügung stehenden Möglichkeiten in Betracht zu ziehen". In der darauf folgenden Besprechung achtet der Therapeut darauf, auf nützliche Alternativen hinzuweisen, die der Patient nicht bedacht hat. Außerdem leitet er den Patienten an, sich die wahrscheinlichen Folgen jeder dieser Möglichkeiten anzuschauen. In der Entscheidungsanalyse wird häufig deutlich, wie äußerst eingeschränkt der Patient Alternativen sieht oder welch unrealistische Vorstellungen er über die Konsequenzen seiner Handlungen hat. Obwohl der Therapeut bei der Entscheidungsanalyse sehr aktiv ist, liegt die Entscheidung für eine der Alternativen beim Patienten.

Leitlinien

Der optimale Einsatz dieser Technik erfolgt, wenn der **Patient ein Problem zunächst besprochen und sorgfältig analysiert** hat. Dabei vermeidet es der Therapeut, konkret vorzuschlagen, was zu tun ist. Es sollte jederzeit die Möglichkeit bestehen, das Problem weiter zu besprechen und darüber nachzudenken. Die Folgen jeder Handlung sollten gründlich bedacht werden.

Der Patient darf nicht durch zu viel Aktivität oder Druck zu einer Entscheidung gedrängt werden. Auch sollte die Technik nicht vorzeitig eingesetzt werden, bevor alle Informationen vorliegen. Werden die Möglichkeiten in einer bestimmten Situation zu eng gefasst, werden nicht alle Optionen berücksichtigt, oder die Folgen des Verhaltens werden nicht sorgfältig durchdacht.

Rollenspiel

Der Therapeut übernimmt bei dieser Technik die Rolle einer anderen Person. Rollenspiel kann eingesetzt werden, um zwei wichtige **Aufgaben** durchzuführen:
- Die Gefühle und der Kommunikationsstil des Patienten können exploriert werden.
- Neue Verhaltensweisen, wie der Patient anderen gegenüber auftreten kann, können eingeübt werden.

Im Sinne der ersten Aufgabe wird das Rollenspiel angewandt, wenn der Therapeut das Gefühl hat, dass der Patient einen unzureichenden Eindruck von seinen Beziehungen mit anderen vermittelt. Wenn der Therapeut die andere Person spielt, reagiert der Patient möglicherweise in einer unverfälschten und aufschlussreichen Weise.

Im Sinne der zweiten Aufgabe kann das Rollenspiel dazu verwendet werden, dem Patienten beizubringen, mit anderen auf eine neue Weise umzugehen. Ein Beispiel hierfür wäre selbstsicheres Auftreten. Zwischen dem Gedanken daran, sich anders zu verhalten, und der tatsächlichen Ausführung liegt ein weiter Weg. Oftmals ist der Patient sich schon seit Jahren bewusst, dass er gerne eine Veränderung herbeiführen würde, war aber nicht in der Lage, diese auch durchzuführen. Das Rollenspiel ermöglicht dem Patienten in einem **sicheren Kontext zu üben**, und kann so einen fließenden Übergang zwischen Plan und Handlung ermöglichen.

Leitlinien

Diese Technik kann behilflich sein, wenn die **Gefühle des Patienten über ein Thema herausgearbeitet** werden sollen. Das Rollenspiel schafft eine Struktur für den Ausdruck der Gefühle. Die Technik kann auch dazu dienen, Strategien für schwierige Situationen einzuüben. Es handelt sich allerdings um eine Technik, die bei der IPT insgesamt nur wenig eingesetzt wird.

Rollenspiele sollten nicht angewandt werden, wenn es nicht nötig ist. Es ist aber auch ein Fehler, ein Rollenspiel nicht aufzuarbeiten oder gar kein Rollenspiel zu versuchen, wenn der Patient nicht in ein Thema hineinfindet.

13.7 Sonstige Techniken

- **Einen Vertrag schließen:** Dies bezieht sich auf eine Reihe halbstrukturierter Aufgaben in der oder den Anfangssitzung(en). Die Aufgaben zielen darauf ab, Informationen über die IPT zu vermitteln und zu erreichen, dass der Patient bei der therapeutischen Arbeit partnerschaftlich kooperiert. Zu den Aufgaben gehören, dass das Rational der IPT und die IPT-Techniken individuell erklärt werden. Zu ihnen gehört auch eine Rückmeldung darüber, was der Therapeut denkt, warum der Patient in die Therapie gekommen ist. Auch die praktischen Aspekte der Behandlung wie Länge und Frequenz der Sitzung, Dauer der Therapie, Termine, versäumte Sitzungen, Kosten und so weiter (Kap. 7.2) müssen besprochen werden.

■ **Administrative Details:** Diese Interventionen haben mit der formalen Durchführung oder organisatorischen Aspekten der Therapie zu tun. So müssen Termine abgesprochen und Urlaubszeiten eingeplant werden.

Literatur

Bibring E. Mechanisms of depression. In: Greenacre P (ed). Affective disorders. New York: International Universities Press 1953: 13–48.

Menninger KA, Holzman P. Theory of psychoanalytic technique. New York: Basic Books 1973.

14 Ein integratives Fallbeispiel

An einem Fall, bei dem die **Trauer** um den Verlust einer geliebten Person im Vordergrund steht, werden einerseits die Strategien und Techniken der IPT veranschaulicht. Andererseits sollen sie mit denen verglichen werden, die in anderen Psychotherapien verwendet werden. Außerdem wird deutlich, wie die IPT zeitlich abläuft, wie und wann die Problembereiche exploriert werden, welche Techniken wann zum Einsatz kommen und wie sich die Rolle des Therapeuten gestaltet.

14.1 Strategien und Abfolge der Interventionen

Anfangsphase (Sitzungen 1 und 2)

》 Frau C., eine 62-jährige Witwe, kam zur Behandlung einer Depression, die seit einem Jahr bestand. Sie wurde sich erst nach dem Tod ihres Ehemanns dieser Erkrankung „bewusst". Dieser starb an den Folgen eines Diabetes. Die Patientin wies in ihrer Vorgeschichte keine frühere depressive Episode auf. Zu ihren Symptomen gehörte, abgrundtief traurig zu sein und keine Verbesserung ihrer Stimmung zu verspüren, egal was um sie herum geschah. Sie beschäftigte sich übermäßig mit Erinnerungen an den Tod ihres Ehemanns und hatte Schuldgefühle ihm gegenüber. Deutlich waren Gefühle der Unzulänglichkeit, da sie sich unfähig fühlte, nach seinem Tod ihre Angelegenheiten zu regeln. Sie schlief viel, zeigte psychomotorische Verlangsamung und hatte ernsthafte Konzentrationsschwierigkeiten. Sie hatte sich so weit zurückgezogen, dass sie ihre sozialen Kontakte auf ihre beiden erwachsenen Kinder eingeschränkt hatte und jetzt meinte, ihnen zur Last zu fallen. Sie meinte, die depressiven Symptome seien nur eine Fortsetzung ihrer Trauerreaktion und diese Gefühle seien normal. Später, als die Symptome weiter anhielten, wurde sie zunehmend verzweifelter. Sie hatte keine Hoffnung, dass sie jemals darüber hinwegkommen könne, obwohl sie Suizidgedanken verneinte.

Frau C. begab sich zwei Monate vor dem ersten Termin mit dem Psychotherapeuten in einer anderen Klinik in ambulante Behandlung. Dort wurde sie mit Amitryptilin behandelt. Sie verspürte eine leichte Stimmungsverbesserung. Die Medikation wurde jedoch abgesetzt, als sie stationär aufgenommen wurde, um ihre Psoriasis zu behandeln. Während ihres Krankenhausaufenthalts blieb sie einigermaßen symptomfrei, wurde aber nach ihrer Rückkehr nach Hause so depressiv wie zuvor. Sie erfüllte die DSM-Kriterien für eine Major Depression. 《

Interpersoneller Kontext
》 Frau C. brachte ihre Depression ganz klar mit der Krankheit und dem Tod ihres Mannes in Verbindung. Sein Zustand hatte sich seit ihrer beider Berentung vor vier Jahren in zunehmendem Maße verschlechtert. Obwohl sie eigentlich geplant hatten, während ihrer Berentung zu reisen und deswegen ihren Urlaub aufgeschoben hatten, akzeptierte sie einen durch die Pflege ihres Mannes eingeschränkten, isolierten Lebensstil. Sie verließ das Haus nur selten ohne ihn und brach den Kontakt mit Freunden und Bekannten ab. Das Schlimmste an der Krankheit ihres Mannes war sein psychischer Verfall. Kurz vor seinem Tod musste er in ein psychiatrisches Landeskrankenhaus eingewiesen werden. Er entwickelte dort eine schwere vaskuläre Erkrankung, die es notwendig machte, ihn in eine andere Klinik zu verlegen und ein Bein zu amputieren. Von diesem Zeitpunkt an bis zu seinem Tod war ihr Mann psychisch völlig inkohärent.

In einem Gespräch über ihr vergangenes Familienleben versicherte Frau C., dass die eheliche Beziehung vor der Krankheit ihres Mannes gut und vollkommen befriedigend war. Sie waren 35 Jahre lang verheiratet gewesen. Ihr Verhältnis zu den beiden Kindern, einem 31-jährigen Sohn und einer 28-jährigen Tochter, war belastet durch ihre Schwierigkeit, die Kontrolle über die beiden aufzugeben. Der Sohn war alkoholkrank, seit über einem Jahr abstinent und lebte in einem Wohnheim für psychisch Kranke. Wenn er Fortschritte in Richtung Rehabilitation machte, dann nur, wenn Frau C. ihm bei diesem Problem nicht zu helfen versuchte. Die Beziehung zur Tochter war weniger belastet, wahrscheinlich weil die Tochter als eher „selbstständig" und von Frau C. unabhängig beschrieben wurde. Es gab in der Vergangenheit etwas Streit darüber, dass Frau C. sich in die Angelegenheiten ihrer Tochter einmischte. Aber das Verhältnis hatte sich in den letzten Jahren verbessert.

Obwohl Frau C. erkannte, dass sie neue Aktivitäten und soziale Kontakte entwickeln musste, glaubte sie nicht, dazu jemals in der Lage zu sein. Sie beschrieb, dass sie diesbezüglich „zwei Persönlichkeiten" aufweise. Denn es gebe einen beträchtlichen Gegensatz zwischen dem, was sie im Zusammensein mit anderen Menschen erlebe, und dem, was sie zuvor erwartet hatte. Sie hatte ihre Arbeit als Sekretärin viele Jahre lang gut bewältigt und hatte eine Anzahl von Freundinnen an ihrem Arbeitsplatz. Sie hatte das Gefühl, keine Schwierigkeiten damit zu haben, Freunde zu gewinnen oder sich mit ihnen zu treffen, obwohl sie ihre Aktivitäten größtenteils auf die Familie konzentrierte. Die Krankheit ihres Mannes führte zu einem mehr oder weniger vollständigen Abbruch des Kontakts mit ihren Freunden, insbesondere während seines letzten Lebensjahres. Frau C. hatte das Gefühl, sie sei bei ihren alten Freunden jetzt nicht mehr willkommen, weil diese beleidigt seien, da sie die Beziehung lange Zeit vernachlässigt hätte. Aus diesem Grund erwartete sie, zurückgewiesen zu werden, wenn sie jetzt versuchen würde, mit anderen wieder Kontakt aufzunehmen.

Ihre Erwartung, zurückgewiesen zu werden und ihr Gefühl, nicht gerne unter Menschen zu sein, standen in krassem Widerspruch zu dem, was dann tatsächlich ablief, wenn andere sie baten, gemeinsam etwas zu unternehmen. Sie berichtete, dass es ihr bis jetzt immer Spaß gemacht habe und dass andere ihre Gesellschaft schätzten. Zum Beispiel hatten ihr ihre Zimmergenossen im Krankenhaus gesagt, dass sie über ihr Weggehen betrübt waren, weil sie gerne mit ihr zusammen gewesen seien. Sie erkannte, dass sie sich in sozialen Beziehungen wahrscheinlich angemessen verhalten könnte, wenn sie nur ihre negative Erwartungshaltung aufgeben und sich dazu zwingen könnte, mehr Aktivitäten zu planen. Aber sie gab auch tief greifende Befürchtungen an, von anderen in Beschlag genommen und ausgenutzt zu werden, wenn sie Freundschaften über mehr als nur oberflächliche Kontakte hinausgehen ließ. **«**

Anmerkung zur Anfangsphase

Der Therapeut erhob in den ersten Sitzungen die Informationen mit dem Ziel, zwei Arten von allgemeiner Information zu erhalten:
- Die **Art und die Schwere der Symptome** sollten abgeklärt werden.
- **Interpersonelle Aspekte**, die im Zusammenhang mit dem Auftreten der derzeitigen depressiven Episode standen, sollten bestimmt werden.

Der erste Teil der Sitzung begann mit allgemeinen Fragen wie etwa „Was hat Sie hierher geführt?", denen eine systematische Abklärung der Symptome folgte. Danach wurden die gegenwärtigen sozialen Umstände eingeschätzt. Weiterhin verschaffte sich der Therapeut einen **Überblick über das soziale Netz und wichtige Aktivitätsbereiche** wie beispielsweise Arbeit und Freunde. Ebenso wurde erfasst, welche Ereignisse dem Auftreten der depressiven Symptome vorausgegangen und gefolgt waren.

Anfängliche Symptombewältigung

Nachdem die depressiven Symptome abgeklärt waren, diagnostizierte der Therapeut die Schwere der Depression als mittelmäßig, so dass keine Klinikaufnahme erforderlich war. Außerdem hatten die Symptome in der Vergangenheit bis zu einem gewissem Grad auf Medikamente angesprochen. Die Depression wurde als situativ bedingt eingeschätzt, und daher wurde entschieden abzuwarten, ob eine **medikamentöse Therapie** wirklich notwendig wäre. Vielleicht würde nach dem Therapiebeginn eine gewisse Verbesserung der Symptome auftreten. Das Konzept einer situativen Depression ist kontrovers. Trotzdem würden viele klinisch arbeitende Therapeuten die Vorgeschichte von Patienten wie Frau C. so interpretieren, dass die Depression im Zusammenhang mit den sozialen Umständen und Lebensereignissen steht, die zur Zeit des Auftretens der Symptome bestanden (Hirschfeld 1981). Mithilfe von **Psychoedukation** und beruhigenden Bestärkungen wurde in der ersten Sitzung mit den Symptomen umgegangen.

Psychoedukation

„Die unterschiedlichen Symptome, unter denen Sie gelitten haben – die Traurigkeit und das Weinen, die Antriebslosigkeit, die Konzentrationsschwierigkeiten, der Wunsch, keinem anderen Menschen zu begegnen – stellen allesamt Teil des Krankheitsbildes einer Depression dar. Unter diesem Krankheitsbild leiden Sie anscheinend infolge vielfacher Verluste in den letzten paar Jahre. Wie Sie vorhin selbst angemerkt haben, ist die Art, wie Sie jetzt sind, eindeutig anders als Sie vorher waren. Sie haben Ihren Mann verloren. Sie hatten seine Unterstützung und Gesellschaft schon vor längerer Zeit verloren. Sie haben Ihre Pläne für eine glückliche Berentung aufgeben müssen. Es ist sehr schwer, über diese Verluste hinwegzukommen. Ein Teil von dem, was ich tun werde, besteht darin, Ihnen dabei zu helfen, sich mit den Verlusten auseinander zu setzen und Sie bei deren Bewältigung zu unterstützen. Wenn wir dies tun, gehe ich davon aus, dass sich Ihre Symptome bessern werden."

Anfängliche Formulierung der Strategie

Nachdem die Depression in einen Kontext gestellt wurde, versuchte der Therapeut zu verstehen, worum es im Einzelnen ging und wie Veränderungen eingeleitet werden könnten. Ein Teil seines Plans sah vor, ein **Arbeitsbündnis** mit der Patientin herzustellen. Daher sollte bereits in der ersten Sitzung mit der Arbeit an den Problemen begonnen werden. Außerdem wollte er der Patientin Rückmeldung geben, sodass sie sich verstanden fühlte. Er wollte sie auch wissen lassen, was sie von der Psychotherapie erwarten könne. Die Patientin sah die Depression in klarem Zusammenhang mit dem Tod ihres Mannes, konnte jedoch nicht begreifen, warum sie nicht in der Lage war, darüber hinwegzukommen. Aus der Besprechung der letzten Jahre ihres Mannes wurde deutlich, dass **mehrere Aspekte der Todesumstände** Frau C. daran hinderten, den Verlust unkompliziert zu betrauern.

> Sie hatte auf die lange Krankheit ihres Mannes und seinen allmählichen gesundheitlichen Abbau reagiert, indem sie sie leugnete. Daher erwartete sie von ihm, sich verantwortungsvoller zu verhalten, als er dazu in der Lage war. So führten sein psychischer Verfall und seine Hilflosigkeit dazu, dass sie ärgerlich über ihn wurde und sich wahrscheinlich sogar seinen Tod herbeiwünschte. Diese Gefühle sollten dann nach seinem Tode die Quelle schwerer Schuld darstellen. Insbesondere bedauerte sie die Rolle, die sie bei seiner Krankenhausaufnahme gespielt hatte, von der er nicht zurückkehrte. Obwohl die Krankheit außerhalb der Kontrolle ihres Mannes gelegen hatte, war Frau C. ärgerlich darüber, dass sie ihre Pläne für eine glückliche Rentenzeit aufgeben musste.

Zunächst sollte der Patientin dabei geholfen werden, ihre **Schuldgefühle** abzubauen, die sie aufgrund ihres Verhaltens bei der Krankheit und dem Tod ihres Mannes hatte. Dazu sollte sie ein realistischeres Bild über die Ereignisse gewinnen. Die allgemeine Strategie bestand darin, die Beziehung zu ihrem Ehemann, die Todesumstände und ihre Gedanken an den Verstorbenen zu besprechen. Während diese Themen besprochen wurden, behielt der Therapeut typische Gefühle pathologischer Trauer im Auge. Zu ihnen gehörten einerseits die **Scham** darüber, hilflos zu sein und das Ereignis nicht verhindern zu können. Andererseits auch die **Wut** über die Person, die Ursache für dieses Ereignis ist, und die **Schuld** über aggressive Impulse wie beispielsweise destruktive Fantasien über die verlorene Person. Es gehören zu diesen Gefühlen aber auch die Schuld des Überlebenden aufgrund des Gefühls der Erleichterung, dass der andere gestorben ist und nicht man selbst. Weiterhin die **Traurigkeit** über den Verlust sowie die **Angst** vor Identifikation oder Verschmelzung mit dem Opfer.

Tauchen solche Themen auf, versuchte der Therapeut die Gefühle der Patientin zu klären und auf deren **unrealistischen Charakter** hinzuweisen. Mit dieser Art von therapeutischer Arbeit wurde in der ersten Sitzung begonnen, noch während die Anamnese erhoben wurde. Die Patientin berichtete beispielsweise, wie schuldig sie sich fühlte, dass ihr Mann während seiner letzten Lebensmonate in ein psychiatrisches Landeskrankenhaus eingeliefert wurde. Sie drückte auch ihr Bedauern darüber aus, dass sie nicht mehr mit ihm darüber sprechen konnte. Nun erbat der Therapeut Informationen über den Zustand ihres Mannes. Dabei stellte sich heraus, dass der Mann zuletzt unerträglich geworden war. Er war nachts herumgewandert, war inkohärent, gewalttätig und bedrohlich geworden. Es wurde klar, dass sie sich schuldig und traurig fühlte, weil sie ihn gegen Ende nicht mehr selbst versorgen konnte. Andererseits konnte ihr aber auch aufgezeigt werden, dass sie keine andere Wahl hatte.

Ein zweites Hauptziel der Behandlung wurde ebenfalls auf der Grundlage der anfänglichen Informationserhebung festgelegt: Die Patientin sollte bei der **Wiederaufnahme sinnvoller Aktivitäten** unterstützt werden. Zu Beginn der Behandlung konnte sie lediglich den Kontakt mit den Kindern halten und den Haushalt bewältigen. Sie zögerte, alte Freunde aufzusuchen, nicht nur aus schlechtem Gewissen, sie vernachlässigt zu haben. Sie befürchtete auch, ihre depressive Stimmung bei ihnen nicht im Griff zu haben. Sie wusste von einem aktiven Seniorenzentrum in ihrer Umgebung, zögerte aber, alleine hinzugehen. An einer örtlichen Volkshochschule belegte sie zwar einen Kurs, überlegte aber, dies wieder aufzugeben. Darüber hinaus opferte sie sich im Umgang mit anderen oft fürsorglich auf, befürchtete aber gleichzeitig, ausgenutzt zu werden. Trotz ihrer gegenwärtigen sozialen Defizite hatte die Patientin relativ aktive Beziehungen mit Freunden gepflegt, bevor sie in Rente ging. Außerdem gestand sie ein, trotz großer Erwartungsangst den Kontakt mit anderen doch zu genießen, wenn sie erst einmal mit ihnen zusammen war.

Frau C. sollte geholfen werden, ihre offensichtlichen **sozialen Fertigkeiten wieder zu nutzen**. Daher besprach der Therapeut mit ihr, welche Möglichkeiten sie hätte, mit anderen in Kontakt zu kommen und ermunterte sie, entsprechend zu handeln. Ihre negativen Erwartungen darüber, was aus den verschiedenen Möglichkeiten werden könnte, wurden herausgearbeitet, und sie wurde mit dem unrealistischen Charakter dieser Erwartungen konfrontiert. Zum Beispiel berichtete die Patientin in der ersten Sitzung, wie ihre Beziehung mit ihrer früheren besten Freundin endete. Sie konnte ihre Freundin nicht besuchen und den Ehemann alleine lassen, und der Zustand ihres Mannes war ihr zu peinlich, um ihre Freundin zu sich einzuladen. Sie konnte sich jetzt nicht dazu überwinden, die Freundin anzurufen, weil diese beleidigt sein würde, vernachlässigt worden zu sein. Der Therapeut fragte, ob die Freundin es verstehen würde, wenn sie es ihr erklären würde. Die Patientin räumte ein, dass sie sich das gut vorstellen könnte.

Nun wurde der Verlust des Ehemannes besprochen und das gegenwärtige soziale Funktionsniveau der Patientin erhoben. Hierzu erforschte der Therapeut nicht nur die Vorgeschichte, sondern half der Patientin auch, verschiedene Situationen zu klären und mit ihr gemeinsam alternative Sichtweisen zu entwickeln. Am Ende der ersten Sitzung erklärte der Therapeut der Patientin die IPT-Behandlung. Er stellte heraus, dass die Depression offensichtlich im **Zusammenhang mit dem Verlust ihres Ehemanns** steht.

Erklärung der IPT-Behandlung

„Einer der Gründe, warum wir Menschen manchmal Schwierigkeiten haben, nach dem Tod einer nahe stehenden Person noch einmal neu anzufangen, ist, dass es schwer ist, dem Verlust ins Auge zu schauen. Wirklich darüber nachzudenken, was der Verlust bedeutet, und sich selbst zu erlauben, die schmerzlichen Gefühle zuzulassen ist nicht einfach. Eines der Dinge, die wir in der Therapie versuchen können, ist, herauszufinden, was zwischen Ihnen und Ihrem Mann vorgefallen ist und was Ihr Mann Ihnen bedeutet hat. Wir werden in einer Weise vorgehen, die möglicherweise am Anfang schmerzhaft für Sie ist. Aber ich glaube, dies ist notwendig, wenn Sie wieder ein aktives Leben führen wollen. Wir werden außerdem nach Wegen suchen, wie Sie Ihr Leben wieder genießen können. Und es sieht in der Tat so aus, als ob Sie bereits einen Anfang gemacht hätten, was diesen Aspekt betrifft. Es scheint jedoch auch, dass Sie zahlreiche tief verwurzelte Einstellungen haben, von denen Sie in gewissem Ausmaß erkennen, dass sie nicht realistisch sind. Dazu gehört beispielsweise der Unterschied zwischen dem tatsächlichen Verlauf der Dinge und Ihren Erwartungen. Sie haben weiterhin viele Ängste, dass andere Sie irgendwie nicht mögen, Sie meiden oder vielleicht ausnutzen werden. Wir werden einige Zeit darauf verwenden, um herauszufinden, was diese Dinge so übermächtig und zwingend erscheinen lässt. Wir werden auch nach Wegen suchen, wie Sie Ihre Hemmungen überwinden können. Wir werden uns für zwölf Sitzungen treffen, und ich hätte gerne, dass Sie Themen einbringen, die Sie beschäftigen, sowie Gedanken oder Gefühle, über die Sie gerne sprechen würden. Ich möchte Sie außerdem darum bitten, dass Sie sich darauf vorbereiten, dass wir über die wichtigen Beziehungen, die Sie gegenwärtig und in der Vergangenheit hatten, sprechen werden."

In der zweiten Sitzung sprach die Patientin zwei Hauptthemen an, die mit der Zielsetzung der Behandlung zu tun hatten. Dies waren einerseits die Erfahrungen mit dem Zusammenleben und dem Tod ihres Mannes und andererseits ihre Versuche, sich ein eigenes **Leben ohne ihn aufzubauen**. Die Patientin hatte eine hochgradig desorganisierte und gestörte Kindheit erlebt. Ihre Mutter war gestorben, als sie fünf war, und im Alter von sieben Jahren wurden die Kinder dem alkoholkranken Vater weggenommen. Bis zu ihrem 18. Lebensjahr lebte sie für relativ kurze Zeiträume bei mehreren Pflegeeltern. Sie beschrieb diese Erfahrung als schmerzhaft und frustrierend, weil die Pflegeeltern ihre Pflegekinder gerne als unbezahlte Haushaltshilfen betrachteten. Mit 18 zog sie mit einer älteren Schwester zusammen. Fünf Jahre später heiratete sie ihren Mann nach einer ausgedehnten Vorlaufzeit. Er war ihr einziger ernsthafter Verehrer gewesen. Im Verlauf der Sitzung sprach Frau C. immer häufiger über **beunruhigende Erinnerungen**, die sie an die letzten Jahre ihres Mannes hatte. Im Vordergrund dieser Erinnerungen stand insbesondere seine furchtbar mitanzusehende Unfähigkeit, sich selbst zu versorgen. Gegen Ende wurde er psychotisch und war ihr gegenüber verbal aggressiv. Sie beschrieb noch einmal ihre schuldbesetzte Erleichterung, als er stationär aufgenommen wurde und dann starb. Der Therapeut versuchte, annehmend und einfühlsam zu sein, als er nach Einzelheiten ihrer Erinnerungen an diese Zeit fragte.

Eng mit diesem Thema hing zusammen, **neue Aktivitäten aufzunehmen**. Die Patientin berichtete über einen Seniorenkreis, über zukünftige Hochschulkurse, ehrenamtliche Arbeit und Treffen mit Freunden meist im Zusammenhang mit ihren Ängsten vor diesen Aktivitäten. Sie fühlte sich besonders ängstlich, weil sie jetzt alleine war und nicht mehr so wählerisch sein konnte wie damals, als ihr Mann noch am Leben war und sie auf ihn zurückgreifen konnte. Sie hatte auch das Gefühl, dass verheiratete frühere Freunde kein Interesse mehr an ihr haben würden, weil sie nicht mehr in einer Paarbeziehung stand. Außerdem dachte sie, ihre Depression sei so offensichtlich, dass wohl kaum jemand daran Interesse haben könnte, sich mit ihr zu treffen. Der Therapeut konfrontierte sie vorsichtig mit diesen Punkten, brachte sie dazu, Gegenbeispiele zu geben, und wies auf unrealistische Aspekte hin. Gegen Ende dieser Sitzung beschloss der Therapeut, der Patientin ein trizyklisches **Antidepressivum** zu verschreiben. Diese Entscheidung beruhte einerseits darauf, dass die Depression, wie in dieser Sitzung deutlich wurde, anhielt und sie andererseits in der Vergangenheit bereits positiv auf Medikamente angesprochen hatte.

Mittlere Phase (Sitzungen 3 bis 8)

In der dritten Sitzung berichtete die Patientin, sich besser zu fühlen, und sie konnte mehrere kleine Erfolge auf dem Weg zu einem **aktiveren Leben** verbuchen. Sie fuhr zum ersten Mal seit langer Zeit nachts Auto, wobei sie erzählte, ihr Mann hätte ihr Angst vor nächtlichem Autofahren eingeflößt. Sie hatte zum ersten Mal seit dem Tod ihres Mannes Freunde bei sich zum Abendessen. Außerdem hatte sie begonnen, häufiger auszugehen und mit einem örtlichen Seniorenzentrum Kontakt aufzunehmen.

Frau C. hatte auch angefangen, darüber nachzudenken, wie sehr sie sich durch ihre gehemmte Persönlichkeitsstruktur eingeschränkt hatte. Sie erkannte, dass sie sich immer noch so verhielt, als sei ihr Mann am Leben. Sie fühlte sich immer noch schuldig, wenn sie Dinge tat, die er nicht gut geheißen hätte. Außerdem fühlte sie sich schuldig, wenn sie Geld ausgab, das sie beide verdient hatten, oder wenn sie Veränderungen im Haus vornahm. In ihrem Alltagsleben, so berichtete sie, hielt sie weiterhin für ihn einen Platz im Haus frei, schlief nur auf ihrer Bettseite und benutzte nur ihre Hälfte des Kleiderschranks. Die Sitzung endete mit einer **neuen Erkenntnis**: Sie, und nicht er, konnte nun bestimmen, ob sie sich einschränkt oder sich erlaubt, etwas zu unternehmen. Außerdem erlebte sie durch den Verlust seiner Person (die sie geschätzt und geliebt hatte) ein Ausmaß an Freiheit, wie seit 40 Jahren nicht mehr.

In der vierten Sitzung wurde der Inhalt der vorhergehenden Sitzungen wiederholt und vertieft. Frau C. sprach über ihr aktives Sozialleben und ihre Pläne für zukünftige Hochschulkurse und für ehrenamtliche Arbeit. Während sie sprach, fiel ihr auf, dass sie nicht nur dabei war, ihre alte Leistungsfähigkeit wiederzugewinnen, sondern dass sie sich selbst völlig **anders wahrnahm und verhielt**. Sie sagte, sie habe erkannt, dass sie den größten Teil ihres Lebens in einer sehr kontrollierenden, einschränkenden Atmosphäre verbracht hatte – erst bei Pflegeeltern und dann mit einem vorsichtigen, kontrollierenden Ehemann. Sie hatte diese Einschränkungen und Begrenzungen als selbstverständlich hingenommen und hatte jetzt erst begonnen herauszufinden, inwieweit sie diese Dinge verändern wollte. Zum Beispiel hatte sie einen Haushaltsplan, bei dem sie jeden Wochentag mit einer bestimmten Aufgabe verbrachte. Montag war Waschtag. Wenn sich an einem Montag eine attraktive Tätigkeit anbot, war sie peinlich berührt davon, wie schwierig es für sie war, den Waschtag zu verlegen. Sie fand es jedoch übertrieben, in welchem Ausmaß sie ihr Leben verplante.

In der fünften Sitzung gab es einen Wendepunkt. Zwei Wochen waren seit der letzten Sitzung vergangen. In dieser Sitzung hatte Frau C. das Ergebnis der psychologischen Tests erhalten, die zu Forschungszwecken mit ihr durchgeführt worden waren. Es waren verschiedene Checklisten und Inventare, die den Patienten Rückmeldung darüber geben, ob sie sich verbessert haben. Sie hatte den Eindruck, dass die psychometrischen Verfahren zeigten, dass sich ihr Zustand **erheblich gebessert** hatte. Nun meinte sie, hätte nichts mehr zu sagen und wolle die Zeit des Therapeuten nicht weiter verschwenden. Der Therapeut nahm diese Aussagen wörtlich und sprach davon, die Therapie nach ein oder zwei weiteren Therapiesitzungen zu beenden. Er ermunterte sie, den Verlauf der Behandlung zusammenzufassen und noch bestehende Probleme anzusprechen. Daraufhin sprach sie über ihre **Befürchtungen**, dass ihre Gesundheit mit dem Alter schlechter werden würde. Sie war auch besorgt darüber, dass sie sich noch nicht durch den Stapel an Rechnungen durchgearbeitet hatte, der von der Behandlung ihres Mannes noch auf ihrem Schreibtisch liegen würde. Weiterhin befürchtete sie, dass ihre Besserung ausschließlich auf die Medikation zurückzuführen sei und dass sie beim Absetzen des Medikamentes einen Rückfall erleiden würde. Trotz dieser pessimistischen Themen sprach sie auch darüber, wie sie sich jetzt fühlte, wo sie nun nach neuen Regeln leben lernte. Der Therapeut schlug vor, dass die Therapie nicht lediglich darin bestehen müsse, Symptome zu besprechen, sondern sich auch auf ihre Erfahrung, anders zu leben, beziehen könne. Erleichtert und dankbar bemerkte sie, **schließlich doch in Therapie bleiben** zu wollen.

Die sechste Sitzung drehte sich um die Bedeutung eines eigenartigen, anhaltenden „verrückten" Gefühls, das sie neuerdings hatte. Es war, „als ob ich noch alles zu Ende bringen muss", bevor etwas Schreckliches passieren würde. Sie hatte sich zunehmend besser gefühlt und nahm immer weitere neue Aktivitäten auf, besonders im Rahmen von Weihnachtsvorbereitungen. Es waren die ersten Weihnachten ohne ihren Mann. In dieser Sitzung sprach sie über verschiedene Aspekte des Todes ihres Mannes und konnte ihr verrücktes Gefühl mit der **Angst** in Zusammenhang bringen, dass auch sie sterben würde. Sie würde sterben als Strafe, ausgerechnet wenn das Leben wieder vielversprechend erschien. Sie gab auch an, dass ihre beiden Katzen kurz nach dem Tod ihres Mannes verschwunden waren, und dieser Verlust hatte ihre Verzweiflung stark gesteigert. Sie berichtete, noch keinen Grabstein für das Grab ihres Mannes besorgt zu haben, und ihr wurde klar, dass sie sich in gewisser Weise immer noch nicht dazu überwinden konnte, ihren Mann in einem Grab zurückzulassen, während sie **weiterhin ihr Leben genoss**.

Die Patientin begann die siebte Sitzung damit, ihre erzielten Fortschritte zusammenzufassen. Sie sagte, sie **fühle sich besser als je zuvor** und würde eine Art Wiedergeburt erleben, indem sie die Zeit nachholte, die sie durch die Depression und die Pflege ihres Mannes verloren hatte. Sie war sich durch ein Gespräch mit einer anderen verwitweten Frau, die immer noch depressiv war, gerade darüber bewusst geworden, wie depressiv sie selbst gewesen ist. Sie war weiterhin beschämt darüber, wie sie auf andere gewirkt haben musste, als sie depressiv war. Sie würde ihren Mann, jetzt wo die Feiertage näher kämen, sehr vermissen. Diese Gefühle seien kontrollierbar und sogar auf eine bittersüße Art angenehm. Sie sagte, er sei die einzige Person gewesen, mit dem sie über vieles aus ihrem früheren Leben sprechen konnte, und nur er habe sie wirklich verstanden. Nun fragte sie sich, wie sie weiterhin ohne ihn auskommen würde. Auf die Frage, wie ihr die Teilnahme am Seniorenzentrum gefallen hätte, erwiderte sie, dass sie langsam Spaß daran hätte, zuzugeben, dass sie selbst eine „alte Dame" sei. Sie machte sich etwas **Sorgen, nach der Behandlung wieder depressiv** zu werden. Deswegen wurden einerseits verschiedene weitere Behandlungsmöglichkeiten durchgegangen und andererseits die Umstände besprochen, unter denen sie wieder depressiv werden könnte. Sie hatte damit begonnen, neue Dinge in ihr Leben zu integrieren, einschließlich neue Lieder anzuhören, Vertrauen ins Autofahren zu entwickeln und sich zwei Katzen als Ersatz für die beiden anzuschaffen, die sie kurz nach dem Tod ihres Mannes verloren hatte.

In der achten Sitzung brachte die Patientin Weihnachtsgebäck mit, das der Therapeut dankend annahm, ohne weiter darauf einzugehen. Am Anfang der Sitzung wurde die Patientin daran erinnert, dass nach dieser Sitzung nur noch vier weitere Termine verblieben. Die Patientin beschrieb ihre befriedigenden Feiertage, einschließlich eines Weihnachtsessens, das sie für ihre Familie zubereitet hatte sowie andere soziale Aktivitäten. Sie versicherte, „glücklich oder zumindest so glücklich wie für mich möglich" zu sein. Nach kurzem Schweigen sagte sie, dass ein Gedanke sie weiterhin beschäftigte und ihr wiederholt in den Sinn kam. Dabei handelte es sich um die **Erinnerung daran, wie sie versucht hatte, ihren Mann zu erwürgen**, kurz bevor er in ein Krankenhaus eingeliefert wurde. Der Rest der Sitzung wurde ausführlich darüber gesprochen, wie schlimm das letzte Lebensjahr ihres Mannes gewesen war. Der Vorfall, den sie erinnerte, war passiert, nachdem er sie in agitierter Weise imaginärer Liebhaber beschuldigt hatte. Um diese Zeit herum war er nicht nur pflegebedürftig und inkohärent, sondern auch paranoid geworden. Er schlief zu ungewöhnlichen Zeiten, und man musste auf ihn aufpassen, damit er keinen Schaden im Haus anrichtete oder sich selbst bei dem Versuch verletzte, etwas zu reparieren. Was die Situation verschlimmerte, war, dass der Arzt sich weigerte, den psychischen Verfall ihres Mannes zu registrieren. Die Patientin berichtete, damals das Gefühl gehabt zu haben, völlig übertrieben zu haben. Die Szene, an die sie sich erinnerte, war ein entscheidender Wendepunkt für sie, denn ihr Mann wurde kurz danach ins Krankenhaus eingewiesen.

Anmerkung zu den mittleren Sitzungen

Zur Rolle des Therapeuten: In den ersten Sitzungen war identifiziert worden, worin die wahrscheinlichen Auslöser der Depression lagen. Ebenso waren die zwei **interpersonellen Hauptziele** der Behandlung herausgearbeitet worden. Dementsprechend ging der Therapeut jede einzelne Sitzung mit einem allgemeinen Plan an. Er achtete darauf, welche Inhalte im Zusammenhang mit den Behandlungszielen standen und suchte nach Gelegenheiten, Fortschritt in Richtung dieser Ziele zu machen. In einer typischen Sitzung wurden die Gesprächsthemen von der Patientin eingebracht, die sehr artikuliert und behandlungsmotiviert war, sobald sich ihre Depression verbessert hatte. Der Therapeut hörte der Patientin aus zwei Gründen genau zu: Erstens um auf Inhalte zu fokussieren, die mit **Gedanken und Gefühlen über ihren Ehemann und dessen Tod** sowie mit dem **Leben ohne ihn** zu tun hatten. Besonders aufmerksam war er, wenn sie darüber sprach, auf welche Weise sie weiterhin ihr Leben einschränkte. Denn diese Einschränkungen beruhten auf Erinnerungen an ihren Mann und **ärgerlichen Gefühlen** über ihn. Er plante, ihr zu der Erkenntnis zu verhelfen, dass sie ihr eigenes Leben führen und auch die Gefühle des Ärgers akzeptieren konnte. Zweitens hörte der Therapeut genau hin, wenn sie über Pläne für **neue oder wiederaufgenommene Aktivitäten** sprach. Dabei achtete er auf Bemerkungen, die darauf hinweisen, dass sie zögerte oder unrealistische Annahmen äußerte. Außerdem wurde in den Therapiesitzungen ihre Wahrnehmung über die ihr zur Verfügung stehenden Möglichkeiten erweitert.

Der Therapeut hatte also in jeder Sitzung diese allgemeinen Strategien im Sinn und versuchte, das Gespräch dementsprechend zu lenken. Die besprochenen Themen und die Richtung des Gesprächs waren jedoch an den von der Patientin eingebrachten Inhalten ausgerichtet. Nachdem sie bei der Auswahl der Themen die Initiative ergreifen durfte, machte sie in verschiedener und überraschender Weise deutlich, in welchem Ausmaß sich ihr Leben um die **fortgesetzte Trauer** um ihren Mann drehte. Sie weigerte sich, dies aufzugeben und dadurch neue Dinge zuzulassen. In den Therapiesitzungen ging es fast immer um die zwei Hauptthemen der Therapie: Die **Trauer um ihren Mann** und den **Aufbau neuer Aktivitäten**. Während diese Themen in jeder Sitzung angesprochen wurden, kamen jedoch auch neue Aspekte auf, und sie offenbarte sich immer mehr. Diese Offenbarungen gipfelten in der Aussage, dass sich ein Teil ihrer Schuld um den Versuch drehte, ihren Mann in einem Wutanfall zu erwürgen. Die Patientin war erst dann in der Lage, dieses Geheimnis preiszugeben, nachdem sich eine **vertrauensvolle Beziehung zum Therapeuten** entwickelt hatte. Darüber hinaus hatte sie zu diesem Zeitpunkt die weniger schwierigen Aspekte im Umgang mit dem Tod und der Krankheit ihres Mannes bereits akzeptiert. Typisch für eine erfolgreiche Therapie ist es, dass die ursprüngliche Form des aktuellen Problembildes sich wiederholt, wenn bisher zurückgehaltene Information eröffnet werden. Diese Öffnung wird häufig erst auf einem anscheinend gewundenen Pfad und erst nach einer Reihe von Sitzungen erreicht, in denen der Patient Fortschritte zu machen scheint, nur um dann wieder auf eine Gesprächsebene zurückzufallen, die frühere Sitzungen charakterisiert hatte. Ein Aspekt dieser Wiederholung besteht in der **Bedeutung wichtiger Details**. In diesem Fall war ein solch wichtiges Detail beispielsweise die in der sechsten Sitzung erwähnten Katzen, die kurz nach dem Tod des Ehemannes verschwunden waren. Erst in der siebten Sitzung wurde auf die symbolische Bedeutung dieses Verlustes zurückgekommen, da sie sich zwei neue Katzen angeschafft hatte.

Schlussphase (Sitzungen 9 bis 12)

In der neunten Sitzung fasste Frau C. noch einmal ihren **Fortschritt** in der Volkshochschule zusammen. Im ersten Semester ihres Englischkurses hatte sie eine sehr gute Note bekommen. Außerdem schilderte sie ihre Aktivitäten im Seniorenzentrum und mit ihren Freunden. Sie beschrieb, dass sie die Gesellschaft alter Leute, die sie zunächst nur zögernd aufgesucht hatte, jetzt akzeptiere. Dies war sicher so, weil es ihr bisher schwer fiel zu akzeptieren, dass sie selbst alt wurde. Sie war angenehm überrascht, dass nach den Feiertagen kein psychischer Einbruch eingetreten war. Sie sprach auch noch über ihre Besorgnis, das Zusammensein mit Freunden könne ihre Unabhängigkeit einschränken, die sie ihrem Gefühl nach immer entschlossen verteidigen musste. Sie erinnerte sich, wie sie als Teenager bei ihren verschiedenen Pflegeeltern sexuelle Angebote von den Männern in den einzelnen Haushalten erhielt. Sie hatte das Gefühl, dass sie seit dieser Zeit anderen nur sehr langsam vertraute. Nun wurde über das **nahende Therapieende gesprochen**. Sie versicherte, sich für den Therapieabschluss bereit zu fühlen und keinerlei Probleme zu erwarten.

In der zehnten Sitzung ging die Patientin hauptsächlich die Bereiche durch, in denen sie Fortschritte erzielt hatte. Sie fühlte sich zuversichtlich, dass ihre verbesserte Stimmung anhalten würde, obwohl sie immer noch besorgt war, ob nicht doch die Medikamente allein dafür verantwortlich seien. Nach zwanzig bis dreißig Minuten und nach einer langen Schweigepause fragte die Patientin, ob sie die Sitzung vorzeitig beenden könne, und der Therapeut war einverstanden.

In der elften Sitzung wurden der **Verlauf und die Therapie zusammengefasst** und das Ende der Behandlung besprochen. Die gesundheitliche Verschlechterung ihres Mannes und ihre Reaktion darauf wurden noch einmal kurz angesprochen. Weiterhin wurde zusammengefasst, welche Fortschritte erzielt wurden. Die Stimmung der Patientin war verbessert, sie fühlte sich wohler und hatte im Alltag mehr Freiheiten. Die Beziehungen zu ihren Kindern waren besser, und sie hatte nun ein breites Spektrum an Aktivitäten und Interessen. Außerdem lernte sie viele neue Freunde kennen. Sie sprach über ihre Reaktionen auf die Therapie. Zunächst sei sie ängstlich gewesen, hätte dann aber eine zunehmend positivere Einstellung bekommen. Sie sagte auch, dass sich ihr Zustand fast zu schnell gebessert hätte und sie nicht verstehen könnte, wie sich die Dinge so schnell verändern konnten.

Der Therapeut erklärte, dass die Therapie keinen anderen Menschen aus ihr gemacht habe, sondern ihr lediglich ermöglicht habe, ihre ohnehin **vorhandenen Stärken und Ressourcen zu nutzen**. Sie wäre größtenteils deswegen depressiv geworden, weil sie während der langen Krankheit ihres Mannes sozial isoliert gewesen sei. Die Therapie habe die nötige Unterstützung geliefert, den Verlust und ihre diesbezüglichen Gefühle zu relativieren. Dies sei ausreichend gewesen, damit sie ihre eigenen Interessen und Fähigkeiten wieder entwickeln konnte.

In der zwölften Sitzung wurde kein neues Thema mehr angeschnitten. Frau C.'s Fortschritte wurden noch einmal zusammengefasst, und es wurde geplant, wie ein niedergelassener Internist ihre medikamentöse Behandlung fortsetzen sollte. Die Patientin drückte ihr Vertrauen in die Zukunft und ihre Dankbarkeit dem Therapeuten gegenüber aus.

Anmerkung zu den Schlusssitzungen
In diesem Fall wurde die **Intensität der Therapie in den Schlusssitzungen zurückgenommen**. Die Patientin hatte eine vollständige Remission erfahren und große Fortschritte darin erzielt, ihr aktives Leben wieder aufzunehmen. Darüber hinaus hatte sie in der achten Sitzung ein wichtiges Geheimnis preisgegeben, nämlich wie viel Wut sie tatsächlich auf ihren Mann hatte. Danach gab es keine ausführlichen Gespräche mehr über die letzten Jahre ihres Mannes und seinen Tod, und die Intensität der Sitzungen wurde stark reduziert. Das Ende der Behandlung wurde besprochen und war von da ab Teil jeder Sitzung. Der Therapeut war bemüht, das Datum der letzten Sitzung deutlich zu machen und nach den Reaktionen der Patientin darauf zu fragen. Die Patientin nahm in erster Linie positive Gefühle gegenüber der Therapie und dem Therapeuten wahr. Ihre Fortschritte wurden mehrmals durchgesprochen. Der Therapeut betonte ihr gegenüber, wie viel sie dazu beigetragen hatte, indem sie aktiv an der Therapie teilgenommen hatte und viele Hürden beim Aufbau neuer Aktivitäten überwunden hätte. Außerdem wurden ausführlich Behandlungsmöglichkeiten besprochen, die eingeleitet werden könnten, falls die Depression wiederkehre. Auch Frühsymptome, die auf eine erneute depressive Episode hinweisen könnten, wurden erwähnt.

Zusammenfassung

Frau C. ist ein Beispiel dafür, wie pathologische Trauer behandelt werden kann. Die Patientin war nicht in der Lage gewesen, **den Trauerprozess abzuschließen**. Sie litt unter übertriebener Schuld darüber, dass sie sich über ihren Mann vor und nach seinem Tod geärgert hatte. Sie hatte auf seine Krankheit mit Leugnung, aber auch mit verstecktem Ärger reagiert. Als sich sein Zustand zunehmend verschlechterte, war sie auf einmal entsetzt über den Verfall des Menschen, auf den sie angewiesen gewesen war. Gleichzeitig war sie ärgerlich darüber, dass er ihr so zur Last geworden war.

Dass sie seinen Tod herbeiwünschte, war ihr bewusst und wurde sogar während eines Wutanfalls ausagiert. Darüber hinaus sah sie ihre Entscheidung, ihn in ein Krankenhaus einzuliefern, als Unterzeichnung seines Todesurteils. Nachdem er starb, war sie außerdem darüber verärgert, dass sie seine Hilfe beim Umgang mit verschiedenen Aufgaben wie beispielsweise mit seinen Arztrechnungen, entbehren musste. Bedenkt man ihren Ärger und ihre daraus erwachsende Schuld, konnte die Patientin sich nicht die Erlaubnis geben, ein Leben alleine und mit Freude anzugehen. Obwohl sie über vielseitige persönliche und soziale Ressourcen verfügte, war sie nicht in der Lage, diese zu nutzen.

Der Behandlungsfokus bestand darin, Frau C. bei der **Entlastung von der Schuld** zu helfen und sie gleichzeitig bei ihren Bemühungen, **neue Interessen zu entwickeln**, zu unterstützen. Um den Trauerprozess zu vervollständigen, wurde ausführlich über die Beziehung zu ihrem Mann sowie über seinen Tod und ihre Reaktionen darauf gesprochen. Dabei wurden ihre schmerzhaften Gefühle wie beispielsweise Traurigkeit und schuldhafte Angst, für ihren Ärger möglicherweise bestraft zu werden, besonders berücksichtigt.

Sie verfügte über gute persönliche Ressourcen, und ihr Zustand verbesserte sich deutlich, nachdem die Trauer aufgelöst war.

14.2 Die IPT im Vergleich mit anderen Ansätzen

Überschneidung mit anderen Therapieformen

Einige der Merkmale der IPT **im Unterschied zu anderen Kurzzeittherapien** werden deutlich, wenn man sich ansieht, wie der Therapeut bei Frau C. vorgegangen ist.

Die der IPT am nächsten stehenden Psychotherapieformen sind psychoanalytisch orientierte und psychodynamische Therapien wie beispielsweise von Malan (1963), Sifneos (1979) und Davenloo (1982) beschrieben. Bei diesen Therapien werden allerdings **Interpretationen** als der hauptsächlich heilende Faktor angesehen. Dazu werden zwischen gegenwärtigen Konflikten, Konflikten in der Kindheit und der Übertragungsbeziehung zum Psychotherapeuten Zusammenhänge hergestellt. Das Problem der Patientin wird in der IPT **sehr ähnlich konzeptualisiert** wie in den psychodynamischen Therapien. Die Patientin war aufgrund übertriebener Schuldgefühle wegen ihrer Wut über ihren Ehemann vor und nach seinem Tod unfähig, den Trauerprozess abzuschließen. Viele der Verhaltensweisen von Frau C. können durch diese Schuld erklärt werden. Aus Furcht vor massiver Vergeltung für ihre Wutgedanken musste sie verleugnen, dass ihr Mann tot war, um nicht realisieren zu müssen, dass sie zu seinem Tod beigetragen hatte. Und sie musste sich selbst bestrafen, um ihre imaginativen Verstöße gegen ihn zu sühnen. Deshalb beließ sie ihr Haus wie zu seinen Lebzeiten, fühlte sich weiterhin miserabel und versagte sich selbst alle Gelegenheiten, glücklicher zu sein.

In der IPT-Behandlung wurde mit diesem Problem jedoch völlig **anders umgegangen** als in anderen Psychotherapietypen. Der IPT-Therapeut konzentrierte sich im Gespräch ausschließlich auf die Erfahrungen, welche die Patientin im Zusammenleben mit ihrem Mann und mit seinem Tod gemacht hatte, und versuchte auf diese Weise, die **damit verbundenen Gefühle** herauszuarbeiten. Es wurde **nicht versucht ihre Kindheitserfahrungen** genauer zu explorieren oder diese in Zusammenhang mit ihren Reaktionen auf die Krankheit und den Tod ihres Ehemannes zu bringen. Weiterhin wurde trotz vieler Gelegenheiten auch **nicht die Beziehung zum Therapeuten** exploriert. Zum Beispiel äußerte die Patientin in der fünften Sitzung den Wunsch, die Behandlung vorzeitig zu beenden, da es ihr besser gehe und sie das Gefühl hatte, die Zeit des Therapeuten „zu verschwenden". Daraufhin besprach der Therapeut diese Möglichkeit völlig sachlich, indem er darauf fokussierte, was noch vor der Patientin lag, anstatt auf das, was zwischen der Patientin und dem Therapeuten abgelaufen ist. Nachdem die Patientin viele Befürchtungen äußerte, was als Nächstes passieren könnte, erkannte sie, dass sie noch nicht so weit war, die Therapie zu beenden. Wenn man als IPT-Therapeut mit einem Patienten konfrontiert ist, der die Therapie vorzeitig beenden möchte, kann man sich auch dafür entscheiden, Aspekte der therapeutischen Beziehung zu besprechen. Übertragungsaspekte zu besprechen sollte allerdings den Fällen vorbehalten bleiben, bei denen Interventionen auf anderen Ebenen nicht angemessen sind oder nicht erfolgreich waren.

In ähnlicher Weise wurde auch nicht auf die **Bedeutung des Weihnachtsgebäcks** eingegangen, das die Patientin dem Therapeuten in der achten Sitzung mitbrachte. Dies schien nicht nötig, da ja die zentralen Themen bisher erfolgreich durchgesprochen werden konnten. Und in den Abschlusssitzungen stellte der Therapeut nicht infrage, dass Frau C. **nur positiv** über den Abschluss der Therapie denke. Er reagierte auf ihre Befürchtungen bzgl. eines möglichen Rückfalls, indem er realistisch ihre Optionen besprach. Er versuchte nicht, über ihre ambivalenten Gefühle zu sprechen, die sie hinsichtlich der Abhängigkeit von anderen hatte.

Ein Hauptunterschied zwischen der IPT und psychodynamischer Kurztherapie besteht also darin, auf **welche Themen nicht fokussiert** wird. In diesem Fall sind es die Übertragung und die Vorzeichen der gegenwärtigen Probleme in der Kindheit der Patientin.

Die Art, wie über Frau C.'s depressive Symptome gesprochen wurde, verdeutlicht einen weiteren Unterschied zwischen der IPT und anderen psychodynamischen Therapien. Hier wurde die Patientin ausdrücklich über die **positive Prognose informiert**, und eine **medikamentöse Behandlung** setzte nach der zweiten Sitzung ein. Zu diesem Zeitpunkt war deutlich geworden, dass Rückversicherung alleine nicht zu einer symptomatischen Besserung führte.

Ein dritter Unterschied besteht darin, dass der IPT-Therapeut häufig und wiederholt **spezifische Veränderungen besprach**. Hierbei ging es um neue und befriedigendere Aufgaben, welche die Patientin finden könnte, um ihr Leben wieder aktiv zu gestalten. Wenn darüber gesprochen wurde, achtete der Therapeut darauf, nicht irgendeinen bestimmten Handlungsverlauf zu befürworten und damit andere Optionen auszuschließen. Es wurde vielmehr versucht, alle Möglichkeiten dahingehend zu durchleuchten, inwieweit es sinnvoll wäre, sie auszuprobieren.

IPT unterscheidet sich von psychodynamischen Therapien außerdem durch den **Umgang mit Persönlichkeitsfragen**. Ihr ganzes Leben hindurch zeigte Frau C. in ihrem Umgang mit zwischenmenschlichen Beziehungen, dass sie unbearbeitete Abhängigkeitsgefühle hatte. Sie kontrollierte diese Gefühle, indem sie leugnete, dass andere für sie etwas bedeuteten. Außerdem kontrollierte sie die Gefühle, indem sie zu anderen Distanz hielt und sich um andere selbst dann kümmerte, wenn sie sich dadurch übermäßig in deren Leben einmischte. So war es beispielsweise in ihrer Beziehung zu dem alkoholabhängigen Sohn. Ihre Überraschung darüber, wie sehr sie der Tod ihres Mannes betraf, ist ein Hinweis auf die contra-dependenten Haltungen, die sie sich angeeignet hatte. Der IPT-Therapeut versuchte, mit der Patientin zusammen solche Behandlungsziele zu formulieren, die mit ihrem Persönlichkeitsstil vereinbar waren. Da sie andere Menschen brauchte, aber dies nicht zuzugeben wollte, ermunterte sie der Therapeut, über Kontaktmöglichkeiten nachzudenken, die gleichzeitig ein Hilfsangebot für andere darstellten. Deswegen beinhalteten viele der Möglichkeiten ehrenamtliche Arbeiten und Freundschaften, in denen sie anderen etwas anbot. Obwohl diese Art von Leistung in der Vergangenheit manchmal zur Verärgerung geführt hatte, „ausgenutzt" zu werden, hatten diese Gefühle üblicherweise nicht zum Abbruch der Beziehung geführt. Das Ziel der IPT bestand also darin, dass die Patientin wieder ihr früheres Leistungsniveau erreichte. Dieses hatte sie als adäquat angesehen, obwohl es möglicherweise nicht ideal gewesen war. Im Gegensatz dazu besteht das angestrebte Ziel bei anderen psychodynamischen Therapien darin, **intrapsychische Kernkonflikte** aufzulösen. Die Persönlichkeitsveränderung soll sich als Folge daraus ergeben.

IPT versus Verhaltenstherapien und kognitiven Therapien

Dass der IPT-Therapeut den Schwerpunkt der Behandlung auf die **unaufgelöste Schuld** gelegt hat, unterscheidet diesen Ansatz von einem verhaltenstherapeutischen. Dieser hätte möglicherweise darauf fokussiert, dass die Patientin **keine positiv verstärkenden Lebenserfahrungen** erreichen konnte. Der therapeutische Schwerpunkt unterscheidet sich auch von dem eines kognitiven Therapeuten, der auf die **dysfunktionalen Einstellungen** der Patientin sich selbst und ihrer Zukunft gegenüber fokussiert hätte. Die deutlichsten Unterschiede zwischen IPT und verhaltenstherapeutisch ausgerichteten Behandlungen sind im Beispiel von Frau C. jedoch **technischer Art**. Der IPT-Therapeut war weitaus weniger direktiv als es ein verhaltenstherapeutischer oder kognitiver Therapeut gewesen wäre. Obwohl allgemeine Bereiche definiert wurden, an denen gearbeitet werden sollte, wurden spezifisch angestrebte Ziele nicht explizit besprochen. Die Sitzungen waren grob um die Kernfragen herum strukturiert. Dies steht im Gegensatz zur kognitiven Therapie, bei der ein **konkreter Handlungsplan** Teil der Therapie ist. Die Patientin wurde dabei unterstützt, neue Aktivitäten aufzubauen, indem bestehende Möglichkeiten besprochen wurden. Der Therapeut ermunterte die Patientin implizit dazu, neue Verhaltensweisen auszuprobieren. Es gab keine Hausaufgaben, Fortschritte wurden auf informelle Weise erfasst, und spezifische Vorschläge wurden nur selten gemacht. Im Gegensatz dazu besprechen verhaltenstherapeutisch und kognitiv orientierte Therapeuten häufig wiederholt und ausdrücklich erzielte **Fortschritte und Hausaufgaben** und planen spezifische Dinge, die der Patient tun könnte.

14.3 Interventionsebenen

Der IPT-Therapeut versucht, Veränderungen mithilfe von Interventionen auf **vier verschiedenen Ebenen** einzuleiten. In diesem Fall wurden drei Veränderungsebenen erfolgreich angestrebt.

- **Bekämpfung der Hoffnungslosigkeit und die Bewältigung depressiver Symptome:** In diesem Fall wurden die depressiven Symptome der Patientin erfragt, für sie zusammengefasst und als Zeichen für eine depressive Episode gedeutet, in der sich ihre gegenwärtige Leistungsfähigkeit klar von ihrer früheren unterschied. Der Therapeut versicherte sie einer guten Prognose. Darüber hinaus wurde sie mit einem trizyklischen Antidepressivum behandelt, da sie bereits früher schon gut auf Medikamente angesprochen hatte.
- **Erhöhung der Akzeptanz von sich selbst und anderen:** Dieses Thema stellte eine Kernfrage in der Therapie dar. Die Patientin hatte bisher weder Gelegenheit gehabt abzuschätzen, welche Auswirkungen der Tod ihres Mannes hatte, noch konnte sie eine realistische Perspektive zum Umgang damit erhalten. Sie hatte übersteigerte Schuldgefühle, weil sie dachte, sie sei extrem aggressiv gewesen und habe ihren Mann nicht adäquat versorgt. Die Therapie half ihr dabei, ihre ärgerlichen Gefühle als ganz natürlich und unter diesen Umständen normal anzuerkennen und zu akzeptieren. Außerdem konnte aufhören, sich dafür selbst zu bestrafen.
- **Vermittlung interpersoneller Bewältigungsstrategien:** Die Patientin verfügte über ein angemessenes Repertoire an Strategien, Kontakte zu knüpfen, sich an Aktivitäten zu beteiligen und sich mit sinnvollen Dingen zu beschäftigen. Sie hatte jedoch vorübergehend ihre sozialen Kontakte aufgegeben, da sie sich ausschließlich mit ihrem Ehemann beschäftigt hatte. Jetzt war sie durch übertriebene Schuldgefühle daran gehindert, mit anderen in Kontakt zu kommen. Sobald sich ihre Symptome reduziert hatten und ihre Schuldgefühle vermindert waren, war sie in der Lage, ihre sozialen Fähigkeiten wieder effektiver einzusetzen. Die Interventionen des Therapeuten in diesem Bereich fokussierten darauf, unrealistischen oder übertriebenen Ängsten vor Zurückweisung durch andere entgegenzuwirken, indem ausführlich besprochen wurde, welche neuen Aktivitäten möglich wären.
- **Umgang mit Psychodynamik:** Der IPT-Therapeut erkannte, welche Bedeutung die übertriebenen Schuldgefühle hatten, daher wurde auf sie in der Behandlung fokussiert. Die Schuldgefühle wurden aber nicht explizit interpretiert, indem beispielsweise ein Bezug zwischen vergangenen und gegenwärtigen Beziehungen hergestellt worden wäre.

14.4 Techniken

Explorative Techniken

In diesem Fall wurden hauptsächlich **explorative Techniken** eingesetzt. Dahinter stand die Absicht, ein Behandlungsziel zu formulieren, um es dem Therapeuten zu erleichtern, die zu vertiefenden Gesprächsbereiche zu bestimmen. So fragte der Therapeut in den mittleren Sitzungen nach, warum es der Patientin widerstrebe, zum Grab ihres Mannes zu gehen. Den Besuch ihres Sohnes hielt er hingegen nicht für so wichtig. Das allgemeine Ziel nondirektiver Exploration besteht darin, dem Patienten und dem Therapeuten zu helfen, genau festzustellen, was tatsächlich im Leben des Patienten vor sich geht, und einzuschätzen, wo Veränderungen vorgenommen werden müssen. Auf diese Weise findet ein Zusammenspiel zwischen **Exploration, Klärung und zusammenfassender Rückmeldung** in kleinen Schritten statt. Ein Beispiel für dieses Muster trat in der ersten Sitzung auf, als der Therapeut versuchte, zu verstehen, was die Patientin davon abhielt, ihre alten Freunde zu treffen. Bei diesem Gespräch wurde klar, dass es einen Unterschied gab zwischen der **Antizipation eines Ereignisses** und der tatsächlichen Fähigkeit der Patientin, dieses zu genießen, wenn sie erst einmal mittendrin war.

Patientin: „Ich glaube, ich habe Angst vor Zurückweisung, und zwar so sehr, dass ich überhaupt keine Pläne mache. Wenn mich jemand anruft und sagt, willst du Das-und-das machen, gehe ich gerne mit,

aber ich ergreife nicht selbst die Initiative, irgendetwas zu unternehmen, egal mit wem."
Therapeut: „Was meinen Sie mit Angst vor Zurückweisung?"
Patientin: „Nun, wenn die sagen, ich kann heute nicht, selbst wenn sie mir einen guten Grund dafür nennen, wirft es mich irgendwie, wissen Sie, in ein Loch hinein. Es ist fast wie mein Fehler, dass sie nicht können, wissen Sie."
Therapeut: „Mm-hm. Oder das die Ihnen was vormachen?"
Patientin: „Ja, genau."
Therapeut: „Ist das wirklich etwas, das Ihnen oft passiert ist, dass andere es irgendwie schwierig finden, mit Ihnen zusammen zu sein?"
Patientin: „Ich glaube nicht. Ich glaube, ich mache mir das in meinem Kopf zurecht."
Therapeut: „Haben Sie das schon länger so erlebt oder erst seit kurzer Zeit?"
Patientin: „Wahrscheinlich erst in letzter Zeit. Davor, ich glaube, ich hatte immer (seufzt) dieses Gefühl, dass, nun, was passierte schon, wenn mich jemand wirklich zurückwies? Was auch immer ich in die Wege leitete, ich konnte ja immer auf meinen Mann zurückgreifen, wissen Sie, um, nun, sodass …"
Therapeut: „Mm-hm."
Patientin: „Aber jetzt ist es ein bisschen anders. Du machst gerade irgendwie, du hängst den Telefonhörer auf, und du kannst nicht (unklar) wissen Sie, etwas anderes planen oder sonst etwas. Es ist irgendwie – du sagst irgendwie, nun, was mach' ich jetzt bloß?"
Therapeut: „Mm-hm. Wenn Sie erst mal Pläne gemacht haben, ist es schwierig zu… Sie planen nicht gerne weit im Voraus, oder?"
Patientin: „Nein."
Therapeut: „Wie kommt das?"
Patientin: „Ich weiß nicht."
Therapeut: „Es ist also so, dass Sie jemanden anrufen und gleich für heute oder morgen gerne etwas ausmachen möchten, so ungefähr?"
Patientin: „Nun, etwas Bestimmtes zu planen, wissen Sie, das fällt mir nicht schwer. Aber wenn dann die Zeit näher rückt, könnte ich mich irgendwie selbst dafür prügeln, dass ich den jeweiligen Plan gemacht habe. Weil ich es dann eigentlich gar nicht mehr machen will, wissen Sie, oder ich bilde mir zumindest ein, dass ich es nicht machen will."
Therapeut: „Und wenn Sie es dann machen?"
Patientin: „Ist es ganz das Gegenteil. Wenn ich es mache, stelle ich fest, dass es mir gefallen hat."

Therapeut: „Mm-hm. Es ist also wirklich ein gravierender Unterschied zwischen der Erwartung…"
Patientin: „Ich habe da irgendwie in irgendeiner Weise einen Konflikt."
Therapeut: „Mm-hm, es ist so, als ob die Erwartung des Ereignisses sich wirklich unterscheidet von dem wie es dann in Wirklichkeit abläuft."
Patientin: „Ja, sehr."
Therapeut: „So wie Ihre Erwartung, dass die Leute Sie nicht mögen, und wie es dann wirklich ablief, zum Beispiel, als Sie im Krankenhaus waren und die Leute nicht wollten, dass Sie gehen, das ist irgendwie… irgendwie passt das nicht zusammen."
Patientin: „Nun ich habe keine Schwierigkeiten, mit anderen klarzukommen, ich meine, die Leute mögen mich im Allgemeinen. Ich bin kein, wissen Sie, ich bin kein anspruchsvoller Mensch, ich bin nicht – ich bin einigermaßen angenehm im Zusammensein mit anderen, ich, ähh… ich bin nur oft innerlich nervös, weil ich das Gefühl habe, dass ich andauernd was sagen sollte. Und manchmal komme ich von einer Verabredung zurück und denke, wissen Sie, warum, warum hab' ich immer das Gefühl, dass ich immer, dass mein Mundwerk ständig gehen muss. Es ist einfach, dass ich Schweigen nicht aushalten kann, es ist …"
Therapeut: „Hm."
Patientin: „Ich kann auch zu Hause keine Ruhe aushalten, mein Radio läuft die ganze Zeit."
Therapeut: „Mm-hm. Haben Ihnen andere schon einmal angedeutet, dass Sie zu viel reden, oder dass Sie …"
Patientin: „Nein."
Therapeut: „Also noch mal, ich meine, es scheint, als ob Sie irgendwie das Gefühl haben…"
Patientin: „Als ob ich zwei Persönlichkeiten habe, wissen Sie?"
Therapeut: „Wie meinen Sie das, zwei Persönlichkeiten?"
Patientin: „Als ob ein Teil von mir, Dinge tun kann, die, ähhh, wissen Sie, gut für mich sind, und der andere Teil von mir kämpft einfach dagegen an."

Umgang mit Gefühlen und Ermuntern zum Affekt

Gefühle zeigen zu können kam in der Therapie von Frau C. eine Schlüsselfunktion zu. Als die Beziehung zu ihrem Ehemann besprochen wurde, wurde es ausdrücklich gefördert, **Traurigkeit**

über den Verlust zu verspüren. Außerdem wurde ihr geholfen, den **Ärger** gegenüber ihrem Ehemann auszudrücken. Auch hier sollte sie erkennen, dass es sich dabei um ein akzeptables und ganz normales Gefühl handelt. Weiterhin wurde sie darin unterstützt, auch **liebevolle Gefühle** für ihren Mann zu empfinden. Dieses Gefühl musste sie nicht aufgeben, selbst wenn sie neue Menschen und Erfahrungen in ihrem Leben zuließ. Sie zu ermuntern, ihre **Gefühle zuzulassen**, fand auf drei verschiedene Weisen statt:
- Wichtige Details im aktuellen und vergangenen Leben der Patientin wurden besprochen.
- Ihre Gefühle wurden benannt.
- Sie wurde dazu motiviert, diese Gefühle als zulässig und verständlich zu akzeptieren.

Bedeutsame Einzelheiten wurden während des gesamten Therapieverlaufs erfragt. Dazu gehörte beispielsweise, sich damit auseinanderzusetzen, dass die Patientin so tat, als ob ihr Mann immer noch im Haus sei, indem sie nur auf einer Bettseite schlief und eine Hälfte des Kleiderschranks für ihn frei ließ. Bedeutsam war auch herauszufinden, wie es für sie war, zum Grab zu gehen. Und wichtig waren ebenfalls ihre Reaktionen auf den Verlust ihrer Katzen und noch viele andere Details. Der folgende Ausschnitt aus der vierten Sitzung veranschaulicht, wie bedeutsame Einzelheiten exploriert werden.

Patientin: „Die Feiertage sind irgendwie eine traurige Zeit für mich, weil (unklar) mich nicht davon abhält von, Sie wissen schon, das Haus ein bisschen zu schmücken. Ich mag Weihnachten. Es macht mir Spaß, das Haus zu schmücken. Deshalb ich – ich werde eben, auch wenn mein Mann nicht da ist, ich werde trotzdem schmücken."
Therapeut: „Mm-hm, mm-hm."
Patientin: „Weil es mir gefällt, alles in Rot und Grün – das sind schöne Farben."
Therapeut: „Mm-hm, mm-hm. Es fällt Ihnen immer noch schwer, daran zu denken, Dinge für sich selbst zu tun."
Patientin: „Nun, ich glaube, das ist genau das, wo das Schuldgefühl dazukommt, dass er nicht mehr da ist, wissen Sie. Ich mache nicht so viel für mich selbst. Ich – nun, es wird schon besser, ich mache jetzt – schon ein bisschen was für mich – aber erst nach und nach…"
Therapeut: „Mm-hm."
Patientin: „Ich kriege diese plötzlichen Schuldgefühle, und ich denke, nun, Mensch, du solltest nicht, du solltest nicht so glücklich über bestimmte Dinge sein."
Therapeut: „Hm, mm-hm. Weil das heißt, wenn Ihnen etwas Spaß macht, können Sie nicht gleichzeitig an ihn denken?"
Patientin: „Ich denke immer weniger an ihn. Ganz plötzlich, wenn ich irgendetwas mache, das mir Spaß macht, schießt mir der Gedanke in den Kopf, dass, wissen Sie, du solltest nicht so gut gelaunt sein (kichert)."
Therapeut: „Hm, hm. Ich glaub', ich weiß, was Sie meinen."
Patientin: „Ich bin sicher, er würde nicht wollen, dass ich – traurig bin…"
Therapeut: „Aber irgendwie, an diesen traurigen Gedanken festzuhalten, ist ein bisschen wie an ihm selbst festzuhalten?"
Patientin: „Wahrscheinlich. Da war etwas gestern, das ich schon lange machen wollte, aber bis jetzt war ich nicht dazu in der Lage,… ich glaube, vielleicht habe ich es mir nicht eingestanden, dass – dass es einfach gemacht werden muss… ich habe wegen eines Grabsteins angerufen."
Therapeut: „Hm."
Patientin: „Und werde wahrscheinlich nächste Woche hingehen und ihn abholen. Und vielleicht hilft das, zur Ruhe zu kommen. Ich war vorher nicht in der Lage, es zu tun."
Therapeut: „Hm. Was, was passierte denn vorher, wenn Sie versucht haben, es zu tun, oder sich damit zu beschäftigen?"
Patientin (seufzt): „Ich konnte mich einfach nicht damit auseinandersetzen, ich konnte mit all dem nicht umgehen. Als ich tatsächlich einmal – ich ging einmal zum Friedhof…"
Therapeut: „Hm."
Patientin: „Und ich war entsetzt, weil ich ging hin, und ich konnte sein Grab nicht finden, weil es keine Markierung gibt, oder irgendetwas, und ich hatte nicht… natürlich vorher nicht geschaut, um zu sehen, was rechts und links davon war, deshalb war ich… Da sind vielleicht vier oder fünf Gräber, mit überhaupt nichts drauf. Ich wusste nicht, welches war, war seines, welches unseres war. Und ich war so entsetzt, dass… ich gehe nicht gern zum Friedhof, und ich gehe

nicht jedes Wochenende, ich würde nicht, weil – es gibt, ich – ich, – es bringt mir eben nichts."
Therapeut: „Mm-hm."
Patientin: „Aber manchmal tut es nicht mehr so weh, wissen Sie. Ich war nicht mehr so entsetzt darüber, dass ich ihn nicht finden konnte, wo sie sind, und alles, wo ich den Grabstein herbekomme…"
Therapeut: „Mm-hm."
Patientin: „Deshalb bin ich nie mehr dorthin zurückgegangen, weil eben kein Bedürfnis besteht hinzugehen. Ich gehöre nun mal nicht zu denen, die dorthin gehen und weinen, und was mich…"
Therapeut: „Mm-hm."
Patientin: „Was mich wahrscheinlich für eine Zeit lang zu traurig machen würde."
Therapeut: „Was heißt zu traurig?"
Patientin: „Das heißt, zu realisieren, dass er da unten ist, und ich bin hier oben, glaub' ich" (lacht).
Therapeut: „Was würde passieren, wenn Sie zu traurig sind?"
Patientin: „Ich wäre, ich hätte wahrscheinlich einen Weinkrampf. Wirklich, es würde wahrscheinlich zwei Tage dauern, bis ich darüber hinwegkäme, wissen Sie, das ist so – wissen Sie – so ein lähmendes Gefühl, ich mache dann überhaupt nichts mehr. Ich würde nichts tun. Wohingegen ich jetzt wenigstens etwas unternehme."
Therapeut: „Mm-hm."
Patientin: „Es hört sich für jemand anderen vielleicht nicht nach viel an, aber für mich ist es… Ich bin – ich habe das Gefühl, dass ich irgendwie ein bisschen weitergekommen bin."
Therapeut: „Hm."
Patientin: „Ich habe überhaupt keine Angst mehr, dass ich meinen Verstand verliere, auf jeden Fall nicht im Moment."
Therapeut: „Hm. Mm-hm."
Patientin: „Und ich bin außerdem auch noch nicht so alt."
Therapeut: „Also, wenn Sie einen Grabstein für ihn finden würden, hätte er dann einen Platz?"
Patientin: „Das ist wahrscheinlich genau das Gefühl, das ich habe, ja."
Therapeut: „Und, dass es…"
Patientin: „Und wenn ich dort hingehen würde, wäre ich irgendwie… es wäre irgendwie gut zu wissen, dass ich, wissen Sie, das Richtige getan habe, wahrscheinlich."
Therapeut: „Mm-hm."

Patientin: „Wenn es überhaupt so etwas wie richtig und falsch gibt, wissen Sie."
Therapeut: „Mm-hm."
Patientin: „Ich glaube, das wäre das Richtige."
Therapeut: „Mm-hm. Aber irgendwie, wenn er eigentlich keinen Platz hat, dann…?"
Patientin: „Er ist irgendwie einfach noch nicht zur letzten Ruhe gebettet, irgendwie."
Therapeut: „Mm-hm."
Patient: „Es ist nicht, es ist nicht abgeschlossen, und, ich, ich hätte gerne zu diesem Zeitpunkt, gerne alles abgeschlossen…"
Therapeut: „Mm-hm, so wie mit den Rechnungen auch?"
Patientin: „Richtig. Ich habe nur noch ungefähr zwei Dinge zu erledigen, was die Rechnungen anbelangt."
Therapeut: „Mm-hm."
Patientin: „Und (seufzt) das wird auch noch erledigt. Und ich glaube, das ist, ich – ich meine eben, es wird eine große Erleichterung sein, wenn ich alles einfach beiseite lassen kann, und einfach mit meinem Leben weitermachen kann."
Therapeut: „Mm-hm. Aber ich glaube, die Erleichterung hat zwei Seiten. Ich meine, eine ist, dass Sie es wirklich abschließen, und er an einem Platz ist, und, wissen Sie, dieser Platz ist nicht direkt bei Ihnen, denn er ist tot."
Patientin: „Ja."
Therapeut: „Aber andererseits, glaube ich, dadurch, dass Sie diese Dinge immer noch zu erledigen haben, irgendwie, hält ihn das länger am Leben. Sie müssen ihn nicht ganz aufgeben."

Klärung

Die Gefühle der Patientin wurden häufig benannt oder erklärt. Als die Patientin beispielsweise zugab, so wütend gewesen zu sein, dass sie versuchte, ihren Mann zu würgen, bemerkte der Therapeut: „Er hat Ihnen Dinge angetan, die jeden wütend gemacht hätten. Seine Drohungen, sein Misstrauen, seine Hilflosigkeit waren zum Wütend-werden, und Sie wurden so wütend, dass Sie vorübergehend die Kontrolle verloren."

Klärungen wurden meistens derart vorgenommen, dass die verschiedenen besprochenen Gefühle der Patientin **miteinander in Zusammenhang** gebracht wurden. Ihr wurde aufgezeigt, in welcher Relation diese Gefühle zu den Schuldgedanken und Schuldgefühlen hinsichtlich ihres Mannes standen. Dahinter stand die Absicht, ihr zu der Erkenntnis zu verhelfen, dass die Schuldfantasien unrealistisch waren und dass sie einen angemessenen Abstand zu dem Ereignis bekommt. Ein Beispiel für diese Art von Klärung kommt aus der vierten Sitzung: Die Patientin hatte über ihre Vorfreude auf Weihnachten gesprochen und über den Besorgnis erregenden Befund ihres Arztes, der einen Schatten auf ihrer Lunge gefunden hatte. Ihr unmittelbarer Gedanke war, dass sie Krebs hatte und bald sterben würde, gerade als sie anfing, das Leben zu genießen.

Therapeut: „Mm-hm, ich frage mich, ob die einschießenden Schuldgefühle und das Gefühl, dass Sie ernsthaft krank sind und sterben, ob die beiden nicht irgendetwas miteinander zu tun haben, wissen Sie, als ob, fast als ob Sie das Gefühl haben, dass…"
Patientin: „Eigentlich ich hätte sterben sollen?"
Therapeut: „Ja oder dass, wissen Sie, dass es genau, es gut passt, dass Sie krank werden, jetzt wo er nicht mehr da ist."
Patientin: „Ich hoffe nicht."
Therapeut: „Mm-hm. Ich glaube aber, dass dies vielleicht Ihre Gedanken sind, wissen Sie."
Patientin: „Ja, ja."
Therapeut: „Ich meine, sie sind nicht die Wirklichkeit. Aber wissen Sie, ich frage mich…"
Patientin: „Ich hatte sie schon vor einiger Zeit, ich, ich hatte diese Art von Befürchtung vor einiger Zeit, aber nicht in den letzten paar Monaten."
Therapeut: „Mm-hm. Mm-hm."
Patientin: „Ich meine, als, nachdem, nachdem er gestorben ist, vielleicht zwei, drei – ein paar Monate danach."
Therapeut: „Mm-hm. Mm-hm."
Patientin: „Ich hatte auf diese Art gedacht, aber ich denke jetzt nicht mehr so."
Therapeut: „Nun, aber, wissen Sie, ich glaube, es ist doch so, dass, wenn Ihnen Dinge Spaß machen, wissen Sie, und Sie fühlen…"
Patientin: „Mm-hm."
Therapeut: „Ich glaube, ich glaube nicht, dass diese Gedanken, ich glaube, Sie könnten schließlich auch andere Dinge denken, wissen Sie."
Patientin: „Ja."
Therapeut: „Es ist nur, dass es für mich so aussieht, dass, ähh…"
Patientin: „Sie etwas miteinander zu tun haben."
Therapeut: „Ja, dass, wissen Sie, sobald Sie anfangen, Dinge zu genießen und sich deswegen schuldig fühlen, wissen Sie, es steht irgendwie so aus…"
Patientin: „Das ist wohl mein Schicksal."
Therapeut: „Ja, richtig. Ich meine, dass dies eine Art von Strafe wäre für…"
Patientin: „Ja."
Therapeut: „Dafür, dass Sie anfangen, Ihr Leben zu genießen."
Patientin: „Nun, ich glaube, die Psyche macht viele verrückte Sachen, denke ich."
Therapeut: „Hm, mm-hm, mm-hm. Ich denke, es ist schwierig, weil es – wissen Sie, wenn Sie wirklich etwas genießen, dann lassen Sie eigentlich von ihm los."
Patientin: „Ja."
Therapeut: „Wissen Sie, und Sie sind wirklich…"
Patientin: „Vielleicht bin ich einfach noch nicht, noch nicht ganz bereit loszulassen."
Therapeut: „Ja. Ganz genau das, und ich glaube, dass die Tatsache, dass Sie irgendwie von dem Grab fernbleiben, wissen Sie, weil es Sie immer noch erschreckt, wie traurig Sie werden können."
Patientin: „Ja."
Therapeut: „Wissen Sie, ich glaube, dass es wirklich beeindruckend ist, dass Sie die Fortschritte machen, die Sie machen. Aber andererseits denke ich, ist es so, dass, wissen Sie, ich glaube Sie müssen ihn nicht vergessen. Sie müssen nicht vollkommen ohne die Erinnerungen an ihn sein."
Patientin: „Ja nun, abgesehen von dem zeitweise einschießenden Schuldgefühl, tut das Denken an ihn nicht mehr so weh, wie es mal getan hat, aber…"
Therapeut: „Hm, mm-hm."
Patientin: „Die schmerzhaften Gefühle und die Schuld – sind, ich weiß nicht, hängen die irgendwie zusammen? Ich finde, dass ich überhaupt nicht mehr so einsam in dem Haus bin. Genau gesagt, ich genieße es sogar, jetzt alleine zu sein."
Therapeut: „Hm."
Patientin: „Und, wenn ich, wenn mich meine Tochter bittet, zu ihr zu kommen, nur um mich bei ihr hinzusetzen, wissen Sie, ich meine nicht zum Babysitten, sondern einfach nur so mal rüber zu gehen. Wenn ich müde bin, sage ich einfach, ich glaube nicht, dass ich heute Abend komme, wissen Sie."
Therapeut: „Mm-hm."

Patientin: „Also (seufzt) es gab Zeiten, da konnte ich es überhaupt nicht abwarten, aus diesem Haus 'rauszukommen, aber jetzt fängt es an, besser zu werden. Die Dinge fangen an, sich positiv zu entwickeln. Und, wissen Sie, nach und nach verschwinden auch seine Sachen."
Therapeut: „Mm-hm."
Patientin: „Abgesehen von ein oder zwei Bildern, wissen Sie."
Therapeut: „Mm-hm."
Patientin: „Aber ich war nicht in der Lage, mich von allen seinen Kleidern zu trennen, zum Beispiel. Ich weiß nicht, warum ich damit warte, ich habe zwei Bademäntel, die da hängen, und ich dachte, warum habe ich die dagelassen? Ich weiß nicht, warum ich sie dagelassen habe."
Therapeut: „Mm-hm."
Patientin: „Aber ich weiß, dass ich mich von ihnen trennen werde, wissen Sie, sobald ich anfange..."
Therapeut: „Mm-hm. Sie werden sich von ihnen trennen, wenn Sie..."
Patientin: „Wenn es an der Zeit ist, genau."
Therapeut: „Wenn es an der Zeit ist. Mm-hm, mm-hm. Und es ist ein ganz allmählicher Prozess."
Patientin: „Ja, ja. Manchmal, wenn ich darüber nachdenke, über so was wie das, fühle ich mich wirklich gut dabei, ich fühle mich überhaupt nicht traurig."
Therapeut: „Mm-hm."
Patientin: „Genau gesagt, die meisten dieser Dinge habe ich an einen Laden weggegeben, wo sie, wissen Sie, verkauft werden an arme Menschen. Mein Sohn wollte nichts, deshalb habe ich eben gedacht, nun, ich würde – lieber als sie an die Heilsarmee zu verschleudern, es gibt einen Laden, wo nette... wissen Sie, die Kirche macht das..."
Therapeut: „Hm."
Patientin: „Und ich finde, dass, wenn ich in den Keller gehe, es mir nicht mehr so viel ausmacht wie vorher. Und der Keller ist auch noch was, was ich ausräumen muss, aber das mach' ich nach den Feiertagen..."
Therapeut: „Mm-hm. Sie können also manche Dinge aufschieben."
Patientin: „Ich kann?"
Therapeut: „Sie können."
Patientin: „Ja."
Therapeut: „Mm-hm."
Patientin: „Mein Kopf wird, mein Verstand gerät sehr (kichert) durcheinander, wenn ich ans Abtreten denke. Wenn mir irgendwas passiert, denke ich, oh, was für eine Arbeit das für jemanden sein wird."

Alternative Klärung aus der fünften Sitzung

Patientin: „Es steht mir zu, im Bett liegen zu bleiben."
Therapeut: „Mm-hm. Sie haben früher mal erwähnt, dass Sie sich schuldig fühlen, wenn Sie ausgehen, und dass Sie aber jetzt ausgehen können ohne Schuldgefühle..."
Patientin: „Nun, es ist eben, ich weiß nicht, was es ist, das Gefühl, dass – ich mich nicht amüsieren sollte. Ich weiß nicht, warum."
Therapeut: „Hm."
Patientin: „Aber es ist – ich bin irgendwie darüber weg, glaube ich, oder diese letzte Woche habe ich es mir nicht erlaubt, daran zu denken. Ich habe eben das Gefühl, dass das alles (seufzt) nicht mir passiert, dass mein Haus nicht mir gehört, dass ich, wissen Sie... Es ist wirklich, ich habe immer das Gefühl gehabt, dass, wissen Sie, dass das Geld für dieses Haus sowieso immer nur ihm gehört hat, und dass er das nie gezeigt hat oder so. Es war, es lag an mir selbst, dass ich, wissen Sie, dass ich nie freizügig Geld ausgegeben habe, es sei denn, es war mein eigenes Geld."
Therapeut: „Mm-hm."
Patientin: „Ähhh weil wissen Sie, wir haben immer darüber gesprochen, bevor wir etwas gekauft haben, es war also eine Ange- eine alte, alte Angewohnheit, deshalb ist es immer noch irgendwie in mir drin, dass ich dies oder jenes nicht tun sollte, ohne herauszufinden (kichert), ob ich es machen kann oder nicht."
Therapeut: „Hm. Mm-hm. Das Gefühl, Sie müssen es mit ihm besprechen?"
Patientin: „Ja, richtig."
Therapeut: „Mm-hm, mm-hm."
Patientin: „Aber so allmählich kommt es mir, dass ich mein eigener Herr bin, und dass ich nur, wissen Sie, auf eigenen Füßen stehen muss und tun und lassen kann, was ich will."
Therapeut: „Mm-hm. Also, mit anderen Worten, wenn Sie zum Mittagessen ausgehen möchten oder..."
Patientin: „Genau was ich die letzte Woche gemacht habe, richtig."
Therapeut: „Wenn Sie ins Kino gehen möchten..."
Patientin: „Oder wenn ich im Bett liegen bleiben möchte, sehen Sie..."

Therapeut: "Mm-hm, mm-hm. Aber es ist, als ob Sie irgendwie erwarten, dass irgendwas Schlimmes passiert, wenn Sie…"
Patientin: "Nicht unbedingt. Ich glaube nicht, dass ich so weit gegangen bin. Es war nur ein Überbleibsel von der vergangenen Zeit. Wenn, wenn man so lange mit einer anderen Person zusammenlebt, und immer denken, bevor ich irgendwelche Pläne gemacht habe, ob, wissen Sie, er gerne mitgehen würde, oder ob es ihm lieber wäre, wenn ich nicht gehen würde. Ich, ich war wirklich nicht so frei, als wir verheiratet waren, wie ich es jetzt bin. Ich habe jetzt wirklich viel Freiheit, aber – ich habe es mir auch selbst so eingerichtet. Ich glaube, dass…"
Therapeut: "Hm. Er hätte wahrscheinlich gedacht, dass es in Ordnung ist, wenn Sie unabhängiger gewesen wären?"
Patientin: "Ja. Richtig. Ja, ich bin sicher, das hätte er. Ich glaube, viele meiner Probleme habe ich nur in meinem eigenen Kopf entstehen lassen."

Techniken zur Verhaltensänderung

Wenn darüber gesprochen wurde, welche verschiedenen Möglichkeiten es gibt, ein aktiveres Leben aufzubauen, hat der Therapeut alle **realistischen Optionen abgewogen**. Erschwinglichkeit und Transportmöglichkeiten wurden ebenso besprochen wie die Bedürfnisse, die Frau C. mit den verschiedenen Aktivitäten befriedigen könnte. Techniken wie beispielsweise direkte Ratschläge und Rollenspiel waren nicht notwendig, zumal die Patientin selbst zum großen Teil die Initiative ergriff. Wie die Möglichkeiten besprochen wurden, soll hier an einem Beispiel aus der dritten Sitzung vorgestellt werden.

Therapeut: "Letzte Woche hatten wir besprochen, dass es so aussieht, als ob… um damit auf das zurückzukommen, worüber wir kurz zuvor gesprochen haben… dass eigentlich, dies eines der ersten Male in Ihrem Leben ist, dass Sie wirklich vollkommen frei sind, so wie Ihre Situation jetzt ist."
Patientin: "Ja, in meinem ganzen Leben, ich glaube, es ist mein…"
Therapeut: "Mm-hm."

Patientin: "So frei bin ich noch nie gewesen. Und ich ärgere mich manchmal selbst über mich, dass ich meine Zeit nicht besser nutze."
Therapeut: "Wie zum Beispiel?"
Patientin: "Nun, wie zum Beispiel etwas für andere tun, wissen Sie, ich hab' immer noch… vielleicht irgendeine, irgendeine ehrenamtliche Arbeit irgendwo…"
Therapeut: "Hm."
Patientin: "Ich habe mit einigen Leuten, von denen ich weiß, dass sie so was machen, eine der Frauen arbeitet im Behindertenheim… geht ein paar Mal die Woche hin und findet es toll."
Therapeut: "Hm."
Patientin: "Und es gibt ihr das Gefühl, wissen Sie, nützlich zu sein."
Therapeut: "Mm-hm. Das scheint ein großer Schritt für Sie zu sein?"
Patientin: "Ja, es ist ein großer Schritt für mich anzurufen. Ich bin kein Freund von Telefonieren. Ich hasse es, zu telefonieren, es muss wirklich schon etwas passieren, damit ich den Telefonhörer abnehme und jemanden anrufe oder so."
Therapeut: "Mm-hm. Wie wäre es, wenn Sie dort vorbeigehen würden?"
Patientin: "Daran habe ich noch nie gedacht (lacht). Das wäre für mich einfacher als zu telefonieren."
Therapeut: "Mm-hm, mm-hm. Nun, ich meine, ich gehe davon aus, dass an den meisten Stellen, wo Sie ehrenamtliche Arbeit leisten können, dort muss ja jemand anwesend sein. Sie könnten einfach vorbeigehen und schauen. Oder vielleicht könnten Sie mit einer Freundin hingehen, oder so ähnlich."
Patientin: "Ja – mm-hm. Nun, ich-ich-ich bin immer noch dabei, mich selbst auf die Reihe zu kriegen, das, ich werde damit noch ein wenig warten."
Therapeut: "Mm-hm. Nun, ich glaube, die Sache mit der Freiheit ist, dass es wirklich, immer Fragen aufwirft wie – wissen Sie, was sind die Dinge, die für Sie befriedigend sind? Wissen Sie, was Sie vom Leben wollen?"
Patientin: "Nun, sehen Sie, ich wollte immer, ich wäre immer gerne… ich bin mit dem Gedanken aufgewachsen, dass es mir nie möglich war zu studieren…"
Therapeut: "Hm."
Patientin: "Also jetzt habe ich endlich die Freiheit, und mein Sohn sagte: Warum machst du nicht einen Kurs? Das wird dich ablenken und interessieren."
Therapeut: "Mm-hm."

Patientin: „Also (seufzt) sagte er: Warum gehst du nicht zu…, wissen Sie, das ist eine in… Egal, ich habe das South Central College gewählt, weil ich dachte, es ist leichter für mich, dorthin zu gehen als zum Southern College."
Therapeut: „Mm-hm, mm-hm. Ich glaube, das South Central College hat auch im Allgemeinen mehr Leute aus der Gemeinde."
Patientin: „Ja."
Therapeut: „Anstelle von, wissen Sie, das Southern College nimmt mehr 18-Jährige."
Patientin: „Ja."
Therapeut: „So ungefähr. Mm-hm."
Patientin: „Natürlich stehen den Senioren viele Begünstigungen zur Verfügung wie beispielsweise, dass ich nicht für die Kurse bezahlen muss, die ich belege."
Therapeut: „Hm."
Patientin: „Ich bezahle für meine Bücher, aber ich muss nichts bezahlen für…"
Therapeut: „Mm-hm, mm-hm. Nun, haben Sie daran gedacht, mehr als einen Kurs zu belegen? Oder streben Sie vielleicht einen akademischen Abschluss an?"
Patientin: „Nun, ich habe, ich habe gedacht, ich würde schon gerne einen akademischen Abschluss erreichen. Ich weiß nicht in was, aber ich möchte es gerne. Ich muss also mit jemandem in dem College sprechen, ich muss dort hinfahren, um dort mit einem Berater zu sprechen, schauen, was mir offen steht."
Therapeut: „Mm-hm, mm-hm."
Patientin: „Nun, dieser Kurs, den ich jetzt belege, ein Englischkurs, ist viel Schreibarbeit, ich denke, meine Güte, wenn ich zwei Kurse belegt hätte, würde ich verrückt werden."
Therapeut: „Mm-hm. Nun, ich glaube, das ist die Sache mit der Freiheit, dass Sie – entscheiden müssen, was Sie…"
Patientin: „Ja."
Therapeut: „Was wollen Sie wirklich am meisten?"
Patientin: „Weil ich immer noch etwas Freiraum haben möchte. Für mich selbst."
Therapeut: „Mm-hm."
Patientin: „Um andere Dinge zu tun, die ich gerne machen möchte."
Therapeut: „Nun, also eines der Dinge, die Sie in Ihrem Leben – als einen Teil Ihres Lebens – stellen Sie sich vor – die Art, wie Sie Ihr Leben organisieren würden – wäre dann zumindest ein Minimum an Zeit zu Hause zu verbringen oder sich um das Haus zu kümmern und in dem Haus zu sein, das Sie mögen."
Patientin: „Ja."
Therapeut: „Und wissen Sie, einfach das Gefühl haben, dass es Ihres ist, und sich zu entspannen, oder so ungefähr. Und ein anderer Aspekt davon, glaube ich, wäre, dass Sie auch wirklich noch genug Zeit haben zu, Sie wissen schon, sich unters Volk zu mischen."
Patientin: „Mm-hm."
Therapeut: „Um, vielleicht… schließlich ist einer der Vorteile der Berentung, dass Sie Zeit haben, sich zu erholen."
Patientin: „Das ist richtig."
Therapeut: „All die Sachen ungefähr."
Patientin: „So lange man dazu gesund genug ist."
Therapeut: „Mm-hm. Aber andererseits, es sieht so aus, als ob es andere Dinge gibt, die Sie gerne aufbauen oder erreichen würden."
Patientin: „Ja, ich muss, ich muss wirklich irgendwie entscheiden, was ich machen möchte, weil sich mir sonst der Kopf dreht… das machen, und das, das, das und uh…"
Therapeut: „Nun, was?"
Patientin: „Und ich glaube nicht, dass man in der Lage ist…"
Therapeut: „Mm-hm."
Patientin: „In allem gut zu sein (seufzt), was man machen möchte, wissen Sie."
Therapeut: „Mm-hm, mm-hm. Nun, was sind denn die Dinge, die Sie in Betracht ziehen?"
Patientin: „Nichts Bestimmtes, es ist einfach so, dass sich mir einfach der Kopf dreht…"
Therapeut: „Nun, was geht Ihnen denn dabei durch den Kopf?"
Patientin: „Nun, erstmal das ehrenamtliche Zeug, der, der Teil…"
Therapeut: „Mm-hm. Irgendeine bestimmte Art ehrenamtlicher Arbeit?"
Patientin: „Nein, ich hatte wirklich nicht über eine bestimmte Art ehrenamtlicher Tätigkeit nachgedacht, und ich war irgendwie, ich weiß nicht, ich weiß nicht, ob ich mit Älteren oder Kindern arbeiten möchte."
Therapeut: „Mm-hm."
Patientin: „Manchmal denke ich, ich würde gerne mit alten Menschen arbeiten, und, wissen Sie, dann denke ich, vielleicht sollte ich lieber mit Kindern arbeiten, ich muss mich also selbst entscheiden."
Therapeut: „Mm-hm."

Patientin: „Und ich glaube, dass… ich hab' mich nicht wirklich damit beschäftigt, ich glaube, die Senioren haben auch ein Programm für ehrenamtliche Arbeit, sodass…"
Therapeut: „Hm."
Patientin: „Ich könnte dort irgendetwas anfangen."
Therapeut: „Mm-hm."
Patientin: „Sobald ich dort mehr vertraut bin."
Therapeut: „Mm-hm. Also, eine Möglichkeit wäre, irgendeine ehrenamtliche Arbeit zu machen, was, glaube ich, befriedigend wäre in dem Sinne, dass…"
Patientin: „Ja, wenn es nur einen Tag in der Woche ist, ich glaube, das würde mich irgendwie erfüllen."
Therapeut: „Mm-hm, mm-hm."
Patientin: „Ich glaube, diese Frau, über die ich gesprochen habe, ich glaube, die hat mit einem Tag angefangen und sich dann entschieden, zwei Tage zu gehen, weil es ihr Spaß gemacht hat, und die haben sich wirklich auf ihr Kommen gefreut."
Therapeut: „Mm-hm."
Patientin: „Es gibt ihr also irgendwie das Gefühl, gebraucht zu werden, und auch noch was zu Stande zu kriegen."
Therapeut: „Mm-hm. Dann, ein ganz anderer Bereich, so, ist die Idee – ich glaube, mehr zu lernen."
Patientin: „Ja."
Therapeut: „Und Sie wollen…"
Patientin: „Ja, ich will ganz bestimmt nicht im Sessel sitzen und nur Fernseh schauen. Ich schaue sowieso nicht viel fern. Es gibt sowieso nichts Besonderes im Fernsehen, wissen Sie?"

Kommunikationsanalyse

In diesem Fall wurde **keine Kommunikationsanalyse** vorgenommen. Falls die Patientin jedoch z. B. Schwierigkeiten gehabt hätte, mit anderen ins Gespräch zu kommen, hätte man eine Kommunikationsanalyse anwenden können.

Einsetzen der therapeutischen Beziehung

Wenn die Patientin mehr Widerstand gegenüber der psychotherapeutischen Arbeit gezeigt hätte, hätte der Therapeut durchaus versuchen können, **Parallelen** zwischen den zwischenmenschlichen Problemen der Patientin außerhalb der Therapie und ihrem Verhalten in den Therapiesitzungen zu ziehen. Wie sich zeigte, war dies aber nicht notwendig.

Literatur

Davenloo H. Short-term dynamic psychotherapy. New York: Jason Aronson 1982.
Hirschfield RMA. Situational depression: Validity of the concept. Brit J Psychiatr 1981; 139: 297–305.
Malan DH. A study of brief psychotherapy. London: Tavistock 1963.
Sifneos PE. Short-term dynamic psychotherapy: Evaluation and technique. New York: Plenum Press 1979.

15 Die IPT im stationären Bereich – Entwicklung, Anwendung und Evaluation eines Konzeptes

Elisabeth Schramm und Sabine Kech

15.1 Rationale für die Entwicklung eines stationären IPT-Konzeptes

Was hat uns dazu veranlasst, auf der Basis des IPT-Modells ein stationäres Behandlungsprogramm zu entwickeln? In Deutschland wird ein relativ **hoher Anteil von Patienten mit affektiven Störungen** stationär oder teilstationär behandelt. Mehr als 90 psychiatrisch-psychotherapeutische Fachkliniken in Deutschland haben spezielle Depressionsstationen eingerichtet (Wolfersdorf u. Müller 2007). Umgekehrt betrachtet erhalten in einer Fachklinik durchschnittlich bis zur Hälfte aller aufgenommenen Patienten die Diagnose einer affektiven Erkrankung. Neuere Forschungsergebnisse belegen allerdings den dringenden Bedarf nach einer **Kosten-Nutzen-Optimierung** der bisherigen Behandlungsstrategien bei stationär therapiebedürftigen, depressiven Patienten (Wolfersdorf 1997; Wolfersdorf u. Müller 2007). Angestrebt werden eine Verkürzung der stationären Therapiedauer (derzeit im Mittel ca. 46 Tage Verweildauer) durch Effizienzsteigerung und eine langfristige Erhaltung des Therapieerfolgs. Die Entwicklung und Evaluation effektiver stationärer Therapieprogramme für Depressionen ist natürlich auch wegen der hohen Kosten im Vergleich zur ambulanten Behandlung von großer Relevanz. Deswegen verwundert es nicht, dass sich die IPT im deutschsprachigen Raum in erster Linie als **stationäres** Behandlungskonzept durchgesetzt hat. Dies ist möglicherweise auch mit der Vielzahl augenscheinlicher **Vorteile des Ansatzes für die Anwendung im Klinikrahmen** begründet (z. B. plausibles, einfaches Modell und relativ leicht zu erlernen für alle Mitglieder eines Behandlungsteams).

Vorteile des IPT-Ansatzes für die stationäre Behandlung

Welche Vorteile der IPT haben wir für den Einsatz unter stationären Rahmenbedingungen gesehen? In der ambulanten Akutbehandlung erwies sich die IPT selbst bei **schwerer ausgeprägten Depressionen** als Monotherapie wirksam (de Mello et al. 2005; Elkin 1994), was für die Anwendung in der stationären Behandlung generell als eine günstige Voraussetzung schien. Denn bei zwei Dritteln aller stationären depressiven Patienten handelt es sich laut Fremd- und Selbstbeurteilung um schwer und schwerst depressiv Kranke (Wolfersdorf u. Müller 2007). Neben einer starken symptomatischen Belastung sind viele der Patienten auch suizidgefährdet, komorbid bzw. komplex gestört und haben außerdem oftmals schon mehrere erfolglose Behandlungsversuche durchlaufen. Deswegen ist ein intensives Behandlungsprogramm indiziert, dass neben den klassischen Maßnahmen (z. B. ergo-, sozio- und physiotherapeutische sowie pflegerische Interventionen) ein multidimensionales IPT-Konzept und gleichzeitige Pharmakotherapie umfasst (Schramm et al. 2007; s. Abb. 15-2).

Ursprünglich zur *ambulanten* Depressionsbehandlung entwickelt, verfügt die IPT über mehrere Charakteristika, die den Ansatz gerade **für die stationäre Therapie besonders geeignet** machen. Zusätzlich weist er Vorteile gegenüber den eher verbreiteten kognitiv-verhaltenstherapeutischen oder psychodynamischen Verfahren auf. Dazu gehören neben der **Eignung für schwerer depressive Störungen** und der **kurzen Dauer** der Intervention folgende Eigenschaften:

- Die IPT ist der **üblichen Vorgehensweise** von erfahrenen Psychiatern **ähnlich**, indem sie beispielsweise auf einem medizinischen Krankheitsmodell (s. S. 123 ff) beruht. Dieses

Krankheitsmodell ist insbesondere bei schweren Depressionen plausibel und mit begleitender medikamentöser Therapie gut vereinbar. So lässt sich das Behandlungsmodell dem Patienten einfach vermitteln.

Behandlung erklären

„Bei der IPT wird davon ausgegangen, dass Depressionen durch viele verschiedene Faktoren wie beispielsweise familiäre Veranlagung oder biochemische Veränderungen verursacht werden kann. Bei der Depression handelt es sich um eine Erkrankung und nicht um eine persönliche Schwäche. Unabhängig von den Ursachen sind stets Ihre Beziehungen zu anderen Menschen und Ihre sozialen Rollen, z. B. als Ehefrau oder Mutter, davon betroffen. Zur Behandlung einer Depression stehen verschiedene wirksame Ansätze zur Verfügung wie beispielsweise antidepressiv wirkende Medikamente oder verschiedene Psychotherapieformen. Bei der Anwendung der IPT geht man davon aus, dass sich die Depression im Kontext von belastenden Lebensereignissen oder -veränderungen entwickelt hat. Wir werden Sie in den nächsten Wochen mit einer Kombination von IPT und Medikation behandeln, da sich bei schweren oder hartnäckigen Depressionen eine kombinierte Therapie bewährt hat. Die stationäre Therapie beinhaltet außerdem noch weitere Maßnahmen, die ich Ihnen anhand eines Behandlungsplans gleich ausführlicher erklären werde."

- Die Methode der IPT beruht auf einem **einfachen**, dennoch **plausiblen Modell** des wechselseitigen Zusammenhangs zwischen Lebensbelastungen und der depressiven Entwicklung (vgl. auch Kap. 4). Der Therapeut verwendet dabei Strategien, die relativ schnell zu erlernen sind (vgl. Kap. 21 zur Ausbildung in IPT). Das Rationale lässt sich auch schwerer beeinträchtigten Patienten verständlich erklären.

Interpersonellen Kontext der Depression erklären

„Belastende Erlebnisse wie beispielsweise eine Trennung vom Partner können zum Auftreten der depressiven Symptome beitragen, und umgekehrt kann die Depression zwischenmenschliche Probleme wie beispielsweise Paarkonflikte auslösen oder verschlimmern. Die Konflikte in Ihrer Partnerschaft scheinen einen bedeutsamen Einfluss auf die Entwicklung der depressiven Beschwerden gehabt zu haben. Und gleichzeitig belastet Ihre Depression derzeit auch die Beziehung deutlich. Wir werden uns – teilweise gemeinsam mit Ihrem Partner – in den nächsten Sitzungen damit beschäftigen, wie die Kommunikation zwischen Ihnen beiden verbessert werden kann und Sie Ihre Beziehungsprobleme lösen können. Darüber hinaus können Sie beide in einer speziellen Gruppe für Angehörige und Patienten den Umgang mit depressiven Symptomen lernen, die typischerweise immer wieder das Familienleben belasten."

- Darüber hinaus lassen sich die IPT-Prinzipien von allen Berufsgruppen **im klinischen Alltag breit einsetzen.** So kann z. B. das Pflegepersonal mit dem Patienten in der Anfangsphase Strategien zum Symptommanagement erarbeiten, ihm die Krankenrolle zuschreiben und die Angehörigenarbeit planen.

Strategien zum Symptommanagement erarbeiten

„Lassen Sie uns heute besprechen, durch welche Symptome der Depression Sie sich besonders belastet fühlen. Wir werden gemeinsam schauen, was Sie selbst bisher schon ausprobiert haben, um besser mit den Beschwerden umgehen zu können. Wir besprechen, wie Sie es gemacht haben und wie sehr Ihnen das jeweils geholfen hat. Dann überlegen wir, welche weiteren Möglichkeiten es gibt, den depressiven Beschwerden aktiv entgegen zu treten. Wir werden uns für diese Arbeit den Protokollbogen zur Symptombewältigung zur Hilfe nehmen" (Tab. 15-1; s. auch Handout 3 im Gruppenkurzmanual online).

- Die IPT ist in einem **Behandlungsmanual** klar strukturiert und kann mit Hilfe eines Trainings **leicht vermittelt** werden. Auch Therapeuten ohne langjährige Berufserfahrung oder andere Mitglieder des Behandlungsteams können sich das IPT-Verfahren im Vergleich zu anderen Psychotherapieansätzen relativ schnell aneignen (s. auch Kap. 21 zur Ausbildung in IPT).

- Im Gegensatz zu vergleichbaren Methoden wie beispielsweise der KVT, stellt die IPT **geringere Anforderungen an das Ausmaß der Informationsverarbeitung** des Patienten. Da die Intervention in einer schlichten, pragmatischen Weise primär auf die Klärung und

Tab. 15-1 Beispiel eines ausgefüllten Protokollbogens zur Symptombewältigung.

Vorhandenes Symptom (bitte benennen)	Welche Strategien haben Sie ausprobiert? (bitte kurz beschreiben)	Hat es geholfen? 0 = gar nicht 1 = wenig 2 = gut 3 = sehr gut
Schlafstörungen	• Sport am Abend • spät zu Bett gehen • kein Schlaf am Tag • Schlafritual (z. B. Kurzgeschichte lesen) • Entspannungsübung	0 1 2 probiere ich noch aus probiere ich noch aus

Bewältigung aktueller psychosozialer Lebensprobleme abzielt, ist sie auch für Personen geeignet, deren Abstraktionsleistung beeinträchtigt ist. Dies kann für schwerer Depressive, für ältere Patienten oder Patienten mit geringerem Bildungsniveau zutreffen.
- Ein weiterer Vorteil der IPT liegt darin, dass das **Manual flexibel einsetzbar** ist und gut auf die Bedürfnisse des einzelnen Patienten **angepasst** werden kann (z. B. Patienten, denen nur ein kurzer stationärer Aufenthalt möglich ist). Außerdem erlaubt es dem Behandler, seinen persönlichen therapeutischen Stil beizubehalten.
- Es liegen bereits vielfache Modifikationen vor, die auch für den stationären Rahmen brauchbar sind (z. B. IPT für ältere depressive Patienten, s. u.).

Trotz der hohen „Augenscheinvalidität" stellt das Verfahren mehr als ein selbstverständliches klinisches Vorgehen dar. Die meisten IPT-Elemente und Strategien werden jedoch auch von versierten Klinikern oftmals nicht mit der nötigen **Stringenz und Systematik** angewandt. Es ist also wichtig, sich (nach einem entsprechenden IPT-Training) an die Vorschläge im Therapiemanual zu halten.

Wie bereits erwähnt, wird die IPT in europäischen Ländern in erster Linie unter stationären Bedingungen eingesetzt, ist jedoch bisher in diesem Kontext selten **evaluiert** worden. In den USA hingegen ist die durchschnittliche stationäre Aufenthaltsdauer bei depressiven Erkrankungen bei Weitem zu kurz, um IPT oder sonstige längerfristige Psychotherapien durchzuführen (s. dazu kritisch: Markowitz 2008). In einer älteren deutschen Studie untersuchte Wahl (1994) die Wirksamkeit der IPT im Gruppenformat an Patienten einer psychosomatischen Rehabilitationsklinik. In dieser Untersuchung, die im Sinne einer Machbarkeits- und Effectiveness-Studie unter Routinebedingungen durchgeführt wurde, erwies sich die interpersonelle Gruppentherapie gegenüber der kognitiven Gruppenbehandlung als gleich wirksam. Das **interpersonelle gruppentherapeutische Vorgehen** wird von Wahl als **effektiv** bezeichnet und als ebenbürtig neben die Befunde der bekannten Studie von Elkin et al. (1989) gestellt.

Im Folgenden werden die Resultate der Evaluation des von uns entwickelten stationären IPT-Konzeptes dargestellt.

15.2 Entwicklungsphasen des Konzeptes

Seit 1995 wurde die IPT am Universitätsklinikum Freiburg, Abteilung Psychiatrie und Psychotherapie in Anlehnung an ein **Phasenmodell** zur Testung von Medikamenten für hospitalisierte depressive Patienten entwickelt und systematisch evaluiert (Abb. 15-1).

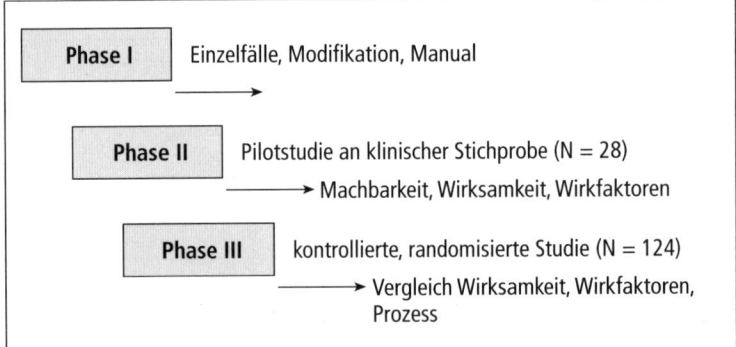

Abb. 15-1 Phasenmodell für die Entwicklung der IPT im stationären Setting.

Phase I

Um den besonderen Problemstellungen stationär therapiebedürftiger Patienten Rechnung zu tragen, wurde die IPT in der **ersten Entwicklungsphase** (Phase I) modifiziert. Die Methode wurde dabei in erster Linie durch verhaltenstherapeutische und Gruppenelemente ergänzt sowie um die gezielte Integration des gesamten Behandlungsteams erweitert. Die wichtigsten **Modifikationen** sind Tabelle 15-2 zu entnehmen.

Nach der Erstellung eines **zusätzlichen Manuals** für die stationäre Einzeltherapie, in dem die Modifikationen näher beschrieben sind (Schramm 2000a), wurden die therapeutischen Techniken und Strategien zunächst bei einzelnen Patienten eingesetzt und, sofern nötig, revidiert bzw. weiterentwickelt.

Die Durchführung der IPT im stationären Setting ist im Rahmen **verschiedener Modelle** möglich. Bisher wurden zwei (bzw. drei, wenn man die spezifische Variante für Altersdepressionen berücksichtigt) verschiedene Modelle im stationären Setting erprobt, die entsprechend den vorgegebenen Bedingungen jeder Klinik flexibel eingesetzt werden können. Die IPT kann angewandt werden:

- als **Einzeltherapie**, ergänzt um gruppentherapeutische Interventionen (Schramm et al. 2007), oder
- ausschließlich im **Gruppenformat** (Schramm u. Klecha 2010; s. auch Gruppenkurzmanual online) oder
- in einer dieser beiden Varianten, speziell modifiziert für **ältere depressiv Erkrankte** (Dykierek et al. 2000).

Kombinierte Einzel- und Gruppentherapien

Das in Abbildung 15-2 dargestellte Konzept wurde im Rahmen zweier Studien (s. u.) evaluiert. Es beinhaltet zunächst in einer ersten Entwicklungsphase zwölf IPT-Einzelsitzungen, die zweimal pro Woche von einem ärztlichen oder psychologischen Therapeuten durchgeführt werden. Die Einzelgespräche in der Anfangsphase konzentrieren sich hauptsächlich auf die Beziehungsanalyse und die Identifikation des relevanten Problembereichs. Parallel dazu erarbeitet die Bezugspflegekraft mit dem Patienten Strategien zum Symptommanagement (s. Gruppenkurzmanual online).

Die anderen psychoedukativen und symptombewältigenden Elemente der IPT (z. B. Informationen über die Erkrankung und Behandlungsmöglichkeiten, Krankenrolle zuteilen oder Krankheitsakzeptanz besprechen) werden in einer Gruppe über zwei Sitzungen hinweg vermittelt (s. beispielsweise 🗎 Handout 2 im Gruppenkurzmanual online). Aufgrund der akuten depressiven Einschränkungen stationärer Patienten (z. B. in der Konzentration) sollten die Gruppensitzungen zu Beginn eine Stunde möglichst nicht überschreiten. Außerdem werden die jeweiligen Sitzungsinhalte auf einem Flip-Chart verdeutlicht. Ein Beispiel aus der Gruppenarbeit zum Thema „Krankenrolle und Krankheitsakzeptanz" soll dies nachfolgend illustrieren.

Krankenrolle und Krankheitsakzeptanz

„Wir haben nun gemeinsam anhand Ihrer Beispiele gesammelt, welche Krankheitszeichen zur Depression gehören. Dabei haben wir festgestellt, dass das ganze ‚System Mensch' davon betroffen ist. Ich würde nun gerne mit Ihnen besprechen, was dazu

Tab. 15-2 Stationäres Setting: Modifikationen und Besonderheiten.

Rahmenbedingungen
• **Beginn** der psychotherapeutischen Behandlung erst dann, wenn sich der Patient an das stationäre Setting adaptiert hat und die Symptomatik (inkl. akuter Suizidalität) mit Hilfe von Medikamenten und Symptommanagement soweit reduziert ist, dass das therapeutische Gespräch den Patienten nicht überfordert. • Ggf. **kürzere Sitzungsdauer** zu Beginn (20–30 Minuten), falls aufgrund starker Symptombelastung (z. B. ausgeprägter Konzentrationsschwierigkeiten) nötig. • In der Regel ist eine **längere Anfangsphase** von etwa fünf bis acht Sitzungen mit Fokus auf Symptombewältigung, Krankheitsakzeptanz und Hoffnungsvermittlung nötig. • **Höhere Sitzungsfrequenz:** Zwei- bis dreimal wöchentlich. • **Ausschlusskriterien** (wie bei ambulanter Therapie): Psychotische oder akute manische Symptomatik; akute Suizidalität, ohne dass der Patient absprachefähig ist; Substanzabhängigkeit, Borderline- und antisoziale Persönlichkeitsstörungen. • Das **gesamte Behandlungsteam** sollte im IPT-Konzept geschult sein; andere therapeutische Interventionen (z. B. sozialarbeiterische Maßnahmen) sollten darauf abgestimmt werden. • Der IPT-Therapeut sollte sich mit allen bereits vorliegenden **relevanten Unterlagen** zum Patienten (z. B. Aufnahmebericht) vertraut machen und Vorkenntnisse des Patienten (z. B. zur Diagnose, Therapie etc.) berücksichtigen. • Das Miteinbeziehen bzw. eine **aktive Teilnahme von Angehörigen** oder wichtigen Bezugspersonen des Patienten sollte (nach Einwilligung des Patienten) von Beginn der Behandlung an erfolgen. **Gesprächsinhalte:** Vermittlung der Diagnose, Fakten über Depression, Unterstützung durch die Angehörigen beim Einnehmen der Krankenrolle, Erklären des Behandlungskonzepts, Erarbeiten von generellen Zielen, Fragen der Angehörigen beantworten, Ausgabe von schriftlichem Informationsmaterial; später: Thematisierung von Konflikten und Nutzen von sozialer Unterstützung. • Der Patient sollte im Sinne einer **Belastungserprobung** während des stationären Aufenthalts beispielsweise ein Wochenende oder einzelne Wochentage **zu Hause** verbringen oder häufige Kontakte mit Bezugspersonen haben. Dies dient dazu, das in der Therapie Gelernte auf die gewohnte private Situation zu übertragen. Ebenfalls sinnvoll sind Arbeitsversuche, stufenweise berufliche Wiedereingliederungen oder andere Formen von Belastungserprobungen. Ansonsten sind im Vergleich zur ambulanten Therapie die **Umsetzungsmöglichkeiten** in das übliche Alltagsleben eingeschränkt. • Ein **Therapeutenwechsel** ist in der stationären Routine (Urlaubs-, Krankheitszeiten, Wechsel der Stationsbesetzung etc.) nicht immer zu verhindern. Der Patient muss rechtzeitig davon informiert werden und analog zur Abschlussphase der IPT die Möglichkeit erhalten, Therapiefortschritte zusammenzufassen und die emotionale Bedeutung des Wechsels zu thematisieren. Zwischen den Therapeuten (und ggf. mit dem Patienten) sollte eine ausführliche Übergabe stattfinden. • Für das **Therapieende** ist zu berücksichtigen, dass der stationäre Patient sich nicht nur von der Therapie und dem Therapeuten trennt, sondern auch von Mitpatienten, einem Behandlungsteam und dem schützenden stationären Rahmen. Abschiedsschmerz, Trauer und Ängste können daher stärker ausgeprägt sein als bei ambulant behandelten Patienten. Im Extremfall (z. B. nach einem sehr langen stationären Aufenthalt) kann die Entlassung aus der Klinik als Rollenwechsel thematisiert werden. • Die IPT sollte nach der Entlassung des Patienten in Form einer **Erhaltungstherapie** möglichst ambulant fortgesetzt werden. Dennoch sollten die Gefühle in Bezug auf das Ende der stationären Zeit an dieser Stelle besprochen, der stationäre Behandlungserfolg zusammengefasst und der Patient auf die Zeit nach der Entlassung vorbereitet werden.

Tab. 15-2 (Fortsetzung)

Inhaltliche Ebene
• **Suizidalität (Cave):** Die **überwiegende Mehrzahl** hospitalisierter Patienten gibt auf Nachfrage Suizidgedanken an. Deswegen muss gleich zu Beginn der Behandlung eine ausführliche Analyse gegenwärtiger Suizidalität sowie ggf. früherer Suizidversuche erfolgen. Bei akuter Suizidalität käme im Rahmen der Hospitalisierung kurzfristig u.a. eine noch engmaschigere Betreuung des Patienten, das Schließen der Station oder eine Verlegung auf eine geschlossene Station in Frage. • Eine Therapeutenhaltung, die im Vergleich zur ambulanten Therapie **noch stärker aktiv und unterstützend** ist (z.B. direkte Hilfe, kurzfristige Ziele). • Erhöhte **Flexibilität** des Therapeuten (z.B. bzgl. der Dauer der Therapiesitzungen, der Länge der Anfangsphase, häufigerer Kontakte mit Angehörigen, Abstimmung mit den übrigen behandelnden Personen). • Berücksichtigung der Tatsache, dass der Patient von einem **Behandlungsteam** betreut wird, statt vom Therapeuten alleine. • **Akute Besorgnisse** des Patienten (z.B. körperliche Befunde, Anrufe des Arbeitgebers, Auseinandersetzungen mit Mitpatienten) können die Bearbeitung des ausgewählten Problembereiches unterbrechen. Auf diese Punkte sollte krisenbewältigend eingegangen, und sie sollten möglichst in den zu bearbeitenden Problemfokus integriert werden. • Externe Rückmeldungen darüber, wie der Patient mit Personen des Behandlungsteams oder Mitpatienten interagiert, liefern wichtige Informationen über den **interpersonellen Stil** des Patienten. • Das stationäre Setting kann außerdem gezielt als **Übungsfeld** benutzt werden.

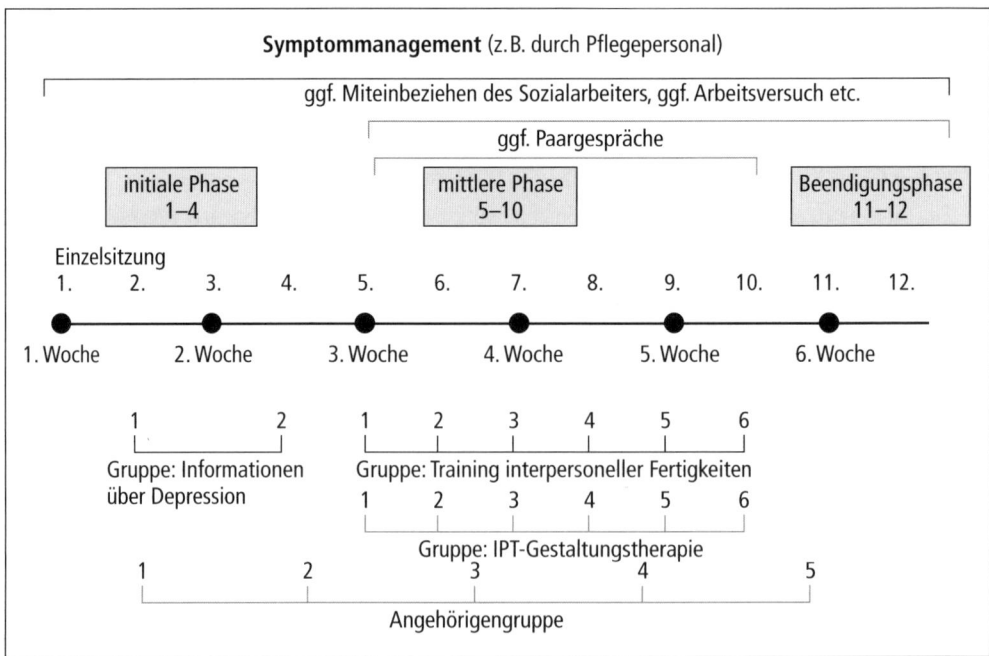

Abb. 15-2 IPT-Behandlungsprogramm für das stationäre Setting.

gehört, krank bzw. Patient zu sein. Was können Sie im Moment aufgrund der depressiven Symptome nicht mehr leisten, wo setzt Ihnen die Erkrankung Grenzen, und wodurch können Sie Entlastung finden? Welche Verpflichtungen sind Ihrer Meinung nach andererseits mit dem Krankenstatus verbunden?"

Die Gruppe ist auf vier bis neun Teilnehmer ausgelegt und bearbeitet insgesamt vier Module: „Auseinandersetzung mit der Depression", „Interpersonelle Grundfertigkeiten aufbauen", „Interpersonelle Konflikte bearbeiten" und „Rollenwechsel und Betrauern von Verlusten". Das Programm wird in einem halboffenen Format (d. h. neue Patienten können jeweils zu Beginn eines Moduls hinzustoßen) durchgeführt. Die gruppentherapeutischen IPT-Interventionen haben insgesamt einen strukturierenden und übenden Charakter. Die Patienten sollen sich auch zwischen den Sitzungen mit den besprochenen Themen auseinandersetzen. Dazu werden ihnen **schriftliche Informationsmaterialien** und **Übungsblätter** (z. B. zu günstigen Kommunikationsstrategien) zur Verfügung gestellt (Eickhoff et al. 1998) und „**Hausaufgaben**" bis zur nächsten Sitzung vorgeschlagen. Nachfolgend ein Beispiel aus der Gruppenarbeit im Modul „Interpersonelle Konflikte bearbeiten" mit dem Ziel, effektive Kommunikation zu üben.

Effektive Kommunikation
„Nun haben wir alle gerade gehört, dass Sie am Sonntag eigentlich Zeit mit Ihrem Partner verbringen wollten, dieser aber ohne Sie zu einem Fußballspiel gegangen ist, was Sie frustriert hat. Lassen Sie uns Schritt für Schritt üben, wie Sie das nächste Mal Ihren Wunsch äußern und eine Lösung für Ihre Bedürfnisse finden können. Wir wollen zunächst ausprobieren, wie Sie Ihrem Mann Ihren Wunsch mitteilen, wie Sie dabei konkret und beharrlich bleiben und lösungsorientiert verhandeln. Ich teile der Gruppe zunächst einen Leitfaden zur effektiven Kommunikation aus, an dem Sie sich alle orientieren und anhand dessen Sie üben können."

In der begleitenden **Gestaltungstherapie** wird im Gruppenformat an den IPT-Problembereichen mit gestalterischen Mitteln gearbeitet. Ein Beispiel aus der Gestaltungstherapiegruppe zum „Rollenwechsel".

Rollenwechsel
Thema: Wahrnehmung der alten und Erwartung an die neue Rolle.
Aufgabe: Imagination einer Reise auf einen Hügel: „Was liegt hinter mir, wo stehe ich zur Zeit, was liegt vor mir?" Konkretisieren Sie diese Vorstellung als „Standortbestimmung" in einem Bild oder mit Ton.
Aufgabe: „So kenne ich mich bisher – so sehe ich mich in meiner neuen Rolle" malen oder gestalten.

In einer **Angehörigengruppe** können die Patienten mit ihren Bezugspersonen unter Anleitung eines Therapeuten und/oder einer Person des Pflegedienstes Strategien zum Umgang mit der Erkrankung entwickeln. Beispiel aus der Angehörigengruppe zum Thema „Antriebslosigkeit".

Symptommanagement
„Sie haben gefragt, wie Sie sich am besten verhalten sollen, wenn Ihr Mann (Patient) bei einer Belastungserprobung zu Hause morgens nicht aufstehen will, wo Sie doch wissen, dass das Aufstehen in der Klinik funktioniert. Lassen Sie uns alle gemeinsam sammeln, welche Alternativen es gibt, dabei sind vor allem die hier behandelten Patienten unter Ihnen gefragt. Danach könnten Sie das mit einem der Patienten – aber nicht mit Ihrem Mann – einmal durchspielen. Ich unterstütze Sie dabei."

Die Gruppentherapien sollten eng mit der Einzeltherapie vernetzt sein. Weitere **übliche stationäre Maßnahmen** wie Pharmakotherapie oder andere biologische Therapien, ergo-, sozio- und physiotherapeutische sowie pflegerische Interventionen etc. werden ebenfalls abgestimmt auf das IPT-Programm eingesetzt.

Gruppenformat
Die in Tabelle 15-3 dargestellte Variante (Interpersonelle Gruppentherapie im stationären Setting [IPT-G], s. auch Gruppenkurzmanual online) sollte mindestens zweimal pro Woche möglichst als **geschlossene Gruppe** mit ca. vier bis acht Teilnehmern durchgeführt werden. Zu dieser Interventionsform liegen lediglich langjährige klinische Erfahrungen, jedoch keine empirische Evaluation vor. Allerdings entspricht das Gruppenprogramm im großen Ganzen dem gerade beschriebenen ersten Modell. Im Gegensatz zum ersten Modell werden hier allerdings sowohl die

Tab. 15-3 Ablauf und Inhalte der Interpersonellen Gruppentherapie (IPT-G) im stationären Setting.

Einzelsitzungen:	
• Sitzung 1	• Erhebung der Krankheitsvorgeschichte • Vermittlung einer Kurzinformation über Krankheitsbild und Behandlungsmöglichkeiten
• Sitzung 2	• Durchführen einer Beziehungsanalyse
• Sitzung 3	• Identifikation des Problembereichs • Abschluss des Behandlungsvertrags
Gruppenmodul I 2–3 Sitzungen	**Auseinandersetzung mit der Depression** • Psychoedukation (inkl. Erklären des IPT-Konzepts), Krankenrolle, Symptommanagement • Ziel: Krankheitsakzeptanz, Compliance und Selbstkontrolle erhöhen
Gruppenmodul II 3–4 Sitzungen	**Interpersonelle Grundfertigkeiten aufbauen** • soziales Netz aufbauen, depressive von nicht-depressiver Kommunikation unterscheiden • Ziel: Überwinden von Isolation und Einsamkeit, Aufbau eines sozialen Netzes, Erkennen des Zusammenhangs zwischen interpersonellen Problemen und Depression
Gruppenmodul III 3–4 Sitzungen	**Interpersonelle Konflikte bearbeiten** • Konflikte identifizieren, Handlungsplan entwickeln, Kommunikationsfertigkeiten und Umgang mit Emotionen erlernen • Ziel: zwischenmenschliche Konflikte klären und lösen
Gruppenmodul IV 3–4 Sitzungen	**Rollenwechsel und Betrauern von Verlusten** • Verlust der alten Rolle betrauern, neue Rolle positiver sehen, Selbstwertgefühl wiederherstellen, Umgang mit Trauer • Ziel: erfolgreiche Anpassung an Lebensveränderungen, Bewältigung von Trauer

psychoedukativen und **übenden** als auch die **emotionalen Inhalte** des IPT-Ansatzes innerhalb der Gruppe bearbeitet (Tab. 15-3).

Obwohl dieses Modell zur ausschließlichen Anwendung in der Gruppe (neben Visitengesprächen bzw. einem Clinical Management [CM]) gedacht ist, sind der Gruppentherapie **zwei bis drei Einzelsitzungen** vorgeschaltet. In diesen wird die Beziehungsanalyse erhoben und der relevante Problembereich identifiziert. Nach Möglichkeit sollte zu einem dieser Gespräche ein Angehöriger oder eine andere nahe stehende Person hinzugezogen werden. Im Rahmen der Einzelsitzungen wird außerdem abgeklärt, ob der Patient für eine Gruppentherapie geeignet ist.

Die **11–15 Gruppensitzungen** dauern jeweils 90 Minuten (mit kurzer Pause). Der Schwerpunkt liegt auf der Bearbeitung depressionsrelevanter zwischenmenschlicher Themen, die den vier IPT-Problembereichen entstammen (vgl. Tab. 15-3). Die vier IPT-typischen Bereiche werden modulweise sukzessive durchgegangen. Jeder Patient sollte seinen relevanten Therapiefokus kennen und sich dann in den jeweiligen Sitzungen besonders einbringen, indem er ein Beispiel zur Bearbeitung zu Verfügung stellt. Dieses wird mit Hilfe von IPT-Strategien (z. B. bei Rollenwechsel die negativen Aspekte der alten Rolle, aber auch damit verbundene Gefühle benennen; Tab. 15-4) in der Gruppe bearbeitet.

Tab. 15-4 Modul „Rollenwechsel und Betrauern von Verlusten" aus dem Gruppenprogramm.

Allgemeine Ziele dieses Moduls: • Lebensveränderungen befriedigend bewältigen, sich an veränderte Lebensbedingungen und Rollenwechsel erfolgreich anpassen • den Verlust der alten Rolle betrauern und akzeptieren • die neue Rolle positiver sehen • das Selbstwertgefühl wiederherstellen **Sitzung 1:** • Zusammenfassung der letzten Sitzung durch die Teilnehmer, Klärung von Fragen, Besprechen der Hausaufgaben • Welcher Zusammenhang besteht zwischen Rollenwechsel und Depression? • Beispiele für Rollenwechsel sammeln und Zusammenhänge zum Auftreten von Depressionen herstellen: Beispiele: Scheidung, Geburt eines Kindes, Auszug aus dem Elternhaus, älter werden, Krankheit, Berentung, Arbeitsplatzverlust, Auszug der Kinder • Was ist eine soziale Rolle (Position und daran geknüpfte Erwartungen)? Welche Rolle haben die einzelnen Teilnehmer inne? • Sammeln: Edukation über die Bedeutung von Rollen (bzgl. Selbstidentität, Status, Selbstkonzept, Selbstwertgefühl). Am Beispiel eines Teilnehmers die alte und neue Rolle genau definieren bzw. konkret benennen. Beispiel: alte Rolle als Ehefrau und Mutter, neue Rolle als geschiedene Frau und alleinerziehende Mutter; Rollen beschreiben • Mit den Teilnehmern sammeln, wann ein Rollenwechsel zur Depression beitragen kann: – die neue Rolle wird unfreiwillig oder unvorbereitet übernommen – man ist von der neuen Rolle überfordert – man lehnt die neue Rolle ab und sieht keine Chancen darin – man kann sich von einer alten Rolle nicht lösen und idealisiert – die Veränderung wird als Verlust/Bedrohung für das Selbstwert- bzw. Identitätsgefühl erlebt • Was waren die positiven und negativen Aspekte der alten Rolle? Was sind die positiven und die negativen Aspekte der neuen Rolle? • Depressionstypische, einseitige Sichtweisen und Bewertungen sollen erkannt und korrigiert, außerdem sollen die Chancen im Rahmen der neuen Rolle erkannt werden. • Übung in Zweiergruppen oder in der Großgruppe: **Positive und negative Aspekte der alten und neuen Rolle auflisten und in Balance setzen, Fadenkreuz erstellen:** Die Teilnehmer sollen darauf achten, dass alle Felder ausgefüllt werden (s. auch 🗎 Handout 25 aus dem Gruppenkurzmanual online) Beispiel: Ein Patient ist seit seiner Berentung depressiv. Er hat durch seinen Beruf als Tierarzt viel Befriedigung erhalten, war jedoch auch den großen Belastungen, z.B. im Rahmen nächtlicher Geburten, nicht mehr gewachsen		
	Positive Aspekte	**Negative Aspekte**
Alte Rolle	• Kontakte • mehr Geld • befriedigende Arbeit	• Stress • Schlafstörungen • weniger Zeit • Versagensängste
Neue Rolle	• Hobbys vertiefen • längere Reise • sich um das Enkelkind kümmern	• Langeweile • weniger Anerkennung • zum „alten Eisen" gehören • Schuldgefühle
• **Alternativ-Übung** in Zweiergruppen oder in der Großgruppe: schriftlich in drei Spalten notieren, was verloren, was gewonnen wurde und was erhalten bzw. geblieben ist • **Hausaufgaben:** ggf. Übung beenden; was wurde gelernt?		

Die aktive Mitarbeit der Teilnehmer sowie „Hausaufgaben" sind vorgesehen. Ein in langjähriger Erprobung erstelltes Gruppenmanual (Schramm u. Klecha 2010; s. auch Gruppenkurzmanual online) bietet zu diesem Zweck auch schriftliche Materialien für die Patienten. Spezifische Übungen ergeben sich aus dem jeweiligen Sitzungsinhalt und sollten im Stationsalltag bzw. im alltäglichen Leben umgesetzt werden. Ein Beispiel aus dem Gruppenkurzmanual: Modul III (Interpersonelle Konflikte bearbeiten), Sitzung 3.

Gefühle benennen und handhaben
„Wir werden uns heute damit beschäftigen, welche Gefühle bei Auseinandersetzungen eine Rolle spielen und wie man diese Gefühle erkennen, aushalten bzw. damit umgehen kann. Dazu werden wir alle Gefühle, die Sie in solchen Situationen schon einmal erlebt haben, zuerst am Flipchart notieren und jedem Gefühl eine Farbe des Farbwürfels zuordnen. Wir werden dann der Reihe nach würfeln, und jeder schildert bei seiner gewürfelten Farbe eine Erfahrung mit dem entsprechenden Gefühl (z. B. mit Wut) oder stellt das Gefühl pantomimisch dar. Danach sammeln wir anhand eines konkreten Beispiels Möglichkeiten, z. B. Wut innerhalb einer Beziehung zu handhaben."

Diese Variante eignet sich auch für das **ambulante Setting** mit einer geschlossenen Gruppe.

Stationär behandelte ältere Patienten
Wie bereits in Kapitel 4.5 aufgeführt, sind die in der IPT fokussierten Problembereiche für die psychotherapeutische Arbeit mit **älteren Menschen** besonders passend (z. B. Rollenwechsel im Rahmen einer Berentung oder körperlicher Krankheit). Bei dieser Patientengruppe müssen **medizinische Probleme** (z. B. neurovaskuläre Erkrankungen) besonders sorgfältig abgeklärt werden, da sie Risikofaktoren für Depressionen darstellen, zum depressiven Bild beitragen oder auch ähnliche Symptome wie eine Depression produzieren können. Das Vorliegen einer körperlichen Komorbidität bedeutet allerdings nicht, dass die Depression nicht auch behandelt werden sollte. Da ältere Personen oftmals eine höhere Sensitivität für medikamentöse Nebenwirkungen und eine geringere Toleranz für Antidepressiva haben, sind psychologische Therapien eine **wichtige Alternative**. Die IPT-Late Life (IPT-LL) wurde bereits in den 80er-Jahren von Frank et al. (1991) für den ambulanten Bereich und damit für weniger multimorbide Patienten konzipiert (eine ausführliche Darstellung des interpersonellen Ansatzes für Ältere findet sich bei Hinrichsen u. Clougherty 2006). Für stationär behandelte ältere Depressive wurde von unserer Arbeitsgruppe ein Modell entwickelt, das trotz vieler Parallelen zur Behandlung jüngerer Depressiver einige bedeutsame **Modifikationen** beinhaltet.

■ **Therapieinhalte:** Eine klare Trennung zwischen symptom- und problemorientierter Arbeit ist bei älteren Patienten oftmals nicht möglich, da sie meist ausgeprägte **somatische Beschwerden** aufweisen, die auch in der mittleren Therapiephase nicht ignoriert werden sollten. Hier ist eine „Balance" anzustreben, indem beispielsweise ein bestimmter Zeitanteil ausgehandelt wird, wo man sich mit körperlichen Beschwerden lösungsorientiert auseinandersetzt, bevor dann am Problemfokus weitergearbeitet wird. Dem Patienten sollte außerdem von Anfang an das fokussierte Vorgehen im Rahmen der IPT erklärt werden. Am häufigsten treten bei älteren depressiven Personen die Themenbereiche körperlicher Einschränkungen und Probleme, Trauer um verstorbene Personen sowie Berentung auf. Die Problembereiche selbst erfahren eine **altersspezifische Deutung:** So wird „Einsamkeit und Isolation bzw. soziale Defizite" nicht wie bei jüngeren Depressiven ausschließlich mit gravierenden interpersonellen Defiziten in Verbindung gebracht, sondern als realistisches Altersproblem gesehen. Dieser Problembereich wird allerdings bei Älteren relativ selten fokussiert, was damit zusammenhängen kann, dass sich isolierte ältere Patienten meist nicht eigenständig in Behandlung begeben.

Der Alterungsprozess an sich kann als „**Rollenwechsel und -übergang**" definiert werden, wodurch der psychotherapeutische Zugang erleichtert wird. Darüber hinaus haben Patienten dieser Altersgruppe oftmals eine Vielzahl von Rollenwechseln zu verzeichnen (z. B. Pflege des Partners, Umzug ins Altersheim, körperliche Erkrankung).

Bei „**interpersonellen Konflikten**" können altersrelevante Themen bearbeitet werden (z. B. zunehmender Autonomieverlust und Abhängigkeit von anderen, unerfüllte Versorgungswünsche, Dominanzwechsel in der Partnerschaft etc.). Manche ältere Menschen haben langandauernde zwischenmenschliche Konflikte mit ihrem Partner, die erst durch aktuelle Lebensveränderungen (z. B. Berentung, Pflege eines Angehörigen) virulent werden.

Wird „komplizierte Trauer" fokussiert, werden, falls notwendig, nicht nur Verstorbene betrauert, sondern auch der Verlust eines noch lebenden Angehörigen, (z. B. bei demenziell erkrankten Partnern). Auch multiple Verluste spielen im Alter eine größere Rolle. Der Tod eines nahen Angehörigen zieht nicht selten aversive Konsequenzen in der Lebensführung nach sich (z. B. finanzieller Art oder was die Versorgung des Hinterbliebenen anbelangt). Das Interesse und die Möglichkeiten, einen neuen Partner zu suchen, sind häufig nicht gegeben. Bei allen vier Problembereichen stehen die Gesamtbetrachtung und Würdigung der **individuellen Lebensgeschichte** und **früheren Beziehungen** mehr im Vordergrund.

- **Therapieziele:** Bei der Auswahl des Problembereichs sollte darauf geachtet werden, dass dieser auch gemessen an den altersbedingt vielleicht eingeschränkten Möglichkeiten des Patienten **realistisch veränderbar oder beeinflussbar** ist. Aber auch innerhalb der Problembereiche werden altersspezifische Modifikationen vorgenommen. So wird bei einem langjährigen, unlösbar erscheinenden Ehekonflikt die **Toleranzerhöhung** und die Würdigung von positiven Aspekten der Beziehung im Vordergrund stehen, und weniger eine **Veränderung der dysfunktionalen Interaktionen**. Außerdem wird versucht, die Unabhängigkeit vom Partner beispielsweise durch Verfolgen eigener Hobbys zu stärken. Bei einem unfreiwilligen Rollenwechsel (z. B. Zustand nach Schlaganfall) wird der Patient ermutigt, das „Beste aus der Situation zu machen" und nicht – wie im Manual für Jüngere vorgesehen – „die neue Rolle positiver zu sehen".

- **Setting und Therapietechniken:** Älteren depressiven Patienten kommt in der Regel das **medizinische Krankheitsmodell** entgegen, da sie mit diesem im Rahmen anderer körperlicher Störungen vertraut sind. Im Manual von Frank et al. (1991) werden eine Reihe von Modifikationen der therapeutischen Rahmenbedingungen vorgestellt, die insbesondere die **Sitzungslänge und -frequenz** betreffen. Aber auch verschiedene Therapietechniken (z. B. Exploration, Gefühlsfokussierung etc.) wurden leicht verändert, in der Weise, dass generell eine **größere Flexibilität** in der Auswahl der Techniken und Interventionen besteht, die mit den Bedürfnissen und Möglichkeiten des älteren Patienten abgestimmt werden. So kann beispielsweise bei der Exploration der Beziehungsanalyse häufiger die **Vergangenheit** eine Rolle spielen als bei jüngeren Patienten. Miller und Reynolds (2007) überprüften die Wirksamkeit verschiedener Techniken in der therapeutischen Arbeit mit kognitiv beeinträchtigten Altersdepressiven. In dieser Variante erwies sich die **Integration des betreuenden Angehörigen** zur Lösung der interpersonellen Konflikte und des Rollenwechsels (vom Gesunden zum kognitiv Gestörten) als entscheidend.

Da die Suizidrate in dieser Altersgruppe am höchsten ist, muss Suizidalität stets besonders sorgfältig im Auge behalten werden (s. auch Kap. 18.1).

- **Beziehungsgestaltung:** Die IPT-Therapeutin ist bei der Behandlung älterer Patienten tendenziell etwas **aktiver** und **bietet noch mehr direkte Hilfen** bei Problemlösungen an (oft in enger Kooperation mit dem Sozialdienst) als bei jüngeren Patienten. Abhängigkeitstendenzen vom Therapeuten sollen durch die Einbeziehung anderer Berufsgruppen verringert werden. Therapeuten müssen erfahrungsgemäß außerdem stärker darauf achten, dass der **Fokus** nicht verloren geht, da es im Zusammenhang mit Veränderungen im alternden Gehirn oftmals zu ausschweifendem Erzählen kommt (Off-Target Verbosity). **Übertragungsphänomene** dürfen bei Patienten im fortgeschrittenen Alter durchaus thematisiert werden (z. B. älterer Patient, jüngerer Therapeut). Aspekte positiver Übertragung (z. B. Geschenke an den Therapeuten) dürfen therapeutisch genutzt werden, beispielsweise als Ausdruck des noch Kreativseins und Gebenkönnens. Gegenübertragungsaspekte (z. B. der Patient erinnert den Therapeuten an eigene Bezugspersonen) sollten in der Supervision thematisiert werden.

Das stationäre IPT-LL-Behandlungsprogramm ist auf **12–16 IPT-Einzelsitzungen** angelegt, die zweimal wöchentlich von einem ärztlichen oder psychologischen Therapeuten für 25–50 Minuten durchgeführt werden. Analog dem Vorgehen auf der Depressionsstation für Jüngere wurde das ursprüngliche Behandlungsmanual von Frank et al. (1991) modifiziert, um die besonderen Bedürfnissen dieser Patientengruppe zu berücksichtigen (Dykierek et al. 2000). Auch hier wurde die Einzeltherapie um **gruppentherapeutische Interventionen** und um die Beteiligung aller Berufsgruppen (Pflegekräfte, Sozialarbeiter, Physiotherapeut) erweitert, die an der stationären Behandlung des Patienten beteiligt sind.

Wichtige **Therapiebausteine** (z. B. Psychoedukation, Umgang mit körperlichen und psychischen Beschwerden, Training von Alltagsfertigkeiten, konkretes Üben von Problemlösungen) können von der **Bezugspflegekraft** und/oder dem **Sozialarbeiter** durchgeführt werden. Wenn Patienten in der Krankenrolle verharren oder Verantwortung delegieren, wie zuweilen bei älteren depressiv Kranken zu beobachten ist, wird dies begrenzt, indem vorhandenen **Ressourcen und Kompetenzen** wieder entdeckt und gestärkt werden. Häufige Aktivitäten in diesem Kontext sind beispielsweise das Erproben von kleineren Einkäufen, Besuche von Seniorenwohnheimen oder Begegnungsstätten, ehrenamtliche Tätigkeiten etc.

In der **Depressionsbewältigungsgruppe für ältere Depressive** wird die Nutzung kurativer Wirkfaktoren (z. B. Unterstützung, interpersonelles Lernen, Altruismus, Reduzierung sozialer Isolation und Selbststigmatisierung) angestrebt, die in der Einzelarbeit nur begrenzt herstellbar sind. Dieses 45-minütige Gruppenangebot findet zweimal die Woche statt und ist als halboffene Gruppe konzipiert. Ein wichtiges Ziel besteht in der **Aufklärung über depressive Störungen**, was meist beinhaltet, dass depressive Verstimmung kein „normaler" Teil des Alterungsprozesses darstellt. Außerdem wird am verbesserten **Umgang mit den Symptomen** gearbeitet, wobei in besonderem Maße auf altersspezifische Beschwerden (z. B. übermäßiger Schlaf, Verdauungsprobleme etc.) eingegangen wird. Sofern es die Gruppenstruktur und die Befindlichkeit der sechs bis acht Teilnehmer erlauben, sollen so umfassend als möglich interpersonelle Problemfokusse thematisiert werden. Als bedeutsam hat sich dabei erwiesen, dass ältere Patienten einen Zusammenhang zwischen psychosozialen und interpersonellen Belastungen mit ihrer Erkrankung sehen und nicht auf ein primär biologisches Krankheitsmodell festgelegt sind. Das therapeutische Vorgehen ist in einem Gruppenmanual beschrieben (Dykierek et al. 2000).

Für alle drei vorgestellten Modelle gilt, dass auch die im stationären Setting üblichen **Begleittherapien** wie die Gestaltungs-, die Musiktherapie oder körpertherapeutisch orientierte Maßnahmen möglichst auf das Konzept der IPT zugeschnitten bzw. zumindest **kompatibel** sein sollten.

Phase II

Nach der Etablierung des Programms (Variante 1; s. Abb. 15-2) fand in Phase II eine **Überprüfung der Durchführbarkeit und Effektivität** dieses Konzepts an einer klinischen Stichprobe von 28 stationären Patienten statt, die die Kriterien für eine Major Depression erfüllten (ohne psychotische Symptome). Um eine hohe externe Validität zu gewährleisten, wurden alle komorbiden psychiatrischen Störungen (bis auf bipolare Störungen, organisch bedingte psychische Erkrankungen und primärer Substanzmissbrauch bzw. -abhängigkeit) zugelassen. Im Bereich der Persönlichkeitsstörungen wurden lediglich Borderline- und antisoziale Persönlichkeitsstörungen ausgeschlossen.

Die Patienten erhielten zusätzlich eine **pharmakotherapeutische Standardbehandlung** (1. Wahl: Equilibrin, 2. Wahl: Remergil). Das Behandlungsteam erhielt ein 20-stündiges IPT-Training und regelmäßige Gruppensupervision, bei Bedarf auch zusätzliche Einzelsupervision. Der Behandlungserfolg wurde mit Hilfe selbst- und fremdbeurteilter depressionsspezifischer Messinstrumente und Verfahren zur Erfassung der sozialen Leistungsfähigkeit sowie interpersoneller Probleme evaluiert (detailliertere Beschreibung bei Schramm et al. 2004).

Die Behandlung führte in allen Erfolgsmaßen bereits nach zwölf Therapiesitzungen bzw. sechs Behandlungswochen zu **signifikanten Verbesserungen** (Schramm et al. 2004). Die positiven

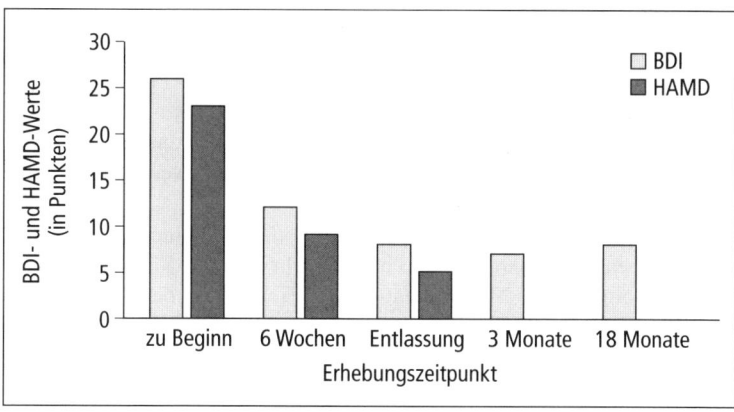

Abb. 15-3 Durchschnittliche BDI- und HAMD-Werte der verschiedenen Erhebungszeitpunkte (6 Wochen nach Behandlungsbeginn, Entlassung, Katamnese nach 3 bzw. 18 Monaten).
BDI = Beck-Depressions-Inventar; HAMD = Hamilton-Depressionsskala.

Veränderungen blieben auch drei und 18 Monate nach der Entlassung **stabil** (s. Abb. 15-3). Die **mittlere Effektstärke** war mit 1.86 sehr hoch. Die **Remissionsrate** (Hamilton-Depressionsskala ≤ 6) lag nach sechswöchiger Behandlung mit 68 % (gemäß Reliable-Change-Index) über der, die in den meisten ambulanten Therapiestudien bei Major Depression gefunden wurde. Vergleicht man die Ergebnisse mit den Resultaten der – ebenfalls an stationären Patienten durchgeführten – Untersuchung von Hautzinger et al. (1996) und de Jong-Meyer et al. (1996), schneidet die IPT insgesamt etwas besser (Hautzinger et al. 1996) bzw. ungefähr gleich gut (de Jong-Meyer et al. 1996) ab wie die **kognitive Verhaltenstherapie**. Bei keinem unserer Patienten kam es im Katamnesezeitraum (18 Monate) zu einer erneuten stationären Behandlung. Das IPT-Konzept erwies sich somit als vielversprechendes Verfahren, welches sowohl von Patienten als auch vom Behandlungsteam **gut akzeptiert** wurde (Abb. 15-3).

Phase III

Ein kontrollierter, randomisierter **Vergleich des Therapiekonzeptes mit einem anderen Behandlungsverfahren** fand daraufhin in Phase III statt. Das ursprünglich achtwöchige Therapieprogramm wurde aus ökonomischen Gründen auf fünf Wochen verkürzt, jedoch durch dreimal wöchentliche Einzelsitzungen intensiviert.

In dieser Untersuchung durchliefen 124 stationäre Patienten mit einer Major Depression (nach DSM-IV) entweder das IPT-Therapieprogramm in Kombination mit Medikation oder eine **psychiatrische Standardbehandlung** (Pharmakotherapie plus ärztliche Gespräche im Sinne von CM). Um die Generalisierbarkeit der Ergebnisse zu erhöhen, waren wie auch bei der Pilotstudie bis auf Bipolar-I- und psychotische Störungen, organisch bedingte psychische Erkrankungen, hirnorganischem Abbau sowie Substanzabhängigkeit alle psychiatrischen Komorbiditäten zugelassen, falls sie nicht die Hauptdiagnosen darstellten. Borderline- und antisoziale Persönlichkeitsstörungen stellten ebenfalls Ausschlusskriterien dar.

Das IPT-Behandlungsprogramm bestand nun also aus **15 Einzelsitzungen und insgesamt acht IPT-Gruppensitzungen**. Das Programm wurde nach einem mehrtägigen Training der beteiligten Berufsgruppen und unter wöchentlicher Supervision durchgeführt. Die Manualtreue wurde anhand der videoaufgezeichneten (IPT) oder audioaufgezeichneten (CM) Sitzungen überprüft. Die Kontrollgruppe erhielt ebenfalls wöchentlich drei Sitzungen. Die **CM-Sitzungen** waren in einem Leitfaden (Schramm 2000b) definiert als psychoedukative, supportive und empathische Intervention von 15–20 Minuten Länge. Die Sitzungen beinhalteten:
- Psychoedukation zur Depression,
- Medikamentenmanagement (Wirkungen und Nebenwirkungen),
- Strategien zum Symptommanagement,
- Besprechung des Behandlungsplans,
- einfache Ratschläge,

- Vermittlung von Hoffnung und Unterstützung.

Es handelte sich also um eine relativ intensive und **aktive Vergleichsbedingung**. Spezifische kognitive, interpersonelle oder psychodynamische Behandlungsstrategien waren nicht erlaubt.

Sowohl die IPT- wie auch die CM-Behandlung wurde mit einer standardisierten **Pharmakotherapie** kombiniert. Das Medikament der 1. Wahl war Sertralin, als Alternative (2. Wahl) war Amitriptylin bzw. Amitriptylin-N-Oxid zugelassen. Als primäres Ergebnismaß zur Erfassung der depressiven Symptomatik wurde die fremdbeurteilte Hamilton-Depressionsskala, 17-Item-Version (HAMD; Hamilton 1960) eingesetzt. Außerdem wurde die Depressivität auf der Selbstbeurteilungsebene erfasst und die soziale Anpassung gemessen.

In beiden Behandlungsbedingungen kam es nach fünf Wochen zu signifikanten Verbesserungen auf der HAMD-Skala. Die mit IPT behandelten Patienten wiesen im Vergleich zu den CM-Patienten nach fünf Wochen deutlich **weniger Symptome** auf. Ebenso zeigte sich die **Responserate** (mindestens 50%ige Reduktion des HAMD-Ausgangswertes) in der IPT-Gruppe mit 70% wesentlich höher als in der CM-Gruppe (51%), wohingegen der Unterschied in den **Remissionsraten** (HAMD ≤ 7; 49% vs. 34%) keine Signifikanz erlangte.

Drei Monate nach Klinikentlassung war die **Rückfallrate** bei den IPT-Patienten mit nur 3% beachtlich geringer als bei den CM-Patienten (25%). Außerdem war drei und zwölf Monate nach Entlassung eine signifikant geringere Symptomausprägung bei der IPT-Gruppe zu beobachten, und die stationären Wiederaufnahmen konnten verzögert werden. (Schramm et al. 2007; s. Abb. 15-4). Zum Messzeitpunkt der **Langzeit-Katamnese**, die fünf Jahre nach der Entlassung erfolgte, wurde zwischen beiden Behandlungsgruppen kein signifikanter Unterschied mehr gefunden. Betrachtet man jedoch den gesamten Zeitraum nach Behandlung zusammengefasst, ergibt sich insgesamt ein signifikanter Vorteil für die IPT-Gruppe, d.h., der in der ersten Zeit erwirtschaftete Vorsprung der IPT-Patienten wurde von dem CM-Patienten auch nach fünf Jahren nicht mehr eingeholt (Berger et al. 2008). Zusätzlich wurde gefunden, dass Patienten, die eine **frühe Traumatisierung** erlitten hatten, deutlich besser auf die zusätzlich durchgeführte Psychotherapie ansprachen als auf die ärztlich-unterstützenden Gespräche.

Somit lässt sich zusammenfassen, dass, im Vergleich zu der ebenfalls intensiv behandelten Kontrollgruppe, die Kombinationsbehandlung **kurz- und langfristig deutliche Vorteile** zeigt. Die Ergebnisse unterstützen die zunehmende Evidenz, dass schwerer depressive und insbesondere früh traumatisierte Patienten von einer **Kombinationsbehandlung** aus Psycho- und Pharmakotherapie mehr profitieren als von weniger intensiven Therapieangeboten (Abb. 15-4).

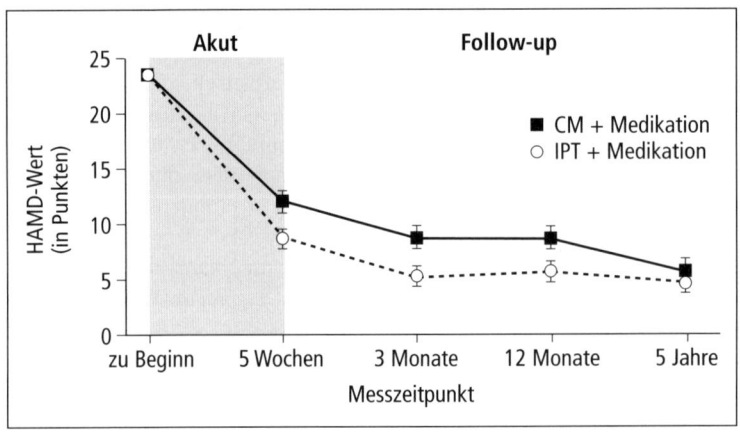

Abb. 15-4 HAMD-Werte der beiden Behandlungsbedingungen für die einzelnen Messzeitpunkte. CM = Clinical Management; HAMD = Hamilton-Depressionsskala

15.3 Fazit und Ausblick

In deutschsprachigen und vielen anderen Ländern gehört die stationäre Therapie immer noch zur Routinebehandlung schwerer und/oder komplexer Depressionen. Die IPT wurde auf Basis zahlreicher offensichtlicher **Vorteile des Ansatzes für die stationäre Behandlung** schwer depressiv Erkrankter adaptiert. Für **ältere Patienten** liegen weitere Spezifizierungen des Programms vor. Das Konzept wurde schrittweise entwickelt und überprüft. An eine offene Studie mit ermutigenden Resultaten schloss sich eine **randomisiert-kontrollierte Untersuchung** an. Dabei wurde in Kombination mit antidepressiver Medikation ein kurzes, jedoch **intensives IPT-Behandlungsprogramm** evaluiert. Es bestand aus 15 Einzel- und acht Gruppensitzungen, integrierte das gesamte Behandlungsteam und bezog die Angehörigen der Patienten systematisch ein. Die Evaluation des Konzeptes erbrachte sowohl eine **akute als auch langfristige Überlegenheit** im Vergleich zu einer psychiatrischen Standardbehandlung. Verglichen mit ambulanten, aber auch anderen stationären Therapieverfahren ergaben sich äußerst zufriedenstellende Ergebnisse. Allerdings sollte sich im gesundheits-ökonomischen Bereich eine Kosten-Nutzen-Berechnung anschließen. Das hier untersuchte IPT-Programm mag kurzfristig kostenintensiver sein als eine Standardtherapie, langfristig jedoch – wie sich in vergleichbaren Studien zeigte – möglicherweise wirtschaftlicher. Von Interesse wäre auch, ob ein ähnlich intensives Therapieprogramm im **teilstationären oder ambulanten Rahmen** nach einer verkürzten stationären Standardbehandlung gleichermaßen erfolgreich ist.

Literatur

Berger M. Psychische Erkrankungen. Klinik und Therapie. München: Elsevier/Urban & Fischer 2008.

De Jong-Meyer R, Hautzinger M, Rudolf GAE et al. Die Überprüfung der Wirksamkeit einer Kombination von Antidepressiva- und Verhaltenstherapie bei endogen depressiven Patienten: Varianzanalytische Ergebnisse zu den Haupt- und Nebenkriterien des Therapieerfolgs. Z Klin Psychol 1996; 25(2): 93–109.

De Mello MF, De Jesus MJ, Bacaltchuk J et al. A systematic review of research findings on the efficacy of interpersonal therapy for depressive disorders. Eur Arch Psychiatr Clini Neurosci 2005; 255: 75–82.

Dykierek P, Schramm E, Weihermann I et al. Interpersonelle Psychotherapie für ältere depressive Patienten im stationären Setting. Ein Gruppenprogramm. Unveröffentlichtes Manual, Universitätsklinikum Freiburg, Abteilung für Psychiatrie und Psychotherapie 2000.

Eickhoff K, Dutton M, Schramm E. Arbeitsblätter zum Training interpersoneller Fertigkeiten (IPF). Das soziale Netz stabilisieren und ausbauen. Unveröffentlichtes Manual, Universitätsklinikum Freiburg, Abteilung für Psychiatrie und Psychotherapie 1998.

Elkin I. The NIMH treatment of Depression Collaborative Research Program: Where we began and where we are. In: Bergin AE, Garfield SL (eds). Handbook of psychotherapy and behaviour change, 4th ed. New York: Wiley 1994: 114–39.

Elkin I, Shea T, Watkins JT et al. National Institute of Mental Health Treatment of Depression Collaborative Research Program: General effectiveness of treatment. Arch Gen Psychiatr 1989; 46: 971–82.

Frank E, Frank N, Cornes C et al. Interpersonal psychotherapy in the treatment of late life depression. Unpublished manuscript, University of Pittsburgh 1991.

Hamilton MA. A rating scale for depression. J Neurol Neurosurg Psychiatr 1960; 23: 56–61.

Hautzinger M, de Jong-Meyer R, Treiber R, et al. Wirksamkeit kognitiver Verhaltenstherapie, Pharmakotherapie und deren Kombination bei nicht-endogenen, unipolaren Depressionen. Z Klin Psychol 1996; 25(2): 130–45.

Hinrichsen GA, Clougherty KF. Interpersonal psychotherapy for depressed older adults. Washington, DC: American Psychological Association 2006.

Markowitz JC. A letter from America: Rescuing inpatient psychiatry. Evidence Based Mental Health 2008; 11: 68–69 (doi:10.1136/ebmh.11.3.68).

Miller MD, Reynolds CF. Expanding the usefulness of interpersonal psychotherapy (IPT) for depressed elders with co-morbid cognitive impairment. Int J Geriatr Psychiatr 2007; 22(2): 101–5.

Schramm E. Interpersonelle Psychotherapie für das stationäre Setting. Unveröffentlichtes Manual, Universitätsklinikum Freiburg, Abteilung für Psychiatrie und Psychotherapie 2000a.

Schramm E. Anleitung für ein Clinical Management im stationären Setting. Unveröffentlichter Leitfaden, Universitätsklinikum Freiburg, Abteilung für Psychiatrie und Psychotherapie 2000b.

Schramm E, Klecha D. Interpersonelle Psychotherapie in der Gruppe. Das Kurzmanual. Stuttgart: Schattauer 2010.

Schramm E, van Calker D, Berger M. Wirksamkeit und Wirkfaktoren der Interpersonellen Psychotherapie in der stationären Depressionsbehandlung – Ergebnisse einer Pilotstudie. PPmP 2004; 54: 65–72.

Schramm E, van Calker D, Dykierek P et al. An intensive treatment program of interpersonal psychotherapy plus pharmacotherapy for depressed inpatients: Acute and long-term results. Am J Psychiatr 2007; 164(5): 768–77.

Wahl R. Kurzpsychotherapie bei Depressionen – Interpersonelle Psychotherapie und kognitive Therapie im Vergleich. Opladen: Westdeutscher Verlag 1994.

Wolfersdorf M. Depressionsstationen/Stationäre Depressionsbehandlung. Konzepte, Erfahrungen, Möglichkeiten heutiger Depressionsbehandlung. Berlin: Springer 1997.

Wolfersdorf M, Müller B. Zur Situation der stationären Depressionsbehandlung in Deutschland. Psychiatr Prax 2007; 34: 277–80.

16 Beibehalten des Therapieerfolgs

Elisabeth Schramm

16.1 Risikofaktoren für Rückfälle und erneute Episoden

Depression wurde früher als akute, selbstlimitierende Erkrankung angesehen. Dank zahlreicher Längsschnittstudien (Überblick bei Boland u. Keller 2009) ist aber mittlerweile bekannt, dass die Störung für die Mehrzahl der Betroffenen **lebenslang** besteht. Etwa seit Ende der 60er-Jahre weiß man, dass unipolar depressive Episoden relativ gut auf medikamentöse und psychotherapeutische Behandlung ansprechen. Es wird jedoch häufig übersehen, dass sich die Angaben zur Wirksamkeit der Verfahren in erster Linie auf die **Akutbehandlung** beziehen. Denn 22–60 % der depressiven Patienten erleben selbst nach erfolgreicher Akuttherapie innerhalb eines Jahres einen **Rückfall** (Boland u. Keller 2009), nach fünf Jahren beläuft sich die Wiederauftretensrate bereits auf 60–70 % (Rush et al. 2006; Segal et al. 2007) und liegt beständig ansteigend nach 10–20 Jahren zwischen 75–91 % (Boland u. Keller 2009).

Studienlage zu langfristigen Behandlungseffekten

Die in Kapitel 4.6 ausführlich beschriebene Depressionsstudie des National Institute of Mental Health (Elkin et al. 1989) war eine der ersten Arbeiten, die deutlich machte, dass eine 16-wöchige Depressionstherapie für die meisten Patienten nicht ausreicht, um vollständig zu remittieren und auch **anhaltend remittiert zu bleiben** (Shea et al. 1992). Denn obwohl sich der größte Teil der Patienten mit Hilfe der Akutbehandlung verbesserte, remittierten nur 24 % vollständig *und* blieben 18 Monate lang gesund. Der prophylaktische Effekt von kurzen psychotherapeutischen und medikamentösen Therapien nach Abschluss der Akutbehandlung war aufgrund verschiedener methodischer Probleme der einzelnen Studien lange umstritten. Neuere Metaanalysen (z. B. Imel et al. 2008; Vittengl et al. 2007) zeigen jedoch, dass **störungsspezifische Psychotherapieformen** (z. B. IPT, KVT) bei unipolaren Depressionen hinsichtlich ihrer langfristigen Effekte pharmakologischen Monotherapien überlegen sind und Patienten mit hohem Rückfallrisiko von einer **Erhaltungstherapie** profitieren.

Rückfallrisiko

Welche Patienten sind besonders gefährdet, Rückfälle oder erneute Episoden zu erleiden? Es ist erwiesen, dass mit zunehmender **Anzahl an depressiven Episoden** die Wahrscheinlichkeit einer erneuten Episode zunimmt, während sich die Zeit zwischen den Episoden kontinuierlich **verkürzt** (zusammengefasst in Boland u. Keller 2009). Patienten, die bereits mehrere depressive Episoden hinter sich haben, sind also einem deutlich höheren Rückfallrisiko ausgesetzt als Ersterkrankte (Kap. 3.4). Nach zwei Episoden hat man bereits eine ca. 90%ige Wahrscheinlichkeit, erneut zu erkranken. Aber selbst Ersterkrankte, von denen voraussichtlich immerhin über die Hälfte irgendwann rückfällig werden, sollten die Psychotherapie und/oder medikamentöse Behandlung bei Vorliegen weiterer Risikofaktoren (Tab. 16-1) auch nach der Genesung für mindestens 16 weitere Wochen fortsetzen. Insbesondere die ersten acht Wochen nach der symptomatischen Remission sind mit einem hohen Rückfallrisiko behaftet.

Die **Anzahl** und der **zeitliche Ablauf** wiederkehrender Episoden sind am stärksten von der Art der Genesung abhängig. Patienten, die vollständig remittieren, haben weitaus bessere Chan-

Tab. 16-1 Risikofaktoren für wiederkehrende depressive Episoden (nach Boland u. Keller 2009).

- Anzahl depressiver Episoden in der Vorgeschichte (drei oder mehr)
- Double Depression (depressive Episode aufgepfropft auf eine Dysthymie)
- lange Dauer der einzelnen Episoden
- Residualsymptome
- komorbide Angststörung oder Substanzmissbrauch
- höheres Alter
- affektive Erkrankungen in der Familie
- weiblich
- nie verheiratet

cen, gesund zu bleiben als Patienten mit **Residualsymptomen** (87 % Rückfallrate). Auch die **Zeit bis zum Wiederauftreten einer Episode** ist in der symptomfreien Gruppe deutlich länger (durchschnittlich 180 Wochen vs. 33 Wochen in der Gruppe mit Residualsymptomen; Boland u. Keller 2009).

Phasenprophylaxe

Je häufiger und länger die Episoden und je kürzer die Abstände zwischen den Episoden sind, desto notwendiger ist eine **Phasenprophylaxe**. Bei der Entscheidung, ob eine Pharmakotherapie und/oder Psychotherapie phasenprophylaktisch fortgesetzt wird, werden Wirkungen und Nebenwirkungen der fortgesetzten Behandlung (beispielsweise bei gleichzeitig bestehenden körperlichen Erkrankungen) ebenso abgewogen wie die voraussichtliche Auswirkung einer erneuten Episode auf die Lebensführung des Patienten. Außerdem spielt die **Behandlungspräferenz** des Patienten und seine zu erwartende Compliance eine entscheidende Rolle. Denn viele Patienten stehen einer medikamentösen Dauerbehandlung ablehnend gegenüber. Bei ihnen ist mit einer instabilen Behandlungsbereitschaft zu rechnen, falls sie letztendlich doch einer langfristigen Pharmakotherapie zustimmen.

In der Endphase der IPT wird die Möglichkeit von Rückfällen bzw. erneut auftretenden Episoden mit dem Patienten und gegebenenfalls seinen Angehörigen besprochen. Wenn die **erste unipolar depressive Episode** behandelt wurde und am Ende der Akutbehandlung **keine Residualsymptome** oder andere Risikofaktoren für Rückfälle bestehen, kann der Patient durchaus die Akutbehandlung zu diesem Zeitpunkt **abschließen** mit der Option, sich bei Bedarf wieder melden zu können. Selbst wenn er jemals eine neue Episode erlebt, kann dies mitunter erst nach vielen Jahren sein. In der Regel erleichtert eine Ausdehnung der letzten vier bis sechs Sitzungen auf 14-tägige oder größere Abstände den Abschluss der Therapie. Wenn ein höheres Rückfallrisiko (s. Tab. 16-1) besteht, sollte eine prophylaktische Weiterbehandlung besprochen werden. Phasenprophylaktische Pharmakotherapie ist bisher am umfassendsten untersucht worden und zeigte gute Effekte. Aber auch die IPT und die Kognitive Therapie erwiesen sich als präventiv wirksam. Ein weiterer Vorteil einer weitergeführten IPT ist, dass die Therapie nicht abrupt endet, sondern der Therapeut über einen längeren Zeitraum eine **stabile Bindungsfigur** bleiben kann. Dies ist besonders wichtig für depressive Patienten, die extrem unsichere Bindungsstile aufweisen und empfindlich darauf reagieren, „verlassen" zu werden. Optimalerweise hat man diese Option mit Patienten, die Risikofaktoren für Rückfälle aufweisen, bereits zu Beginn der IPT-Behandlung vorbesprochen.

Fortsetzung von Psychotherapie oder Medikation

Wenn die akute Behandlung aus IPT und einem Medikament bestand, können entweder beide Behandlungsformen oder lediglich eine von beiden fortgesetzt werden. Als Erhaltungstherapie hat sich – unabhängig von der Frequenz der Sitzungen (wöchentlich, 14-tägig, monatlich) – die Fortsetzung der Therapie bewährt, die für den Patienten bereits **akut** wirksam war (Frank et al. 2007; Kap. 4.6). Auch mit einer Frequenz von nur **einer IPT-Sitzung pro Monat** stellte der Ansatz eine gute prophylaktische Methode dar, und zwar für Patienten, die mit alleiniger IPT eine Remission erreichten. Im Gegensatz dazu erwies sich die alleinige IPT-Erhaltungstherapie bei denjenigen, die akut zusätzlich Pharmakotherapie benötigten, als ein **weniger wirksamer Rückfallschutz**.

16.2 Die IPT als rezidivprophylaktische Behandlung

Die Erhaltungsform der IPT (IPT-M, Maintenance) wurde von der Arbeitsgruppe um Professor Ellen Frank an der Pittsburgher Universitätsklinik entwickelt und zunächst im Rahmen einer **dreijährigen Langzeitstudie** untersucht (Frank et al. 1990). Die Autoren entschieden sich für die IPT als psychotherapeutische Prophylaxe, da sie beobachtet hatten, dass ein großer Teil der Patienten selbst im remittierten Zustand weiterhin erheblich unter **Beeinträchtigungen der sozialen Anpassung** litt.

IPT-M

Die IPT-M schließt sich in der Regel unmittelbar an die Akutbehandlung mit IPT an. Der Patient sollte zu diesem Zeitpunkt weitgehend symptomfrei sein. Welche Unterschiede es zur Kurzform der IPT gibt, aus der die IPT-M abgeleitet wurde, ist in Tabelle 16-2 dargestellt. Diese Unterschiede beziehen sich in erster Linie auf die **Zielsetzung**, die **Anzahl der Problembereiche** und auf den **zeitlichen Rahmen**. Darüber hinaus ist es aufgrund der längeren Therapiedauer anzustreben, eine **Persönlichkeitsveränderung** zu erreichen, da nun an überdauernden zwischenmenschlichen Verhaltensmustern gearbeitet werden kann. Die IPT-Strategien und Techniken werden dagegen unverändert beibehalten. Der Fokus bleibt weiterhin auf dem Zusammenhang zwischen interpersonellen Ereignissen, Stimmung und sozialer Funktionsfähigkeit. Für die Erhaltungsphase sollte allerdings ein neuer bzw. **separater Behandlungsvertrag** zwischen Therapeut und Patient aufgesetzt werden.

Die IPT-M wurde über einen Behandlungszeitraum von drei Jahren mit monatlicher Sitzungsfrequenz untersucht. Manche Patienten benötigen eine therapeutische Unterstützung jedoch möglicherweise über einen **noch längeren Zeitraum** hinweg oder in Form **häufigerer Sitzungen**. Es besteht vom klinischen Standpunkt aus kein Hinderungsgrund, die IPT-M über den Zeitraum von drei Jahren hinaus weiterzuführen, vorausgesetzt, der Patient erlebt in dieser Zeit keine erneute Depression.

Beim Übergang von 14-tägigen zu monatlichen Sitzungen zeigen einige Patienten ängstliche, enttäuschte oder gar ärgerliche Reaktionen darüber, dass die Sitzungsfrequenz reduziert wurde. Die meisten sind jedoch mit dem monatlichen Arrangement zufrieden, da diese Frequenz für sie einerseits genügend Sicherheit bietet und andererseits nicht so häufig ist, als dass sie sich wieder als krank betrachten. Es ist darauf zu achten, dass die monatlichen Sitzungen nicht ausschließlich dazu verwendet werden, lediglich über die Ereignisse seit dem letzten Treffen Bericht zu erstatten. Vielmehr sollte weiterhin an interpersonellen Problemen gearbeitet werden.

Ziele und Aufgaben der IPT-M

Das Hauptziel der IPT-M besteht darin, den **Remissionszustand zu erhalten** oder zu verhindern, dass ein Rezidiv auftritt. Deswegen achtet der Therapeut stets auf **frühe Anzeichen** von interpersonellen Problemen, die denen gleichen, die bei der letzten depressiven Episode des Patienten eine Rolle gespielt haben. Das Gleiche gilt für typische **depressive Frühsymptome** des Patienten. Mit Hilfe der bewährten IPT-Strategien wird weiterhin an den vier Problembereichen im „Hier und Jetzt" gearbeitet. Hierbei wird sich der Therapeut zunehmend auf die **Stärken und Ressourcen** des Patienten konzentrieren, die nach der Remission meist deutlicher werden. Die **Anzahl der bearbeiteten Problembereiche** darf aufgrund der zur Verfügung stehenden längeren Zeit größer sein als bei der Kurzform, und die Problemfelder können häufiger wechseln. In der Mehrzahl der Fälle liegt der therapeutische Schwerpunkt auf einer Kombination von Rollenwechseln, Auseinandersetzungen und interpersonellen Defiziten. Trauer stellt nur selten den Fokus bei der IPT-M dar.

>> Beispielsweise wurde bei einem Patienten als ursprünglicher Problembereich „soziale Isolation" gewählt und bearbeitet. Nach acht Monaten war

Tab. 16-2 Hauptunterschiede und Gemeinsamkeiten von IPT und IPT-M.

	Akutbehandlung mit IPT	Erhaltungstherapie mit IPT-M
Zeitlicher Rahmen	• wöchentliche Sitzungen und zeitliche Begrenzung • etwa 3- bis 5-monatige Dauer	• 14-tägige, danach monatliche Sitzungen und zeitliche Begrenzung • ca. 6-monatige bis 3-jährige Dauer
Status des Patienten	akut symptomatischer Patient	(weitgehend) remittierter Patient
Ziele	• Symptombewältigung • Bewältigung interpersoneller Probleme, die mit dem Auftreten der gegenwärtigen depressiven Episode in Zusammenhang stehen	• Erhalt des Remissionszustands oder Verhinderung eines Rezidivs • Minimierung der Vulnerabilität • Bewältigung interpersoneller Probleme, die über die akute Phase hinaus fortbestehen oder sich als Folge der Remission ergeben
Schwerpunkt des therapeutischen Vorgehens	Bearbeitung von ein bis zwei Problembereichen, die mit dem Auftreten der gegenwärtigen depressiven Episode in Zusammenhang stehen	• Bearbeitung von mehreren Problembereichen, die im Zusammenhang mit der Remission stehen oder im Verlauf der Therapie auftreten; höhere Flexibilität beim Fokuswechsel • Achten auf Frühwarnzeichen • Fokussierung überdauernder zwischenmenschlicher Verhaltensmuster
	Zusammenhang zwischen Gefühlen, zwischenmenschlichen Lebensumständen und Depression	
Techniken	• Exploration • Psychoedukation • Klärung • Ermutigung zum Ausdruck von Gefühlen • Kommunikationsanalyse • Entscheidungsanalyse • Rollenspiele • Nutzen der therapeutischen Beziehung etc.	

es aufgrund aktueller Veränderungen im Leben des Patienten nötig, auf Rollenwechsel und damit verbundene Konflikte mit Mitmenschen zu fokussieren. «

Die Problembereiche reflektieren hauptsächlich die Schwierigkeiten, die über die akute Phase hinaus **fortbestehen** oder sich als **Folge der Remission** ergeben. Belastungen, die im Zusammenhang mit der Remission stehen, sollen reduziert und damit das Risiko für ein Rezidiv vermindert werden. Für Patienten, die längere Zeit depressiv waren, stellen der Übergang von der depressiven Erkrankung zum Gesundsein und die damit verbundenen Konsequenzen ebenfalls einen **Rollenwechsel** dar.

> Beispielsweise entschloss sich eine Patientin ungefähr ein Jahr nach Behandlungsbeginn, ihre frühere Berufstätigkeit wieder aufzunehmen, nachdem sie sich über einen längeren Zeitraum hinweg psychisch stabil fühlte. Ihr Ehemann war über diese Veränderung wenig begeistert, und das Paar geriet darüber zunehmend in Auseinandersetzungen. Solange die Patientin depressiv gewesen war, hatte sie in solchen Situationen meist nachgegeben, da sie nicht genügend Energie hatte, um sich mit ihrem Mann auseinanderzusetzen. Mit dem Ziel einer besseren Kommunikation zwischen beiden Partnern wurden im Problembereich interpersonelle Auseinandersetzungen gearbeitet. Außerdem wurde der Rollenwechsel im Rahmen der neu aufgenommenen Arbeitstätigkeit fokussiert. «

Wie bereits erwähnt, wird bei der IPT-M die Frequenz der Behandlungssitzungen verändert. In der Regel wird mit 14-tägigen Sitzungsabständen begonnen, wenn die Akutbehandlung abgeschlossen ist. Nach etwa acht Wochen können die Abstände zwischen den Sitzungen auf monatliche Termine ausgedehnt werden. Da die Behandlungsdauer verlängert ist, wird (wie oben angedeutet) erwartet, dass auch festgefahrene interpersonelle Verhaltensmuster, die mit der Persönlichkeitsstruktur des Patienten im Zusammenhang stehen, eine Veränderung erfahren. Der Hauptunterschied zur IPT-Kurzform besteht jedoch darin, dass bei der IPT-M versucht wird, die **Vulnerabilität für zukünftige Episoden** zu reduzieren.

Wirksamkeit

Als die Wirksamkeit des IPT-M-Ansatzes überprüft wurde, stellte sich heraus, dass selbst bei nur monatlicher Sitzungsfrequenz von einem **günstigen Effekt auf das Neuerkrankungsrisiko** von Patienten mit wiederkehrender Depression auszugehen ist (Kap. 4.6). Tatsächlich änderte eine dichtere Sitzungsfrequenz (wöchentlich, 14-tägig vs. monatlich) nichts an der Wirkung (Frank et al. 2007). Patienten, die IPT-M erhielten, blieben fast **doppelt so lang ohne erneute Episode** wie Patienten in der Kontrollbedingung mit ärztlichen Gesprächen und einem Medikamentenplacebo. Die **Kombinationsbedingung** zeigte im Vergleich zur medikamentösen Behandlung klinische, jedoch keine statistische Überlegenheit. Die Autoren führen diesen Befund auf einen Deckeneffekt zurück, der möglicherweise durch die ungewöhnlich hohe Erhaltungsdosis des Imipramin (150–300 mg) erzeugt wurde.

In einer Arbeit von Weissman et al. (1974) führte eine achtmonatige Behandlung mit wöchentlicher IPT zu verbesserter sozialer Leistungsfähigkeit. Die Studien von Frank et al. (1990; 2007) und Weissman et al. (1974) belegen insgesamt, dass die IPT als Erhaltungstherapie **prophylaktische Wirkung** hat (Kap. 4.6).

Literatur

Boland RJ, Keller MB. Course and outcome of depression. In: Gotlib IH, Hammen CL. Handbook of depression, 2nd ed. New York: Guilford Press 2009: 23–43.
Elkin I, Shea T, Watkins JT et al. National Institute of Mental Health Treatment of Depression Collaborative Research Program: General effectiveness of treatment. Arch Gen Psychiatr 1989; 46: 971–82.
Frank E, Kupfer D, Buysse DJ et al. Randomized trial of weekly, twice-monthly, and monthly interpersonal psychotherapy as maintenance treatment for women with recurrent depression. Am J Psychiatr 2007; 164(5): 761–7.
Frank E, Kupfer D, Perel J et al. Three-year outcomes for maintenance therapies in recurrent depression. Arch Gen Psychiatr 1990; 47: 1093–9.
Imel ZE, Malterer MB, McKay KM et al. A meta-analysis of psychotherapy and medication in unipolar depression and dysthymia. J Affect Dis 2008; 110(3): 197–206.
Rush AJ, Trivedi MH, Wisniewski SR et al. Bupropion-SR, sertraline, or venlafaxine-XR after failure of SSRIs for depression. N Engl J Med 2006; 354: 1231–42.
Segal ZV, Williams JMG, Teasdale JD. Cognitive therapy for depression: A new approach preventing relapse. Cognitive Behavioral Therapy Book Reviews 2007; 3(11): 351–2.
Shea MT, Elkin I, Imber SD et al. Course of depressive symptoms over follow-up: Findings from the National Institute of Mental Health Treatment of Depression Collaborative Research Program. Arch Gen Psychiatr 1992; 49: 782–7.
Vittengl JR, Clark LA, Dunn TW et al. Reducing relapse and recurrence in unipolar depression: A comparative meta-analysis of cognitive-behavioral therapy's effects. J Consult Clin Psychol 2007; 75(3): 475–88.
Weissman MM, Klerman GL, Paykel ES et al. Treatment effects on the social adjustment of depressed patients. Arch Gen Psychiatr 1974; 30: 771–8.

0# Teil III

Spezielle Fragestellungen aus der Praxis

17 Kombination von IPT und Psychopharmaka an einem Fallbeispiel

Elisabeth Schramm und Dietrich van Calker

In bestimmten Fällen ist es sinnvoll, die IPT mit der **gleichzeitigen Einnahme eines antidepressiven Medikaments** zu kombinieren. Vor allem bei **schwer depressiven Patienten** und einem **chronifizierten Verlauf** der Depression empfiehlt sich eine Ergänzung der Psychotherapie mit einem Medikament. Da die Wirkung von Pharmakotherapie bekanntlich früher eintritt als die einer psychologischen Therapie, sollte die Möglichkeit einer Kombinationstherapie besonders auch bei **Suizidalität** berücksichtigt werden. Weitere Entscheidungskriterien für eine kombinierte psycho- und pharmakotherapeutische Behandlung werden in Kapitel 3.5 ausführlich besprochen.

Erfolgt eine Parallelbehandlung, ist es Aufgabe des Therapeuten oder des Therapeutenteams, den Patienten über die Durchführung, Wirkung und möglichen Nebenwirkungen einer pharmakologischen Therapie zu informieren. Der erste Teil jeder IPT-Sitzung dient dazu, die noch bestehenden depressiven Symptome von möglichen **medikamentösen Nebenwirkungen** abzugrenzen und die **Medikamentencompliance** zu sichern.

Das folgende Fallbeispiel soll eine gleichzeitige Behandlung mit IPT und einem trizyklischen Antidepressivum veranschaulichen. Die Therapie erfolgte im Tandem mit einem Psychiater (zuständig für Pharmakotherapie) und einer psychologischen Psychotherapeutin (zuständig für IPT). Es wird vorgestellt, wie Psychiater und Psychotherapeut zusammenarbeiten können, wie der Patient von beiden Seiten ergänzend über die medikamentösen und psychotherapeutischen Behandlungsmaßnahmen aufgeklärt wird und wie mit Complianceproblemen umgegangen werden kann.

>> Herr E., ein 47-jähriger geschiedener Geschäftsführer, begab sich in ambulante psychiatrische Behandlung, nachdem sich sein depressiver Zustand unter einer zehnwöchigen Benzodiazepintherapie durch seinen Hausarzt zunehmend verschlechterte. Die depressiven Symptome des Patienten bestanden hauptsächlich in Antriebslosigkeit, Interessenverlust, Denk- und Konzentrationsschwierigkeiten, Gewichtsabnahme und Schlafstörungen mit frühmorgendlichem Erwachen. Die Beschwerden traten zum ersten Mal vor sechs Monaten auf, als Herr E. infolge einer Hüftoperation für längere Zeit bettlägerig war und erfuhr, dass eine Gehbehinderung bestehen bleiben würde und er viele seiner Aktivitäten werde einschränken oder sogar aufgeben müssen. Die behandelnden Klinikärzte sahen die depressive Symptomatik im Rahmen postoperativer Nachwirkungen und gingen davon aus, dass sie nach kurzer Zeit von selbst wieder abklingen würde. Eine Depression wurde nicht diagnostiziert. Der Patient selbst führte seinen Zustand auf einen „Fehler bei der Narkose" zurück. Als er nach fast drei Monaten die orthopädische Klinik verließ, fühlte er sich psychisch immer noch nicht „in Ordnung", bestand allerdings darauf, sofort nach der Klinikentlassung seine Arbeit aufzunehmen. Nach drei Tagen stellte er die Arbeit jedoch aufgrund schwerer Denk- und Konzentrationsstörungen ein und begab sich ratlos zu seinem Hausarzt. Dieser verschrieb ihm 6 mg Bromazepam pro Tag. Unter dieser Medikation verspürte der Patient zwar eine angstlösende Wirkung, die depressive Symptomatik verbesserte sich dadurch jedoch kaum.

Nach der Überweisung des Patienten in fachärztliche Behandlung wurde das Bromazepam zunächst schrittweise reduziert. Entzugserscheinungen zeigten sich in erträglicher Form von Nervosität, Gereiztheit, Tremor, innerer Unruhe und Ängstlichkeit. Suizidalität wurde vom Patienten verneint.

Da die berufliche Position von Herrn E. durch seine lange gesundheitlich bedingte Abwesenheit gefährdet war und er selbst darauf drängte, wieder zur Arbeit zu gehen, wurde ihm eine pharmakologische Behandlung mit einem trizyklischen Antidepressivum nahegelegt. Auch die ausgeprägte Symptomatik mit einem somatischem Syndrom gemäß ICD-10, das sich in Interessenverlust, Gewichtsabnahme, Schlafstörungen mit frühmorgendlichem Erwachen, Morgentief sowie psychomotorischen Hemmung äußerte, sprach für eine solche Therapie. Der Patient stand aufgrund seiner Erfahrung mit der Benzodiazepinmedikation einer pharmakologischen Therapie ambivalent gegenüber, stimmte aber zu, nachdem er über die Unterschiede zwischen Benzodiazepinen und trizyklischen Antidepressiva (s. u.) aufgeklärt wurde. Er wurde auf Imipramin (aufsteigend dosiert bis 150 mg pro Tag) eingestellt.

Offensichtlich bestand im Sinne eines belastenden Lebensereignisses ein klarer Zusammenhang zwischen der Gehbehinderung – die den zuvor äußerst aktiven Patienten zu einer erheblichen Einschränkung seines Aktionsspektrums zwang – und dem Auftreten der depressiven Symptome. Deswegen wurde ihm von seinem Psychiater eine Behandlung mit IPT vorgeschlagen. Herr E. nahm die Möglichkeit therapeutischer Gespräche dankbar an, da er „sich selbst nicht mehr verstand" und „mal mit jemandem reden müsse, nachdem all die Medikamente nichts geholfen haben". Er war von Ärzten im Allgemeinen enttäuscht, da sie „erst bei der Narkose gepfuscht" hätten und er „jetzt auch noch wegen denen einen Entzug durchmachen" müsse. Es handelte sich um die erste depressive Episode, die als mittelschwer bis schwer eingeschätzt wurde. Eine stationäre Aufnahme war vom Patienten nicht erwünscht und schien vermeidbar.

Herr E. wurde über seine Diagnose und den Sinn bzw. die Wirkmechanismen der Kombinationsbehandlung informiert. Dabei war es nötig, im besonderen Maße darauf einzugehen, welche fehlerhaften Konzepte er über Psychopharmaka hatte. «

 Über medikamentöse Therapie aufklären

„Ich kann verstehen, dass Sie nach Ihrer negativen Erfahrung mit dem Bromazepam einer medikamentösen Behandlung Ihrer Depression skeptisch gegenüber stehen. Aber das Präparat, das ich Ihnen verschreibe, stammt aus einer ganz anderen Medikamentenklasse. Es macht nicht abhängig, und Sie werden auch keine Entzugserscheinungen bekommen, wenn Sie es absetzen. Es ist ganz wichtig, dass Sie genau über die Wirkung und Nebenwirkungen dieses Medikaments Bescheid wissen, denn nur dann können Sie entscheiden, ob Sie es wirklich für einige Zeit regelmäßig einnehmen möchten. Mit „einige Zeit" meine ich mindestens noch vier bis sechs weitere Monate nach der Genesung, denn es schützt Sie gegen einen Rückfall. Imipramin ist speziell zur Behandlung depressiver Störungen entwickelt worden, und Sie haben ungefähr eine 70 %ige Chance, darauf anzusprechen. Es kann allerdings bis zu vier Wochen dauern, bis sich die volle Wirkung entfaltet. Es sprechen nicht alle Patienten gleichermaßen gut und schnell darauf an, da jeder Mensch eben verschieden ist. Falls wir tatsächlich mit der Wirkung nicht zufrieden sein sollten, können wir ein anderes Präparat ausprobieren, auf das Sie vielleicht besser reagieren. Lassen Sie sich also auf keinen Fall entmutigen, wenn die erwartete Wirkung nicht gleich eintritt!"

„Auch die Nebenwirkungen sind in der Regel bei jedem etwas unterschiedlich. Sie müssen zu Beginn der Behandlung damit rechnen, dass Ihr Mund austrocknet, dass Sie Verstopfung bekommen oder sich müde fühlen. Diese Beschwerden werden aber normalerweise im weiteren Verlauf der Therapie geringer. Wir werden in jeder Sitzung über die von Ihnen erlebten Wirkungen und Nebenwirkungen sprechen und entscheiden, wie damit umzugehen ist. Setzen Sie auf keinen Fall das Medikament eigenmächtig ab oder reduzieren bzw. erhöhen die Dosis ohne Rücksprache mit mir. Und achten Sie bitte auf regelmäßige Einnahme."

„Sie können mich jederzeit anrufen, wenn Sie Fragen haben. Sie sollten es mir z. B. sofort mitteilen, wenn Sie im Rahmen einer Grippeerkrankung kurzfristig andere Medikamente einnehmen müssen, da zwischen verschiedenen Medikamenten Wechselwirkungen auftreten können, die wir berücksichtigen müssen."

„Haben Sie im Moment noch Fragen zu der medikamentösen Therapie? Falls nicht, fassen Sie doch bitte noch einmal zusammen, was Sie verstanden haben."

Der Psychiater vereinbarte mit dem Patienten zunächst wöchentliche Termine und beschränkte seine Gespräche nach Rücksprache mit der Psychotherapeutin ausschließlich auf Aspekte der pharmakologischen Intervention und darauf, den Patienten weiterhin zur Psychotherapie zu motivieren. Es wurde außerdem vereinbart, dass zwischen den beiden Therapeuten ein **regelmäßiger Austausch** stattfinden sollte.

Die Psychotherapeutin war zunächst damit konfrontiert, dass der Patient die Entzugserscheinungen wie beispielsweise seine Nervosität, die quälende innere Unruhe und die Ängstlichkeit dahingehend interpretierte, dass sich seine Depression weiter verschlechtert hätte. Es musste ihm deshalb immer wieder versichert werden, dass diese Art von Symptomen darauf zurückzuführen sei, dass das Bromazepam abgesetzt wurde. Herr E. stand der medikamentösen Behandlung immer noch kritisch gegenüber. Ebenso wenig konnte er sich vorstellen, in welcher Weise ihm therapeutische Gespräche helfen sollten. Denn er ging immer noch davon aus, dass seine Depression durch einen Fehler bei der Narkotisierung verursacht worden war. Um einer mangelhaften **Compliance** vorzubeugen, erklärte die Psychotherapeutin, welche Absicht dahinter stehen würde, Psychotherapie und Pharmakotherapie zu kombinieren.

Rationale der Therapie erklären

„Zur Behandlung einer Depression stehen verschiedene, erwiesenermaßen wirksame Behandlungen zur Verfügung. Dazu gehören antidepressive Medikamente und verschiedene Psychotherapieformen wie beispielsweise die Interpersonelle Therapie. Die Medikamente wirken in der Regel schneller als die Psychotherapie. Da Sie möglichst bald wieder arbeiten möchten und das Gefühl haben, dass Sie das Zu-Hause-Herumsitzen nur noch depressiver macht, wollen wir versuchen, durch die Kombinationsbehandlung eine möglichst rasche Verbesserung Ihrer Symptome zu erreichen. Durch das Medikament sollen bestimmte Stoffe, die in Ihrem Körper aus der Balance geraten sind, wieder ins Gleichgewicht gebracht werden.

Ich habe außerdem den Eindruck, dass die plötzlichen Veränderungen in Ihrem Leben durch die Operation und die Gehbehinderung erheblich zu Ihrem depressiven Zustand beigetragen haben. Sie sind ein sehr aktiver Mensch, und Ihre zahlreichen sportlichen und Vereinstätigkeiten und die damit verbundenen sozialen Kontakte, haben Ihnen viel dabei geholfen, Ihre Scheidung zu verkraften. Nun fühlen Sie sich, wie Sie selbst sagen, auf einmal alt, hilflos und unattraktiv. Sie befürchten, wegen Ihrer Behinderung keine Frau mehr kennen zu lernen und sehen Ihre Zukunft ziemlich düster."

„Die therapeutischen Gespräche sollen Ihnen dabei helfen, sowohl Ihre Depressionen als auch den plötzlichen Wechsel in Ihrem Leben besser zu bewältigen. Wir werden uns damit beschäftigen, was Sie real verloren haben und wie Sie das Beste aus Ihrer veränderten Situation machen können."

Im weiteren Verlauf der Therapie wurde am Problembereich **Rollenwechsel** gearbeitet, und der Patient erkannte zunehmend den Zusammenhang zwischen seinen depressiven Symptomen und dem, was in seinem Leben an Veränderungen vor sich ging. Vor allem ging es darum, wie er diese Veränderungen bewertete. Nachdem die Symptomatik nach wenigen Wochen weitgehend zurückgetreten war, wollte der Patient die Medikamente absetzen. Er besprach diese Absicht mit der Psychotherapeutin, die ihm noch einmal erklärte, dass eine weitere Einnahme der Medikamente zu diesem Zeitpunkt aufgrund hoher **Rückfallgefahr** besonders wichtig sei. Sie fragte weiterhin, ob der Patient in der letzen Woche regelmäßig die volle Dosis eingenommen habe. Da dies nicht der Fall war, wurde Herr E. ausführlich darüber informiert, dass die Wirksamkeit der Medikamente nur bei einem bestimmten Spiegel gewährleistet sei. Die Psychotherapeutin schlug außerdem vor, die Frage der Medikamenteneinnahme auch mit dem Psychiater zu besprechen. Der Patient ließ sich davon überzeugen, dass eine weitere regelmäßige Einnahme des Imipramins notwendig war. Während die IPT-Behandlung nach 16 Sitzungen erfolgreich abgeschlossen war, wurden die psychiatrischen Termine für weitere sechs Monate in größeren Abständen weitergeführt.

18 Umgang mit schwierigen Therapiesituationen[1]

Elisabeth Schramm

18.1 Suizidalität

Epidemiologie und Symptome

Über 90 % aller durch Suizid ums Leben gekommenen Personen weisen eine psychiatrische Diagnose auf. Dabei gelten depressive Störungen als die bedeutsamste Kategorie **prädisponierender Risikofaktoren** für Suizid (Berman 2009). Bis vor Kurzem ging man davon aus, dass bis zu 18 % aller depressiv erkrankten Patienten durch Suizid zu Tode kommen (Übersicht: Dieckmann 2007; Wolfersdorf 2000). Neuere Untersuchungen geben die Suizidmortalität Depressiver entgegen den früheren Angaben mit insgesamt nur etwa 2,2 % an. Bei Patienten, die wegen Suizidalität mindestens einmal hospitalisiert wurden, sind es 8,6 % (Bostwick u. Pankratz 2000). Allerdings nimmt man diesbezüglich auch eine gewisse Dunkelziffer an.

Selbst bei leichten depressiven Episoden können **Suizidgedanken** ein Hauptsymptom der Störung darstellen. Weit über die Hälfte aller depressiven Patienten leidet unter ernsthaften Suizidgedanken, ein Viertel hat bereits **Suizidversuche** unternommen (zusammengefasst in Berman 2009). Die Suizidraten variieren je nach Alter. Die höchste Rate erreichen Personen ab einem Lebensalter von 75 Jahren, wo Depressionen oftmals undiagnostiziert und unbehandelt bleiben. Vollzogene Selbsttötungen kommen bei **Männern dreimal so häufig** vor wie bei Frauen. Suizidversuche wiederum werden in einem Verhältnis von 3:1 häufiger von Frauen durchgeführt. Männer wählen in der Regel härtere Suizidmethoden (z. B. Erhängen, Erschießen, Sturz aus der Höhe oder vor den Zug), die mit einer höheren Wahrscheinlichkeit zum Tod führen. Frauen dagegen führen eher sog. „weiche" Suizidmethoden wie Medikamentenintoxikationen durch, bei denen die Rettungschancen höher sind.

Exploration

Nach Todeswünschen, Suizidgedanken, -ideen oder suizidalem Verhalten muss im Rahmen der IPT bereits bei der **anfänglichen Symptomerhebung** gefragt werden, und alle Äußerungen in dieser Richtung sind unbedingt ernst zu nehmen. Es ist wichtig, das Ausmaß suizidaler Gedanken und Verhaltensweisen umfassend und mit Hilfe behutsamer, jedoch direkter Fragen zu explorieren ohne den Patienten zu belehren oder in seinen Antworten zu unterbrechen. Mögliche Fragen hierfür sind nachfolgend aufgeführt.

 Fragen zur Einschätzung des Suizidrisikos

„Bei vielen depressiven Menschen kommt es vor, dass sie alles so schlimm empfinden, dass sie nicht mehr leben möchten. Kennen Sie auch solche Gedanken?"

„Ist es Ihnen in letzter Zeit jemals so schlecht gegangen, dass Sie die Hoffnung auf Besserung verloren haben? Oder dass Sie dachten, das Leben macht so keinen Sinn mehr?"

---

[1] Anm. d. Verf.: Die folgenden Empfehlungen und Ratschläge sollten vor ihrer Anwendung sorgfältig auf den Einzelfall hin überprüft werden. Jeder Patient, jede therapeutische Beziehung und jeder Therapieverlauf gestaltet sich individuell unterschiedlich. Aus diesem Grund wird auf Flussdiagramme oder Entscheidungsbäume verzichtet. Aus dem gleichen Grund sind die Vorschläge in diesem Abschnitt lediglich als hilfreiche Anregungen zu verstehen und nicht etwa im Sinne eines „Kochrezeptes" einzusetzen.

18.1 Suizidalität

„Haben Sie daran gedacht, sich etwas anzutun?"

„Haben Sie daran denken müssen, ohne es eigentlich zu wollen?"

„Wie oft und wie lange kommen die Suizidgedanken? Haben sich die Suizidgedanken regelrecht aufgedrängt?"

„Wie viel Prozent des Tages beschäftigen Sie sich mit solchen Gedanken?"

„Auf einer Skala von 0 bis 10, bei der 0 bedeutet: ‚Ich kann es gar nicht mehr kontrollieren' und 10: ‚Ich kann es jederzeit unterbrechen oder abstellen' – wo würden Sie sich selbst einschätzen?"

„An was denken Sie genau, wenn Sie sagen, Sie könnten sich umbringen?" „Wüssten Sie schon, wie Sie es angehen würden?"

„Haben Sie in Gedanken oder in der Tat bereits Vorbereitungen getroffen? Haben Sie darüber schon mit jemandem gesprochen?"

„Haben Sie schon einmal versucht, sich das Leben zu nehmen?"

„Gibt es denn auch Dinge, die Sie noch am Leben halten?"

„Was hat Sie bislang davon abgehalten, Ihr Vorhaben durchzuführen?"

„Gab es schon einmal suizidale Krisen in Ihrem Leben? Wie haben Sie diese gemeistert?"

Angehörige oder andere Vertrauenspersonen sollten ebenfalls befragt werden, vor allem wenn vermutet wird, dass der Betroffene bestehende suizidale Ideen leugnet. Wenn Selbsttötungsgedanken angegeben werden, muss man herausfinden, ob diese **aktiver oder passiver Natur** sind. Wie sehr ist der Patient damit beschäftigt, über Selbsttötung nachzudenken? Sind die Suizidgedanken einschießend, kontrollierbar, imperativ? Sind spezifische Methoden geplant, oder sind die Pläne bereits in einzelnen Verhaltensweisen (z. B. Abschiedsbrief) umgesetzt worden, besteht höchstes Risiko. Um das Ausmaß der akuten Suizidgefahr und den Handlungsdruck des Patienten einzuschätzen, wird die in Abbildung 18-1 dargestellte gängige **Abstufung** berücksichtigt. Allerdings durchläuft nicht jeder Suizident zwangsläufig alle Stufen. Es kann auch abrupt höchste Suizidgefahr auftreten, ohne Vorlauf der vorherigen Phasen.

Risikofaktoren

Wie kann man darüber hinaus einschätzen, wie akut die **Suizidgefährdung** ist? Obwohl durch die Suizidforschung zahlreiche Risikofaktoren bekannt sind, ist es für den Therapeuten meist schwierig, genau abzuschätzen, in welchem Maße der Patient suizidal gefährdet ist. Tabelle 18-1

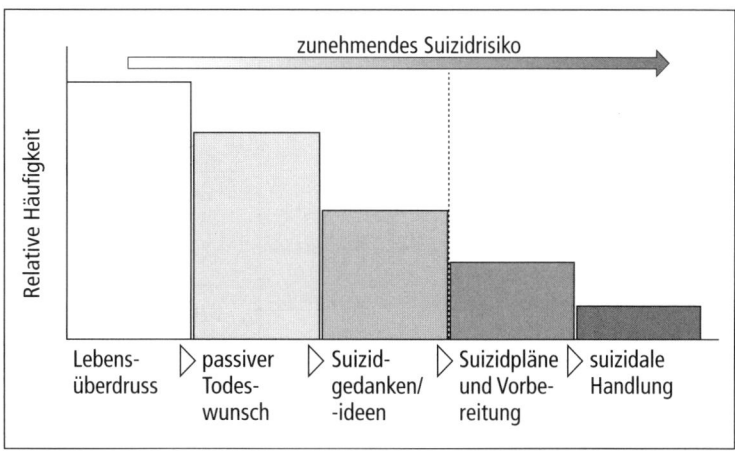

Abb. 18-1 Stadien der Suizidalität.

listet die wichtigsten Faktoren auf, von denen bekannt ist, dass sie das Suizidrisiko erhöhen. Die Anzahl der im Rahmen wissenschaftlicher Untersuchungen identifizierten Risikofaktoren ist allerdings zu umfassend, um hier erschöpfend dargestellt zu werden. Das Risiko für einen Suizid steigt mit der **Anzahl bestehender Risikofaktoren**. Folgende Risikofaktoren für einen Suizid werden unterschieden:
- dauerhafte, nicht durch Interventionen veränderbare Risikofaktoren (z. B. Suizid in der Familienanamnese),
- prädisponierende Risikofaktoren, also Eigenschaften oder Merkmale, die mit Suizid in Verbindung stehen (z. B. Alkoholismus) und durch Interventionen veränderbar sind; prädisponierende Faktoren werden zudem in akute und chronische eingeteilt,
- vorausgehende Risikofaktoren, also auslösende Ereignisse und Stressoren (z. B. Verluste),
- risikoerhöhende Faktoren, also kontextuelle Merkmale (z. B. die Verfügbarkeit einer Waffe).

Eine andere klinisch nützliche Zusammenstellung von **akuten Risikofaktoren** ist folgende (zusammengefasst in Berman 2009):
- Suizidideen (intrusiv, anhaltend, Suizidplan etc.),
- Substanzmissbrauch (erhöhte Impulsivität, reduzierte Hemmungen),
- Sinnlosigkeit (oder auch das Erleben der eigenen Person als Belastung für andere),
- Angst (auch Agitation, Insomnie, Impulsivität),
- Gefühl, in der Falle zu sitzen (kein Ausweg, Verzweiflung, Suizid als einzige Lösung),
- Hoffnungslosigkeit (chronisch oder akut),
- Rückzug (von Bezugspersonen, Gesellschaft, Aktivitäten, beruflichen Aufgaben),
- Ärger, Wut oder Rachegefühle (suizidale Handlung als reaktiver Aggressionsakt),
- Hochrisikoverhalten (z. B. das Schicksal entscheiden lassen),
- ausgeprägte Stimmungswechsel.

Man beachtet also das Zusammenspiel zwischen **chronischem** (niedrige bis hohe Vulnerabilität) und **akutem** (niedrig bis hoch) **Risiko**. Wenn mehrere akute Risikofaktoren bei gleichzeitig hohem chronischem Risiko bestehen, ist die Suizidgefahr als entsprechend hoch anzusehen. **Komorbidität** gehört zu den bedeutsamsten Risikofaktoren.

Die Suizidgefährdung eines Patienten muss im Verlauf der Therapie immer wieder überprüft werden. Häufig wird Suizid durch **interpersonelle Schwierigkeiten** ausgelöst, insbesondere durch Partnerschaftskonflikte oder Trennung vom Partner. Besondere Vorsicht ist geboten, wenn der Patient plötzlich eine **trügerische Ruhe** zeigt. Ein solches Verhalten deutet möglicherwei-

Tab. 18-1 Faktoren, die bei der Abklärung des Suizidrisikos zu berücksichtigen sind.

Dauerhafte Risikofaktoren
• Suizid oder suizidales Verhalten in der Familiengeschichte • früherer Suizidversuch • Substanzmissbrauch • Gewalterfahrungen (z. B. sexueller Misbrauch, körperliche Misshandlung)
Prädisponierende Risikofaktoren
• Substanzmissbrauch (v. a. Alkohol) • Persönlichkeitsstörungen • Angststörungen • körperliche Erkrankungen (z. B. Multiple Sklerose, chronischer Schmerz) • bestimmte Symptomkonstellationen (z. B. Hoffnungslosigkeit, Angst, Schlafstörungen), außerdem wahnhafte Einengung, mangelnde Impulskontrolle • soziale Isolation, mangelnde Bindungen
Vorausgehende Risikofaktoren
• Verluste (z. B. von Beziehungen, Arbeitsplatz, Autonomie, Leistungsfähigkeit, Finanzen) • Jahrestage • Suizidankündigungen
Risikoerhöhende Faktoren
• Zugang zu einer Waffe • kürzliche Klinikentlassung • Suizid bekannter Personen • hohes Alter

se darauf hin, dass er mit Hilfe eines konkreten Suizidplans eine gewisse Abgeklärtheit und das Gefühl der Kontrolle erreicht hat. Auch wenn Patienten mühevoll eine Reihe von Schwierigkeiten auf ihrem Weg zur Genesung überwunden haben und dann plötzlich mit einer neuen Belastung oder erneuten depressiven Symptomen konfrontiert werden, sind sie einem erhöhten Suizidrisiko ausgesetzt.

>> Eine Patientin hat die Scheidung von ihrem Ehemann und den Wohnort- und Arbeitsplatzwechsel erfolgreich bewältigt. Doch dann klagt ihr geschiedener Mann überraschend das Sorgerecht für ihren gemeinsamen Sohn ein. «

Haltung und Verhalten des Therapeuten

Manche Kliniker haben Hemmungen, direkt nach Suizidgedanken zu fragen. Sie haben Angst, damit vielleicht „schlafende Hunde zu wecken" oder den Patienten erst „auf die Idee" zu bringen. Diese Angst ist unbegründet. **Direktes, offenes und nicht-wertendes Nachfragen** sind bei jedem depressiven Patienten unbedingt erforderlich. Dabei sollte der Therapeut vermeiden, sich primär von der Motivation seiner eigenen Sicherheit leiten zu lassen anstatt von dem Bedürfnis, den Patienten zu verstehen und zu entlasten. Suizidalität sollte als Ausdruck der aktuellen Not des Patienten akzeptiert und validiert werden. Dabei wird weder dramatisiert noch bagatellisiert. Auch wenn viele Kliniker die Tendenz haben, dieses unangenehme und bedrängende Thema möglichst rasch zu beenden, ist genau das Gegenteil hilfreich. Der Therapeut nimmt sich Zeit, sorgt für eine **ruhige, angstfreie Gesprächsatmosphäre**, hört zu und unterbricht nicht gleich alarmiert. Es werden auch keine vorschnellen Lösungsvorschläge gemacht oder versucht, dem Betroffenen die Suizidalität „auszureden". Vielmehr bekommt der Patient die Möglichkeit, seine Gefühle zu zeigen, und der Behandelnde vermittelt, dass er in der Lage ist, diese „auszuhalten". Weitere Maßnahmen und Interventionen sind weiter unten in diesem Abschnitt aufgeführt. Weit verbreitet ist außerdem die Auffassung: „Wer darüber spricht, wird sich nichts antun." Es ist jedoch vielmehr der Fall, dass die Mehrheit der späteren Suizidenten zuvor über ihr Vorhaben gesprochen hat.

Begleitend zur Exploration können auch speziell entwickelte **Fragebögen** (z. B. Pöldinger 1998) und strukturierte Interviews verwendet werden, auch wenn es keinen Cut-off-Wert gibt, anhand dessen sich das Risiko genau abschätzen ließe. Vielmehr muss im Gespräch unter Berücksichtigung der oben genannten Risikofaktoren der akute Handlungsdruck des Patienten vor dem Hintergrund der individuellen Situation sowie seiner Bündnis- und Absprachefähigkeit mit dem Therapeuten eingeschätzt werden. Sogenannte **Antisuizidverträge** haben keinen nachgewiesenen klinischen Wert für suizidale Personen (Rudd et al. 2006), vor allem wenn sie inhaltsleer sind (z. B. lediglich auf der Frage beruhen: „Können Sie mir versprechen, dass Sie sich nichts antun?") und in erster Linie der Beruhigung des Behandelnden dienen. Effektiver sind stattdessen **Behandlungsabsprachen** (Commitment to Treatment; Rudd et al. 2006), die auch einen gemeinsam erarbeiteten Krisenplan beinhalten. Im Gegensatz zu Antisuizidverträgen wird dem Patienten dabei die Option, einen Suizid zu erwägen, nicht untersagt.

Der Therapeut sollte dem Patienten weiterhin erklären, dass Suizidgedanken als ein **vorübergehendes Symptom** der depressiven Störung aufzufassen sind und vom Betroffenen häufig gar nicht mehr nachvollzogen werden können, wenn die depressive Episode abgeklungen ist. Diese Information kann dem Patienten in seiner Hoffnungslosigkeit zu einer hilfreichen Distanz verhelfen. Außerdem fragt der Therapeut danach, welche **Bedeutung** eine Selbsttötung für den Patienten hat: Ist es ein Wunsch nach Ruhe, das Leiden zu beenden oder nach Vereinigung mit einer verstorbenen Person? Ist es ein Versuch, Rache zu nehmen oder jemanden zu erpressen? Spielen Absichten der Selbstbestrafung oder Selbstaufopferung eine Rolle? Wenn der Patient schon einmal eine suizidale Krise erlebt hat, wird detailliert erhoben, was die **damaligen Umstände** waren. Es ist außerdem wichtig, nach möglichen **protektiven Faktoren** zu fragen (Tab. 18-2): Hat der Patient ein gutes soziales System, das ihn stützt, d. h., gibt es eine Familie, Freunde oder professionelle Helfer? Gibt es Gründe, wie beispielsweise Kinder, die berufliche Situation, Religiosität oder

Tab. 18-2 Protektive Faktoren.

- gute Beziehung zur Familie (z. B. „Ich würde es meiner Familie nicht antun!")
- Unterstützung durch andere Personen
- medizinisch-therapeutische Versorgung
- vertrauensvolle therapeutische Beziehung
- gute Problemlösefertigkeiten
- religiöse Bindung
- kurzfristige Pläne für die Zukunft
- zuverlässige Persönlichkeitsstruktur
- Tagesstruktur
- Arbeit und finanzielle Absicherung

die Angst vor negativer Beurteilung, die den Patienten von einer Ausführung des Plans abhalten? Gibt es mentale Strategien wie beispielsweise die Gewissheit, dass die Krise vorbeigeht?

》 Ein älterer Patient, der in der mittleren Therapiephase eheliche Konflikte mit seiner Frau bearbeitet, wird vor der zwölften Sitzung unerwartet von ihr verlassen. Der Patient zeigt äußerlich keine ausgeprägte Reaktion auf das Ereignis. Als der Therapeut ihn nach seinen Zukunftsperspektiven fragt, wird deutlich, dass er aufgrund seiner Hoffnungslosigkeit keinerlei Perspektiven mehr sieht. Da seine Frau die einzige Bezugsperson ist, gibt es niemanden, der ihn davon abhalten könnte, sich das Leben zu nehmen. Er betrachtet vielmehr einen Suizid als die einzige plausible Lösung für seine Misere. 《

Maßnahmen bei Suizidgefahr

Besteht unmittelbare Suizidgefahr, müssen sofort alle Optionen mit dem Patienten und falls möglich mit den Angehörigen durchgegangen und **Maßnahmen** ergriffen werden. Ein häufiger Fehler im Umgang mit unmittelbarer Suizidalität ist, dass der Patient mit zu viel Eigenverantwortung überfordert wird. Die planmäßige Behandlung mit der IPT ist in diesem Fall natürlich bis auf Weiteres unterbrochen. Besondere Gefahr besteht an **Wochenenden, Feiertagen oder nach Feierabend**. Dies gilt sowohl für ambulante als auch für stationäre Patienten. Falls im Team behandelt wird, sollte das Vorgehen mit den anderen Teammitgliedern abgesprochen werden. Dabei können, je nach Ausmaß der Suizidalität, folgende **Strategien** angewendet werden:

- Zusätzliche Behandlungsmaßnahmen wie beispielsweise **Medikamente** (v.a. auch angstlösende) können zum Einsatz kommen. Es gibt keine standardisierte pharmakologische Therapieempfehlung bei bestehender Suizidalität. Außer für Lithium konnte für keine bestimmte Medikation bisher ein eindeutiger suizidrisikovermindernder Effekt nachgewiesen werden (Berman 2009). Das Nebenwirkungsspektrum eines Medikaments ist in jedem Fall zu bedenken (z. B. initiale Unruhe bei Einnahme von Serotonin-Wiederaufnahmehemmern). Adjuvant können zur Sedierung niederpotente Neuroleptika oder Benzodiazepine eingesetzt werden (Cave: Abhängigkeit). Die neueren atypischen Neuroleptika haben offensichtlich einen antisuizidalen Effekt. Wichtigste Ziele der medikamentösen Behandlung während einer suizidalen Krise sind Schlafförderung, emotionale Distanzierung, Dämpfung des Handlungsdrucks und Beruhigung (Dieckmann 2007). Medikamente werden prinzipiell nur in kleinen Mengen zur Verfügung gestellt.
- Es können zusätzliche therapeutische **Termine und Kontakte** (z. B. Telefon, E-Mail) vereinbart werden. Manchmal ist es indiziert, tägliche Telefongespräche anzubieten oder in anderer Weise Brücken bis zum nächsten Termin zu bauen. Der Therapeut sollte entweder durchgehend erreichbar sein oder eine andere „Notfallnummer" (z. B. die der Station) hinterlassen.
- Das Ausmaß und die Lösbarkeit eventueller Probleme bzw. **Lösungsmöglichkeiten** werden besprochen und gegebenenfalls organisiert (z. B. Schuldnerberatung).
- Gemeinsam mit dem Patienten setzt sich der Therapeut ausführlich **mit der suizidalen Thematik auseinander**. Dabei werden die Suizidgedanken als real anerkannt, und der Patient wird unterstützt und von möglicher Schuld entlastet. Der Therapeut instruiert den Patienten nachdrücklich, sich *nicht* umzubringen. Zudem werden gezielt die Ressourcen des Patienten gestärkt und eingesetzt.

18.1 Suizidalität

- Zu den psychotherapeutischen Aufgaben während einer Lebenskrise gehört es, stellvertretend **Hoffnung** zu vermitteln. Denn wer sich in einer suizidalen Krise befindet, steht dem Entschluss, sein Leben zu beenden, meist ambivalent gegenüber. Eine weitere Strategie besteht darin, Zeit zu gewinnen, da Suizidalität häufig ein vorübergehendes Phänomen ist.

    Hoffnung vermitteln
    „Wir haben gute Chancen, dass die depressiven Symptome bald zurückgehen und es Ihnen dann besser geht. Zu diesen Symptomen gehören auch suizidale Impulse, die ebenfalls in den Hintergrund treten, sobald die Depression abklingt. Aber ich kann Ihnen nur helfen, wenn Sie am Leben bleiben."

- Die **therapeutische Beziehung** wird von vielen Autoren als der wirksamste Faktor angesehen, der den Patienten von Suizidhandlungen abhalten kann. Sie wird bewusst eingesetzt, so dass der Patient spürt, dass er seinem Gegenüber wichtig ist.

    Therapeutische Beziehung einsetzen
    „Es wäre ein fataler Tiefschlag für mich, wenn Sie sich etwas antun würden. Ich vertraue Ihnen so wie Sie mir vertrauen können. Und ich verlasse mich auf Sie, wie Sie sich auf mich verlassen können. Lassen Sie unsere gemeinsame Arbeit nicht in dieser Weise scheitern. Ich kann Ihnen nur helfen, wenn sie am Leben bleiben."

- Darüber hinaus können gemeinsam „**Gründe zu leben**" gesammelt werden. Diese werden der „Motivation zu sterben" gegenüber gestellt.
- Entscheidend ist weiterhin, mit dem Patienten die konkreten **Konsequenzen** eines Suizids im Detail durchzugehen. Denn meistens sind suizidale Menschen in ihrer Wahrnehmung eingeengt auf ihr unmittelbares eigenes Leiden, ihre Not und die vermeintliche „Erlösung" für sich und andere durch einen Suizid. Ein realistisches Vorausdenken, sich in andere hineinversetzen oder ein Abwägen von Möglichkeiten, indem positive Ausgänge in der Vergangenheit berücksichtigt werden, ist in der Regel ohne therapeutische Hilfe kaum möglich. Dazu gehört auch, dem Patienten klar zu machen, was es für den Therapeuten persönlich bedeuten würde, wenn sich der Patient das Leben nehmen würde. Ist der Patient mit den konkreten Folgen konfrontiert, gelingt es ihm in der Regel besser, sich von dem Vorhaben zu distanzieren.
- Gemeinsam werden „**Notfallkarten**" erstellt, auf denen steht, was der Patient tun kann, wenn er sich suizidal fühlt. Beispiele für solche Notfallkarten wären: Therapeuten anrufen, Tagebucheinträge aus besseren Zeiten lesen, Freundin kontaktieren, sich ablenken, Achtsamkeitsübung oder andere Techniken der Stresstoleranz.
- **Positive Bezugspersonen** werden einbezogen. Es wird gemeinsam mit der Familie ein Plan aufgestellt, der beispielsweise eine durchgehende Beobachtung des Patienten gewährleistet. Wochenende und Freizeit werden geplant, mögliche Selbsttötungswaffen werden beseitigt. Die Medikamenteneinnahme wird sichergestellt. Es wird auf Frühwarnzeichen wie beispielsweise plötzliche Ruhe bei einem ansonsten agitierten Patienten geachtet.
- Der Patient kann **stationär** aufgenommen werden, gegebenenfalls auf einer geschlossenen Station. Auch an eine Unterbringung gegen den Willen des Patienten ist dabei zu denken. Eine Unterbringung gegen den Willen des Patienten, die länger als 24 Stunden andauert, ist nur mit einem richterlichen Beschluss möglich. Dieser muss innerhalb der 24 Stunden durch die Klinik eingeholt werden. Zeitweise muss man auch Wut oder Enttäuschung des Patienten, beispielsweise über seine Einweisung in stationäre Behandlung, aushalten. Diese Gefühle bauen sich beim Patienten meist jedoch rasch wieder ab, sobald eine Besserung des Zustands eintritt.

Die Gefahr eines Suizids ist allerdings selbst bei Ergreifung aller möglichen Maßnahmen und höchster therapeutischer Kompetenz nicht in allen Fällen auszuschließen. Die Arbeit mit depressiven und suizidgefährdeten Menschen birgt immer das Risiko, dass es zum vollzogenen Suizid kommt. Es ist nicht möglich, akute Suizidalität immer rechtzeitig zu erkennen, vor allem wenn der Betroffene verheimlicht, dass er sich gegen das Leben entschieden hat. Der Therapeut sollte sich mit seinen eigenen ausgeprägten Reaktionen auf suizidale Patienten und Suizid im Rahmen von **Selbsterfahrung** und **Supervision** auseinandersetzen. Dazu gehören aggressive Gefühle, extreme Frustration, Rettungsphantasien, verletzte Gefühle der Omnipotenz, Hilflosigkeit, Verzweiflung, Angst, Scham und Schuldgefühle.

18.2 Komorbidität

Komorbidität mit psychischen Erkrankungen

Depression weist mit 75 % eine **äußerst hohe** akute wie auch Lifetime- (also rückblickend innerhalb der gesamten Lebensspanne) Komorbiditätsrate auf (Kessler et al. 2003; Übersicht: Kessler u. Wang 2009). Am häufigsten treten depressive Episoden zusammen mit **Angsterkrankungen** (33–85 %), **Persönlichkeitsstörungen** (50–85 % bei stationären und 20–50 % bei ambulanten Patienten) oder mit **Substanzmissbrauch** auf. Bei **chronisch** depressiven Personen liegt die Komorbiditätsrate noch höher. Auch die sog. Double Depression (eine depressive Episode, die zu einer vorbestehenden Dysthymie hinzukommt; Kap. 3.2) kommt mit ca. 25 % relativ häufig vor und verläuft per definitionem chronisch. Allerdings klingen die „aufgepropften" depressiven Episoden rascher ab als normalerweise, um typischerweise auf einem dysthymen Niveau weiter zu bestehen (Boland u. Keller 2009).

Bei komorbid auftretenden Persönlichkeitsstörungen handelt es sich bei stationären Patienten meist um Auffälligkeiten vom Borderline- und histrionischen Typ, bei ambulanten Patienten sieht man zwanghafte, unsicher-vermeidende und abhängige Züge am häufigsten (Klein et al. 2009; Shea et al. 1992). Die Rate der Persönlichkeitsstörungen ist ähnlich hoch bei melancholischen und nicht-melancholischen Subtypen und deutlich ausgeprägter bei früh beginnenden chronischen Depressionen (Klein et al. 2009).

Depression kann außerdem als Folge von Essstörungen, posttraumatischen Belastungsreaktionen und Zwangsstörungen vorkommen. So leiden 85 % der Zwangskranken unter einer sekundären Depression, während bei nur 15 % eine primäre Depression diagnostiziert wurde (Zajekka u. Ross 1995). Überhaupt tritt in den meisten Fällen die komorbide Erkrankung vor der Depression auf (Übersicht: Boland u. Keller 2009).

Komorbidität mit körperlichen Erkrankungen

Körperliche Erkrankungen wie z. B. rheumatische Störungen, Schilddrüsenerkrankungen oder Migräne stehen häufig mit depressiven Störungen in Zusammenhang. Die Behandlung der Depression kann unter Umständen durch körperliche Begleiterkrankungen **erschwert** werden (Übersicht: Boland u. Keller 2009). Besondere Aufmerksamkeit hat in diesem Zusammenhang die koronare Herzkrankung erhalten, deren Beziehung zur Depression komplex ist. Entweder bessern sich beide Erkrankungen im Verlauf oder gar keine. In jedem Fall müssen bei gleichzeitigen physischen Störungen beide Krankheiten **gleichermaßen intensiv behandelt** werden.

Diagnose

Derzeit wird kontrovers diskutiert, ob die Höhe bzw. die **Zunahme der Komorbiditätsrate** in den letzten Jahren ein Artefakt der veränderten Diagnosesysteme darstellt, die immer mehr diagnostische Kategorien mit reduzierten Ausschlusskriterien zur Verfügung stellen (Übersicht: Kessler u. Wang 2009). Bei Persönlichkeitsstörungen gibt es bei manchen Kategorien auch eine Überlappung in den Kriterien (z. B. bei Borderline-Störungen und Major Depression), obwohl die Komorbiditätsrate sich nicht substantiell verringert, wenn man die überschneidenden Kriterien entfernt (Klein et al. 2009).

Komorbid existierende Störungen **früh genug zu erkennen**, ist für die weitere Behandlung ausschlaggebend. Strukturierte diagnostische Interviews wie beispielsweise das Strukturierte Klinische Interview für DSM-IV (SKID; Wittchen et al. 1997), ein anwenderfreundliches Verfahren, können die Gefahr reduzieren, dass parallel vorliegende Erkrankungen übersehen werden (Kap. 3.6).

Behandlung

Zur Behandlung einer durch komorbide Störungen komplizierten Depression liegen im Allgemeinen nicht viele empirische Befunde vor, da komorbide Bedingungen in Effektivitätsstudien meist ausgeschlossen werden. Davon ausgenommen sind Untersuchungen, bei denen adaptierte Formen der IPT speziell für das gleichzeitige Vorliegen einer anderen Störung (z. B. HIV-Infektion, Brustkrebs, Schlaganfall, koronare Herzerkrankung, Angststörungen, Essstörungen, posttraumatische Belastungsstörungen, Substanzmissbrauch, Borderline-Persönlichkeitsstörungen) entwickelt wurden. Einige dieser modifizierten Formen haben sich als wirksam erwiesen (z. B. bei HIV-Infektion, Essstörungen), andere weniger (z. B. bei Substanzabhängigkeit; Kap. 4.6). Die meisten dieser adaptierten Formen beruhen auf dem Rationale, dass die jeweils komorbide Störung ähnlich wie Depressionen in einem interpersonellen Kontext zu betrachten sind. Darüber hinaus bietet die IPT-Behandlung beispielsweise im Falle der Angststörungen eine sinnvolle Alternative zu Expositionsverfahren, die nicht von allen Patienten akzeptiert werden oder für sie geeignet scheinen. Ansonsten existiert für komorbide Erkrankungen die Richtlinie, dass die begleitende Störung zusätzlich zur Depression behandelt werden sollte. Eine medikamentöse Behandlung kann beispielsweise zusätzlich zur IPT in Betracht gezogen werden. Bei der adjunktiven pharmakologischen Behandlung kann es sich um eine Monotherapie mit einer antidepressiven Substanz oder gegebenenfalls um eine Polypharmakotherapie handeln. Auch andere spezifische psychotherapeutische Zusatzmaßnahmen (z. B. Expositionsübungen bei Zwangshandlungen) für die jeweilige Störung können berücksichtigt werden.

Die **im Vordergrund stehende Störung** wird in der Regel zuerst angegangen, wenn nicht ohnehin beide Störungen gleichzeitig mit der IPT behandelt werden. Vor allem bei stationären Patienten ist dies typischerweise die Bedingung, die zur Klinikaufnahme geführt hat. In manchen Fällen ist es nicht einfach herauszufinden, welche Bedingung die andere nach sich gezogen hat. Im Falle des häufig gleichzeitig bestehenden Substanzmissbrauchs bzw. -abhängigkeit wird z. B. sowohl von „sekundärer Depression infolge übermäßigen Substanzkonsums" als auch von „Selbstmedikation der Depression durch Substanzen" gesprochen. In manchen Studien hat eine Abstinenz von der Suchtsubstanz ohne weitere Behandlungsmaßnahmen bereits nach vier Wochen zur Remission der depressiven Symptomatik geführt (zusammengefasst in Boland u. Keller 2009). Genetische Studien deuten jedoch auf eine weitere Möglichkeit der kausalen Beziehung hin, nämlich dass beide Störungen sich nicht gegenseitig bedingen, sondern vielmehr **gemeinsame Risikofaktoren** genetischer oder auch umweltbezogener Art teilen.

Tritt beispielsweise eine mittelschwere Depression **als Folge** einer Essstörung auf, sollte die psychotherapeutische Behandlung der Essstörung zunächst im Vordergrund stehen. Sobald sich die Essproblematik verbessert, klingt die depressive Störung möglicherweise von selbst ab. Stimmt der Patient einer pharmakologischen Behandlung zu, können beide Störungen auch mit einem Antidepressivum und IPT parallel behandelt werden (Kap. 4.6). Die Behandlung kann alternativ auch mit verhaltenstherapeutischen Maßnahmen durchgeführt werden.

Bei **koexistierenden Persönlichkeitsstörungen** sollte generell zunächst auf die im Vordergrund stehende Depression fokussiert werden. Im weiteren Verlauf drängt sich dem Therapeuten allerdings häufig die Frage auf, ob bestimmte Probleme eher der Depression oder einer Achse-II-Störung zuzuordnen sind. Eine Persönlichkeitsstörung kann zu dysfunktionalem Verhaltensmustern führen, die das Risiko für eine Depression erhöhen. Umgekehrt kann eine depressive Episode Persönlichkeitszüge betonen (oder aber verdecken!), die dann dem klinischen Bild einer Persönlichkeitsstörung gleichen. Es empfiehlt sich, die endgültige Diagnose erst nach Abklingen der Depression zu stellen. Der IPT-Therapeut konzipiert mögliche Symptome einer Persönlichkeitsstörung prinzipiell erst einmal als Teil der Depression.

Verhaltensmuster ansprechen

„Sie beschuldigen sich ständig, dass Sie sich auf Hilfe anderer angewiesen fühlen und nichts alleine entscheiden wollen. Das ist wahrscheinlich eher ein Zeichen der Depression als eine abhängige Persönlichkeitsstruktur. Wenn die depressiven Symptome zurückgegangen sind, werden wir sehen, wie viel von dem Verhaltensmuster noch bestehen bleibt."

Obwohl die IPT generell (mit Ausnahme der Modifikation für Borderline-Persönlichkeitsstörungen; Kap. 4.6) den Fokus auf die Achse I legt, werden Persönlichkeitsakzentuierungen nicht ignoriert. Einem Patienten mit ausgeprägt misstrauischen Zügen würden beispielsweise die Implikationen seiner Haltung nahe gebracht werden. Der Therapeut könnte ihm mit ausdrücklicher Offenheit begegnen, ohne ihm dabei zu nahe zu treten oder sich zu distanziert zu verhalten. Dabei würde an einer Veränderung misstrauischen Beziehungsverhaltens gearbeitet, unter anderem indem soziale Fertigkeiten gestärkt werden. Ein ausführliches Fallbeispiel der Behandlung eines depressiven und komorbid narzisstischen Patienten mit IPT findet sich in Kapitel 20.

Auch andere komorbide Störungen können zu Beginn der Therapie durch die depressive Symptomatik überdeckt sein (z. B. hypochondrische Ängste) und erst nach einer symptomatischen Remission „zum Vorschein" kommen. Oder es bestehen umgekehrt auffällige Verhaltensweisen (z. B. Zwänge) oder Persönlichkeitszüge während der depressiven Episode, die in den Hintergrund treten, wenn die Depression abklingt.

Prognose

Komorbide Störungen (v.a. gleichzeitiger Alkoholismus) haben insgesamt eine deutlich **schlechtere Prognose** als eine „rein" depressive Störung (Boland u. Keller 2009). Die depressive Symptomatik ist in diesen Fällen oftmals stärker ausgeprägt, und die Störungen lassen sich in der Regel schlechter behandeln als die einzelnen Störungen alleine. Außerdem remittieren viele dieser Patienten nicht vollständig und sind im Verlauf stärker in ihrer sozialen Leistungsfähigkeit beeinträchtigt. Begleitende Angst- und Substanzmissbrauchsstörungen gelten ebenfalls als Risikofaktoren für **rasch wiederkehrende** depressive Episoden (Boland u. Keller 2009). Die schlechteren Therapieergebnisse können unter anderem mit der geringeren Compliance und einem schwächeren therapeutischen Bündnis zusammenhängen, was vor allem bei Persönlichkeitsstörungen und Substanzmissbrauch zutrifft. Auch kann die Komorbidität die Fähigkeit des Therapeuten negativ beeinflussen, eine manualgetreue, hochqualitative Behandlung durchzuführen.

Gerade bei gleichzeitig bestehenden Persönlichkeitsstörungen wird allerdings auch diskutiert, ob für beide Bedingungen weitere Faktoren (z. B. frühe Traumatisierung oder chronischer zwischenmenschlicher Stress) als Mediatoren dienen (Boland u. Keller 2009), die für den schwächeren Behandlungserfolg verantwortlich sind. Liegt eine komorbide Erkrankung vor, muss die **Behandlungsdauer meistens verlängert** werden, um den parallel existierenden Störungsbedingungen gerecht zu werden.

18.3 Schwierigkeiten beim Identifizieren des Problembereichs

Erfolglose Suche nach interpersonellen Problembereichen

Bei vielen depressiven Patienten zeichnet sich der relevante Problembereich schon in der ersten Sitzung mehr oder weniger deutlich ab (z. B. massive Eheprobleme). Bei anderen wiederum scheint die Depression aus „heiterem Himmel" bzw. „von einem Tag auf den anderen" gekommen zu sein. Der Patient gibt an, dass eigentlich vor der Depression „alles in Ordnung" war, und auf den ersten Blick lassen sich möglicherweise tatsächlich **keinerlei Zusammenhänge mit interpersonellen Schwierigkeiten** erkennen. Patienten gehen allerdings häufig davon aus, dass die depressive Störung eine klare Ursache, einen nachvollziehbaren „Grund" haben muss. Bei der IPT geht es jedoch zunächst vielmehr darum, lediglich den zwischenmenschlichen Kontext zu verstehen, in dem sich die depressive Symptomatik ausbreiten konnte. Also welche interpersonellen Belastungen oder Veränderungen zur Depression beigetragen (und sie nicht unbedingt verursacht) haben bzw. welche sozialen oder zwischenmenschlichen Konsequenzen die Depression für den Betroffenen hat.

18.3 Schwierigkeiten beim Identifizieren des Problembereichs

Dazu ist eine **sorgfältige Exploration** nötig, bei der versucht wird, ein Bild über die aktuellen Lebenszusammenhänge des Patienten zu bekommen.

Lebenszusammenhänge explorieren
„Was lief in Ihrem Leben ab, als die ersten depressiven Symptome auftraten? Welche Veränderungen gab es in Ihrer Lebensführung oder bei Ihren Bezugspersonen?"

Möglicherweise können auch **Familienangehörige** befragt werden und zusätzliche aufschlussreiche Informationen liefern, wenn der Patient seine Zustimmung dazu gibt. Der Patient und die Bezugspersonen werden nach früheren Depressionsepisoden und deren Kontext gefragt, da sich auslösende Faktoren häufig **wiederholen**. So tritt die Depression beispielsweise jedesmal in Überforderungssituationen im Rahmen von Rollenwechseln auf. Eine weitere Hilfe stellt das Erstellen einer sog. **Life-Chart** oder Zeitachse dar, bei der relevante Lebensereignisse (z. B. Einschulung der Tochter, Umzug der Freundin, Krankheit der Schwiegermutter etc.), Behandlungsversuche und andere wichtige Informationen den depressiven Phasen, Verstimmungen oder Anzeichen zeitlich zugeordnet werden. In den Tabellen 18-3 und 18-4 werden zwei verschiedene Formate für eine solche Zeitachse angegeben. Auf diese Weise können sich der Patient und seine Familie leichter an Einzelheiten erinnern. Außerdem ergibt sich dadurch ein vollständigeres Bild von der Entwicklungsgeschichte der Depression.

Als nächstes können im „Detektivstil" **hypothesengeleitet** weniger wahrscheinliche Problem-

Tab. 18-3 Beispiel 1 für das Erstellen einer Zeitachse.

Datum	Ereignis	Zustand, Beschwerden, Symptome	Behandlungsversuche
15. Juli bis 5. August 94	Urlaub	• gute Stimmung • keine Anzeichen für Depression	keine
September 94	Operation	ängstlich gestimmt, aber nicht depressiv	keine
Oktober 94	• krank geschrieben • Aufgabe vieler Aktivitäten	• depressiv • Gefühle der Unzulänglichkeit • „sich alt fühlen"	Gespräch mit dem Hausarzt
Dezember 94	Rückkehr an den Arbeitsplatz	• Versagensängste • Erschöpfungsgefühl • depressiv	• Einnahme von Benzodiazepinen • gelegentlicher Alkoholkonsum
Februar/März 95	Probleme am Arbeitsplatz und zu Hause	• zunehmende Hoffnungslosigkeit • depressiv • verzweifelt • Schlafstörungen	Aufsuchen eines Psychiaters
April 95	Krankschreibung	• weitere Verschlechterung • Suizidgedanken	• Klinikeinweisung • Beginn der IPT + Antidepressivum

Tab. 18-4 Beispiel 2 für das Erstellen einer Zeitachse.

Monat/Jahr	8/88	?/90	Mitte/91	7/92	12/94	7/95	9/95
Grad der depressiven Verstimmung	schwer	schwer	schwer	mittel	leicht	mittel	schwer
Ereignis	Fehlgeburt	Trennung	Scheidung	Tod der Mutter	2. Ehe	außereheliches Verhältnis des Mannes	Trennung
Behandlung	Psychotherapie	Trimipramin bis Ende 91		sporadische Einnahme von Schlafmitteln	keine	sporadische Einnahme von Schlafmitteln	Klinikaufnahme

bereiche wie Trauer und soziale Defizite mit Hilfe gezielter Fragen abgeklärt werden. Hierbei ist zu beachten, dass manche Patienten, die unter einer ausgeprägten depressiven Symptomatik leiden, möglicherweise von einer sehr detaillierten Exploration noch überfordert sind und erst einmal Zeit brauchen, um sich zu stabilisieren.

Trauer
Der Therapeut kann hierzu verschiedene Fragen stellen.

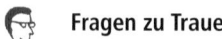
Fragen zu Trauer
„Ist in den letzten Jahren irgendjemand in Ihrem Familien- oder Bekanntenkreis gestorben? In welcher Beziehung stand diese Person zu Ihnen? Welche Erfahrung haben Sie mit Tod und Trauer?"

Um den Problembereich Trauer zu identifizieren, muss man berücksichtigen, dass
- der Tod einer Bezugsperson im Falle einer verzögerten Trauerreaktion schon **längere Zeit** zurückliegen kann,
- die Trauer einer Person gelten kann, die dem Patienten nicht besonders nahe stand wie beispielsweise ein Nachbar oder ein entfernter Verwandter; es kann sich auch um ein Haustier handeln, das beim Patienten die unbewältigte Trauer um eine wichtigere Person **aktualisiert**, die eventuell schon vor mehreren Jahren verstarb.

Aus diesem Gründen liegen die Zusammenhänge möglicherweise nicht unbedingt auf der Hand, können aber durch sorgfältiges Explorieren hergestellt werden.

Soziale Defizite
Soziale Defizite sind vor allem im Rahmen der Beziehungsanalyse (Interpersonal Inventory) relativ einfach abzuklären. Dabei wird der Patient nach gegenwärtigen Beziehungen und der Qualität dieser Beziehungen gefragt.

Fragen zu sozialer Isolation und Defiziten
„Wer ist zur Zeit Ihre wichtigste Bezugsperson, also jemand, dem Sie vertrauen?"

Bei den Fragen sollte ins Detail gegangen werden, da der Patient zunächst vielleicht die vage Antwort gibt, „einige" Kontakte zu haben, bei denen es sich allerdings lediglich um den Hausarzt, den Nachbarn oder den Lebensmittelhändler handelt. Vielleicht schämt sich der Patient dafür, keine Freunde oder Bezugspersonen zu haben. Es wird also um **konkrete Beispiele** gebeten, in denen die genaue Anzahl der Personen ebenso angegeben wird wie gemeinsame Unternehmungen, deren Häufigkeit sowie Gesprächsinhalte (Indikatoren für Qualität der Beziehung). Ergeben sich keine Hinweise auf eine soziale Isolation, und erscheint der Patient im sozialen Kontakt zu anderen und zum Therapeuten zugänglich und relativ unauffällig, kann dieser Problembereich mit einiger Wahrscheinlichkeit ausgeschlossen werden. Diesen Fokus wählt man ohnehin nur dann, wenn die drei anderen Fokusse in keiner Weise zutreffen (Weissman et al. 2007, S. 51). Ansonsten ist es therapeutisch ergiebiger, auf **konkrete Lebensereignisse** zu fokussieren, da die IPT ursprünglich zur Bearbeitung belastender sozialer Ereignisse konzipiert wurde.

> Ein Patient berichtet über den Todesfall seines einzigen Freundes in seiner unmittelbaren Vorgeschichte, der ihn belastet. Die Trauerreaktion scheint bei näherer Abklärung unkompliziert zu verlaufen. Beim gleichen Patienten liegen aber auch Hinweise darauf vor, dass er sozial isoliert ist. Offensichtlich hat sich die Einsamkeit deutlich verstärkt, als der Patient in Rente ging und so seine Rolle wechselte. Die weitere Exploration ergibt, dass er auch mit anderen Veränderungen im Rahmen seiner Frühberentung zu kämpfen hat. In diesem Fall ist auf den Problembereich „Rollenwechsel" zu fokussieren und nicht auf soziale Defizite oder Trauer. Das heißt, dass auch die soziale Isolation im Zusammenhang mit dem Rollenwechsel betrachtet und bearbeitet wird. <<

Interpersonelle Konflikte
Der Problembereich interpersonelle Auseinandersetzungen ist unter Umständen nicht einfach zu bestimmen. Denn häufig **leugnen** die Patienten zu Beginn der Therapie aus Loyalität oder anderen Gründen z. B. Paar- oder familiäre Konflikte. Manchmal wird versucht, die eheliche, aber auch die Beziehung zu Kindern vor fremden Personen zu „schützen". Der Therapeut gehört, zumindest zu Beginn der Therapie, zu diesem fremden Personenkreis. Oder der Patient schämt sich für die gescheiterte Ehe oder das antisoziale Verhalten des Sohnes und fühlt sich dafür verantwortlich. Bei sexuellem Missbrauch der Tochter durch den Ehemann oder bei Drogenmissbrauch eines Familienmitglieds kann ein solches Verschweigen von Schwierigkeiten auch rechtliche Gründe haben. Möglicherweise leugnet der Patient vielleicht auch sich selbst gegenüber familiäre Konflikte, weil er sonst gezwungen wäre, schmerzliche oder bedrohliche Konsequenzen daraus zu ziehen, indem er z. B. die Scheidung einreicht oder den erwachsenen Sohn auffordert, auszuziehen. Oftmals hilft es, dem Patienten **mehr Zeit zu lassen**, bis er eine vertrauensvolle Beziehung zum Therapeuten herstellen kann. Familiäre Konflikte können auch **normalisiert** werden.

Fragen zu Konflikten
„Wo immer Menschen zusammenleben und viel miteinander zu tun haben, gibt es unterschiedliche Vorstellungen und Erwartungen aneinander. Sich damit auseinanderzusetzen ist völlig normal. Wie ist das in Ihrer Familie?"

Darüber hinaus sollte der Therapeut dem Patienten gegenüber noch einmal die therapeutische Schweigepflicht versichern.

Rollenwechsel
Auch Rollenwechsel sind manchmal schwierig zu identifizieren, weil sie beispielsweise sehr **subtil** sein können. Entweder werden sie dann nicht erkannt, oder sie liegen nicht unbedingt nahe wie beispielsweise das Älterwerden oder der berufliche Aufstieg des Partners. Der Therapeut kann dies auf verschiedene Weise thematisieren.

Fragen zu Rollenwechseln
„Manchmal laufen Lebensveränderungen über einen längeren Zeitraum, allmählich und nahezu unbemerkt ab. Das Altern ist ein Beispiel dafür. Oder es gibt Ereignisse, die im eigentlichen Sinne positiv sind, beispielsweise die Geburt eines Kindes oder ein beruflicher Aufstieg. Und dennoch können sie als belastend empfunden werden. Oder es gibt Vorfälle, die einen nicht direkt betreffen, jedoch eine Bezugsperson, beispielsweise wenn die Tochter ihren Arbeitsplatz verliert. Lassen Sie uns noch einmal schauen, ob es solche Veränderungen in Ihrem Leben gab?"

Weitere Fragenbeispiele zum Erkennen dieses Problemfeldes finden sich in den Handouts des ergänzenden Gruppenkurzmanuals online.

Anderer Problembereich
Letztendlich besteht auch die Möglichkeit, einen anderen Problembereich als die vier oben genannten mit der depressiven Episode in Zusammenhang zu bringen. Die Autoren der IPT weisen ausdrücklich darauf hin, dass es sich bei den vier

von ihnen vorgeschlagenen Problemfeldern **nicht um eine ausschließliche** Aufstellung handelt.

》 Eine 24-jährige Studentin versagt im Rahmen ihres Studiums bei einer wichtigen Prüfung, obwohl sie ehrgeizig ist und viel gelernt hat. Auch die Möglichkeit, die Prüfung zu wiederholen und die Unterstützung ihrer Kommilitonen können nicht verhindern, dass sie immer depressiver wird. Das Scheitern an dieser einen Prüfung möchte sie nicht als „Rollenwechsel" definieren, zumal sie zuversichtlich ist, dass sie die Prüfung über kurz oder lang bestehen wird. Die Patientin beklagt außerdem weder Trauerfälle noch zwischenmenschliche Konflikte oder soziale Isolation. Die nähere Exploration erbringt aber, dass ein ausgeprägtes Ungleichgewicht zwischen leistungsbezogenen Werten und Beziehungswerten besteht. Dieses Muster habe sie von ihrem alleinerziehenden Vater übernommen, den sie als „Workaholic" bezeichnet. Auch sie würde Leistung zu viel Bedeutung beimessen und dabei ihre Beziehungen und eigenen emotionalen Bedürfnisse vernachlässigen. Sie ist motiviert, das zu verändern. Die Therapeutin und die Patientin einigen sich darauf, den Fokus „Leistung versus Beziehung" zu nennen und bei der Bearbeitung die Verbindung zur Depression im Auge zu behalten. 《

Mehrere Problembereiche

Manchmal kann es vorkommen, dass ein Patient in mehr als einem Bereich erhebliche Schwierigkeiten hat, sodass es unzureichend erscheint, nur einen Schwerpunkt festzulegen. Dies trifft hauptsächlich auf Patienten mit länger anhaltender Depression oder auf komorbid persönlichkeitsgestörte Patienten zu. Prinzipiell hat der Therapeut die Möglichkeit, auf **zwei Problemfelder** zu fokussieren. Er sollte im Verlauf der Zeit herausfinden, welche der Schwierigkeiten am unmittelbarsten mit der derzeitigen depressiven Episode im Zusammenhang stehen oder für den Patienten die größte Belastung darstellen. Es ist auch möglich, dass sich mehrere Probleme aus verschiedenen Bereichen nach dem Schema einer Kettenreaktion auflösen, sobald das Hauptproblem gelöst ist. Die Beispiele verdeutlichen, wie der Therapeut vorgehen kann, wenn bei einem Patienten mehrere Problemfelder vorliegen.

》 Eine 44-jährige Patientin beschreibt eine ganze Reihe von Lebensveränderungen, die in den letzten 12 Monaten stattgefunden haben. Ihre beste Freundin ist nach Spanien ausgewandert, weswegen sie den gemeinsam betriebenen Gebrauchtwarenladen schließen musste. Sie vermisst darüber hinaus die gemeinsamen Gespräche und Aktivitäten mit der Freundin. Außerdem sind ihre Zwillingssöhne „voll in der Pubertät" und befolgen keinerlei Anweisungen mehr von ihr. Schließlich schildert sie in einer späteren Sitzung auf gezieltes Nachfragen des Therapeuten, dass ihre Ehe derzeit durch eine außereheliche „Affäre" des Ehemannes stark belastet ist. Trotz der zahlreichen Rollenwechsel einigt man sich darauf, mit dem Fokus der interpersonellen Konflikte zu beginnen. Es wird erhofft, dass der Partner sie im Rahmen einer verbesserten Beziehung bei der Erziehung der Teenager unterstützen und ihr außerdem dabei helfen kann, den Verlust der Freundin zu ersetzen und die Aufgabe des Ladens zu organisieren.

Ein Patient klagt über häufige Auseinandersetzungen mit der Ehefrau, die sich zugespitzt haben, seit er arbeitslos ist. Beide Partner seien unter anderem auch wegen der finanziellen Probleme zunehmend gereizt und ungeduldig miteinander. Vor der Zeit der Arbeitslosigkeit hätten sie ihre Konflikte im Großen und Ganzen befriedigend regeln können. Hier sollte der Schwerpunkt darauf liegen, den Rollenwechsel zu bearbeiten.

Ein Patient erlebt durch die Trennung von seiner Frau einen Rollenwechsel. Das Paar versuchte mit der Trennung, ihre Beziehungskonflikte zu lösen. Beide wollen ihre Beziehung jedoch gerne fortsetzen. Deswegen sollte zunächst vorwiegend im Bereich interpersoneller Auseinandersetzungen gearbeitet werden, da der Rollenwechsel (also die Trennung) möglicherweise nur vorübergehend ist. Das Ziel wäre dabei, zu einer befriedigenden Lösung des Paarkonflikts zu gelangen. Sollte dieses Vorhaben jedoch scheitern und es zu einer endgültigen Trennung kommen, kann der therapeutische Fokus auf den Rollenwechsel verlagert werden. Meist ist es nötig, die verschiedenen Hypothesen anhand einer ausführlichen Exploration zu überprüfen, weswegen sich das Abschließen des Behandlungsvertrags verzögern kann. 《

Einigungsschwierigkeiten zwischen Therapeut und Patient

Wenn Patient und Therapeut unterschiedliche Meinungen über den relevanten Problembereich haben, sollte man zunächst nach den Gründen forschen. Versucht der Patient bewusst oder unbewusst durch seine Auswahl einen anderen (z. B. schmerzhaften) Bereich zu **vermeiden**, oder bestehen einfach **unterschiedliche Auffassungen** über die Prioritäten? Prinzipiell sollte der Therapeut es vermeiden, einen Fokus festzulegen, dem der Patient nicht zustimmt. Vielmehr sollte er dem Vorschlag des Patienten folgen in der Hoffnung, dass dieser die Bedeutung des zentralen Problembereichs im Verlauf des therapeutischen Prozesses erkennt. Dieses Vorgehen wird im nachfolgenden Beispiel beschrieben.

>> Ein Patient sieht keinen Zusammenhang zwischen dem Tod seiner Frau vor zwei Jahren und seiner gegenwärtigen depressiven Episode. Er sei nach dem Begräbnis sofort zu seiner Arbeit zurückgekehrt und habe kaum getrauert. Im Gegenteil, er habe seine beruflichen und privaten Aktivitäten in dieser Zeit steigern können. Er glaube eher, dass die Depression im Zusammenhang mit einem leichten Schlaganfall stehe, der ihn vorübergehend zu einem veränderten Lebensstil gezwungen habe. Er war nach dem Schlaganfall bettlägerig und inaktiv und deshalb verstärkt mit Gedanken an den Tod seiner Ehefrau konfrontiert. Er konnte dem Thema nicht mehr ausweichen und wurde depressiv. Dennoch hielt der Patient das Thema Trauer für abgeschlossen und bevorzugte es, sich mit den „aktuellen" Veränderungen in seinem Leben zu beschäftigen. Der Therapeut erläuterte, worin er die wichtigste Verbindung zur depressiven Episode sah, nämlich in dem unbetrauerten Verlust der Ehefrau. Er folgte jedoch dem Wunsch des Patienten, zunächst auf das Thema Rollenwechsel zu fokussieren. Im weiteren Therapieverlauf kam der Patient jedoch selbst immer wieder auf seine Frau, ihren Tod, sowie die Zeit davor und danach zurück. Schließlich erkannte er, dass er die Trauer um sie unterdrückt hatte. Er war von da an zunehmend in der Lage, am Bereich verzögerter Trauer zu arbeiten. **«**

Eine weitere Option besteht darin, einen zu bearbeitenden Bereich **aufzuschieben** und mit der Exploration fortzufahren, bis der Patient besser erkennt, was die Problematik für ihn bedeutet. Dies kann beispielsweise sinnvoll sein, wenn der Patient einfach mehr Zeit braucht, um sich in der Beziehung zum Therapeuten zu öffnen und schambesetzte Inhalte (z. B. im Zusammenhang mit einer missbräuchlichen Partnerschaft) preiszugeben. Oder der Therapeut versucht, den „kleinsten gemeinsamen Nenner" zu finden, indem er einen oder zwei relativ **allgemeine Problembereiche** formuliert, um im Verlauf der Therapie die Behandlungsziele spezifischer festzulegen und den Bereich klarer zu umschreiben.

Seltener kommt es vor, dass ein Patient so sehr auf die depressiven Symptome fixiert ist, dass er überhaupt keinen Zusammenhang zwischen der Depression und interpersonellen Belastungen sehen will. Er erwartet vielmehr, dass die Symptome ohne sein Zutun genauso „plötzlich" verschwinden wie sie aufgetreten sind. Auch in diesem Fall ist eine direkte Konfrontation oder Belehrung zu vermeiden. Andererseits sollte der Therapeut offen schildern, worin er Zusammenhänge sieht und was er demzufolge als Problembereich oder als mögliches Behandlungsziel vorschlägt. Unter Umständen hilft es, dem Patienten **mehr Zeit zu geben** und ihm die **Zusammenhänge ausführlicher zu erklären**. Eine weitere Möglichkeit besteht darin, so lange im Rahmen der Anfangsphase an der Symptombewältigung zu arbeiten, bis die Symptome in den Hintergrund getreten sind. Haben sich Patient und Therapeut allerdings auch nach geraumer Zeit immer noch nicht geeinigt, ist es offensichtlich nicht möglich, die IPT durchzuführen. Der Therapeut sollte dann andere Behandlungsmöglichkeiten vorschlagen und das Angebot machen, wieder zurückkommen zu können, wenn es bessere Bedingungen für eine Zusammenarbeit gibt. Weitere Ausführungen zum Umgang mit Schwierigkeiten bei der Bestimmung des Problemfokus finden sich im Manualteil (Kap. 7.2).

18.4 Vermeidungsverhalten des Patienten

Patienten zeigen im Rahmen der Therapie häufig subtiles oder weniger subtiles Vermeidungsverhalten, wenn es darum geht, sich mit ihren Problemen auseinanderzusetzen oder ihr Verhalten zu ändern. Wenn es zu offenem oder verdecktem, verbalem oder nonverbalem Widerstand gegenüber der Therapie oder dem Therapeuten kommt, verfolgt der Therapeut grundsätzlich drei Ziele:

- Er hält den Patienten in konstruktiver Weise davon ab, die **Therapie zu blockieren**.
- Er setzt das Verhalten des Patienten dem Therapeuten gegenüber in Bezug zu dessen **Problemen außerhalb des Therapieraums**.
- Er bearbeitet die Probleme in der therapeutischen Beziehung **modellhaft** für den Umgang des Patienten mit Schwierigkeiten in anderen zwischenmenschlichen Beziehungen.

Der Therapeut kann die unter Punkt 2 und 3 genannten Ziele beispielhaft folgendermaßen thematisieren.

Parallelen finden
„Sie gaben zu Beginn der Therapie an, dass Sie stets versuchen, Problemen und Auseinandersetzungen aus dem Weg zu gehen. Im Moment habe ich gerade das Gefühl, das Sie auch meinen Fragen ausweichen, sobald wir auf schwierige Themen zu sprechen kommen. Gibt es da eine Parallele?"

Zur Offenheit ermutigen
„Wenn wir so aneinander vorbei reden, spüre ich eine Distanz zwischen uns. Andererseits merke ich, dass Sie vor irgendetwas Angst haben. Wäre es für Sie entlastend, wenn Sie mir einfach sagen, was Sie befürchten?"

Der Therapeut sollte generell weniger interpretativ als sachbezogen vorgehen, indem er das störende Verhalten des Patienten als indirekte, ineffiziente und ungünstige **Kommunikation von negativen Gefühlen** auffasst. Dem Patienten wird dadurch geholfen, seine Gefühle direkter auszudrücken. Es darf nicht vergessen werden, dass Patienten meist gute Gründe haben, Auseinandersetzung mit bestimmten Themen oder Veränderungen zu vermeiden. Die im Folgenden beschriebenen Widerstandsformen treten häufig innerhalb der Therapie auf.

Passivität
Depressive Patienten verhalten sich bedingt durch die depressive Symptomatik typischerweise passiv, zurückhaltend und unsicher. Sie tun alles, um Konflikte, Zurückweisung, Ärger etc. zu umgehen. Auch wenn solche Patienten innerhalb der Sitzung mobilisiert werden können, z. B. Ärger auszudrücken und dies im Rollenspiel gut meistern, setzen sie oftmals das gelernte Verhalten außerhalb des Therapieraums nicht um. Der Therapeut kann diesem Verhalten folgendermaßen begegnen:

- Er arbeitet mit **psychoedukativen Maßnahmen**.
- Er erhöht den Handlungsdruck durch **Aktualisierung der Gefühle**.
- Er **validiert die Gefühle**.
- Er weist darauf hin, gezielt **nach Optionen zu suchen**, um sich anders (nicht passiv) zu verhalten.
- Er lässt selbstsicheres Verhalten im **Rollenspiel** ausprobieren.

Die genannten Punkte können dem Patienten durch die nachfolgenden Beispiele verdeutlicht werden.

Psychoedukation über Konflikte
„Ärger auszudrücken ist ein normaler und wichtiger Bestandteil einer jeden Beziehung. Wo Menschen zusammen sind, gibt es unterschiedliche Erwartungen und damit auch Konflikte. Auseinandersetzungen dauerhaft zu vermeiden, hat mehr negative als positive Konsequenzen. Es trägt nicht nur langfristig zu Depressionen bei, sondern ist auch für die Beziehung schädlich."

Frage nach Gefühlen
„Sie sagten, Ihr Partner hat Sie einfach stehen lassen und ist mit seinen Kumpels in eine Bar gegangen. Wie haben Sie sich dabei gefühlt?"

Validieren der Gefühle
„Das muss sich in der Tat frustrierend und verletzend angefühlt haben. Welche anderen Empfindungen haben Sie noch verspürt?"

Verhaltensoptionen
„Welche Möglichkeiten gäbe es, darauf zu reagieren?"

Rollenspiel
„Sie möchten ihm also sagen, dass sein Benehmen Sie verletzt. Lassen Sie uns mal durchspielen, wie das genau aussehen könnte."

Häufiges Zuspätkommen oder Versäumen von Terminen

Kommt es öfter vor, dass ein Patient zu spät oder gar nicht zu den Sitzungen erscheint, sollte er auf sein Verhalten angesprochen und um eine Erklärung gebeten werden. Dadurch können Missverständnisse oder falsche Vorstellungen (s. Beispiel unten) geklärt werden.

> Ein Patient glaubt, dass Termine beim Psychotherapeuten ähnlich wie bei seinem Hausarzt ohnehin lange Wartezeiten beinhalten, und es von daher nicht wichtig ist, pünktlich zu sein.
> Ein Patient folgert aus einer einmaligen Verspätung des Therapeuten zu Beginn der Behandlung, dass es sich bei den vereinbarten Zeiten um „akademische" Zeiten handelt und damit Raum für eine bis zu 15-minütige Verzögerung bleibt. «

In anderen Fällen kann die flexible Handhabung von Terminen kulturell bedingt sein, wobei dem Patienten erklärt werden sollte, dass ein pünktliches Erscheinen für die erfolgreiche Durchführung der Therapie wichtig ist. Denn die zur Verfügung stehenden 50 Minuten werden benötigt, um ein Thema nicht nur zu beginnen, sondern therapeutisch durchzuarbeiten.

Sollten praktische Probleme für das Zuspätkommen verantwortlich sein wie beispielsweise mangelhafte Beförderungsmöglichkeiten, die kurzfristigen Absagen des Babysitters oder das Vergessen oder Verwechseln von Terminen, kann gemeinsam nach **pragmatischen Lösungen** (z. B. günstigere Zeiten) gesucht werden. Tritt durch diese Maßnahmen keine Veränderung ein, oder stellt sich heraus, dass die Gründe für das Verspäten eine tieferliegende Bedeutung haben, sollte der Therapeut die meist bestehende **Ambivalenz des Patienten thematisieren**. Dabei spielt es keine Rolle, ob sich der Patient dessen bewusst ist oder nicht (s. nachfolgende Beispiele).

> Der Patient versucht, die schmerzhafte Auseinandersetzung mit dem Verlust einer geliebten Person zu vermeiden, indem er zu spät kommt oder gar nicht zur Sitzung erscheint.
> Der Problembereich, in dem gearbeitet wird, ist nicht relevant und bringt dem Patienten von daher keine neuen Erkenntnisse. Seine mangelnde Motivation drückt sich in verspätetem Erscheinen aus.
> Der Patient ist symptomatisch remittiert und hat den Eindruck, eigentlich keine weitere Behandlung zu benötigen, ist jedoch diesbezüglich ambivalent. Er sagt die Sitzungen häufig kurzfristig ab.
> Die Arbeit an Ehekonflikten ist mit unangenehmen Gefühlen verbunden, die der Patient zu umgehen versucht, indem er unentschuldigt nicht zur Sitzung erscheint. «

Neben seinen Motiven für das Vermeidungsverhalten sollte der Patient außerdem begreifen, welche **Konsequenzen es für die Therapie** hat. Möglicherweise frustriert er den Therapeuten oder gefährdet den therapeutischen Fortschritt. Außerdem könnte es sich dabei um ein Muster handeln, das ihn in der Beziehung zu anderen ebenfalls in Schwierigkeiten bringt, beispielsweise wenn er auf diese Weise seine Unzufriedenheit zum Ausdruck bringt. In letzterem Fall kann das Verhaltensmuster in Beziehung zum Therapiefokus gesetzt (z. B. interpersonelle Auseinandersetzungen) und ausführlicher bearbeitet werden.

Problemverhalten ansprechen

„Wie möchten Sie, dass ich damit umgehe, wenn Sie wieder zu spät kommen?"

„Wie soll ich mich verhalten? Was wäre hilfreich für Sie?"

„Welches Verhalten erwarten Sie von anderen Personen, wenn Sie sich deutlich verspäten?"

„Kommt das häufiger vor?"

„Welche Konsequenzen hat das für die Beziehung zu Ihrem Freund?"

> Ein äußerst misstrauischer Patient mit sozialen Defiziten versucht, den Therapeuten durch sein provozierendes Verhalten auf die Probe zu stellen, indem er ständig zu spät zu seinen Sitzungen erscheint. Er will auf diese Weise herauszufinden, ob er ihm wirklich etwas bedeutet oder ob dieser ihn zurückweist. Ähnliche Verhaltensweisen praktiziert er auch bei anderen, ihm wichtigen Personen, die sich dann meist verärgert von ihm zurückziehen. Es wird an direkteren und effektiveren Me-

thoden gearbeitet, um die Angst zu bewältigen, von anderen verlassen oder ausgenutzt zu werden. **«**

Schweigen

Schweigepausen können in jeder Therapie auftreten und therapeutisch sinnvoll sein. Im Rahmen der Trauerarbeit kommen beispielsweise lange Schweigeperioden häufiger vor, und sie sollten nicht unterbrochen werden. In diesen Gesprächspausen kann innerlich verarbeitet werden, was besprochen wurde. Möglicherweise braucht der Patient etwas länger, um über Erinnerungen sprechen zu können, die er lange Zeit unterdrückt oder verleugnet hatte. Insbesondere bei emotionalen Themen sollte das Tempo der Bearbeitung insgesamt reduziert werden. Bemerkt der Therapeut, dass es dem Patienten schwer fällt, das Schweigen auszuhalten, sollte dies direkt angesprochen werden. Dabei wird der Sinn von länger anhaltenden Gesprächsunterbrechungen im Zusammenhang mit den gerade bearbeiteten Inhalten erklärt. Besonders nachdem intensiv emotionsbezogen gearbeitet wurde, kann eine **Schweigepause therapeutisch erwünscht** sein.

Schweigen ansprechen
„Schweigen bedeutet nicht, dass wir in der Zeit keine therapeutische Arbeit leisten. Etwas gemeinsam aktiv zu erarbeiten oder auch in Form gemeinsamen Schweigens zu ‚verdauen' sind normale Teile einer Therapie."

Treten jedoch **sehr häufige Schweigepausen** auf, oder erfolgen die Antworten meist zäh und einsilbig, wird versucht, die Gründe für dieses Verhalten herauszufinden.

Gründe für Schweigen erfragen
„Was macht es für Sie so schwer, über Ihre Gefühle zu sprechen? Fällt es Ihnen schwer, sich in der Sprache der Gefühle auszudrücken? Oder dass Ihre Gefühle unangemessen sein könnten? Haben Sie Angst vor meiner Reaktion?"

Generell ist immer abzuklären, ob das Schweigen vielleicht Teil der noch bestehenden **depressiven Symptomatik** oder **Teil des Problembereichs** (z. B. bei sozialen Defiziten) ist. Möglicherweise hat es gar nichts mit Widerstand oder geringer Compliance zu tun. Manchmal werden konflikthaltige oder emotionale Themen jedoch durch Schweigen vermieden, weil der Patient noch im Stadium der Verleugnung ist, ungern die Thematik bespricht oder eine negative Reaktion des Therapeuten befürchtet.

» Schuldbesetzte Erinnerungen daran, wie der Patient mit einer verstorbenen Person umgegangen war, wurden im Rahmen der Trauerarbeit von einem Patienten zurückgehalten. Bei Fragen nach Gefühlen schwieg er. Der Patient hatte Angst davor, durch den Therapeuten negativ bewertet zu werden. **«**

In einem solchen Fall kann der Therapeut den schweigenden Patienten fragen, was gerade in seinem Kopf vorgeht und ihm gegebenenfalls Hypothesen anbieten.

Schweigen hinterfragen
„Sie werden auffallend schweigsam, sobald das Thema auf Ihre Frau kommt. Wie erklären Sie das? Möchten Sie dadurch unangenehmen Gefühlen ausweichen?"

Irrationale Annahmen oder Befürchtungen können auf diese Art korrigiert und auf ähnliche interpersonelle Situationen außerhalb der Therapie übertragen werden (z. B.: Ist Schweigen oder Rückzug eine typische Reaktion des Patienten bei interpersonellen Schwierigkeiten?). Der Therapeut weist ebenso wie im Falle des Zuspätkommens oder Fernbleibens darauf hin, welche problematischen Auswirkungen das Verhalten im zwischenmenschlichen Kontext haben kann. So kann sich beispielsweise der Gesprächspartner dadurch abgelehnt, ausgeschlossen oder verärgert fühlen. Schließlich werden alternative Umgangsweisen besprochen.

Vorzeitiger Behandlungsabbruch

Ein vorzeitiger Therapieabbruch kann unterschiedliche Gründe haben.

- **Unterschiedliche Erwartungen:** Wenn ein Patient, ohne bisher therapeutische Fortschritte gemacht zu haben, unangekündigt der Therapie fernbleibt, sollte der Therapeut versuchen, ihn telefonisch, schriftlich oder gegebenenfalls über ihm bekannte Familienangehörige **zu erreichen.** Dieses Vorgehen ist besonders bei bestehender Suizidgefahr angesagt. Prinzipiell sollte versucht werden, alle im Abschnitt über **Therapiebeendigung angegebenen Aufgaben** – notfalls auch telefonisch – auszuführen (Kap. 12). Entscheidend ist es, herauszufinden, welche Gefühle den Patienten dazu veranlassen, die therapeutische Arbeit abzubrechen. Johnson und Miller (1994) geben als die wichtigsten Gründe für Therapieabbrüche an, dass Therapeut und Patient **unterschiedliche Erwartungen an die Behandlung** haben. Vielleicht stellt sich heraus, dass der Patient über den Therapeuten oder seinen eigenen bisherigen therapeutischen Fortschritt enttäuscht ist. In diesem Fall kann der Therapeut vorschlagen, alternative Therapiestrategien anzuwenden, um damit eine Verbesserung zu erreichen. Unzufriedenheit des Patienten kann auf Missverständnissen beruhen, beispielsweise wenn er erwartet, dass der Therapeut ein omnipotenter Helfer ist. Sie kann auch im Rahmen der Depression als Ausdruck der Hoffnungslosigkeit oder verstärkter Ängste verstanden werden, die dazu führen, frühzeitig aufzugeben. Wenn der Patient sich von dem Vorhaben, die Therapie zu unterbrechen, nicht abbringen lässt, kann die Arbeit gegebenenfalls zu einem anderen Zeitpunkt wieder aufgenommen werden, oder es kann dem Patienten bei der Suche nach einem anderen Therapeuten geholfen werden.

» Ein Patient ist enttäuscht darüber, dass sich seine Ehe durch die Psychotherapie nicht verbessert, sondern eher verschlechtert hat. Er hat den Eindruck, eine Paartherapie würde ihm mehr helfen. Der Therapeut stimmt zu, da die Kommunikationsprobleme zwischen den Partnern zu weitreichend sind, um sie in einer Einzeltherapie erfolgreich angehen zu können. Der Therapeut ist dem Patienten bei der Suche nach einem Paartherapeuten behilflich.
Eine Patientin fühlt sich unwohl und befangen in der Gegenwart ihres männlichen Therapeuten, da sie mit Männern bisher nur negative Erfahrungen gesammelt hat. Unberechtigte Befürchtungen und Vorbehalte gegenüber dem Therapeuten werden geklärt. Außerdem wird das Missverständnis aufgelöst, dass Vorschläge des Therapeuten als Anweisungen oder Befehle zu verstehen sind. Man einigt sich darauf, negative Gefühle gegenüber dem Therapeuten in Zukunft unmittelbar und direkt zu äußern. Die Patientin entschließt sich, der Therapie eine weitere Chance zu geben. «

- **Mangelndes Ausdrucksvermögen:** Manchmal kommt es vor, dass der Patient sich von der aktuell bearbeiteten Thematik **bedroht** fühlt. Dies könnte beispielsweise der Fall sein, wenn es im Zusammenhang mit einem Ehekonflikt ansteht, über Trennung nachzudenken. Möglicherweise kann der Patient aber seine Befürchtungen und Gefühle nicht identifizieren oder dem Therapeuten gegenüber nicht ausdrücken. In diesem Fall ist der Wunsch nach Beendigung der Therapie im Sinne einer Notbremsung zu verstehen. Dann sollte das Tempo der therapeutischen Arbeit reduziert und dem Patienten mehr Unterstützung beim **Ausdruck seiner Gefühle** angeboten werden.

- **Therapiemüdigkeit:** Manche Patienten haben deswegen kein Interesse an einer Fortsetzung der Behandlung, weil es ihnen bereits wesentlich besser geht und sie glauben, genügend gelernt zu haben. Sich mit ihren Problemen auseinanderzusetzen, erscheint ihnen als zu aufwändig, unangenehm oder unnötig. Ist diese Einschätzung nachvollziehbar, kann das **Ende der Therapie vorbereitet** werden. Empfindet der Therapeut eine frühzeitige Beendigung dagegen als unangemessen, sollte der Patient erneut darüber aufgeklärt werden, dass seine Erkrankung eine hohe **Rückfallwahrscheinlichkeit** hat und er sich besser schützen kann, wenn er noch mehr in der Lage ist, interpersonelle Belastungen zu bewältigen. Der Behandler kann seine Bedenken und Gefühle wie beispielsweise seine Enttäuschung offen äußern, ohne jedoch den Patienten unter Druck zu setzen oder schulmeisterlich zu belehren. Ansonsten sollte an dem Wunsch, die Therapie vorzeitig zu beenden ebenso gearbeitet werden wie an anderen interpersonellen Problemen auch. Das heißt, der Patient soll lernen, seine Befürchtungen **zu reflektieren, darüber zu sprechen** und sich über die Konsequenzen Gedanken zu machen, anstatt sie spontan auszuagieren und Beziehungen zu vermeiden. Manchmal ist ein Abbruch der Therapie nicht zu vermeiden und aus Sicht des Patienten sogar nachvollziehbar. Es sollte ihm angeboten werden, sich wieder zu melden, falls er seine Meinung ändert oder er nicht zurecht kommt. Der Therapeut weist den Patienten darauf hin, dass er seine Entscheidung respektiert und sie nicht als persönlich gegen sich gerichtet versteht.

Anderes Vermeidungsverhalten

Es gibt noch andere verbale oder nonverbale Arten, die **therapeutische Arbeit zu vermeiden** und mangelnde Mitarbeit oder Widerstand auszudrücken.

» Ein Patient beantwortet die Fragen des Therapeuten grundsätzlich extrem ausschweifend. Auf diese Weise gelingt es innerhalb einer Sitzung kaum, die wesentlichen Punkte zu thematisieren. Der Patient gibt an, zu befürchten, dass der Therapeut ihn möglicherweise nicht verstehen oder fehlbeurteilen könnte, wenn er keine ausführlichen Erklärungen abgibt. Als der Therapeut versichert, ihn durchaus zu verstehen und ihm verspricht, bei Unklarheiten nachzufragen, ändert sich das Verhalten des Patienten jedoch nur geringfügig. Es stellt sich schließlich heraus, dass er unbewusst versucht, den Therapeuten von seinen wirklich relevanten, jedoch schmerzvollen Gefühlen im Rahmen eines Verlusterlebnisses abzulenken. Nachdem dem Patienten klar geworden war, dass sein Verhalten einer Bewältigung seiner Probleme entgegenstand, wurde vereinbart, dass der Therapeut ihm ein Zeichen gibt, wenn das Verhaltensmuster wieder auftritt. «

In ähnlicher Weise versuchen manche Patienten, das **Thema zu wechseln**, bieten eine Vielzahl von vermeintlich dringenden Problemen als „Buschfeuer" an oder drücken ganz **offen Widerstand** aus, um bestimmte schmerzhafte oder angstbesetzte Themen zu vermeiden. Dabei sollte berücksichtigt werden, dass es letztendlich die Entscheidung des Patienten ist, über was er sprechen möchte. Er sollte jedoch auf den anfänglich geschlossenen **Behandlungsvertrag** hingewiesen werden, bei dem man sich auf einen bestimmten Fokus geeinigt hat. Außerdem kann klar gemacht werden, welche Folgen es für Beziehungen hat, wenn kontinuierlich zentrale zwischenmenschliche Probleme vermieden werden.

Eine weitere Form, die Arbeit mit angst- oder schambesetzten und schmerzhaften Emotionen zu vermeiden, besteht darin, relevante Themen auf einer vagen, abstrakten und **übermäßig intellektualisierten Ebene** zu halten. Bei der IPT liegt der Schwerpunkt jedoch gerade auf der **emotionalen** Bearbeitung interpersoneller Interaktionen. Der Therapeut sollte also gezielt nach Beispielen fragen und dabei auf den Affekt des Patienten fokussieren.

Affekte erfragen
„Sie fanden den Urlaub mit Ihrem alten Schulfreund also ‚ereignislos'. Was meinen Sie damit? Haben Sie ein Beispiel dafür?"

„Was bedeutet das für Sie?"

„Lassen Sie uns schauen, was Sie dabei empfunden haben, denn Emotionen können genutzt werden, um eine zwischenmenschliche Interaktion besser zu verstehen."

Vermeidungsverhalten (Schweigen, Ablenken, etc.) kann Ausdruck der Weigerung sein, für sich selbst Verantwortung zu übernehmen, aber auch der Befürchtung, das Leiden könne von anderen nicht verstanden oder respektiert werden. Zudem dient es möglicherweise als Schutzmechanismus vor Belastungen in Form von Verpflichtungen.

Mangelnde Behandlungsbereitschaft kann sich ebenfalls darin äußern, dass jemand auf depressive, meist **körperliche Symptome** fixiert ist und in den Therapiesitzungen ständig nur klagt. Dieses Verhalten kann so weit gehen, dass der Patient sich völlig unkooperativ zeigt, über ein anderes Thema zu sprechen. Möglicherweise benötigt der Patient mehr Zeit in der symptombewältigenden Anfangsphase der IPT, bevor er sich auf die Arbeit am Problembereich konzentrieren kann. Manchmal hilft es, den Patienten darauf aufmerksam zu machen, welche Fortschritte er bisher gemacht hat und seine persönlichen Stärken, Fähigkeiten und Kompetenzen herauszustellen.

Vermeidungsverhalten (z. B. am Fokus zu arbeiten) kann auch Ausdruck der überhöhten Erwartung sein, von einem „omnipotenten" Therapeuten ohne eigenes Zutun geheilt zu werden. Selbstverständlich kann ein Patient auch im Sinne einer **negativen Übertragungsreaktion** die therapeutische Arbeit blockieren. In diesem Fall kann der Therapeut die Übertragung interpretieren, wovon üblicherweise bei der IPT eher abgesehen wird.

Therapeutenverhalten

Der Behandelnde erfährt oftmals Entlastung, wenn er Schwierigkeiten dieser Art mit einem Supervisor oder Kollegen bespricht, da das Verhalten des Patienten mitunter provokativ wirken kann. Der Therapeut sollte beim Umgang mit therapieschädigendem Verhalten die eigenen Emotionen unter Kontrolle haben und weder stark konfrontativ, gereizt, gekränkt oder gar strafend reagieren. Er sollte sich seines **eigenen Interaktionsstils** in diesen Situationen bewusst sein, also beispielsweise einer Tendenz zu Ungeduld, übertriebenem Ärger, Rückzug oder Frustriertheit. Die gefühlsmäßigen Reaktionen des Therapeuten können dem Patienten auf eine therapeutisch günstige Weise mitgeteilt werden. Dies liefert eine Rückmeldung darüber, welche Konsequenzen sein Verhalten hervorgerufen hat. Solche Rückmeldungen zu unterlassen und sich stattdessen frustriert von der Therapie zurückzuziehen oder autoritäre Maßnahmen zu ergreifen, stellt therapeutisches Fehlverhalten dar. Negative Reaktionen an den Patienten zurückzumelden, ist bei der IPT allerdings eine nur **selten verwendete Technik**. Probleme zwischen Therapeut und Patient zu klären, kann jedoch für den Patienten ein äußerst wirkungsvoller Lernprozess sein, wie er mit interpersonellen Konflikten umgehen kann.

Wenn alle Versuche fehlschlagen, mit Widerstand konstruktiv umzugehen, ist es möglich, dass der Betroffene nicht oder noch nicht bereit ist, eine Psychotherapie durchzuführen. Vielleicht spricht er auf ein ausschließlich medikamentöses Behandlungsverfahren besser an. Vielleicht stellt sich auch die Passung des Therapeuten und Patienten als ungünstig heraus, und der Patient würde von einem anderen Therapeuten mehr profitieren.

18.5 Stagnation oder Verschlechterung des Zustands

Wenn der Patient nach mehreren Sitzungen angibt, sein Zustand habe sich noch nicht verbessert, kann das damit zusammenhängen, dass er seine Lage **negativer beurteilt** als Familienangehörige oder der Therapeut. Depressive Personen bemerken oft als letzte, wenn sich ihre Symptome verbessert haben. Eine hoffnungslose, pessimistische Perspektive stellt schließlich meist einen Teil des Störungsbilds dar und bezieht sich in der Regel auch auf die Wahrnehmung der eigenen Verfassung. Der Therapeut klärt den Patienten in diesem Fall darüber auf, dass dessen Sichtweise durch die depressive Symptomatik selbst möglicherweise verzerrt ist, und versucht ihn durch **konstruktive Rückmeldung** zu ermutigen. Dazu gehört, konkret zu benennen, was an Verbesserungen zu beobachten ist.

> **Konstruktive Rückmeldung geben**
> „Im Vergleich zur ersten Sitzung erlebe ich Sie als viel lebendiger, Sie stellen mehr Fragen und beteiligen sich aktiver an der Therapie" oder „Sie pflegen sich wieder mehr, Ihre Haare sind gekämmt, Ihre Kleidung ist sauber."

Der Zustand eines Patienten kann sich jedoch selbst nach Stunden therapeutischer Arbeit objektiv nicht verbessert oder sogar verschlechtert haben. Oder er hat sich nach anfänglichen Fortschritten wieder zunehmend verschlechtert. Dies passiert häufig in dem Moment, wo der Patient aus seinen **vertrauten Vermeidungsmustern ausbricht**.

Es ist als Fehler zu werten, einen Patienten, dessen Zustand sich nach geraumer Zeit nicht gebessert hat, **ohne zusätzliche Maßnahmen** unverändert weiter zu behandeln. Hier sollte entweder die Frequenz der Sitzungen erhöht, mit anderen Maßnahmen (z. B. Medikation) augmentiert, das Verfahren oder der Therapeut gewechselt werden. Um mit Jacobsons sarkastischen Worten zu sprechen:

„When therapy isn't working, the therapist has an ethical obligation to try something else – another form of therapy, a referral to another therapist, a psychotropic drug, a self-help book, meditation, yoga or gardening." (Jacobson 1995, S. 47)

Allerdings muss auch berücksichtigt werden, dass der durchschnittliche Zeitraum, bis ein Patient auf eine psychotherapeutische Intervention voll anspricht, bis zu **zwölf Wochen** betragen kann (Thase et al. 1997). Ein bedachtes Abwägen der Gründe ist unerlässlich.

Zögerliche oder ausbleibende Verbesserung

Gibt es Hinweise darauf, dass der Patient für den interpersonellen Ansatz oder für Psychotherapie im Allgemeinen **nicht offen** ist? Dann empfiehlt es sich zu klären, ob diese Einstellung auf fehlerhaften Konzepten oder früheren negativen Erfahrungen beruht und möglicherweise durch **psychoedukative Maßnahmen** verändert werden kann.

Zur Offenheit ermutigen
„Sie sagten, dass Sie bei Ihrer letzten Psychotherapie häufig das Gefühl hatten, dass alles, was Sie sagen, gedeutet wird und Sie mit den Deutungen oft nicht einverstanden waren. Deswegen sind Sie sehr vorsichtig geworden, sich in einer Therapie zu öffnen. Bei der IPT wird nicht mit Deutungen oder Interpretationen gearbeitet. Vielmehr schauen wir hier, welche Probleme Ihrer Meinung nach zu der Depression beigetragen haben und wie man sie lösen kann."

Wenn die **therapeutische Beziehung** – durch welche Faktoren auch immer – gestört ist, wird dies in einer non-konfrontativen Weise mit dem Patienten besprochen.

Gestörte therapeutische Beziehung ansprechen
„Ich habe den Eindruck, dass es Ihnen noch schwer fällt, sich auf die Therapie und auf mein Hilfsangebot einzulassen. Was könnte Ihnen helfen, sich sicherer zu fühlen? Kann ich etwas tun, das es für Sie leichter macht?"

Es kann auch vorgeschlagen werden, das Behandlungsverfahren medikamentös zu **augmentieren** oder den Therapeuten oder das Verfahren zu **wechseln**. Dabei sollte die Haltung des Therapeuten unbedingt offen, optimistisch und ermutigend sein.

Zusätzliche Pharmakotherapie vorschlagen
„Wir scheinen uns im Kreis zu drehen, denn seit Beginn der Therapie vor vier Wochen hat sich Ihr Wert im Beck Depressionsinventar nicht verbessert, obwohl wir die Anzahl der Sitzungen pro Woche bereits erhöht haben. Sie erwähnten außerdem, dass Sie nach den Sitzungen keinerlei Erleichterung verspüren. Vor Jahren hatten Sie gut auf die Kombination von Psychotherapie und einem Antidepressivum angesprochen. Die Gewichtszunahme unter der Medikation war Ihnen allerdings unangenehm. Sollen wir trotzdem probieren, eine zusätzliche Pharmakotherapie einzuleiten?"

Wird bereits mit einem Medikament begleitend behandelt, kann die Dosis erhöht, das Medikament umgestellt oder augmentiert werden (Kap. 3.5). Auch die Medikamentencompliance des Patienten muss abgeklärt werden.

Führen diese Maßnahmen nicht zum erwünschten Erfolg, sollte die **Differenzialdiagnose** noch einmal gründlich überprüft werden. Bei etwa 10–25 % der Patienten kommt es vor, dass sich eine Major Depression auf eine Dysthymie „aufpfropft" (Double Depression). In der akuten Phase ist es manchmal schwierig, den chronischen Verlauf der depressiven Störung eindeutig einzuschätzen, da vor allem Patienten mit frühem Beginn den dysthymen Zustand oftmals als „normal" ansehen. Selbst wenn sich bei diesen Patienten die Hauptsymptomatik verbessert, erscheinen sie immer noch relativ depressiv und beeinträchtigt. Sollte dies der Fall sein, ist die vorliegende Originalversion der IPT möglicherweise nicht die geeignetste Behandlungsform. Das Cognitive Behavioral Analysis System of Psychotherapy (CBASP; McCullough 2000) hat sich bei chronischen Depressionsarten am ehesten bewährt (Kap. 4.6 und 5). Ein **anderer Behandlungsplan** ist auch nötig, wenn sich herausstellt, dass eine andere psychische oder körperliche Störung wie beispielsweise ein Substanzmissbrauch, Wahnsymptome oder ein hirnorganisches Syndrom im Vordergrund steht und nur zeitweise durch die Depression überdeckt war (s. zu Komorbidität Kap. 18.2).

Natürlich müssen vom Therapeuten auch andere Faktoren berücksichtigt werden, die verhindern könnten, dass der Patient eine symptomatische Remission erfährt, z. B.:
- Der Patient befürchtet **negative Konsequenzen**, wenn es ihm besser geht (z. B. vom Partner verlassen zu werden, den Antrag auf Frühberentung abgelehnt zu bekommen etc.).
- Beim geringsten Anzeichen, dass es ihm besser geht, wird der Patient von der Familie so belastet, dass er aus dem **Teufelskreis** von Verbesserung, Belastung und Rückfällen nicht herauskommt.
- Der Patient ist mit einer nicht enden wollenden Serie von **belastenden Lebensereignissen** oder Stressfaktoren konfrontiert, die jeden Therapieerfolg bereits in den Anfängen zunichte machen.
- Der Patient hat die unangemessene Erwartung, nichts aktiv zum Behandlungsprozess beitragen zu müssen, oder es mangelt ihm an der **Motivation** zur Therapie.

Weitere Formen von vermeidendem Verhalten bzgl. der therapeutischen Arbeit sind in Kapitel 18.4 beschrieben. In manchen Fällen können eine **Klinikaufnahme** und/oder angemessene **Problemlösestrategien** (z. B. auch unter Miteinbeziehen der Angehörigen) gewisse Abhilfe schaffen, in anderen Fällen wiederum sind die Umstände nicht durch psychotherapeutische Maßnahmen zu beeinflussen.

Wenn sich die Symptomatik des Patienten nur zögernd verbessert, kann der Therapeut die initiale Phase der Therapie verlängern und mehr Zeit für die Symptombewältigung verwenden. Er kann aber auch mit der mittleren Phase beginnen und hoffen, dass der Patient bald auf diesen Teil der Therapie anspricht.

Fortwährende Verschlechterung

In diesem Fall muss kontinuierlich und noch intensiver als sonst das **Suizidrisiko** des Patienten überwacht werden. Tägliche Telefonkontakte, häufige Termine, Miteinbeziehung der Familienangehörigen und durchgehend für den Patienten erreichbar zu sein können, helfen, das Risiko zu vermindern. Weitere spezifische Vorschläge zum Umgang mit Suizidalität finden sich in Kapitel 18.1.

Neben Suizidalität sollten **Schuldgefühle** angesprochen werden, die sich möglicherweise durch die entlastende, supportive Therapie noch verschlechtern, beispielsweise im Rahmen folgender Denkweise.

Schuldgefühle aussprechen

„Sie denken vielleicht: Weil mein Mann einen elenden Tod sterben musste und ich nichts tun konnte, um es zu verhindern, darf es mir auch nicht gut gehen."

Bei diesem Beispiel sollte rasch der Trauerprozess eingeleitet werden (Kap. 8). Ansonsten sollten auch die unter „Zustand des Patienten verbessert sich von Anfang an nur zögernd oder gar nicht" aufgeführten Strategien berücksichtigt werden.

Verschlechterung nach anfänglicher Verbesserung

Tritt eine deutliche Verschlechterung ein, nachdem bereits eine Response zu verzeichnen war, wird zunächst nach akuten auslösenden Stressoren gesucht. Im Sinne einer Krisenintervention sind **Sofortmaßnahmen zur Bewältigung** zu erarbeiten, um den Patienten unmittelbar zu entlasten. Auch hier ist wieder verstärkt auf Suizidalität zu achten. Sind keine aktuellen oder neuen Belastungsfaktoren zu identifizieren, besteht die Möglichkeit, dass der fokussierte Problembereich nicht der relevanteste ist. Der Therapeut überprüft noch einmal sorgfältig, ob der Problembereich in direktem Zusammenhang mit der depressiven Episode des Patienten steht.

> Frau M. muss unfreiwillig den Wohnort wechseln, da ihr Ehemann versetzt wurde. Sie fällt wenige Wochen nach dem Umzug in eine Depression. Als nahe liegender Problembereich bietet sich der Problembereich „Rollenwechsel" an. Das eigentlich relevantere Problem besteht jedoch in

ehelichen Konflikten, die sich um Kontrolle und Unabhängigkeit drehen. Die Patientin gibt dem Therapeuten ihre Wut auf den Ehemann zunächst nicht preis, um eine Auseinandersetzung mit der Thematik zu vermeiden. Dies hat allerdings zur Folge, dass sich die Beziehung mit ihrem Mann weiterhin verschlechtert, und nach einer anfänglichen Entlastung durch die Therapie die depressive Symptomatik wieder verstärkt auftritt. Der Therapeut verhandelt den Therapievertrag hinsichtlich eines Fokuswechsels erneut mit der Patientin. «

Es kann auch vorkommen, dass der Patient durch die anfängliche Arbeit am Problembereich zunächst **belastet oder überfordert** ist. Vielleicht ist es, wie beispielsweise bei der Trauerarbeit, schmerzhaft, sich mit den Problemen auseinanderzusetzen. Hierbei sind zwei Aspekte zu beachten:
- Das „**Timing**" sollte stimmen, und der Patient sollte nicht zu früh mit hoch-affektiv besetzten Themen konfrontiert werden, gegen die er sich sinnvollerweise zu schützen versucht. Zuerst muss eine vertrauensvolle, tragfähige Beziehung aufgebaut sein, damit der Patient sich sicher genug fühlt, sensible Bereiche dem Therapeuten gegenüber preiszugeben. Das akzeptierende, empathische Verhalten des Psychotherapeuten ermutigt den Patienten in der Regel, über intensive, ambivalente oder vermiedene Gefühle zu sprechen.
- Dem Patienten sollte versichert werden, dass es durchaus **normal** ist, wenn sich sein Zustand **vorübergehend verschlechtert**. Nach einer „Durststrecke" ist jedoch eine anhaltendere Verbesserung zu erwarten. Schwankungen oder vorübergehende Verschlechterungen gehören unabhängig von IPT auch zum spontanen Verlauf einer Depression. Die Schwankungen werden in der Regel mit zunehmender Besserung schwächer. Patienten erwarten oft, dass die Therapie durchweg „gut tut" und rechnen nicht damit, dass unangenehme oder schmerzvolle Gefühle oder zeitweiliges allgemeines Unbehagen aufkommen können. In einem Übersichtsartikel zu negativen Behandlungsergebnissen bei Psychotherapie (Mohr 1995) wird beschrieben, dass diejenigen Patienten, die Psychotherapie als schmerzlosen Prozess antizipieren, ein erhöhtes Risiko für einen schwachen Behandlungserfolg haben.

Wenn innerhalb des relevanten Problemfokus starkes Vermeidungsverhalten praktiziert wird, führt die aktive Bearbeitung der Problematik möglicherweise zunächst zu verstärkten Angstgefühlen, Schlaflosigkeit, Unruhe oder anderen Symptomen. Beispiele dafür sind vermiedene Trauer, vermiedene interpersonelle Konflikte oder ein vermiedener Rollenwechsels (z. B. Hinauszögern des Studienabschlusses). Auch in diesem Fall wird dem Patienten erklärt, dass diese Gefühle und Symptome ein normaler Teil der Auseinandersetzung mit lange vor sich hergeschobenen Problemen sind und bald von angenehmeren Empfindungen gefolgt sein werden. Weiteres Vermeiden führt hingegen in der Regel dazu, dass die Depression chronifiziert. Es ist daher wichtig, den Betroffenen zu aktivem Verhalten zu ermutigen.

Wie die Begründer der IPT beschrieben haben, kann sich der Zustand des Patienten auch im Rahmen **negativer Übertragungs- oder Gegenübertragungsreaktionen** verschlechtern. Dies kommt am häufigsten beim Problembereich „soziale Defizite/Isolation" vor (Kap. 11). Patienten mit dieser Art von Problemen sind oftmals sehr empfindlich, reagieren leicht gekränkt und interpretieren allgemein Dinge als gegen ihre Person gerichtet. So empfinden sie es als Kränkung oder Angriff, wenn sich der Therapeut verspätet oder wenn er verreist. In diesem Fall wird empfohlen, mit dem Patienten ein klärendes Gespräch zu führen und gegebenenfalls die Übertragung zu interpretieren. Dabei ist gerade bei misstrauischen Patienten zu beachten, dass man weder zu intrusiv und damit bedrohlich, noch zu distanziert vorgeht.

Fehlendes Vertrauen ansprechen

„Sie wirken sehr verschlossen und zurückhaltend auf mich, so als hätten Sie noch nicht genügend Vertrauen gefasst, mir von Ihren Schwierigkeiten zu erzählen. Nach Ihren Erfahrungen mit Beziehungen ist das auch verständlich. Vielleicht brauchen Sie einfach noch mehr Zeit, vielleicht ist es irgendetwas Bestimmtes, was Sie davon abhält? Wenn Sie sich so stark vor mir zurückziehen, wird es für mich schwierig, Ihnen zu helfen. Was kann ich tun, um es für Sie leichter zu machen?"

Oftmals kommt es gegen Ende der Therapie dazu, dass sich einzelne Symptome kurzfristig verschlechtern. Dabei handelt es sich meistens um eine vorübergehende Reaktion auf das bevorstehende **Therapieende**. Wie mit solchen und anderen Schwierigkeiten im Rahmen des Therapieabschlusses umgegangen werden kann, wird im nächsten Abschnitt detaillierter besprochen.

Insgesamt muss bei Komplikationen immer damit gerechnet werden, dass sich die ursprünglich geplante **Behandlungsdauer verlängert**. Schuldgefühle des Patienten für sein vermeintliches „Versagen" sollten antizipiert und bearbeitet werden. Beispielsweise kann ein Rückfall positiv umgedeutet werden, indem er als Chance gesehen wird, wirksame Bewältigungsstrategien für zukünftige Krisen zu entwickeln. Das Vorgehen ist dabei modellhaft für die Bewältigung zukünftiger eventueller Rückfälle oder Krisen.

18.6 Schwierigkeiten beim Beenden der Therapie

Schon zu Beginn der Behandlung weist der Therapeut darauf hin, dass es sich bei der IPT um eine zeitlich limitierte Behandlungsform handelt. Spätestens in der zweiten Therapiehälfte wird **wiederholt daran erinnert**, wie viele Sitzungen noch verbleiben. Denn die Beendigung der Therapie kann sowohl für den Patienten als auch für den Therapeuten mit Unbehagen und **gemischten Gefühlen** verbunden sein. Wie bereits weiter vorne beschrieben (Kap. 12), sollten beide Beteiligten antizipieren, dass die Beendigung eine Zeit des Abschiednehmens darstellt. Deswegen sind traurige, angstvolle oder ärgerliche Gefühle ein normaler Bestandteil dieses Prozesses. In einigen Fällen treten im Rahmen des Behandlungsabschlusses jedoch gravierendere Schwierigkeiten auf, die den tatsächlichen Abschluss der Therapie in Frage stellen können.

Erneutes Auftreten depressiver Symptome

Es ist eher die Regel als die Ausnahme, dass angesichts des nahenden Therapieendes einzelne Symptome wieder auftreten. Insbesondere Schlafstörungen und Energielosigkeit können vorübergehend wiederkehren und den Patienten in Besorgnis darüber bringen, ob es sich dabei um Vorläufer einer neuen Episode handelt. Zunächst wird der Patient **beruhigt**, dass einzelne wiederkehrende Symptome kurz vor dem Behandlungsabschluss in der Regel keinen Rückfall ankündigen, sondern eine normale Reaktion auf die bevorstehende Trennung von der Therapie und dem Therapeuten darstellen. Im Anschluss daran wird auf die **damit verbundenen Gefühle** des Patienten eingegangen. Es wird außerdem betont welche Fortschritte der Patient gemacht und welche Kompetenzen er erworben hat. Gemischte Gefühle werden anerkannt, und für die Zeit nach der Therapie werden sorgfältige Vorbereitungen getroffen (Kap. 12).

Vereinzelt kann es vorkommen, dass der Patient durch das nahende Therapieende so besorgt ist, dass er tatsächlich einen Rückfall erleidet. In diesem Fall sollte die Behandlung **verlängert** werden. Dazwischen sollte, falls machbar, jedoch eine Therapiepause eingelegt werden. In dieser Zeit kann der Patient abschätzen, wie er ohne Therapie zurechtkommt. Manchmal reicht die Gewissheit, jederzeit wiederkommen zu können, um stabil zu bleiben.

Spätes Ansprechen des Kernproblems

Für dieses Verhalten gibt es hauptsächlich dreierlei Gründe:
- Der Patient ist erst jetzt in der Lage, über intime, möglicherweise lange unausgesprochene Probleme wie beispielsweise Missbrauch zu sprechen, da er überdurchschnittlich lange Zeit benötigt hat, eine **vertrauensvolle Beziehung** zum Therapeuten aufzubauen.
- Der Patient ist im therapeutischen Prozess an einer Stelle angelangt, an der ihm jetzt erst voll **bewusst** ist, was sein eigentliches Problem ist.
- Der Patient versucht bewusst oder unbewusst durch sein Verhalten, den Abschluss der Behandlung **hinauszuzögern**, indem er es schwer oder gar unmöglich macht, die Therapie zu beenden. Solche Patienten zeigen ähnliche Verhaltensmuster, wenn die einzelnen Therapiesitzungen beendet werden. Der Therapeut

ertappt sich dann häufiger dabei, dass er Sitzungen ungeplant und ungewollt überzieht.

Im ersten und zweiten Fall ist es unter Umständen angebracht, die Therapie zu **verlängern** oder den Patienten zu einem **spezialisierten Therapeuten** (z. B. zur Bearbeitung eines Traumas) zu überweisen. Bei Patienten der letztgenannten Kategorie empfiehlt es sich, über die Vermutung des Therapeuten zu sprechen, dass der Patient Schwierigkeiten damit hat, die Therapie zu beenden, und dass dies verständlich und üblich sei. Ein Zusammenhang zum bereits identifizierten Bindungsstil des Patienten kann hergestellt und besprochen werden. Es ist jedoch sinnvoller, sich mit der Problematik des Verlustes der Therapie oder des Therapeuten statt mit spontan eingeworfenen neuen Problemen auseinanderzusetzen. Der Abschluss der Therapie kann notfalls um wenige Sitzungen verlängert werden.

Ignoranz des Therapieendes

Manche Patienten weichen jedesmal aus, wechseln das Thema oder leugnen, dass das Behandlungsende für sie mit irgendwelchen Gefühlen verbunden ist. Solche Patienten werden behutsam nach einer Erklärung gefragt. Der Therapeut sollte immer wieder versuchen, auf das Thema der Trennung zu fokussieren und klar machen, warum dies zwar schmerzhaft, jedoch wichtig ist. Es kann danach gefragt werden, welche Erfahrungen mit Abschiednehmen oder Trennungen bestehen. Insgesamt soll auf dem aufgebaut werden, was der Patient in der Therapie über die **Kommunikation von Gefühlen** gelernt hat. Außerdem kann der Therapeut modellhaft darüber berichten, welche Gefühle er selbst angesichts des Therapieendes hat. Er kann auch die Schwierigkeiten anderer Patienten als Modell heranziehen. Außerdem können Geschichten oder Gleichnisse, die vom Sinn und Schmerz des Abschiednehmens handeln, erzählt werden. Insgesamt brauchen diese Patienten mehr Unterstützung als andere, um ihre Gefühle bzgl. des Endes der Behandlung zu identifizieren.

Entschuldigt oder unentschuldigt der letzten Sitzung fernzubleiben, drückt ziemlich drastisch den Unwillen aus, über das Ende der Therapie zu sprechen. Auch hier sollte (notfalls telefonisch) gefragt werden, ob der Patient einen Zusammenhang zwischen seinem Verhalten und dem Abschluss der Behandlung sieht. Der Patient wird nachdrücklich darum gebeten, zu seinen letzten Sitzungen zu erscheinen, da diese einen besonders wichtigen Teil der Therapie darstellen. Der Therapeut drückt Verständnis für das Verhalten des Patienten aus und weist darauf hin, wie notwendig es ist, sich mit dem Abschiedsprozess auseinanderzusetzen. Den Patienten ermutigen und ihm Hilfe anzubieten ist wesentlich nützlicher als autoritäre oder fordernde Maßnahmen.

Ärgergefühle

Es ist ein eher seltenes Problem, dass der Patient über das Ende der Behandlung verärgert ist. Gründe für diesen Ärger können sein, dass er entweder über das Therapieergebnis enttäuscht und/oder darüber verärgert ist, dass ihn der Therapeut „verlässt". Möglicherweise ist der Behandlungserfolg tatsächlich nur mäßig oder geringer als erwartet, oder der Zeitpunkt des Endes ist ungünstig (z. B. weil erneut Belastungen aufgetreten sind). Woher diese Gefühle des Patienten kommen, sollte unbedingt besprochen werden. Ebenso, ob er solche Erfahrungen aus ähnlichen Situationen kennt. Solche Ärgergefühle werden **zugelassen, und es werden konstruktive Vorschläge** gemacht, wie sie zu bewältigen sind. Sinnvoll ist es, zu fragen, ob neben dem Ärger auch andere, „weichere" Gefühle vorhanden sind wie beispielsweise Traurigkeit oder Enttäuschung. Solche Gefühlsanteile zu beschreiben führt in der Regel dazu, dass die Reaktion sowohl vom Therapeuten als auch vom Patienten selbst besser verstanden wird. Auch in diesem Fall kann die Therapie verlängert werden, wenn es nötig und angebracht erscheint.

Abhängiges Verhalten

Bei manchen Patienten wird im Laufe der Therapie deutlich, dass sie ausgeprägte abhängige Persönlichkeitszüge aufweisen. Daher muss damit gerechnet werden, dass Schwierigkeiten dabei auftreten können, die Therapie zu beenden. Diese Patienten reagieren überängstlich, panisch und meist mit einer erheblichen Zustandsverschlechterung auf das Ende der Behandlung. An der Abhängigkeitsproblematik sollte **so früh wie möglich gearbeitet** werden. Die Gefahr einer Überreaktion am Ende der Therapie lässt sich entschärfen, wenn die **Behandlungsabstände frühzeitig ausgedehnt** werden. Es können immer längere **Therapiepausen** eingeführt werden, in denen der Patient ausprobieren kann, wie er alleine zurechtkommt. Bei Bedarf können auch zwischenzeitliche telefonische Kontakte angeboten werden. Außerdem sollte während der Therapie ein unterstützendes **soziales Netz** (z. B. Selbsthilfegruppe) aufgebaut werden, auf das der Betroffene nach Therapieabschluss zurückgreifen kann. Auch hier ist es hilfreich, über frühere Erfahrungen mit Trennungen zu sprechen und nötigenfalls unrealistische Befürchtungen, nicht alleine überleben zu können, zu korrigieren. Dabei wird auf die **autonomen Kompetenzen** des Patienten und den Lernerfolg in der Therapie detailliert und mit Beispielen hingewiesen. Diese Patienten müssen ganz besonders ermutigt und darin bestärkt werden, dass sie wesentlich mehr können, als sie sich zutrauen. Auch wenn die Therapiedauer möglicherweise verlängert wird, sollte jedoch weiterhin an einem **festgelegten Beendigungsdatum** gearbeitet werden.

Frühere traumatische Trennungserfahrung

Sowohl während der Therapie als auch bei ihrem Abschluss kann sich herausstellen, dass eine frühe traumatische Trennungserfahrung durchgemacht wurde. Der drohende Verlust des Therapeuten bzw. der Therapie aktualisiert möglicherweise diese traumatische Erfahrung. An diesem Problem kann entweder in einer **verlängerten Beendigungsphase** gearbeitet werden, oder es wird vorgeschlagen, sich damit im Rahmen eines **gesonderten therapeutischen Prozesses** (z. B. mit einem auf Traumata spezialisierten Therapeuten) auseinanderzusetzen. Der Patient darf diesen Vorschlag nicht als ein Abschieben empfinden. In jedem Fall geht der Therapeut behutsam und unterstützend vor. Auf Suizid- und Rückfallgefahr wird besonderes Augenmerk gelegt, und das Ende der Therapie wird nicht erzwungen.

Literatur

Arnow BA, Constantino MJ. Effectiveness of psychotherapy and combination treatment for chronic depression. J Clin Psychol 2003; 59: 893–905.

Berman AL. Depression and suicide. In: Gotlib IH, Hammen CL. Handbook of depression, 2nd ed. New York: Guilford Press 2009: 510-30.

Boland RJ, Keller MB. Course and outcome of depression. In: Gotlib IH, Hammen CL. Handbook of depression, 2nd ed. New York: Guilford Press 2009: 23–43.

Bostwick JM, Pankratz VS. Affective disorders and suicide risk: A reexamination. Am J Psychiatr 2000; 157: 1925–32.

Dieckmann E. Suizidalität. In: Domschke W, Berger M, Hohenberger W et al. (Hrsg). Therapie-Handbuch, 5. Aufl. München: Elsevier 2007:1–5.

Kessler RC, Wang PS. Epidemiology of depression. In: Gotlib IH, Hammen CL. Handbook of depression, 2nd ed. New York: Guilford Press 2009: 5–22.

Klein DN, Durbin CE, Shankman SA. Personality and mood disorder. In: Gotlib IH, Hammen CL. Handbook of depression, 2nd ed. New York: Guilford Press 2009: 93–112.

McCullough JP. Treatment for chronic depression. Cognitive behavioral analysis system of psychotherapy. New York: Guilford Press 2000 (dt. Übersetzung und Bearbeitung: Schramm E, Schweiger U, Hohagen F et al. München: Elsevier 2000/2006).

Miklowitz DJ. Pharmacotherapy and psychosocial treatments for bipolar disorder. In: Gotlib IH, Hammen CL. Handbook of depression, 2nd ed. New York: Guilford Press 2009: 604–23.

Pöldinger W. Abschätzung der Suizidalität. Huber: Bern 1998.

Rudd MD, Mandrusiak M, Joiner T. The case against no-suicide contracts: The commitment to treatment statement as a practice alternative. J Clin Psychol 2006; 62(2): 243–51.

Thase ME, Greenhouse JB, Frank E et al. Treatment of major depression with psychotherapy or psychotherapy-pharmacotherapy combinations. Arch Gen Psychiatr 1997; 54(11): 1009–15.

Wittchen HU, Wunderlich U, Gruschwitz S et al. Strukturiertes klinisches Interview für DSM-VI. Göttingen: Hogrefe 1997.

Wolfersdorf M. Der suizidale Patient in Klinik und Praxis. Suizidalität und Suizidprävention. Stuttgart: WVG Stuttgart 2000.

19 Einbeziehen von Bezugspersonen

Elisabeth Schramm

Obwohl eigentlich als Individualtherapie konzipiert, erlaubt die IPT es, dass Partner, Familienangehörige oder andere wichtige Bezugspersonen in bestimmte Abschnitte der Therapie einbezogen werden. Beim Behandlungsfokus interpersoneller Auseinandersetzungen wird dies sogar empfohlen. Damit wird in der Regel eine dreifache Zielsetzung verfolgt. Der Therapeut
- erhält zusätzliche **Informationen**,
- gewinnt die **Mitarbeit und Unterstützung** des Partners oder der Familie und
- kann zwischenmenschliche Konflikte oder **Kommunikationsstörungen** leichter lösen.

Dem Patienten und seinen Bezugspersonen sollte versichert werden, dass sich die therapeutische Schweigepflicht auf alle Familienmitglieder bezieht.

19.1 In der Anfangsphase

Bei der anfänglichen Erhebung der Anamnese ist es für den Therapeuten meist hilfreich, zusätzliche **Informationen und Beurteilungen** von Bezugspersonen des Patienten zu erhalten.

》 Eine stark symptomatisch beeinträchtigte Patientin hat Schwierigkeiten, sich an Einzelheiten zu erinnern, als ihre Krankheitsvorgeschichte erhoben wird. Außerdem sind ihre Angaben von negativ verzerrten Denkweisen und Selbstvorwürfen geprägt. Um ein vollständigeres und realistischeres Bild zu erhalten, lädt der Therapeut mit Zustimmung der Patientin den Ehemann zum Gespräch ein. Die ergänzenden Informationen des Ehemanns erleichtern es dem Therapeuten, den interpersonellen Problembereich zu bestimmen. 《

Besonders bei der **Psychoedukation** über die depressive Erkrankung und der Zuteilung der Krankenrolle profitiert der Patient von der Teilnahme seiner Angehörigen. Denn auf diese Weise lassen sich das Verständnis, die Unterstützung und die Mitarbeit der Familie leichter gewinnen.

》 Eine Patientin erlebt die erste depressive Episode. Sie ist durch die Symptomatik in ihrer Rolle als Ehefrau, Hausfrau und Mutter stark beeinträchtigt. Sie schämt sich vor allem vor den Kindern, ihren Verpflichtungen nicht nachkommen zu können. Sie und ihr Mann scheuen sich jedoch, ihren zwölfjährigen Zwillingen zu erklären, was mit der Mutter los ist. Sie befürchten, die Kinder dadurch zu belasten. Im weiteren Gespräch wird deutlich, dass die Söhne offensichtlich bereits ihre eigenen Erklärungen für den Zustand der Mutter haben und deren Verstimmung und Rückzug beispielsweise mit ihren schlechten Zeugnissen in Zusammenhang bringen. Mit dem Ehepaar wird besprochen, wie die Kinder in einer altersgerechten Weise informiert werden können, um die Depression ihrer Mutter als Erkrankung zu verstehen. Darüber hinaus wird geklärt, wie der Ehemann für Verständnis für seine kranke Frau werben und vorübergehend als Bindeglied zwischen den Kindern und der Patientin fungieren kann.
Ein Patient hat Mühe, seine depressiven Beschwerden als Erkrankung zu akzeptieren. Auch innerhalb der Familie werden seine Hauptsymptome, Energie- und Interesselosigkeit sowie Erschöpfbarkeit, als „sich hängen lassen" interpretiert. Dies führt zu vermehrten Schuldgefühlen beim Patienten und zu familiären Spannungen. Der Patient ist nicht in der Lage, seiner Familie die Depression als Erkrankung zu erklären und den Sinn der Krankenrolle ausreichend deutlich zu machen. In einem gemeinsamen Gespräch werden alle Familienmitglieder

ausführlich über das Krankheitsbild und die Behandlung aufgeklärt. Es werden Absprachen getroffen, von welchen Verpflichtungen der Patient entlastet werden kann und auf welche Weise die Familie ihm helfen kann, die Depression zu bewältigen.

Eine Umfrage in der Allgemeinbevölkerung erbrachte, dass 43 % der von Depression Betroffenen die Störung immer noch als persönliches Versagen und nicht als medizinische Erkrankung ansehen. **Misskonzeptionen** wie diese können in einem Familiengespräch richtig gestellt werden. Familienmitglieder fühlen sich häufig hilflos und sowohl durch den Zustand des Betroffenen als auch durch ihre eigenen emotionalen Reaktionen darauf überfordert. Durch eine gezielte umfassende Aufklärung können neben Ärger auch Schuldgefühle, übertriebene Befürchtungen, Überfürsorglichkeit und Hilflosigkeitsgefühle reduziert werden. Den Angehörigen werden die als aversiv erlebten Verhaltensweisen des Patienten wie beispielsweise emotionaler Rückzug oder Antriebslosigkeit, als **Symptome** erklärt. Die Psychoedukation sollte **auf den Einzelfall zugeschnitten** erfolgen. Denn in manchen Fällen kann sogar wohlgemeinte Unterstützung durch den Partner problematisch sein, dann nämlich, wenn die depressive Symptomatik durch Schonung, Entlastung und Rückzug weiter verstärkt und längerfristig aufrechterhalten wird (Bodenmann 2009). Bezugspersonen haben oft den Eindruck, dass alles, was sie versuchen, um die Situation zu verbessern, keine oder gar eine negative Wirkung zeigt.

Durchbrechen interpersoneller Teufelskreise

In Rahmen der Psychoedukation sollte auch vermittelt werden, was den Zustand des Kranken **verschlechtern** kann (Tab. 19-1). Dazu gehört beispielsweise das wenig zuträgliche Muster, dem Patienten zu Beginn der Erkrankung übertriebene Zuwendung und Mitleid zukommen zu lassen. Nach einiger Zeit schlägt dies meist in Frustration und Missstimmung um, da der Kranke scheinbar nicht auf die verstärkte Fürsorge reagiert. Der Patient spürt die negative Reaktion seiner Familie, fühlt sich zurückgewiesen und wird noch depressiver. Dies wiederum kann bei den Angehörigen Versagens- und Schuldgefühle auslösen. Überfürsorglichkeit kann außerdem dazu führen, dass sich der Patient noch nutzloser und abhängiger fühlt und die Depression dadurch verstärkt wird. Man spricht in diesem Zusammenhang vom **Stress-Generierungsmodell** (Stress-Generation; Hammen 1991; Kap. 4.2). Teufelskreise wie diese sollten also durchbrochen werden.

Darüber hinaus provozieren depressive Personen häufig unbeabsichtigt negative Reaktionen und verlangen nach übermäßiger Bestätigung, was zu erhöhtem zwischenmenschlichen Stress führt. Auch die „Ansteckungsgefahr" depressiver Symptome ist wissenschaftlich gesichert. Der Therapeut sollte daher mit der Familie besprechen, wie man sich davor schützen kann (s. Tab. 19-1). Gehen die Angehörigen mit der Störung des Patienten günstig um, kann die Episode schneller abklingen. Je mehr der Patient und seine Angehörigen über Depression wissen, desto einfacher ist es für alle Beteiligten, darüber zu sprechen und Lösungsmöglichkeiten zu finden. Zum Abschluss der Sitzung wird **schriftliches Material** zum Nachlesen und gemeinsamen Besprechen mitgegeben (s. auch Gruppenkurzmanual online). Weitere Materialien und Informationen sind auch auf zahlreichen Webseiten zu finden (z. B. www.buendnis-depression.de, www.kompetenznetz-depression.de, www.deutsche-depressionshilfe.de). Manchmal ist es nötig, der Bezugsperson weitergehende Hilfe in Form einer eigenen Therapie oder einer Angehörigengruppe zu empfehlen.

Weitere Vorteile

Ein weiterer Vorteil, Angehörige in den therapeutischen Prozess zu integrieren, besteht erfahrungsgemäß darin, dass sich die langfristige **Behandlungsbereitschaft** (Compliance) des Patienten erhöht. Dies trifft sowohl auf die psychotherapeutische als auch auf die pharmakologische Behandlung zu. Es sind nämlich nicht selten die Familienmitglieder, die den Patienten motivieren, Therapie und Medikation weiterzuführen, selbst wenn der Betroffene sich bereits besser fühlt und glaubt, keine Unterstützungsmaßnahmen mehr

Tab. 19-1 Was Angehörige und Freunde tun sollten und was nicht.

Was Angehörige tun sollten?	<ul><li>Versuchen Sie, soviel wie möglich über die Erkrankung Depression zu erfahren. Je besser Sie wissen, was Sie erwarten und wie Sie damit umgehen können, desto weniger bedrohlich wird Ihnen die Krankheit erscheinen. Die Störung steht nicht unter der vollen Kontrolle des Betroffenen. Aber sie ist behandelbar und vorübergehend.</li><li>Akzeptieren Sie die Tatsache, dass Ihr Angehöriger unter einer depressiven Erkrankung leidet und deswegen bestimmte Verpflichtungen und Rollen wie z. B. Haushaltspflichten vorübergehend nicht erfüllen kann. Treffen Sie Entscheidungen, wie am besten damit umzugehen ist. So kann z. B. eine zusätzliche Hilfe im Haushalt eingestellt werden. Beachten Sie jedoch bei Entscheidungen, dass die Meinung eines depressiven Menschen meist negativ/pessimistisch verzerrt ist (z. B. „wir haben kein Geld für eine Haushaltshilfe" oder „das bringt doch sowieso nichts"). Führen Sie unrealistische Ansichten auf die Depression zurück.</li><li>Klären Sie Ihre Kinder oder andere nahe Familienangehörige über die Erkrankung auf. Ihre Kinder sollten wissen, dass sich der depressive Elternteil eine Zeit lang möglicherweise weniger um sie kümmern kann und verändert erscheint, aber dass dieser Zustand vorübergeht und der Betroffene wieder zu seiner normalen Verfassung zurückfinden wird. Es gibt auch altersgerechtes Aufklärungsmaterial (Bücher, Internet). Ältere Kinder können durchaus auch von einem Therapeuten informiert werden.</li><li>Versuchen Sie, die Beziehung so normal wie möglich aufrecht zu erhalten, und sprechen Sie offen miteinander. Bleiben Sie geduldig, und wenden Sie sich nicht ab, selbst wenn Ihnen Ihr Angehöriger abweisend begegnet. Nehmen Sie abweisende Bemerkungen nicht persönlich.</li><li>Geben Sie dem Betroffenen zu verstehen, dass Sie wissen, wie sehr er leidet. Erinnern Sie ihn daran, dass Depression eine Erkrankung ist, die behandelbar ist und wieder vorübergeht. Machen Sie die Depression zu Ihrer gemeinsamen Zielscheibe bzw. zum „Gegner".</li><li>Drücken Sie Ihr Verständnis, aber auch Ihre Gefühle und Ihre Sorge aus.</li><li>Versuchen Sie, Mut und Hoffnung zu geben. Bleiben Sie dabei echt, und seien Sie nicht übertrieben optimistisch.</li><li>Regen Sie gemeinsame Aktivitäten an, ohne dabei zu über- oder unterfordern. Unterstützen Sie jede Form von Eigeninitiative. Motivieren Sie durch Aussicht auf Besserung, und bleiben Sie unterstützend an der Seite.</li><li>Helfen Sie, den Tagesablauf zu strukturieren und zu gestalten. Eine tägliche Routine kann dem Depressiven Halt und Sicherheit geben.</li><li>Machen Sie den Betroffenen auf verzerrtes, negatives Denken aufmerksam, indem Sie es als Teil der Depression betrachten, ohne dabei kritisch oder missbilligend zu sein.</li><li>Ermutigen Sie Ihren Angehörigen unbedingt, sich in Behandlung zu begeben. Da depressive Personen meist weder Hoffnung noch Kraft aufbringen können, ergreifen Sie notfalls selbst die Initiative, vereinbaren Sie einen Termin und begleiten Sie Ihren Angehörigen dorthin. Sie selbst können nicht die Rolle eines Arztes oder Therapeuten übernehmen.</li><li>Bewahren Sie Geduld! Oft müssen erhebliche Opfer gebracht werden. Achten Sie aber auf Ihren eigenen Ausgleich. Suchen Sie sich ggf. selbst therapeutische Hilfe.</li></ul>

Tab. 19-1 (Fortsetzung)

Was Angehörige nicht tun sollten?	• Ziehen Sie sich nicht zurück! Sprechen Sie mit Vertrauenspersonen, einem Arzt oder Therapeuten über Ihre Sorgen und Frustrationen im Zusammenhang mit der Erkrankung Ihres Angehörigen. Gestehen Sie sich Ihre eigenen Gefühle ein. Eine schwere Depression kann die Beziehung in eine Krise bringen. Bauen Sie sich ein unterstützendes Netzwerk auf (Familie, Freunde, Therapeuten, sozialpsychiatrische Dienste, Tagesstätten, Selbsthilfegruppe für Angehörige etc.). • Machen Sie dem Betroffenen keine Vorwürfe, und beschuldigen Sie ihn nicht für seinen Zustand. Versuchen Sie nicht, ihn von der Grundlosigkeit seiner Gefühle zu überzeugen. Der Zustand hat nichts mit Faulheit, Versagen, Schwäche, Manipulation oder mangelndem Willen zu tun. • Verzichten Sie auf Floskeln und Äußerungen wie: „Reiß' dich zusammen, ist doch halb so schlimm", „man muss nur richtig wollen", „dir geht es doch gut", „es gibt noch Schlimmeres", „mir geht es auch mal schlecht", „Kopf hoch, du brauchst nur Abwechslung" etc. Der Depressive kann solche Forderungen nicht erfüllen, sondern reagiert meist mit verstärkten Schuldgefühlen. • Verhindern Sie, Dinge zu sagen, die das negative Selbstbild des Betroffenen noch verschlimmern könnte. • Übertriebene Versuche, den Depressiven aufzuheitern oder abzulenken, sind fehl am Platz. Auch eine Urlaubsreise oder eine Veränderung der gewohnten Umgebung sind eher schädlich. • Versuchen Sie, sich nicht von depressiven Denkweisen und Stimmungen „anstecken" oder herunterziehen zu lassen. Nehmen Sie sich unbedingt Zeit, um erfreuliche oder regenerierende Dinge für sich selbst zu tun. • Werden Sie nicht zum Therapeuten. Werden Sie nicht überfürsorglich, opfern Sie sich nicht auf, und überfordern Sie sich nicht. Respektieren Sie Ihre eigenen Grenzen der Belastbarkeit. • Vermeiden Sie wichtige Entscheidungen (z. B. Haus verkaufen, Arbeitsstelle kündigen etc.) in dieser Zeit. Nachdem die Depression abgeklungen ist, stellt sich die Sachlage meist wieder anders dar. • Unterschätzen Sie die Krankheit nicht! Wenn Ihr Angehöriger von Suizid spricht, nehmen Sie es unbedingt ernst, und holen Sie therapeutische Hilfe. In einer akuten Situation können Sie notfalls auch die Polizei oder den ärztlichen Notdienst verständigen.

zu benötigen. Auch wenn Rückfälle oder Suizidalität auftreten, ist es häufig eine enge Bezugsperson, die den Therapeuten zuerst kontaktiert und um Rat fragt.

Angehörige oder andere Bezugspersonen können auch hinzugezogen werden, wenn der Therapeut bei der Beziehungsanalyse keine ausreichenden oder befriedigenden Informationen vom Patienten erhält.

» Eine Patientin macht einen misstrauischen und schüchternen Eindruck. Sie gibt nur äußerst vage Angaben über ihren Ehemann und ihren ältesten Sohn, der ein Jahr zuvor eines Drogentodes starb. Es ist jedoch aus der Krankenakte bekannt, dass erhebliche familiäre Probleme bestehen. Der Therapeut nimmt an, dass die Patientin versucht, familiäre Schwierigkeiten zu verdecken. Mit Zustimmung der Patientin nimmt der Ehemann an einer Sitzung teil und berichtet darüber, wie sich ihre Ehe seit Beginn der Drogenprobleme des Sohnes zunehmend verschlechtert hat. Er berichtet außerdem darüber, dass sich seine Frau weigert, dessen Tod als Realität anzuerkennen. «

19.2 Bei interpersonellen Auseinandersetzungen

Wenn als therapeutischer Fokus zwischenmenschliche Konflikte gewählt werden, ist es eine **explizite Option**, die Person, mit welcher die Konflikte bestehen, in die Behandlung einzubeziehen. Im vorliegenden Abschnitt ist in erster Linie von Paarbeziehungen die Rede. Es kann sich jedoch auch um andere Personen (z. B. Eltern) handeln.

In der Regel sind bis zu etwa **vier gemeinsamen Sitzungen** im Mittelteil der IPT vorgesehen. Der Partner sollte zur Bearbeitung von Paarkonflikten erst hinzugezogen werden, wenn der Patient nicht mehr schwer depressiv ist. Wenn der Partner nach Aussage des Patienten nicht zu einem gemeinsamen Gespräch bereit ist, bittet der Therapeut um Erlaubnis, den Betreffenden **persönlich einladen** zu dürfen. Häufig erwartet der Partner, für die Erkrankung des Patienten verantwortlich gemacht und direkt oder indirekt beschuldigt zu werden. Manchmal ist der Patient auch nur unzureichend in der Lage, dem Partner zu erklären, worin der Sinn einer gemeinsamen Sitzung liegt. Aus diesem Grund hat es sich bewährt, wenn der Therapeut eventuelle Misskonzeptionen telefonisch klärt und betont, wie wichtig die Angaben einer Bezugsperson für den weiteren Therapiefortschritt sind.

Durchführung eines IPT-Paargesprächs

Wenn der Partner dann zum Gespräch erscheint, empfiehlt es sich, zu Beginn der Sitzung zu fragen, mit welchen **Erwartungen oder Zielen** er herkommt. Unrealistische Befürchtungen und Erwartungen können auf diese Weise gleich zu Beginn korrigiert werden. Oftmals fühlt sich der Partner zu den Paargesprächen regelrecht gezwungen und sieht sich aus dem Bündnis des Patienten mit dem Therapeuten ausgeschlossen. Der Therapeut macht deswegen anfänglich klar, worin der Zweck der gemeinsamen Gespräche besteht und dass es nicht darum geht, jemandem den „schwarzen Peter" zuzuschieben, sondern **gemeinsam gegen die Depression** anzugehen.

Sitzungsziel erläutern
„Ich bedanke mich, dass Sie gekommen sind. Das wird es uns allen erleichtern, die Depression bald in den Griff zu bekommen. Das Ziel unserer heutigen Sitzung besteht darin, dass ich gerne mit Ihnen beiden abgleichen möchte, ob ich alle Zusammenhänge im Vorfeld der depressiven Episode richtig verstanden habe. Einige Informationen fehlen mir noch, weil sich Ihre Frau nicht mehr genau erinnern konnte, und ich hoffe, dass Sie diese beitragen können. Außerdem besteht heute die Möglichkeit, dass Sie mir Ihre Fragen stellen können. Gibt es noch ein weiteres Ziel, dass Sie gerne heute in der Sitzung erreichen würden?"

In dysfunktionalen Paarbeziehungen wird einer der Partner häufig in unausgesprochener Übereinkunft als der „Bösewicht" deklariert. Manchmal wird auch indirekt versucht, den Therapeuten von dieser Rollenverteilung zu überzeugen. Diese Etikettierung kann nur hinderlich sein, wenn die Konflikte konstruktiv geklärt und gelöst werden sollen. Dem Paar wird daher nahe gelegt, dass Partner typischerweise jeweils etwa zur Hälfte an ihren Beziehungsproblemen beteiligt sind. Aus diesem Grund sollte der Therapeut sich auch **nicht langfristig auf die Seite eines Partners** schlagen. Meist besteht die Tendenz, sich mit dem Depressiven zu verbünden, besonders da die therapeutische Rolle bei der IPT als „Anwalt des Patienten" definiert ist. Im Gegensatz zu den Anfangssitzungen, wo der Therapeut eher den Patienten als Advokat mit seiner Krankheit vertritt bzw. ihm zur Seite steht, geht es bei den gemeinsamen Gesprächen im Mittelteil darum, dem Paar zu helfen, einander zu verstehen, effektiv zu kommunizieren und miteinander klar zu kommen. Es geht nicht darum, als Schiedsrichter zu fungieren oder herauszufinden, wer „Recht" hat.

Das erste Paargespräch dient zunächst der **Informationsgewinnung**: Welche unterschiedliche Erwartungen an die Beziehung liegen vor? Worin besteht der Konflikt? Bei diesen Fragen sollte der Therapeut auf **Konfliktkonstellationen** achten, die hinter den üblicherweise angegeben Problemthemen wie finanzielle Schwierigkeiten, Freizeitgestaltung, sexuelle Probleme, unterschiedliche Vorstellungen in der Kindererziehung oder Ärger mit der Schwiegermutter stehen. Bei

Tab. 19-2 Typische Gegensatzpaare bei Partnerschaftskonflikten.

Nähe ↔ Autonomie
Passivität ↔ Aktivität
Konventionalität ↔ Unkonventionalität
Kontrolle/Macht ↔ Submissivität/Unterwerfung

solchen Kernkonflikten kann es darum gehen, beispielsweise um Macht und Kontrolle zu kämpfen, mehr Autonomie oder auch Nähe zu erlangen, Verantwortung übernehmen zu müssen oder um die Angst, verlassen zu werden (Tab. 19-2).

Als nächstes sollte bestimmt werden, in welchem **Stadium** sich der Konflikt befindet. Dazu ist es hilfreich, beide Partner zu fragen, wie viel Prozent ihrer Zeit sie konfliktfrei bzw. im aktiven oder passiven Konfliktstadium verbringen. Auf diese Weise erhält der Therapeut einen Anhaltspunkt, wie schwerwiegend die Störungen in der Beziehung sind und ob das Paar eher streitet oder Auseinandersetzungen vermeidet.

Eine weitere therapeutische Strategie, die sich im Paargespräch nutzen lässt, ist die **Kommunikationsanalyse** (Kap. 13.4). Mit ihrer Hilfe können typische Kommunikationsfehler (Tab. 19-3) direkt anhand des Austausches zwischen den Partnern während einer Sitzung aufgedeckt werden. Fragen wären z. B.: Welche Kommunikationsmuster werden deutlich? Welche Kommunikationsfehler sind zu erkennen?

Änderungsstrategien

Sind die relevantesten Kommunikationsmuster identifiziert und dem Paar bewusst gemacht, wird versucht, **alternative beziehungsfördernde Kom-**

Tab. 19-3 Typische Kommunikationsfehler.

Beim Sprecher	• Gefühle, Wünsche oder Bedürfnisse werden nicht direkt, konkret und angemessen mitgeteilt. • Stattdessen werden Forderungen gestellt. • Es wird sich schweigend zurückgezogen. • Es wird angegriffen und kritisiert. • Es wird nicht zugehört, was der andere sagt.
Beim beteiligten Zuhörer	• Es wird kein Interesse gezeigt an dem, was der andere sagt. • Es wird sich verteidigt statt zu verstehen, was der andere empfindet. • Es werden keine Fragen an den anderen gestellt, sondern angenommen, dass man weiß, was der andere denkt. • Fragen, die gestellt werden, sind indirekte Aussagen oder Kritik am anderen wie „Warum muss immer alles so gemacht werden, wie du es willst?". • Es wird nicht akzeptiert, was der andere sagt, z. B. „Du solltest nicht ärgerlich sein". • Es wird zu viel Verantwortung für die Gefühle des anderen übernommen, und sie werden deswegen abgewehrt. • Es wird sich unterworfen, und später wird der andere indirekt dafür bestraft. • Es wird häufig unterbrochen. • Gefühlsäußerungen, andere Selbstoffenbarungen oder sensible Informationen, die mitgeteilt wurden, werden später im Streit gegen den anderen verwendet, z. B. „Kein Wunder, dass dein Vater dich als nichtsnutzig bezeichnet hat". • Es besteht keine Übereinstimmung über die „Realität" oder ein Problem, z. B.: Er behauptet, nicht zu spät heimgekommen zu sein, sie dagegen sagt, er sei über eine Stunde zu spät gewesen.

munikationsgewohnheiten zu entwickeln. Dazu stehen mehrere Möglichkeiten zur Verfügung:
- Günstige Kommunikation im **Rollenspiel** üben: Beispielsweise beschreibt ein Partner eventuell mit Hilfe des Therapeuten dem anderen ausführlich seine Gefühle, Wahrnehmungen oder Befürchtung in einer bestimmten Situation. Er tut dies, ohne den anderen anzugreifen, Vorwürfe zumachen, Forderungen zu stellen oder zu kritisieren. Der andere hört aktiv zu, ebenfalls eventuell mit Unterstützung des Therapeuten, stellt Fragen ohne zu unterbrechen, sich zu verteidigen, anzugreifen oder sich zu unterwerfen.

Patient: „Als wir letzten Freitag unseren Hochzeitstag hatten, war ich sehr enttäuscht, dass du deine Mutter eingeladen hast ohne es vorher mit mir zu besprechen. Ich kam von der Arbeit heim, und da standet ihr beide am Herd und habt gekocht. Ich fühlte mich von euch gar nicht wahrgenommen, obwohl es doch mein Hochzeitstag war. Ich hatte mich darauf gefreut, dass wir beide zusammen essen gehen, uns etwas gönnen und Zeit miteinander verbringen."

- Es können „**Übersetzungshilfen**" angeboten werden von dem, was gesagt wurde.

Patientin: „Du bist nie zu Hause."
Therapeut zum Ehemann: „Ich glaube, Ihre Frau fühlt sich häufig einsam."

- Der Therapeut fungiert als **Modell** für einen interessierten, aktiv zuhörenden Partner.

Patient: „Ich komme heim, und es erwartet mich ein einziges Durcheinander."
Therapeut: „Was empfinden Sie, wenn Sie heimkommen, und alles ist durcheinander?"
Patient: „Ich fühle mich überfordert, meine Frau interessiert sich nicht für mich."
Therapeut: „Was heißt das für Sie, wenn sich Ihre Frau nicht für Sie interessiert?"
Patient: „Ich bin nicht wichtig, für niemanden."
Therapeut: „Ich verstehe. Ist das ein Gefühl, das Ihnen bekannt vorkommt?"

- Alte Muster können unterbrochen und **Alternativen** angeboten werden.

Patient: „Wenn sie sich nicht ändert, ziehe ich einfach aus."
Therapeut: „Das hört sich an wie eine Drohung. Könnten Sie stattdessen versuchen auszudrücken, was Sie sich für die Zukunft wünschen würden und wie Sie empfinden würden, wenn sich etwas ändert?"

- Es sollte **interveniert** werden, wenn Gefühle inadäquat ausgedrückt werden.

Patient (schreit): „Ich habe die Schnauze gestrichen voll von deinen Vorwürfen! Du bist doch ewig…"
Therapeut: „Ich möchte Sie hier unterbrechen. Ich kann Ihren Ärger zwar verstehen, aber zu den Regeln für gelungene Kommunikation gehört, dass Sie Ihren Affekt versuchen unter Kontrolle zu behalten. Vielleicht sagen Sie zuerst einmal mir der Reihe nach, was Sie so frustriert."

- Ungünstige Kommunikationsgewohnheiten sollten **unterbunden** werden.

Therapeut: „Lassen Sie Ihren Mann bitte ausreden. Sie können gleich dazu Stellung nehmen" oder „Ich kann Sie nicht hören, und Sie können einander nicht verstehen, wenn Sie beide zur gleichen Zeit reden."

- Die **Konsequenzen** ungünstiger Kommunikation können aufgezeigt werden.

Partnerin: „Was heißt hier, es ist nie aufgeräumt zu Hause? Wie sieht es denn in deinem Büro aus? Das ist doch das totale Chaos!"
Therapeut: „Mit einem Gegenangriff auf die Aussage Ihres Mannes zu reagieren ist zwar nahe liegend und verständlich, aber es wird sehr wahrscheinlich dazu führen, dass Ihr Mann versuchen wird, sich zu verteidigen oder Sie wiederum anzugreifen. Das wird Sie beide noch weiter voneinander entfernen. Es führt nicht dazu, dass Sie einander besser verstehen oder sich auf eine Lösung einigen."

Weitere Strategien, Interventionen und Tipps bei Paargesprächen sind im Überblick beispielsweise in dem Praxishandbuch von Hansen (2008) oder bei Bodenmann (2009) beschrieben.

Der Therapeut sollte Bemerkungen, konfrontierende Aussagen oder klärende Fragen an das Paar stets konstruktiv formulieren, um die weitere Mitarbeit beider Parteien nicht zu gefährden und um als Rollenmodell zu dienen. Unerwünschte Verhaltensweisen der Partner, wie beispielsweise aggressive Handlungen oder egoistisches Verhalten, sollten verstanden werden als einen **Mangel an geeigneten Wegen**, mit Unzufriedenheit in der Beziehung umzugehen. Der Therapeut ist insgesamt unterstützend und optimistisch und deklariert sich als **Advokat der Beziehung**, sofern beide Partner diese aufrechterhalten wollen.

Wenn wichtige Gefühle, Wünsche oder Bedürfnisse mit Hilfe des Therapeuten in angemessener Weise mitgeteilt werden, soll der Partner fragen, welche **Bedeutung sie für den Betroffenen** haben. Durch dieses Vorgehen können beide lernen, die wunden Stellen des anderen kennenzulernen, zu berücksichtigen und sensibler miteinander umzugehen. Darüber hinaus wird verständlich, welche Motive und Gründe der andere dafür hat, innerhalb eines Konflikts eine bestimmte Position einzunehmen. Dabei soll jeder für die eigenen inneren Konflikte Verantwortung übernehmen. Es geht also darum, zu lernen, den **Partner zu verstehen** ohne ihn gleich ändern zu wollen.

》 Eine Patientin fühlt sich von ihrem Mann ständig belehrt oder kritisiert und hat den Eindruck, ihm nichts recht machen zu können. Auf die Frage, warum sie sich nicht mehr zur Wehr setzt, stellt sich heraus, dass sie unter tiefgreifenden Ängsten leidet, von ihm verlassen zu werden. Das Gefühl, verlassen oder ausgeschlossen zu werden, ist der Patientin seit früher Kindheit vertraut. Sie wuchs in einem gutbürgerlichen Stadtteil auf, ihre Familie hatte jedoch nicht den entsprechenden Status. Die Patientin trug häufig abgelegte Kleidung und konnte an Klassenfahrten nicht teilnehmen, weil kein Geld dafür da war. Sie fühlte sich isoliert und ausgeschlossen von ihrer Umgebung und ihren Mitschülern. Hatte sie erst einmal mit jemandem Freundschaft geschlossen, klammerte sie sich so sehr an die Beziehung, dass der andere sich bald daraus befreite. Verlassen zu werden, wenn sie versuchte, sie selbst zu sein, wurde somit zu einem vertrauten Gefühl. 《

Ist das Kommunikationsverhalten verbessert, und verstehen sich die Partner besser, kann ein **Handlungsplan** erstellt werden, um Probleme zu lösen (z. B. die Pflege der kranken Mutter). Dabei können Techniken des Problemlösens bzw. der Entscheidungsanalyse verwendet werden (Kap. 13.6). Mögliche Fragen sind z. B.: Welche Möglichkeiten stehen zur Lösung des Problems zur Verfügung, welches sind die Vor- und Nachteile dieser Möglichkeiten, was sind die zu erwartenden Folgen? Mit dem Lösungsprozess sollte nicht zu früh begonnen werden, d. h. nicht, bevor für alle Beteiligten klar geworden ist, worum es bei dem Konflikt geht.

19.3 In Krisensituationen

Wenn beim Patienten entweder zu Beginn oder im Verlauf der Behandlung **Suizidgefahr** besteht, ist es ratsam, die Angehörigen einzuschalten. Das Gleiche gilt unter Umständen, wenn ein depressiver **Rückfall oder andere Krisensituationen** auftreten.

》 Eine junge Patientin mit interpersonellen Defiziten erzielte nach zehn Sitzungen erste Erfolge. Sie nahm den Kontakt zu einer Mitschülerin auf. Im Verlauf der nächsten Wochen entwickelt sich daraus eine unterstützende Beziehung, die der Patientin das Gefühl von Vertrauen und Zugehörigkeit vermittelte. Die Freundin muss jedoch unvorhergesehen in ihre Heimat im Ausland zurückkehren. Der Verlust dieser bedeutenden Beziehung verursacht bei der Patientin einen Rückfall in die Depression. Mit ihr und ihrer Mutter wird besprochen, durch welche Maßnahmen ein depressiver Rückzug zu verhindern ist. Die Mutter, die in der eigenen Gaststätte tätig ist, erklärt sich bereit, für die Wochenenden eine Vertretung zu finden, um sich ihrer Tochter zu widmen. Durch das Gespräch wird der Mutter außerdem klar, welche Bedeutung die Freundin für ihre Tochter hat. Daraufhin werden Pläne gemacht, wie die Patientin ihre Freundin in den Sommerferien besuchen kann, und es werden weitere Möglichkeiten überlegt, den Kontakt aufrechtzuerhalten. «

Im Sinne einer Krisenintervention werden mit dem Patienten und seiner Familie **Sofortmaßnahmen** besprochen, wie die Situation zu bewältigen ist. Besteht Suizidgefahr, gehört zu den möglichen Sofortmaßnahmen beispielsweise die stationäre Aufnahme des Patienten. Ferner kann er durchgehend von den Familienmitgliedern beobachtet bzw. begleitet werden (s. auch Kap. 18.1). Der Patient sollte prinzipiell an den Krisensitzungen teilnehmen.

Tritt ein Rückfall auf, sollte zunächst versucht werden, die auslösenden Stressoren zu reduzieren oder zu beseitigen. Daneben kommen alle Grundsätze der Anfangsphase der IPT zur Anwendung.

Die Symptome werden also erneut erhoben, die Krankenrolle wird erneut besprochen, und entlastende und unterstützende Strategien werden erneut angeboten.

In den meisten Fällen erleichtert die Beteiligung von Partnern oder Angehörigen am Therapieprozess die Arbeit des Therapeuten und ist für die Genesung des Patienten von Vorteil.

Literatur

Bodenmann G. Depression und Partnerschaft. Hintergründe und Hilfen. Bern: Huber 2009.

Hammen C. Depression runs in families: The social context of risk and resilience in children of depressed mothers. New York: Springer 1991.

Hansen H. A bis Z der Interventionen in der Paar- und Familientherapie. Ein Praxishandbuch. Stuttgart: Klett-Cotta 2008.

20 Persönlichkeit und Übertragung im therapeutischen Prozess

Martin Bohus und Elisabeth Schramm

20.1 Zusammenhang zwischen Persönlichkeit und Depression

Die IPT als Fokaltherapie der depressiven Störung erhebt dezidiert **keinen Anspruch darauf, Persönlichkeitsstrukturen des Patienten zu verändern**. Vielmehr wird davon ausgegangen, dass sich eine Vielzahl von Persönlichkeitsmerkmalen in depressiven Prozessen widerspiegelt. Allerdings beeinflussen Persönlichkeitsmerkmale den therapeutischen Prozess, und das Wissen darum ist nicht nur wertvoll, sondern unumgänglicher Bestandteil der Therapie. Dies gilt sowohl für Charaktereigenschaften des Patienten als auch für die des Therapeuten. Dazu zählen überdauernde Muster, seinen Ärger auszudrücken, sich durchzusetzen, gehemmt, schüchtern, misstrauisch, perfektionistisch oder expressiv zu sein. Diese interpersonellen Muster können dazu beitragen, eine depressive Störung zu entwickeln oder aufrechtzuerhalten. Sind die Persönlichkeitsstrukturen rigide oder nehmen sie gar das Ausmaß einer Persönlichkeitsstörung an, gilt dies besonders. Grundsätzlich stellt die Diagnose einer komorbiden Persönlichkeitsstörung **keine Kontraindikation** für die Durchführung der IPT dar (Kap. 18.2).

Allerdings sollte die Diagnose einer „Persönlichkeitsstörung" während einer depressiven Episode nur mit größter Vorsicht bzw. **Vorbehalt** gestellt werden. Dabei muss unbedingt die prämorbide Symptomatik berücksichtigt werden. Denn die klinische Erfahrung lehrt, dass sich während depressiver Phasen die Persönlichkeitszüge der Patienten bisweilen verstärken und das Ausmaß von Persönlichkeitsstörungen annehmen. Klingt die affektive Symptomatik ab, reduziert sich dieses Phänomen jedoch auf ein sozial gut integrierbares Maß. Umgekehrt können auffällige Persönlichkeitszüge durch die depressive Erkrankung überdeckt werden und erst bei beginnender Remission in den Vordergrund treten.

Trotz umfangreicher, zum Teil sehr ausgeklügelter Forschungsarbeit ist bislang nur unzulänglich geklärt, wie sich die prämorbide Persönlichkeit auf die affektive Erkrankung auswirkt, wie sie deren Verlauf und vor allem den therapeutischen Prozess beeinflusst. Klein et al. (2009) formulieren einige Modelle, die die **komplexen Interaktionsmöglichkeiten zwischen Persönlichkeit und affektiven Erkrankungen** beschreiben.

▪ **Prädispositionsmodell (Predisposition Model):** Es gibt Persönlichkeitsstrukturen (z. B. Neurotizismus), die eine affektive Erkrankung prädizieren oder eine **kausale prädisponierende Rolle** in der Entwicklung einer affektiven Erkrankung spielen. Diese Meinung, die vor allem von psychoanalytischen Schulen, aber auch von kognitiven und behavioralen Theoretikern vertreten wird, postuliert entwicklungsgeschichtlich bedingte Konflikte, kognitive Schemata oder Verhaltensmodalitäten, die ein Individuum sensibilisieren, unter bestimmten belastenden Umgebungsbedingungen eine Depression zu entwickeln. So zeichnet sich z. B. der von Tellenbach (1983) beschriebene Typus Melancholikus durch soziale Überangepasstheit, Meidung von Rollenwechseln und relativ rigide kognitive Schemata aus. Dieses Konzept findet durch Forschungsarbeiten zunehmend Bestätigung (zusammengefasst in Klein et al. 2009).

▪ **Pathoplastisches Modell (Pathoplasticity Model):** Die Persönlichkeit eines Patienten **modifiziert** das **klinische Bild** (Muster und Ausprägung der Symptome), die **Behandlung** und den

Verlauf der affektiven Störung. Wie sehr die Erkrankung klinisch ausgeprägt ist, wie sehr sie sich manifestiert, wie und ob der Patient auf Psychotherapie und Medikation anspricht und ob er kooperationsbereit ist, hängt dieser Hypothese zufolge von der zugrunde liegenden Struktur der Primärpersönlichkeit ab. So neigt beispielsweise eine Patient mit dependenter Struktur dazu, während der depressiven Episode ein jammerndes und anklammerndes Verhalten zu entwickeln. Dieses ruft nicht selten beim Gegenüber Aggressionen hervor und verstärkt dadurch das Verhalten des Patienten. Narzisstisch akzentuierte Patienten neigen während depressiver Episoden eher zu ausgeprägten negativen Größenphantasien und meiden Kontakte oder werten sie ab. Je ausgeprägter und pathologischer die prämorbiden Persönlichkeitsstrukturen sind, desto schwieriger wird es für den Patienten sein, die enorme, durch die Depression bedingte Belastung zu bewältigen. Nicht nur der therapeutische Prozess, auch die Rückfallwahrscheinlichkeit und das Ausmaß der sozialen Unterstützung während der Erkrankung werden dadurch beeinflusst. Dieses Modell wird durch zahlreiche Studien bestätigt (Klein et al. 2009).

- **Modell der zustandsabhängigen Begleiterscheinung (Concomitant or State-Dependent Model):** Persönlichkeitsausdrücke (v. a. Neurotizismus, abhängige Züge) sind als zustandsabhängige Begleiter der depressiven Störung anzusehen. Das heißt, die Einschätzung einer Persönlichkeitsstörung ist beeinflusst und **verzerrt von dem affektiven Zustand** des Betroffenen (dies gilt insbesondere bei Selbstbeurteilungsinstrumenten). Bei Remission der affektiven Störung kehrt die Persönlichkeit zu ihren natürlichen Ausgangsbedingungen zurück. Mehrere Studien unterstützen dieses Modell (Klein et al. 2009), obwohl es auch Persönlichkeitszüge (z. B. Extraversion, Autonomie) gibt, die unabhängig von einer Depression bestehen.

- **Modell der gemeinsamen Ursachen (Common Cause Model):** Dieses Modell geht davon aus, dass beiden Störungen **geteilte ätiologische Faktoren** zugrunde liegen. Dies gilt beispielsweise für die Borderline-Persönlichkeitsstörung und affektive Erkrankungen als gesichert (Klein et al. 2009).

- **Komplikationsmodell (Complications or Scar Model):** Affektive Erkrankungen spielen eine kausale Rolle bei der Entstehung und Aufrechterhaltung der Persönlichkeitsstörung bzw. die Persönlichkeit des Patienten wird vor allem durch die Erfahrung affektiver Erkrankungen geprägt. Stimmungsstörungen haben auch nach ihrer Remission einen **bleibenden Effekt** auf die Persönlichkeit. Diese Sichtweise postuliert, dass die Erkrankung tiefgreifende Auswirkungen auf Selbstwertgefühl, soziale Interaktionsmuster, Stimmungsschwankungen, Energieschwankungen und Wahrnehmungsmuster hat. Die Erfahrung einer manischen Episode beispielsweise ruft in der Regel nach deren Abklingen erhebliche Selbstzweifel hervor, wie verlässlich die eigene Wahrnehmung oder die Wert- und Moralvorstellung ist. Gerade bei adoleszenten Patienten und/oder deren Partnern kann dies tiefgreifende Verunsicherungen hervorrufen. Das Komplikationsmodell gilt gemäß der Studienlage als eher unwahrscheinlich (Klein et al. 2009).

Zusätzlich zu den konzeptuellen Problemen, die sich aus der Erforschung von Zusammenhängen zwischen affektiven Erkrankungen und Persönlichkeit ergeben, erwachsen aus der Forschung eine Vielzahl **methodischer Probleme**. Da sind zum einen Unterschiede zwischen State- und Trait-Charakteristika zu nennen. Dies sind einerseits solche Persönlichkeitsmerkmale, die während der akuten Phase auftreten und andererseits solche, die auch nach Abklingen der Phase persistieren, also schon vor Beginn der Erkrankung vorhanden waren. Auch die Frage, welche Auswirkungen Medikamente oder die Erfahrung schwerer affektiver Erkrankungen auf Persönlichkeitsmerkmale haben, ist derzeit auf der Grundlage von Forschungsergebnissen kaum allgemein zu beantworten. Benötigt werden prospektive Longitudinalstudien, die vor der Risikozeit für affektive Störungen beginnen. Darüber hinaus muss die Heterogenität affektiver Störungen berücksichtigt werden, und es müssen Moderatoren und Mediatoren der Beziehung von Persönlichkeit und Stimmungsstörungen identifiziert werden. Außerdem sollten die Persönlichkeitskonstrukte auf einem spezifischeren Niveau und unter Abwendung der traditionellen Selbstbeurteilungsinstrumente untersucht werden (Klein et al. 2009).

Persönlichkeit und Übertragung in der interpersonellen Theorie

Die **interpersonelle Theorie H.S. Sullivans** (s. auch Kap. 4.1), auf die sich die IPT als metapsychologisches Theorem stützt, sieht ihren Schwerpunkt darin, zwischenmenschliche Interaktionsprozesse auch und vor allem im therapeutischen Prozess zu untersuchen. Daher kann auf die theoretischen Grundsätze der interpersonellen Theorie zurückgegriffen werden, wenn man sich überlegt, wie sich Persönlichkeit und Übertragungsprozesse in der IPT auswirken können. Als Sullivan (1953) Mitte der 50er-Jahre erstmals eine Systematik der interpersonellen Theorie formulierte, entwickelte er nicht nur eine Alternative zur psychoanalytischen Theorie, die ihre Aufmerksamkeit traditionsgemäß auf die intrapsychischen und intraindividuellen Prozesse richtete, sondern legte auch den Grundstein für eine außergewöhnliche Entwicklung, die vor allem die US-amerikanische Sichtweise psychischer Störungen entscheiden prägen sollte. Kiesler (1996) formulierte die wichtigsten **Theoreme** Sullivans:

- Die Persönlichkeit ist bestimmt durch ein relativ stabiles Muster von sich wiederholenden zwischenmenschlichen Situationen, die das menschliche Leben charakterisieren.
- Das „Selbst" eines Menschen ist vor allem ein zwischenmenschliches. Dies betrifft sowohl die Entwicklung als auch die Gegenwart und Zukunft.
- Abweichendes menschliches Verhalten ist das Ergebnis gestörter zwischenmenschlicher Beziehungen und manifestiert sich in gestörter zwischenmenschlicher Kommunikation.
- Gestörte Kommunikation betrifft sowohl das verbale als auch das nonverbale Verhalten.
- Gestörte Kommunikation spiegelt die „parataktischen Störungen" einer Person wider. Dies bedeutet, dass auf gegenwärtige Interaktionspartner entwicklungsgeschichtlich ältere Erfahrungen und Erwartungen übertragen werden. Dies spiegelt sich auch und vor allem im therapeutischen Prozess wider.
- Zwischenmenschliche Störungen sind charakterisiert durch kontinuierliche Verleugnung komplementärer Bedürfnisbefriedigung.

Das komplexe, zum Teil sehr heterogene Feld interpersoneller Theoriebildung und deren Auswirkung auf die Entwicklung der Psychotherapie, die sich mittel- oder unmittelbar auf Sullivan beziehen, sind kaum zu überschauen. An dieser Stelle seien nur Namen wie Bateson, Watzlawick, Laing, Leary, Ekman, Rapoport, Kiesling und in jüngster Zeit Smith-Benjamin genannt. Auch wenn sich die meisten Therapeuten in der Praxis dessen nicht bewusst sind, so dürfte ein Großteil ihrer häufig kryptischen theoretischen Konzepte und manifesten Behandlungsstrategien auf einen mittlerweile allgemein akzeptierten Erfahrungsschatz basieren, der seine Wurzeln in den interpersonellen Theorien Sullivans hat.

Zentrale Hypothesen der interpersonellen Schule

In seiner bemerkenswerten Übersichtsarbeit extrahiert Kiesler (1996) die zentralen, konsensbildenden Hypothesen der interpersonellen Schule (Kap. 1).

■ **Fokus auf zwischenmenschlichen Beziehungen:** Die interpersonelle Theorie fokussiert grundsätzlich zwischenmenschliche Beziehungen und nicht individuelles Verhalten. Jedes menschliche Verhalten wird also im interpersonellen Kontext gesehen, deren kleinste Einheit die dyadische Beziehung darstellt. Damit stellt sich die interpersonelle Theorie explizit gegen psychoanalytische Ansätze, die Verhalten primär durch intrapsychische Prozesse gesteuert sehen. „Selbst wenn wir physisch alleine sind, tragen wir andere Personen in uns und beziehen uns symbolisch auf sie. (…) Die reine physische Abwesenheit von anderen sagt nicht darüber aus, dass sie nicht unser Verhalten steuern" (Carson 1969, S. 24f). Die Untersuchung von Persönlichkeit oder Persönlichkeitsstörungen ist also darauf angewiesen, interaktionelle Prozesse, zumindest auf dem Niveau der Dyade, zu beobachten. Wobei diese Dyade als System zu untersuchen ist, und nicht das Individuum, das zu gegebener Zeit mit einem anderen Individuum interagiert. Carson (1969, S. 25f) bringt die Sichtweise Sullivans auf den Punkt: „Persönlichkeit ist nichts mehr (oder weniger), als die beobachtbaren **wiederkehrenden**

Muster, mit denen ein Individuum seine Beziehungen zu wichtigen Anderen regelt. Diese Anderen können real vorhanden sein, im Sinne physischer Existenz, oder real existent abwesend sein, oder auch nur imaginär existieren."

■ **Zentrales Selbst:** Im Rahmen der interpersonellen Theorie nimmt das Konstrukt des Selbst eine zentrale Position ein. Das Selbst ist während seines gesamten Entwicklungsprozesses und im weiteren Verlauf des Lebens von seinem Wesen her „sozial", „interpersonell" und „durch Beziehungen definiert." Die Entwicklung dieses Selbstsystems vollzieht sich demgemäß in permanentem Dialog mit wichtigen Bezugspersonen. Die Erfahrungen dieses Dialoges werden als **Selbstschemata** internalisiert. Diese Selbstschemata, einmal installiert, steuern zum einen die Wahrnehmung und Interpretation von neuen interpersonellen Beziehungen, zum anderen die Kommunikations- und Handlungsebene des Individuums. Die Interaktion ist also bidirektional. Grundsätzlich besteht dabei die Tendenz, **schemakonform** wahrzunehmen oder zu kommunizieren. Nicht-schemakonforme Wahrnehmungen induzieren in der Regel negative Emotionen. Eine der wichtigsten Funktionen des Selbstsystems ist es, die Selbstdarstellung gegenüber anderen Personen zu steuern. Mittels einer Vielzahl meist nonverbaler Kommunikationsmuster versucht das Individuum sich selbst in dem Licht zu präsentieren, in dem es seiner Erfahrung gemäß vom Gegenüber gesehen werden möchte. Diese Interaktionsmuster sollen den anderen in eine Position bringen, die gemäß der Selbstschemata des Individuums am wenigsten bedrohlich oder ihm am angenehmsten ist. Leary (1957) beschrieb als Erster Mikroprozesse der Reaktionsinduktion durch Selbstrepräsentation. Er prägte den Begriff des „komplementären Verhaltens" am Beispiel submissiven, devoten Verhaltens, welches beim Gegenüber Dominanz hervorruft und umgekehrt. Diese Verhaltensmuster können bewusst oder unbewusst eingesetzt werden. Man kann jedoch davon ausgehen, dass nur ein Bruchteil dieser Selbstschemata oder der dadurch gesteuerten Interaktionsmuster dem jeweiligen Individuum bewusst ist. Auch der jeweilige Interaktionspartner nimmt in der Regel nicht bewusst wahr, wie seine Einstellung oder sein Verhalten vom Gegenüber gesteuert wird. Beier beschrieb diesen Prozess bereits im Jahre 1966 (S. 13): „Das Ziel ist die Etablierung von Bedingungen, die das Gegenüber dazu bringen, sich den Vorstellungen des Akteurs gemäß zu verhalten, ohne sich darüber gewahr zu werden, dass es manipuliert wurde. Der Akteur verstärkt dieses wunschgemäße Verhalten des Gegenüber, so dass sich nach und nach dessen ursprünglich breites Verhaltensrepertoire einengt. Hierdurch schafft sich der Akteur ein schemakonformes Umfeld, das seine Sicht von sich selbst und der Welt bestätigt."

■ **Wirksame Signale:** Die eingesetzten Signale sind als äußerst starke Kräfte einzuschätzen. Selbst die gutwilligste Person wird nicht umhinkommen, einen scheuen, selbstunsicheren und verschlossen sich darstellenden Menschen nach einiger Zeit als langweilig, uninteressant oder eigenbrötlerisch einzuschätzen, sich von ihm abzuwenden und damit dessen Selbstschema zu bestätigen.

■ **Reziproke Interaktionsmuster:** Eine weiterer Schritt in der Entwicklung der interpersonellen Theorie war die zunächst grobe Gliederung reziproker Interaktionsmuster in die zwei Dimensionen **Kontrolle und Zuneigung**. Leary (1957) entwickelte seinen „interpersonellen Zirkel" um die beiden Achsen „Dominanz – Submission/Unterwerfung" und „Liebe/Freundlichkeit – Feindseligkeit/Hass", indem er sechzehn Cluster interpersoneller Verhaltensmuster definierte. Dieser erste Versuch, zwischenmenschliche Interaktionsmuster empirisch zu erfassen, gilt mittlerweile als Meilenstein, der die Psychotherapieforschung bis heute maßgeblich beeinflusst hat. Neben Kiesler und Lorr sind vor allem Forscher wie Horowitz und Smith-Benjamin zu nennen. Letzterer entwickelte mit der Structural Analysis of Social Behavior (SASB) (Smith-Benjamin 2002) eine semiquantitative Methodik, um zwischenmenschliches Verhalten einzuschätzen. Neben den beiden Achsen „Zuneigung" und „Interdependenz" berücksichtigt das Inventar verschiedene Fokusse wie „inneres Selbst", „Gegenüber" oder „imaginierte Objekte". Damit eröffnet sich die Möglichkeit, auch intrapsychische Prozesse, soweit sie sich sprachlich abbilden lassen, während psychotherapeutischer Behandlungen zu erfassen.

- **Determiniertes Verhalten:** Zwischenmenschliches Verhalten ist stets determiniert von mindestens zwei Komponenten: Zum einen durch die **Vorannahmen und Interpretationsmöglichkeiten**, die ein Individuum mitbringt, zum anderen durch die **realen Gegebenheiten**. Das heißt, dass verhaltensbedingte Umweltfaktoren ihre Wirkung immer durch die je eigene, spezifische Wahrnehmung des Individuums entfalten. In der Regel stimmen die subjektive Wahrnehmung von Ereignissen und die „objektive" Bewertung durch Dritte bis zu einem gewissen Grad überein. Wie ausgeprägt eine Persönlichkeitsstörung ist, lässt sich am Ausmaß von **selektiver Aufmerksamkeit und Wahrnehmungsverzerrung** ermessen, die eingesetzt werden, um Umweltereignisse schemakonform, d. h. der eigenen Erfahrung entsprechend zu interpretieren. Im Extremfall finden sich kaum mehr Übereinstimmungen zwischen „subjektiver" und „objektiver" Wahrnehmung. Die Handlungsweisen einer Person erscheinen für die Umwelt gänzlich unverständlich und rufen häufig aversive Reaktionen hervor.

- **Betonung zirkulärer Kausalität:** In ihrem Bemühen, zwischenmenschliche Verhaltensmuster zu verstehen, betonen die Theoretiker der interpersonellen Schule, wie wichtig „**zirkuläre Kausalität**" an Stelle traditioneller „**linearer Kausalität**" ist. Statt menschliches Verhalten als die direkte Konsequenz situativer Ereignisse zu interpretieren, wird Verhalten als Folge **bidirektionaler Beeinflussung** zwischen mindestens zwei Personen oder psychischen Repräsentationen gesehen. Soziales Verhalten ist also eingebettet in ein Netzwerk von Feed-Forward-Schleifen, wobei der „Effekt" jeweils die „Ursache" beeinflusst und verändert. Abhängige und unabhängige Variablen sind demnach zufällig und austauschbar. Ereignisse, die uns beeinflussen, sind also Großteils von uns selbst induziert und können als Konsequenzen unserer Wahrnehmung und Motivation bewertet werden. Die einfache Beobachtung, dass eine Person B auf eine kritische Bemerkung der Person A ärgerlich reagiert, ist beispielsweise ein verkürzter, scheinbar kausal-logischer Aspekt. Die zirkuläre Sichtweise würde bemerken, dass B.'s provokatives nonverbales Verhalten die kritische Bemerkung von A induziert hat und B darauf reagiert. Zwei Individuen, die aufeinander reagieren, können also stets als Verursacher des Verhaltens des jeweils anderen gesehen werden. Die wissenschaftliche Auswertung von interaktiven Mikroprozessen konnte zeigen, dass die Verhaltensmuster von zwei Personen ein hohes Maß an Redundanz aufweisen. Bestimmte reziproke Reaktionsmuster wiederholen sich dabei überzufällig häufig. Dies eröffnet die Möglichkeit, bestimmte **Reaktionsmuster zu Clustern** zusammenzufassen und Persönlichkeitstypologien zuzuordnen. Je geringer der Freiheitsgrad der induzierten Reaktionsmuster ist, je rigider und starrer also die Verhaltensmöglichkeiten und die Reaktionen sind, die eine Person beim Gegenüber induziert, desto größer ist das Ausmaß seiner Persönlichkeitsstörung. Diese Erkenntnis schlägt sich nieder in der Definition der ICD-10: „Persönlichkeitsstörungen umfassen tief verwurzelte, anhaltende Verhaltensmuster, die sich in starren Reaktionen auf unterschiedliche persönliche und soziale Lebenslagen zeigen."

Probleme der Lebensbewältigung eröffnen sich also durch wiederkehrende gestörte, inadäquate oder ineffektive Kommunikation mit relevanten Mitmenschen. Dabei ist der Betroffene nicht oder nur kaum in der Lage, sein Verhalten zu **korrigieren** oder flexibel zu reagieren. Vielmehr tendiert er dazu, vor allem unter Stress oder in Krisensituationen seine rigiden Wahrnehmungen und Verhaltensmuster zu verstärken und das Gegenüber zu ebensolchen Reaktionen zu zwingen. Dabei **leidet** die betroffene Person oft erheblich unter den Konsequenzen dieser pathologischen zwischenmenschlichen Beziehungen ohne sich jedoch seines Anteils an diesem Prozess bewusst zu sein. Es erscheint wichtig, sich dies vor Augen zu führen, da ein zentraler Aspekt des therapeutischen Prozesses gerade darin besteht, dem Patienten solche wahrnehmungs- und handlungssteuernden Schemata **bewusst** zu machen.

Schemata haben die Tendenz, sich zu replizieren. Das heißt, Wahrnehmungen, die erheblich von den verinnerlichten Selbstschemata einer Person abweichen, lösen heftige **negative Emotionen** aus. Diese Emotionen induzieren eine Handlung und führen zu einer Korrektur dieser Wahrnehmung. Das Abnehmen negativer Emotionen wird als angenehm empfunden, verstärkt also die pathologischen Handlungsmuster und führt erst sekundär zu einer Verschlechterung der sozialen Situation. Logischerweise wird eine betroffene Person diese Verschlechterung nicht auf sein als subjektiv stimmig und angenehm empfundenes Handeln zurückführen, sondern die Umwelt für erlittene Unbill verantwortlich machen. Leiden und Klagen, das den Patienten zur Therapie führt, werden sich also zunächst nicht auf das eigene Wahrnehmen oder Handeln beziehen, sondern auf Probleme, die durch die Reaktion der Umwelt entstehen.

20.2 Auswirkungen auf den therapeutischen Prozess

Die Grundannahme der IPT ist, dass sich die Beziehung zwischen Therapeut und Patient trotz ihrer Besonderheiten in ihren wichtigsten Mustern nicht von einer üblichen zwischenmenschlichen Beziehung unterscheidet. Der Therapeut fungiert daher in einer **Doppelrolle als Teilnehmer und Beobachter**. Umso mehr die Therapie fortschreitet, umso mehr wird der Therapeut für den Patienten zu einer wichtigen Bezugsperson. Daher ist davon auszugehen, dass sich relevante Interaktionsmuster wiederholen. Im Zusammenwirken zwischen Patient und Therapeut installieren sich zunächst unbewusst Rollenzuweisungen und damit nonverbale und verbale Muster, die denen ähneln, welche der Patient im alltäglichen Umgang mit wichtigen Bezugspersonen kennt. Dabei sind die sog. Therapeutenvariablen wie Charakter, Geschlecht und Alter des Therapeuten einzubeziehen.

Übertragung und Gegenübertragung

Diese durch die interpersonellen Theoretiker formulierten Prozesse decken sich weitgehend mit den Phänomenen, die in psychoanalytischen Termini als „**Übertragung**" und „**Gegenübertragung**" bezeichnet werden. Der Versuch einer Abgrenzung der beiden Schulen in dieser Hinsicht erscheint etwas gewollt. Längst hat die moderne Psychoanalyse eine Revision der ursprünglichen Annahme Freuds vorgenommen, dass Übertragungen „Neuauflagen, Nachbildungen und Phantasien sind, die während des Vordringens der Analyse erweckt und bewusst gemacht werden sollen, mit einer für die Gattung charakteristischen Ersetzung einer früheren Person durch die Person des Arztes" (Freud 1905, S. 279f). Freud selbst hatte dieses Phänomen, welches er zunächst als Besonderheit der analytischen Beziehung definierte, verallgemeinert:

„Die Übertragung stellt sich in allen menschlichen Beziehungen ebenso wie im Verhältnis des Kranken zum Arzt spontan her, sie ist überall der eigentliche Träger der therapeutischen Beeinflussung, und sie wirkt um so stärker, je weniger man ihr Vorhandensein ahnt." (Freud 1910, S. 55)

Eine sehr gute Zusammenfassung wie sich der Übertragungsbegriff entwickelt hat und welchen Bedeutungswandel er für die analytische Behandlung erfahren hat, findet sich bei Thomä und Kächele (2006). Die Autoren beschreiben das anfängliche Bemühen der Analytiker, Übertragungsprozesse in ihrer Reinform zu generieren. Dazu sollte der Prozess so wenig wie möglich beeinflusst werden. Übertragungen seien, so die linear-kausallogische Annahme, schlicht die Folge lebensgeschichtlich früherer Erfahrungen, die sich dem Gegenüber quasi „aufpropfen". Aus dieser Annahme entwickelte sich das Ideal eines völlig abstinenten Analytikers, der möglichst keine eigenen Anteile einbringt und dadurch zum „Spiegel" für den Übertragungsprozess fungiert.

„Der Arzt soll undurchsichtig für den Analysierten sein und wie eine Spiegelplatte nichts anderes zeigen, als was ihm gezeigt wird ..." (Freud 1912, S. 384)

Man ist sich mittlerweile weitgehend einig, dass derartige „Settings" in hohem Maße **artifiziell** sind und als Prototyp einer gestörten zwischenmenschlichen Beziehung angesehen werden können.

Nur vor dem Hintergrund der komplexen Geschichte der psychoanalytischen Bewegung und ihres Bemühens um „Wissenschaftlichkeit" vor dem Hintergrund massiver gesellschaftlicher Bedrohung ist zu verstehen, wie sehr sich Freuds Spielregeln ritualisierten und sich gegen Veränderungen abschotteten. So dauerte es immerhin fast 50 Jahre, bis unter dem Begriff der „Gegenübertragung" die **Emotionen des Analytikers** überhaupt in den Fokus der Wahrnehmung gerieten. Die Gefühle des Analytikers im therapeutischen Prozess wurden zunächst als „Schöpfung des Patienten" aufgefasst. Sie entstünden im Analytiker als Folge projektiver Prozesse des Klienten. Die eigene Wahrnehmung gegenüber diesen Emotionen zu öffnen sollte es dem Analytiker ermöglichen, externalisierte, abgespaltene oder projizierte Objekte bzw. Teilobjekte zu orten, und diese in den therapeutischen Prozess zu integrieren. Ein häufig beschriebenes Phänomen der Identifizierung des Analytikers mit Übertragungsobjekten des Patienten ist das Phänomen, dass „… sich Therapeuten fühlen wie die Mutter oder der Vater des Patienten, während der Patient Gefühle wiedererlebt, wie er sie früher in der Beziehung zur jeweiligen Elternimago empfunden hat" (Thomä u. Kächele 2006, S. 110).

Das Phänomen der Gegenübertragung wurde nun zunehmend untersucht. Dabei geriet die Gegenübertragung zu einem hochdifferenzierten System von Teilprozessen wie beispielsweise konkordanten oder komplementären Gegenübertragungen. Hinzu kam aber auch die Einsicht, dass die jeweiligen **persönlichen Eigenschaften des Therapeuten** doch in erheblichem Maße daran teilhaben, wie Übertragung und Gegenübertragung entstehen. Damit nähert sich der moderne psychoanalytische Diskurs weitgehend den Ansichten der interpersonellen Theoretikern an: Die Wahrnehmungen und Kommunikationsmuster von zwei interagierenden Individuen verursachen die Reaktionen des jeweils anderen, sie sind aber gleichzeitig auch ihre Konsequenz.

20.3 Bedeutung für die IPT

In ihrer Monographie „Interpersonal Diagnosis and Treatment of Personality Disorder" skizziert Smith-Benjamin (2002) die **fünf zentralen Schritte** in der Planung einer Therapie für Patienten mit Persönlichkeitsstörungen:
- Aufbau einer tragfähigen Beziehung,
- Erkennen von maladaptiven Verhaltensmustern,
- Blockierung von maladaptiven Verhaltensmustern,
- Identifizierung zugrunde liegender Ängste und Befürchtungen,
- Entwicklung von alternativen Verhaltensmustern.

Ziel und Inhalt der IPT ist es primär, depressive Episoden zu behandeln und nicht, die Persönlichkeitsstruktur zu verändern; dies ergibt sich unter anderem aus der kurzen Dauer der Therapie und der Bedeutung der depressiven Symptomatik. Dennoch spielen die von Benjamin beschriebenen veränderungsrelevanten Strategien auch für die Bearbeitung der IPT-Fokusse eine Rolle. Verkürzt könnte man es so ausdrücken: Die IPT arbeitet nicht direkt daran, Persönlichkeitsstrukturen des Patienten zu verändern, sondern hilft dem Patienten, depressionsrelevante Verhaltens- und Wahrnehmungsmuster zu erkennen und Alternativen zu entwickeln.

Im Unterschied zu den klassischen interpersonellen Psychotherapien betont die IPT nach Klerman und Weissman, dass **Phänomene der Übertragung wahrgenommen** werden sollen. Sie werden aber in der Regel **nicht zum Thema des therapeutischen Prozesses** erhoben. Dies bedeutet, dass der Fokus der therapeutischen Arbeit auf Konflikten oder Prozessen außerhalb der therapeutischen Beziehung liegt. Wie oben ausgeführt, ist es dennoch notwendig, die Persönlichkeit bzw. die Persönlichkeitsstörung eines depressiven Patienten auch und gerade im Rahmen der IPT zu berücksichtigen. Zum einen spielen die individuellen Wahrnehmungs- und Handlungsmuster eines Patienten eine entscheidende Rolle. Dies gilt insbesondere, wenn die Fokusse „interpersonelle Konflikte und Auseinandersetzungen", „Rollenwechsel" und „interpersonelle Defizite" bearbeitet werden. Nur wenn es gelingt, maladaptive Muster zu verstehen und zu verändern, kann von einer längerfristigen Wirksamkeit der Therapie ausgegangen werden. Zum anderen bestimmen die jeweiligen Verhaltensmuster des Patienten, wie sich die **therapeutische Beziehung** entwickelt. Anders ausgedrückt bestimmen diese Verhaltensmuster die Rolle, die der Patient dem Therapeuten zuweist. Dem Therapeuten in seiner Funktion als „teilnehmender Beobachter" sollte es gelingen, auf die jeweiligen spezifischen „Beziehungsangebote" des Patienten einzugehen, dabei jedoch auf seine eigenen Emotionen und

Kognitionen zu achten, diese zu reflektieren und nicht sofort in entsprechende Kommunikation umzusetzen. Dies ermöglicht zum einen den Aufbau einer tragfähigen therapeutischen Beziehung, zum anderen liefert diese Wahrnehmung wichtige Informationen über das **Beziehungsverhalten des Patienten außerhalb des therapeutischen Bereichs**, was bei der Bearbeitung der interpersonellen Problembereiche von erheblichem Wert ist.

Etwas verkürzt dargestellt lässt sich die Bedeutung von Übertragungs- und Gegenübertragungsprozessen für die IPT also in drei Bereiche gliedern:
- Entwicklung der **therapeutischen Beziehung**,
- Auflösung von negativen **Gegenübertragungen**,
- Transformation von intratherapeutischer Erfahrung auf die „realen" Lebensumstände des Patienten.

Patienten mit sehr ausgeprägten Persönlichkeitszügen oder Persönlichkeitsstörungen stellen oft erhebliche Anforderungen an das „Fingerspitzengefühl" des Therapeuten. Diese Anforderungen gehen über die Behandlung der häufig uniformen depressiven Symptomatik weit hinaus. Die Erwartungen einer Patientin mit histrionischer Störung werden sich z. B. von den Erwartungen eines zwanghaften Patienten deutlich unterscheiden. Es erscheint daher nützlich, die **grundlegenden strukturellen Beziehungsmuster und -probleme** der wichtigsten Persönlichkeitsstörungen zu kennen. Zum einen erleichtert dies die Aufnahme der therapeutischen Beziehung, da sich die Übertragungsmuster häufig bereits zu Beginn der Therapie entfalten. Zum anderen können typische negative Übertragungsmuster dadurch rascher erkannt und korrigiert werden.

Fallbeispiel

Die Behandlung eines depressiven Patienten mit narzisstischer Persönlichkeitsstörung soll an einem Fallbeispiel skizziert werden.

》》 Es handelt sich um einen 61-jährigen geschiedenen Mann, der nach einem Suizidversuch und einer notfallmäßigen Behandlung auf eine geschlossene Station einer psychiatrischen Klinik verlegt wurde. Er hatte versucht, sich auf einer bevölkerten Aussichtsplattform mit Benzin zu übergießen. Noch während der Behandlung auf der Intensivstation zeigte er sich zutiefst niedergeschlagen und bestürzt ob der Tatsache, dass er am Leben geblieben sei und beteuerte, dass er die nächste sich bietende Möglichkeit nutzen würde, seinem Leben endgültig ein Ende zu setzen. Psychopathologisch bot er das Vollbild einer depressiven Episode mit einem tiefgreifenden anhaltenden Gefühl der Wertlosigkeit. Auch war der Verlust von nahezu allem Interesse an Alltagsaktivitäten festzustellen. Der Patient berichtete außerdem über ausgeprägte Grübelzwänge, wobei vor allem Selbstvorwürfe und -beschimpfungen im Vordergrund standen. Er hatte deutlich an Gewicht abgenommen und keinerlei Interesse mehr an seinem sonst sehr ausgeprägten Sexualleben gezeigt. Im Kontakt mit dem Pflegepersonal wirkte er düster und bedrohlich, dabei schwankend zwischen theatralisch zur Schau gestellter Hilflosigkeit und „wagnerianischer Einsamkeit". Im Zentrum seiner Kognitionen stand eine fortwährende Beschäftigung mit Suizidmöglichkeiten.

Anamnestisch schilderte er zunächst einen sehr bewegten Lebenslauf. Der Vater war als hochrangiger Wehrmachtsoffizier selten zu Hause, die Mutter beschrieb er als kalt, unnahbar und viel mit Repräsentation beschäftigt. Er wuchs als Einzelkind auf. Die primären Bezugspersonen stellten Hausangestellte dar, die jedoch häufig wechselten. Der Junge galt als hochbegabt und wurde früh in ein Eliteinternat geschickt. Dort, gibt er an, habe er rasch eine gewisse Führungspersönlichkeit entwickelt, die sein weiteres Leben bestimmte. Nach Abitur und Studium der Betriebswirtschaft arbeitete er zunächst für verschiedene Unternehmen im Ausland, schließlich als Prokurist in einem Außenhandelsunternehmen. Im Zuge der wirtschaftlichen Rezession sei es in jüngster Zeit zu großen innerbetrieblichen Umstrukturierungen gekommen, die er nicht habe verantworten können. Daraufhin habe er gekündigt. Seit einem halben Jahr sei er „Privatier". Ausführlich berichtet er über einen weitgestreuten Bekanntenkreis, zu dem namhafte Persönlichkeiten des öffentlichen Lebens zählen würden. Im privaten Bereich dominieren häufig wechselnde Partnerschaften.

Seine erste Frau hatte sich aufgrund häufiger Seitensprünge des Ehemannes scheiden lassen, zum ersten Sohn aus dieser Ehe habe er keinen Kontakt mehr, obgleich er ihn „abgöttisch" geliebt habe. Im weiteren Verlauf hätten sich die Partnerschaften nur jeweils wenige Jahre als tragfähig erwiesen.

Die jüngste Beziehung sei gerade beendet. Obgleich er sich zunächst über nähere Umstände der Trennung beharrlich ausschweigt, stellt sich heraus, dass er große Teile seines Vermögens aus „steuerlichen Gründen" einer Frau überschrieben hatte, bevor diese ihn verlassen habe. Dadurch hätte er einen beträchtlichen Anteil seines Vermögens verloren und stände jetzt sozusagen vor dem Ruin.

Er gibt an, bereits mehrmals in seinem Leben depressive Phasen entwickelt zu haben. Diese seien jeweils nach Ereignissen aufgetreten, die er als kränkend empfunden habe und die ihm „die gesamte Schlechtigkeit der Welt" vor Augen geführt hätten. In jüngster Zeit habe er, wie häufig in Krisensituationen, begonnen, große Mengen Alkohol zu konsumieren.

Die psychiatrische Behandlung gestaltete sich zunächst schwierig. Das expressive, düstere und verzweifelte Verhalten des Patienten sowie seine Nervenverletzungen im Handgelenkbereich induzierten zunächst ein hohes Maß an helfender Zuwendung seitens des Pflegepersonals, des Therapeuten und der Krankengymnastin. Sehr bald stellte sich jedoch ein erhebliches Maß an Frustration und Unmut ein, da es „niemand recht machen konnte". Bereits kleinste Fehler des therapeutischen Personals oder organisatorische Unzulänglichkeiten führten zu ausgeprägten Krisen, Beziehungsabbrüchen und starker Verachtung seitens des Patienten. Im Kreise der Mitpatienten war er rasch isoliert. Antidepressive Medikation verweigerte er, da „dies bei ihm ohnehin nicht anschlüge, sein Leiden sei grundsätzlicher Art, er sei an der Welt verzweifelt".

Das therapeutische Team einigte sich auf die Diagnose „depressive Episode bei Verdacht auf narzisstische Persönlichkeitsstörung". Dafür sprach die Eigenwahrnehmung des Patienten als bedeutsame und großartige Persönlichkeit, die selbstverständlich Anspruch auf besondere Behandlung habe. Die „Allerweltsdiagnose" Depression empfand er als zu banal, und er war sich sicher, an „tiefgreifenderen, existenzielleren Problemen" zu kranken. Er erforderte beständig die Aufmerksamkeit des Teams und wirkte auf Mitpatienten arrogant, gefühlskalt und uneinfühlsam, war dabei aber in hohem Maße manipulativ. Auf kleinste Zurückweisungen reagierte er gekränkt, dabei höchst ärgerlich, bisweilen aggressiv oder autoaggressiv. So führte ein Organisationsfehler der Krankengymnastik, in Folge dessen er eine halbe Stunde zu warten hatte, zu einem erneuten Suizidversuch. Später gab er an, sich gefühlt zu haben „wie das letzte Stück Scheiße, so abhängig und hilflos", so dass er beschlossen habe, „die Sache selbst in die Hand zu nehmen".

Seine Selbstwahrnehmung als großartig, besonders und einzigartig, auch in der depressiven Ausprägung, ließ aus seiner Sicht nur eine Behandlung durch einen „Therapeuten in hervorgehobener Position", in diesem Falle durch den Oberarzt, zu. Diese Maßnahme stieß im Behandlungsteam zum Teil auf die Kritik, dass dadurch die pathologische Selbstwahrnehmung bestätigt würde. Dem stand entgegen, dass schwere, lebensbedrohliche depressive Episoden grundsätzlich Krisensituationen darstellen, in denen immer auf die spezifischen Ressourcen des Patienten zurückgegriffen werden muss. Nur so ist ein therapeutischer Beziehungsaufbau gegeben, der es ermöglicht, die problematischen Wahrnehmungs- und Verhaltensmuster schrittweise zu bearbeiten.

Als der Patient auf diese Weise in seiner Stellung besonders hervorgehoben wurde (zunächst also ein schemakonformes Vorgehen), gelang es, ihn zur Kooperationsbereitschaft zu bewegen. Es fiel dem Therapeuten nicht schwer, die ihm zugedachte Rolle des sorgenden und gleichzeitig wertschätzenden Gegenübers einzunehmen, da der Patient sich große Mühe gab, kooperativ zu sein. Im Gegensatz zum üblichen Vorgehen bei der IPT wurden mit diesem Patienten früh mit Hilfe des Therapeuten bereits kleine Kränkungen (z. B. Verspätung des Therapeuten) verbalisiert. Bereits zu Beginn der Therapie wurden damit potenzielle schwerere Kränkungen und drohende Beziehungsabbrüche im weiteren therapeutischen Verlauf vorweggenommen. Hatte er anfangs noch große Schwierigkeiten, sich mit der Krankenrolle zu identifizieren, so erarbeitete sich der Patient schließlich selbst ein relativ komplexes pathogenetisches Depressionsmodell. In diesem verband er neurobiologische und psychosoziale Stressoren und konnte schließlich eigenständig, mit fachärztlicher Unterstützung, eine antidepressive Medikation beginnen.

Als Fokus der IPT wurde Rollenwechsel vorgeschlagen. Dies lag nahe, da die eigenständige Kündigung und damit Arbeitslosigkeit der depressiven Entwicklung unmittelbar vorausgingen. Zudem bot der Patient diesen Fokus selbst an. Möglicherweise ging ihm die Trennung von seiner Partnerin so nahe, dass er eine Bearbeitung des Problems zu diesem Zeitpunkt schlicht ablehnte. Eine detailliertere Exploration der Lebensveränderungen ergab, dass es bereits seit geraumer Zeit erhebliche Schwierigkeiten am Arbeitsplatz gegeben hatte. Umstrukturierungsmaßnahmen hätten von ihm erfordert, sich rasch in neue Datenverarbeitungssysteme einzuarbeiten. Davon fühlte er sich überfordert. Unfähig, sich dies einzugestehen, hatte er lange Nächte an den Rechnern verbracht und sich dabei zunehmend in schwerwiegende Fehler verwickelt. Er erhöhte seinen Alkoholkonsum und nahm Amphetaminpräparate ein. Die Bedürfnisse seiner Partnerin nahm er so gut wie nicht mehr wahr. Seine schlechte Laune, Gereiztheit, ja offene Aggression gegenüber Mitarbeitern wurde im Betrieb problematisiert. Als ihm schließlich ein kompetenter jüngerer Mitarbeiter zur Seite gestellt wurde, kam es zum offenen Eklat. Nach einer „dramatischen Szene" verkündete er den staunenden Kollegen lautstark seine Kündigung und verließ seinen Arbeitsplatz, ohne jemals wieder Kontakt aufzunehmen.

Auf Nachfrage gab er an, dass er insgeheim damit gerechnet habe, dass „der Laden ohne ihn zusammenbreche". Umso enttäuschter, ja wütender wurde er, als sich von Seiten der Firmenleitung keine Reparationsversuche einstellten. Hatte er doch viele Jahre weit über das „normale Maß" hinaus gearbeitet und sich „aufgeopfert". Die Wahrnehmung des eigenen Selbst als etwas Bedeutsames und Unentbehrliches kehrte sich ins Gegenteil: Er fühlte sich verraten und verkauft, ausgebeutet und ausgehöhlt. Er empfand allerdings auch zunehmende Selbstverachtung für sich. Seine Partnerin zog es vor, für einige Zeit die gemeinsame Wohnung zu verlassen. Daraufhin kündigte er die Beziehung auf, nicht ohne sie (aus seiner Sicht) zu beschämen, indem er ihr einen großen Teil seines Vermögens überschrieb, bevor er den lange gehegten Suizidversuch in die Tat umsetzte.

Der Schwerpunkt der therapeutischen Arbeit bestand zunächst darin, den Patienten überhaupt dazu zu bewegen, sich noch einmal sowohl mit seiner alten Rolle als Prokurist als auch mit der Verlustsituation auseinanderzusetzen. Zu sehr hatte die Kränkung seines Scheiterns diese Rolle „vergiftet". Dass er selbst erheblich zur Krisensituation beigetragen hatte, wollte er zunächst nicht wahrnehmen. Erst als er sich über einige Stunden hinweg des kritiklosen Wohlwollens und der Unterstützung durch den Therapeuten versichert hatte, konnte er damit beginnen, seine reale Überforderung und die damit verbundenen Gefühle von Wut, Angst, Scham und Enttäuschung zu thematisieren. Positive und negative Aspekte der alten Rolle wurden in Relation zueinander gesetzt. Endlich konnte er dann auch seiner Enttäuschung darüber, wie sehr seine Leistungsfähigkeit abgenommen hatte, Raum geben. Schließlich konnte er herausarbeiten, dass in seinem Selbstkonzept und Lebensplan Phänomene wie Altern und ein damit verbundener Leistungsabbau nicht vorgesehen waren. Dies betraf nicht nur den kognitiven Bereich sondern auch körperliche Fitness, sexuelle Attraktivität und Potenz.

Im Bereich „Rollenwechsel" rückte nun das „Altern" ins Zentrum der IPT. Dies wurde mit dem Patienten abgestimmt und erschien ihm einsichtig. Zunächst stand im Blickpunkt, wie er die alte Rolle idealisiert hatte und wie er seine Leistungsfähigkeit ebenso überschätzt hatte wie seine als unerschöpflich empfundene Energie und Potenz. Der Therapeut nutzte die idealisierte Übertragung unausgesprochen und validierte die Empfindungen und damit verbundenen Gefühle des Patienten mit einer emphatisch anerkennenden Haltung. Kleine Fragen oder Bemerkungen, „wie anstrengend" dies doch gewesen sein muss, reichten meistens aus, damit der Patient eigenständig beginnen konnte, die alte Selbstwahrnehmung zu relativieren. Jetzt konnte man deutlich spüren, welche Entbehrungen er hatte hinnehmen müssen und welche Sehnsucht nach Ruhe, Geborgenheit und bedingungsloser Anerkennung von ihm ausging. Er begann auch zu thematisieren, welch überzogene Erwartungen er gegenüber sich selbst und anderen habe. Ebenso wurde seine Härte gerade im Umgang mit anderen ein Thema. In diesem

Zusammenhang wurden auch seine Kommunikationsstrategien analysiert. Bald konnte er die zynischen, anmaßenden Anteile und die interpersonellen Konsequenzen seiner Art, sich zu verständigen, zunehmend erkennen und verändern.

Der neue Lebensabschnitt erschien ihm zunächst wie die Materialisierung des Defizits: grau, aussichtslos, banal, lediglich aufhellbar durch die Inszenierung eines dramatischen Suizids. In der Therapie wurden seine narzisstischen Ressourcen genutzt, um seinen neuen Lebensabschnitt als „Herausforderung" zu thematisieren, der nur wenige gewachsen wären. Der Therapeut konnte nun die Rolle eines skeptischen, zur Vorsicht mahnenden Beobachters einnehmen, dem der Patient „zeigen konnte", dass er diese ihm gestellte Aufgabe bewältigte.

Auch an dieser Stelle wurde also eine Behandlungsstrategie gewählt, die nicht dazu geeignet war, die Persönlichkeitsstruktur des Patienten zu verändern, sondern die lediglich auf vorhandene Interaktionsmuster zurückgriff, sich ihrer sozusagen „bediente", um im Rahmen der Depressionsbehandlung wieder die basalen, überlebenssichernden Faktoren zu installieren.

Gegen Ende der Behandlung, nach etwa 16 Sitzungen, hatte sich die Stimmung des Patienten weitgehend aufgehellt und stabilisiert. Auch die anderen depressiven Symptome waren deutlich zurückgegangen. Im letzten, eher verhaltensaufbauenden Abschnitt der stationären Therapie übernahm der Patient zunehmend die Eigeninitiative. Es kam zur Aussprache mit der ehemaligen Partnerin, und man einigte sich auf eine distanziertere Beziehung. Beruflich übernahm er ehrenamtliche Tätigkeiten und begann, sich im sozialen Bereich zu engagieren. Die therapeutischen Sitzungen wurden im Sinne einer Erhaltungstherapie nach der Entlassung zunächst in monatlichen, später in halbjährlichen Abständen fortgesetzt. Es zeigte sich, dass der Therapeut als feste idealisierte Instanz internalisiert blieb und vor allem in kränkenden Situationen als „kognitiver innerer Dialogpartner" häufig zu Rate gezogen wurde. Dadurch trug er erheblich zur Stabilisierung des labilen Selbstwertgefühles des Patienten bei. «

An diesem Fallbeispiel wurde das Spannungsverhältnis verdeutlicht, das erwächst, wenn einerseits persönlichkeitstypische Besonderheiten berücksichtigt und akzeptiert werden und andererseits die depressionsfördernden Anteile daran verändert werden müssen. Die **Balance zwischen den Fokussen „Veränderung" und „Akzeptanz"** ist grundsätzlich integraler Bestandteil therapeutischer Arbeit. Die Gewichtungen sind in Abhängigkeit von den Bewältigungsressourcen des Patienten und dem zeitlichen Verlauf der Therapie flexibel zu wählen. Vielleicht spiegelt sich gerade in der Komplexität dieser Zusammenhänge auch die therapeutische Kunst.

Literatur

Beier EG. The silent language of psychotherapy: Social reinforcement of unconscious processes. Chicago: Aldine 1966: 11.

Carson RC. Interaction concepts of personality. Chicago: Aldine 1969.

Freud S. Bruchstücke einer Hysterieanalyse. GW V. 1905: 161–286.

Freud S. Über Psychoanalyse. GW VIII. 1910: 1–60.

Freud S. Ratschläge für den Arzt bei der psychoanalytischen Behandlung. GW VIII. 1912: 375–87.

Kiesler DJ. Contemporary interpersonal theory and research: Personality, psychopathology, and psychotherapy. Oxford: Wiley 1996.

Klein DN, Durbin CE, Shankman SA. Personality and mood disorder. In: Gotlib IH, Hammen CL. Handbook of depression. 2nd ed. New York: Guilford Press 2009: 93–112.

Leary T: Interpersonal diagnosis of personality. New York: Ronald 1957.

Smith-Benjamin L. Interpersonal diagnosis and treatment of personality disorder, 2nd ed. New York: Guilford Press 2002.

Sullivan HS. The interpersonal theory of psychiatry. New York: Norton 1953.

Tellenbach H. Melancholie. Zur Problemgeschichte, Endogenität, Typologie, Pathogenese, und Klinik. Berlin: Springer 1983.

Thomä H, Kächele H. Lehrbuch der psychoanalytischen Therapie, Bd. 1: Grundlagen. Berlin: Springer 2006.

Teil IV

Ausbildung in der Interpersonellen Psychotherapie

21 Voraussetzungen, Aufgaben und Training von IPT-Therapeuten

Elisabeth Schramm

21.1 Anforderungen an den IPT-Therapeuten

In den letzten Jahren wandte sich die Psychotherapieforschung verstärkt der überfälligen Frage zu, was im therapeutischen Prozess geschieht (zusammengefasst für die IPT in Kap. 4.7) und welche Verhaltensweisen des Therapeuten zum Behandlungserfolg beitragen. Dabei erwiesen sich – unabhängig vom jeweiligen Therapieverfahren – aus Sicht des Patienten zwei Faktoren als entscheidend:

- eine **positive therapeutische Beziehung**, geprägt durch eine unterstützende, empathische und wohlwollende Einstellung des Therapeuten sowie aktives Engagement und transparentes Verhalten des Therapeuten,
- glaubwürdiges, vertrauenserweckendes und **kompetentes Auftreten** des Therapeuten.

Wie die Psychotherapieprozessforschung der vergangenen Jahre deutlich macht, ist das Therapeutenverhalten allerdings nur ein Teil der **komplexen Interaktion** von weiteren Faktoren wie den Patientenmerkmalen und anderen Prozessvariablen (zusammengefasst in Kap. 4.7). Diese Faktoren beeinflussen sich gegenseitig und schließlich auch den Behandlungserfolg. Der Anteil des Therapeuten an der Beziehungsgestaltung ist dabei jedoch äußerst bedeutsam und steht – im Gegensatz zum Patientenverhalten – unter dessen direkter Kontrolle.

Therapeuten- und Patientenverhalten

Von Schindler (1991; s. auch Clarkin u. Levy 2004) werden verschiedene therapeutische Verhaltensweisen als „**unterstützend**" und prädiktiv für das Therapieergebnis bezeichnet. Dazu gehört, dass der Therapeut eine ermunternde, anerkennende und aufbauende Haltung zeigt, dem Patienten Mut macht, ihn bestätigt und problematische Aspekte konstruktiv umdeutet. Für das Therapieergebnis ist das **Beziehungsverhalten des Patienten** allerdings möglicherweise noch essenzieller als das des Therapeuten (z. B. Grawe 1995; Clarkin u. Levy 2004; zusammengefasst in Kap. 4.7). Es beinhaltet z. B., wie weit sich der Patient auf den Behandlungsprozess einlässt und aktiv daran teilnimmt, ob er sich distanziert und ob er den Therapeuten und dessen Verhalten als positiv wahrnimmt. Der Therapeut sollte also über Fähigkeiten verfügen, mit denen er das Verhalten des Patienten in der Weise fördert, dass dieser sich als zu einer positiven Beziehung fähig erleben kann.

Zu den therapeutisch nötigen Kompetenzen in der IPT gehören, den Patienten zur **Selbstöffnung** zu motivieren, den relevanten **interpersonellen Fokus** zu identifizieren und ein gutes Gespür für den effektiven und zeitlich **günstigen Einsatz therapeutischer Strategien** zu haben (O'Malley et al. 1988); diese werden offenbar vom Alter und Ausmaß an Erfahrung des Therapeuten bestimmt (Chevron et al. 1983). Im Gegensatz dazu spielen das Geschlecht und der akademische Grad des Behandlers keine entscheidende Rolle.

Die Fähigkeiten und Leistungen des Therapeuten wiederum sind, wie bereits erwähnt, entscheidend davon beeinflusst, wie „schwierig" der Patient ist. Als schwieriges Patientenverhalten erwiesen sich defensives, feindseliges, distanziertes und unkooperatives Verhalten, nicht jedoch die Schwere der Depression.

In einem Vergleich von vier verschiedenen Therapieformen (Krupnick et al. 1994) ergab sich lediglich für die IPT eine signifikante Beziehung zwischen dem therapeutischen Bündnis und dem Behandlungserfolg. Dieser Faktor hatte bei Kognitiver Therapie und bei supportiven Arztgesprächen keinen Einfluss auf das Behandlungsergebnis. Möglicherweise hängt das Ergebnis damit zusammen, dass die IPT besonders auf zwischenmenschliche Beziehungen, die Selbstöffnung und Emotionen des Patienten abzielt, während bei der KVT und den Arztgesprächen eher handlungsorientiert vorgegangen wird. Das **therapeutische Bündnis** schien in dieser Studie besonders bei der IPT eine essenzielle Rolle zu spielen.

Da das IPT-Manual (s. Teil II) keine differenzierten Anleitungen enthält, wie man mit **schwierigen Bindungsstilen und distanzierendem oder passivem Patientenverhalten** umgeht (s. dazu auch Kap. 18), muss dieser Punkt ganz besonders im IPT-Training und in der Supervision berücksichtigt werden.

21.2 Rolle des IPT-Therapeuten

In Übereinstimmung mit den oben aufgeführten günstigen Therapeutenvariablen wird die Rolle des IPT-Therapeuten im Manual folgendermaßen charakterisiert (s. dazu auch Kap. 13.5):

- Der Therapeut ist Advokat des Patienten und **nicht neutral**. Die entscheidende Rolle des Therapeuten besteht darin, ein wohlwollender, optimistischer und hilfreicher **Verbündeter** zu sein, der nicht nur generell unterstützend ist, sondern auch gezielt direkte Hilfe und Bestätigung anbietet. Er sollte versuchen, die Sichtweise des Patienten zu verstehen und ihn darin zu bestätigen, dass es schwierig ist, mit einer depressiven Veranlagung in einer leistungsbezogenen Welt zurechtzukommen. Beim therapeutischen Bündnis handelt es sich allerdings nicht um eine **Freundschaft** im herkömmlichen Sinn. Indem bewusst eine nicht neutrale, nicht zurückhaltende Position eingenommen wird, soll verhindert werden, dass der Patient in der therapeutischen Beziehung regrediert, denn dafür ist weder der zeitliche noch der inhaltliche Rahmen der IPT geeignet.
- Der Therapeut nimmt eine **aktive Grundhaltung** ein, die in der Praxis zwischen einem direktiven und einem reaktiven Vorgehen liegt und je nach therapeutischer Phase variieren kann. Zu Beginn und am Ende der Therapie ist der Behandler in der Regel aktiver, während in der mittleren Kernphase die Hauptaktivität vom Patienten ausgehen sollte. Lange Schweigepausen und freies Assoziieren sollten in dieser aktiven Therapieform im Allgemeinen vermieden werden. Die Rolle des Therapeuten ist sowohl explorativ als auch direkt intervenierend.
- Die therapeutische Beziehung wird nicht als Übertragung interpretiert. Sie ist überwiegend **realistisch und problembewältigend** und wird nicht als Re-Inszenierung früherer Beziehungen gedeutet. Weder Abhängigkeit noch Regression des Patienten sollen gefördert werden. Wenn das Verhalten des Patienten allerdings mit dem Fortschritt des Behandlungsprozesses interferiert, kann sich der Therapeut ausdrücklich und gegebenenfalls interpretativ der therapeutischen Beziehung zuwenden.

Neben diesen drei allgemeinen Axiomen kann die therapeutische Beziehung auch als direkte **Informationsquelle über den interpersonellen Stil** des Patienten dienen (z. B. bei Auseinandersetzungen). Insgesamt dient die therapeutische Beziehung – ganz besonders beim Problembereich „Einsamkeit, Isolation" – als **Modell für andere zwischenmenschliche Beziehungen**. Weitere Dinge, die IPT-Therapeuten anstreben oder unterlassen sollten, sind in Tabelle 4.2 zusammengefasst.

Erforderliche Kompetenzen des IPT-Therapeuten

Wie weiter unten noch ausführlicher beschrieben wird, handelt es sich beim IPT-Therapeuten optimalerweise um einen **erfahrenen Kliniker** und Psychotherapeuten. Dieser orientiert sich am im Manual beschriebenen Vorgehen ohne dabei den Aufbau einer tragfähigen therapeutischen Beziehung oder die individuellen Bedürfnisse des Patienten zu vernachlässigen (z. B. was den zeitlichen Einsatz der Strategien betrifft). Obwohl der strukturierte Aufbau des Manuals zu dem Glauben verführen könnte, das beschriebene Vorgehen alleine mache eine erfolgreiche Therapie aus, wird von den Begründern der IPT davor gewarnt, dass Manual wie ein „Kochbuch" zu

Tab. 21-1 Anforderungen an den IPT-Therapeuten und dessen Rolle.

- erfahrener Psychotherapeut
- zur flexiblen Anwendung des Behandlungsmanuals in der Lage
- Advokat des Patienten, unterstützend, ermutigend, optimistisch, nicht neutral
- aktiv, engagiert, explorierend und intervenierend
- therapeutische Beziehung wird nicht als Übertragung interpretiert
- der Fokus liegt auf dem Patienten, Selbstoffenbarung des Therapeuten wird nicht ermutigt
- therapeutische Beziehung als Modell für andere zwischenmenschliche Beziehungen

benutzen. Der Therapeut muss beispielsweise im Einzelfall entscheiden, wie lange er mit dem jeweiligen Patienten in der Anfangs- oder Klärungsphase verweilt, was z. B. bei schwer symptomatischen oder ambivalenten Patienten länger dauern könnte. Ebenso muss der Behandelnde eigenständig abschätzen, wann der Patient handlungsbereit ist und wie viel Unterstützung er benötigt. Außerdem beurteilt er, ob bestimmte Strategien für einen Patienten unpassend oder überflüssig sind (z. B. ausgiebige Psychoedukation bei einem umfassend informierten Patienten). Mit anderen Worten muss der Therapeut in der Lage sein, das Manual **flexibel und klinisch sinnvoll** zu handhaben und die im Manual weniger strukturierten Abschnitte der Therapie auf dem Hintergrund seiner psychotherapeutischen Erfahrung effektiv zu gestalten. Die Rolle des IPT-Therapeuten und die Anforderungen sind in Tabelle 21-1 zusammengefasst. Im Kapitel 5.4 wird die therapeutische Rolle im Vergleich zu anderen Depressionsansätzen ausführlicher dargestellt.

21.3 Training in IPT

Die oben genannten therapeutischen Fähigkeiten und Einstellungen sollen beim IPT-Training und in der Supervision gezielt gefördert werden, um zu gewährleisten, dass die IPT auf qualitativ hohem Niveau durchgeführt wird. Für das bereits mehrfach erwähnte Depressionsprojekt des National Institute of Mental Health (Treatment of Depression Collaborative Research Program; NIMH-TDCRP) wurde ein Trainingsprogramm für erfahrene Psychotherapeuten verschiedener Therapierichtungen entwickelt, die über gute Kenntnisse in der Depressionsbehandlung verfügen (Elkin et al. 1985). Das Programm richtet sich an Psychologen, Psychiater, psychiatrische Sozialarbeiter oder spezialisierte Pflegekräfte, die einen Doktor- oder einen ähnlichen akademischen Grad erreicht haben. In den deutschsprachigen Ländern kommen für eine Fortbildung in ambulanter IPT **psychologische und ärztliche Psychotherapeuten** in Frage, die in der Therapie der Depression und anderer psychischer Störungen ausreichende Erfahrungen haben.

Die Anwendung der IPT im stationären Rahmen beinhaltet ein IPT-Training des **Stationsteams** (inklusive Pflegepersonal, psychologische und ärztliche Mitarbeiter, Ergotherapeuten, Sozialarbeiter). Die Trainingskandidaten sollten sich mit dem interpersonellen Ansatz, dem medizinischen Krankheitsmodell und dem Konzept einer zeitlich begrenzten Behandlung identifizieren können und nicht auf eine bestimmte Therapierichtung fixiert sein.

Trainingsziele

Das Training in IPT bezieht sich im Wesentlichen darauf, die im Manual beschriebenen Strategien praxisnah zu vermitteln. Es hat nicht zum Ziel, unerfahrene Kliniker zu Psychotherapeuten auszubilden oder therapeutische Grundkenntnisse zu lehren. Vorausgesetzt wird also, dass der Therapeut bereits weiß, wann Interventionen zeitlich angemessen eingesetzt werden und wie mit Widerstand, und Übertragungsphänomenen umzugehen ist. Außerdem gehört es zu den therapeutischen Grundfertigkeiten, Empathie und Wohlwollen auszudrücken, die eigenen Reaktionen wirksam steuern zu können, ein Problem im Therapiekontext zu formulieren und ethische Standards und Professionalität einzuhalten. Auch diagnostische Grundkenntnisse sind eine wichtige Voraussetzung für das IPT-Training. Denn ein Training in IPT stellt **keine eigenständige Therapieausbildung** dar, sondern ist lediglich eine Art spezialisierte psychotherapeutische Weiterbildung. Deren Ziele beinhalten,

- dass die IPT verstanden und sachgemäß angewendet wird,
- dass nicht spezifische IPT-Techniken vermieden werden,
- dass die IPT durch Therapeuten verschiedener Berufsgruppen und Therapieschulen einheitlich angewendet wird.

Das Trainingsprogramm beinhaltet die **Lektüre** des Therapiemanuals, ein didaktisches **Seminar** sowie die intensive **Supervision** von zwei Fällen. 16–24 didaktische Einheiten werden für eine klinische Anwendung der IPT als ausreichend betrachtet. Die **Zertifizierungskriterien** der Arbeitsgemeinschaft Interpersonelle Psychotherapie für den deutschsprachigen Raum sind in Tabelle 21-2 abgebildet.

Didaktisches Seminar

In dem üblicherweise zwei- bis viertägigen didaktischen Seminar werden die theoretischen Grundlagen vermittelt, die praktische Durchführung der IPT wird anhand von Videoaufnahmen anschau-

Tab. 21-2 Zertifizierungsprogramm der Arbeitsgemeinschaft Interpersonelle Psychotherapie für den deutschsprachigen Raum.

Therapeutentraining	
Voraussetzungen	• Psychologen oder Ärzte mit abgeschlossener (oder nahezu abgeschlossener) Psychotherapieausbildung • Grundkenntnisse in der Behandlung depressiver Patienten • Lektüre des Behandlungsmanuals
Programm	1) mind. 24 Unterrichtseinheiten in didaktischer Einführung und Übungen; beispielsweise zweimal 2-Tages-Workshops, die beinhalten: • theoretischen Hintergrund • Life- und Videodemonstrationen • Übungen zum Einsatz der Strategien in der Anfangsphase (z. B. Symptommanagement, Beziehungsanalyse, Identifizieren des Problembereichs), der mittleren Phase (Bearbeiten des fokussierten Problembereichs) und der Endphase (z. B. Abschiednehmen, Vorbereiten auf die Zeit nach der Therapie) 2) mind. 8–10 video- oder audiogestützte Supervisionssitzungen von mind. zwei depressiven Patienten (mind. 16–20 Sitzungen, mind. jede 4. Sitzung supervidiert = mind. 8–10 Supervisionssitzungen) durch einen IPT-Supervisor; erfolgreiche Durchführung der Therapien
Dauer des Curriculums	ca. 6–12 Monate (abhängig von der Fallarbeit)
Trainer- und Supervisorentraining	
Voraussetzungen	• zertifizierter IPT-Therapeut • aktive therapeutische Tätigkeit (Nachweis von mind. 2 weiteren Jahren nach der Zertifizierung) • Mitglied der Arbeitsgemeinschaft für IPT
Programm	1) Co-Supervision eines IPT-Falles 2) Anleitung in der Durchführung von Workshops (Trainer-Training) sowie Teilnahme an einem IPT-Workshop als Co-Trainer

lich dargestellt, und die spezifischen Techniken werden diskutiert und an Fallbeispielen unter Anwendung von Rollenspielen eingeübt. Die Teilnehmer sollen verstehen, welche ihrer üblicherweise angewandten Techniken und therapeutischen Vorgehensweisen sie beibehalten können, welche **nicht zur IPT** gehören und modifiziert oder welche neu dazugelernt werden müssen.

Anforderungen an Therapeuten verschiedener Therapierichtungen

Kognitive Verhaltenstherapeuten werden in der Regel ihre Aktivität und Direktivität etwas einschränken, auf Hausaufgaben und andere strukturierte Übungen verzichten und den Schwerpunkt eher auf interpersonelle, denn kognitive Prozesse legen. Vorwiegend **psychoanalytisch arbeitende Therapeuten** werden vielleicht aufgrund der kurzen Therapiedauer aktiver und strukturierter vorgehen, von Interpretationen der Übertragung und anderen Deutungen absehen und den Schwerpunkt auf gegenwärtige statt auf vergangene Beziehungen verlagern. Frühkindliche Erfahrungen ausgedehnt zu besprechen ist ebenfalls aufgrund der zeitlichen Beschränkung bei der IPT fehl am Platz. Für einige psychoanalytisch ausgerichtete Therapeuten ist es ungewohnt, sich zunächst ausführlich mit den depressiven Symptomen und Psychoedukation zu beschäftigen und nicht unmittelbar mit der Bearbeitung von Beziehungsaspekten zu beginnen. Ein weiterer Fehler von eher unerfahrenen Kollegen besteht in der bereits angesprochenen Anwendung des Manuals in einer rigiden Kochbuch-Manier.

Obwohl der IPT-Ansatz von seinen Begründern den psychodynamischen Therapien nahe gestellt wird, sind analytische arbeitende Therapeuten häufig kritischer und haben mehr Vorbehalte, die IPT zu erlernen als kognitive Verhaltenstherapeuten oder Anhänger anderer Therapierichtungen.

Lernziele

Wichtige Lernziele im didaktischen Teil sind:
- Die Depression wird als **psychiatrische Erkrankung** anerkannt. Daraus ergibt sich ein bewältigungsorientierter Umgang mit depressiven Symptomen.
- Der Fokus liegt auf der Bewältigung **gegenwärtiger interpersoneller Probleme**, die mit der depressiven Episode im Zusammenhang stehen.
- Der **explorative Aspekt** des Behandlungsprozesses wird berücksichtigt. Mit Hilfe dessen soll der Patient lernen, seine eigenen Wünsche und Bedürfnisse zu identifizieren und auf neue, konstruktive Arten zu erfüllen.
- Die Therapie soll mit einer **zeitlichen Begrenzung** durchgeführt werden.

Dem didaktischen Ausbildungsteil schließt sich die Behandlung zweier supervidierter Pilotfälle an.

Supervision

Der Schwerpunkt des IPT-Trainings liegt auf der Supervision, die audio- oder videogestützt zunächst wöchentlich, später nach jeder vierten Behandlungssitzung erfolgen sollte. Die drei anfänglichen Sitzungen sollten beim ersten Trainingsfall allesamt supervidiert werden. Der Supervisor schaut sich beim ersten Fall möglichst die **gesamte Sitzung** an, um den Gesamtkontext zu beurteilen, in dem bestimmte Interventionen stattfinden oder auch nicht stattfinden. Später ist es ausreichend, wenn der Supervisand Ausschnitte zur Sichtung vorbereitet, bei denen er mit der Durchführung der IPT Schwierigkeiten hatte oder zu denen er Fragen hat.

Hinweise aus der Prozessforschung

Erfahrene, qualifizierte Therapeuten (durchschnittlich 14 Jahre Erfahrung, meist mit Supervisorenstatus) zeigen typischerweise schon beim ersten Fall eine ausgezeichnete Qualität. Sie steigern (wegen eines Deckeneffekts) oder verschlechtern sich nicht bei der Durchführung weiterer Fälle (Chevron et al. 1983). Weniger erfahrene Kliniker benötigen hingegen **mindestens zwei Trainingsfälle**, um gute Leistungen zu erbringen.

Die größten Schwierigkeiten treten beim eher unstrukturierten mittleren Therapieteil auf. Alleine auf der Basis didaktischer Seminare, also ohne interaktive Supervision, ließ sich in einer Studie die Leistung der Ausbildungskandidaten nicht positiv beeinflussen (Davis et al. 1999). In einer weiteren Untersuchung wurden die psychotherapeutischen Fertigkeiten durch einen Supervisor anhand verschiedener Methoden wie beispielsweise einer Fallbesprechung, basierend auf dem Bericht des Therapeuten oder basierend auf Videoaufnahmen, eingeschätzt. Dabei zeigte sich nur eine Methode, nämlich **Audio- oder Videoaufnahmen der Therapiesitzungen**, als angemessen, um valide und reliable Beurteilungen der therapeutischen Kompetenz oder der angewandten Techniken und Strategien vorzunehmen (Chevron et al. 1983). Es bestand **kein Zusammenhang** zwischen Beurteilungen anhand von Videoaufnahmen und Beurteilungen, die anhand retrospektiver Berichte des Therapeuten über die jeweilige IPT-Sitzung vorgenommen wurden. Einige Therapeuten unterschätzten ihre Leistung, während andere eindrucksvoll über die eingesetzten Techniken und Strategien berichten konnten, aber in der aufgezeichneten Therapiesitzung vom Supervisor wesentlich schwächer beurteilt wurden.

Da eine integere und spezifische Durchführung der IPT wichtig für ein positives Behandlungsresultat ist (Frank et al. 1991), wurde ein **Supervisionsbogen** (Schramm 2006; s. auch 🖥 Handouts A–D „Supervisionsbögen" und „Technik", online) entwickelt. Integer und spezifisch bedeutet, dass sich der Therapeut an das im Manual beschriebene Vorgehen hält, den interpersonellen Fokus über die Behandlungsdauer beibehält und keine therapiefremden Strategien anwendet. Der Supervisionsbogen hilft dem Supervisor, systematisch zu überprüfen, welche Strategien und Techniken bei der Durchführung der IPT in der Anfangs-, Mittel- und Beendigungsphase eingesetzt wurden. Auf diese Weise wird dem Supervisor eine **gezielte Rückmeldung** erleichtert. Dem Supervisanden kann der Bogen dabei behilflich sein, die jeweilige Sitzung zu reflektieren, wenn er ihn selbst nach einer Sitzung ausfüllt.

21.4 Derzeitiger Stand des Ausbildungssystems

Zwischenzeitlich liegt sowohl in den USA als auch in Deutschland ein **Curriculum** für die Ausbildung in IPT vor (s. Tab. 21-2). Dieses ist auf den Webseiten der International Society for Interpersonal Psychotherapy (ISIPT; www.interpersonalpsychotherapy.org) und der Arbeitsgemeinschaft Wissenschaftliche Psychotherapie (AWP-Depression; www.IPT.AWP-Depression.de) näher beschrieben. Die Kriterien für eine Zertifizierung können allerdings je nach landesüblichen Standards unterschiedlich sein. Das Ausbildungsprogramm ist im Groben angelehnt an das im Rahmen des oben erwähnten Depressionsprojektes (NIMH-TDCRP; Elkin et al. 1985) entwickelte Trainingskonzept. In Deutschland gibt es bisher lediglich ein **Ausbildungsinstitut**, das kontinuierlich Trainings und Supervision in IPT einschließlich seiner modifizierten Formen anbietet (AWP-Depression; www.IPT.AWP-Depression.de).

Trotz des Erfolgs der IPT hat sich bisher – wohl auf Grund der schulenunabhängigen Konzeption dieses Ansatzes – keine der traditionellen Therapieschulen zuständig gesehen, IPT vollständig in ihr Curriculum zu integrieren. Allerdings haben auch die Begründer dieser Methode eine **Institutionalisierung** des von ihnen entwickelten Verfahrens nicht betrieben. Außerhalb des Forschungsbereiches werden didaktische Seminare, Workshops oder Einführungskurse auf Anfrage oder je nach Gelegenheit (z. B. auf Kongressen oder Psychotherapie-Weiterbildungskonferenzen) durchgeführt. In zweijährigen Abständen findet ein internationaler Kongress der ISIPT statt.

In Deutschland sind bisher ca. 20 IPT-Therapeuten als Trainer ausgebildet worden. Ein IPT-Trainer sollte selbst ein Trainingsprogramm in IPT durchlaufen haben sowie supervidierte Fälle und umfassende Erfahrung mit dem Verfahren nachweisen. Er sollte in der Supervision von Kollegen erfahren sein bzw. den Supervisorenstatus besitzen.

Mit dem vorliegenden Buch und Behandlungsmanual wurde das Anliegen verfolgt, Psychotherapeuten in die Anwendung der IPT einzuführen und auf den praktischen Trainingsteil in diesem Verfahren vorzubereiten. Auch außerhalb eines Forschungskontextes können die hier beschriebenen Prinzipien, Strategien und Techniken der IPT dem Therapeuten behilflich sein, depressive Patienten im klinischen Alltag erfolgreich zu behandeln.

Literatur

Beutler LE, Malik ML, Alimohamed S et al. Therapist variables. In: Lambert MJ. Bergin and Garfield's handbook of psychotherapy and behavior change, 5th ed. New York: Wiley 2004: 227–306.

Chevron ES, Rounsaville BJ. Evaluating the clinical skills of psychotherapists: A comparison of techniques. Arch Gen Psychiatr 1983; 40: 1129–32.

Chevron ES, Rounsaville BJ, Rothblum ED et al. Selecting psychotherapists to participate in psychotherapy outcome studies: Relationship between psychotherapist characteristics and assessment of clinical skills. J Nerv Ment Dis 1983; 171: 348–53.

Clarkin JF, Levy KN. The influence of client variables in psychotherapy. In: Lambert MJ. Bergin and Garfield's handbook of psychotherapy and behavior change, 5th ed. New York: Wiley 2004: 194–226.

Davis D, Thomson O'Brian MA, Freemantle N et al. Impact of formal continuing medical education: Do conferences, workshops, rounds, and other formal traditional continuing education activities change physician behavior and health care outcomes? JAMA 1999; 282: 867–74.

Elkin I, Parloff MB, Hadley SW et al. NIMH Treatment of Depression Collaborative Treatment Program: Background and research plan. Arch Gen Psychiatr 1985; 42: 305–16.

Foley SH, O'Malley S, Rounsaville B et al. The relationship of patient difficulty to therapist performance in interpersonal psychotherapy of depression. J Aff Dis 1987; 12: 207–17.

Frank E, Kupfer DJ, Wagner EF et al. Efficacy of interpersonal psychotherapy as a maintenance treatment of recurrent depression: contributing factors. Arch Gen Psychiatr 1991; 48: 1053–9.

Grawe K. Grundriß einer Allgemeinen Psychotherapie. Psychotherapeut 1995; 40: 130–45.

Krupnick JL, Elkin I, Collins J et al. Therapeutic alliance and clinical outcome in the NIMH Treatment of Depression Collaborative Research Program: Preliminary findings. Psychotherapy 1994; 31: 28–35.

O'Malley SS, Foley SH, Rounsaville BJ et al. Therapist competence and patient outcome in interpersonal psychotherapy of depression. J Consult Clin Psychol 1988; 56: 496–501.

Schindler L. Die empirische Analyse der therapeutischen Beziehung. Beiträge zur Prozeßforschung in der Verhaltenstherapie. Berlin: Springer 1991.

Schramm E (Hrsg). Interpersonelle Psychotherapie. 2. Nachdruck. Stuttgart: Schattauer Verlag 2006.

Sachverzeichnis

A

Affekt, unterdrückter 170
Affektive Störung 18
– subsyndromale 72
Agitiertheit, psychomotorische 17, 19
Aktivitätssteigerung 22
Akutbehandlung 6
– Effizienznachweis 10
Ältere Patienten 61, 66, 68 f, 200
– Beziehungsgestaltung 207 f
– stationäres Setting 206
Ambivalenz des Patienten 239
Analytiker, Emotion 265
Angehörigengruppe 202
Angst 226
– psychische 120
– somatische 120
Angsterkrankung 230
Angststörung 72
– körperliche Beschwerden 120
Anhedonie 19
Anorexia nervosa 73 f
Anpassungsstörung 72
– mit depressiver Verstimmung 16
Antidepressiva 27
– kombiniert mit Psychotherapie s. Kombinationstherapie, psychotherapeutisch-pharmakologische
– Nebenwirkungen 33
– trizyklische 222 f
– Wirkmechanismus 32
– Wirksamkeit 32
Antrieb, verminderter 17, 19
Appetitverlust 17, 20
Arbeit, emotionale 54
Arbeitsbündnis 179
Arbeitsgemeinschaft Interpersonelle Psychotherapie
– Aktivitäten 12

– Curriculum 11
Arbeitsgemeinschaft Wissenschaftliche Psychotherapie 11, 278
Arbeitslosigkeit 236
Arbeitsmodell, inneres 43
Aufklärung 173
Ausbildungsinstitut 278
Ausdrucksvermögen, mangelndes 241
Auseinandersetzungen, interpersonelle 57, 116, 139 ff
– Therapie, Angehörigenbeteiligung 254

B

BDI (Beck-Depressions-Inventar) 36
Beeinflussung, bidirektionale 263
Begleiterscheinung, zustandsabhängige 260
Begleittherapie 208
Behandlungsabbruch, vorzeitiger 240 ff
Behandlungsbereitschaft des Patienten 251
Behandlungsmanual
– Deutschland 12
– USA 9
Behandlungsvertrag 56, 129
Belastung, interpersonelle 5 f
– ineffektiver Umgang 5
Belastungserprobung 201
Belastungsstörung, posttraumatische 74
Beratung, interpersonelle 73
Beschwerden, körperliche 19, 20
– Angstpatienten 120
– Umgang 121
Bewältigungsstrategie 57
– interpersonelle 188
Beziehung
– versus Leistung 236
– soziale 42

Beziehung
- therapeutische 31, 42, 76 f, 104 ff, 264 ff
- – Einsetzen 172 f, 229
- – gestörte 244
- – komplementär gestaltete 77
- – problembewältigende 274
- zwischenmenschliche
- – Depressionseinfluss 46
- – Fokus 261
- – gestörte 158
- – Umgang mit Gefühlen 169
- – wiederkehrende Muster 261 f
Beziehungsanalyse 125, 128 f, 131, 139
- Beteiligung von Angehörigen 253
Beziehungsgestaltung bei älteren Patienten 207 f
Beziehungsperspektive 3 f
Beziehungsstörung 3 ff
Beziehungsverhalten 273
- misstrauisches 232
Bezugsperson 234
- Einbeziehung 55, 201, 250 ff
- – Zielsetzung 250 ff
- positive 229
Bezugspflegekraft 208
Bezugssystem 4
Bindung 46
- soziale 15
Bindungsbedürfnis, primäres 43
Bindungsstil 81
- unsicherer 46, 51, 81
Bindungstheorie 4, 43
Binge Eating Disorder 73 f
Bipolare Störung 16 f, 22
- Pittsburgh-Studien 70 f
Borderline-Persönlichkeitsstörung 74 f
- dialektisch-behaviorale Therapie 79 ff
Bowlby, John 4, 43
Brustkrebs 72
Bulimia nervosa 73 f

C

CBASP (Cognitive Behavioral Analysis System of Psychotherapy) 30 f, 70
- Ätiopathologie der Depression 90, 92 f
- Struktur 97, 100
- Techniken 101, 103

- therapeutische Beziehung 104 ff
- Wirksamkeit 108
- Ziele 101, 103
CIDI (Composite International Diagnostic Interview) 34
Circumplex, interpersoneller 43 f
Clinical Management s. CM
CM (Clinical Management) 63, 209 f
CM-Sitzungen 209
Cognitive Behavioral Analysis System of Psychotherapy s. CBASP
Cohen, Mabel Blake 42
Collaborative Emotional Exploration 79
Compliance 251
- medikamentöse 71, 221
Composite International Diagnostic Interview 34
Curriculum 11, 278

D

DBT (Dialektisch-behaviorale Therapie) 79 ff
Defizit
- interpersonelles 158 ff, 161
- – Einsetzen der therapeutischen Beziehung 173
- soziales 57, 234
Denken
- dysphorisches, Themen 135
- präoperatives 92
Denkmuster, negatives 91, 95
Depersonalisation 121
Depression 3 ff, 15 ff
- aktuelle Veränderungen 125
- Akutbehandlung 27
- akute 96
- im Alter 61, 66, 68 f
- Ansteckungsgefahr 50, 251
- Ätiopathologie 91 ff
- Begriffserklärung 15 f
- Behandlungsstrategie 26 ff
- bipolare s. Bipolare Störung
- chronische 18, 21 f, 69 f
- Diagnose 21, 54, 118 ff
- Diagnosevermittlung 122
- DSM-IV 16 f
- Endogenität 16, 63 f
- Entstehung 52 f

– episodische 18
– – unipolare 18 ff
– – – affektive Ebene 19, 21
– – – interpersonelle Ebene 20 f
– – – kognitive Ebene 19 ff
– – – physiologische Ebene 20 f
– – – Verhaltensebene 19, 21
– Ersterkrankungsalter 23
– bei Essstörung 231
– genetische Belastung 25 f
– Geschlechterverhältnis 23, 26
– Gruppentherapie 75
– Häufigkeit 23 f
– Hauptproblembereiche 125 ff
– ICD-10 16 ff
– Information
– – der Familie 123
– – des Patienten 122
– Informationsmaterial 251
– interaktionelle Faktoren 4
– interpersonelle Faktoren 25, 45 f
– interpersoneller Kontext 125, 198
– Kind/Jugendlicher 66
– Komorbidität 25 f, 60 f
– komplexes Modell 44 f
– Konzeption in der Bevölkerung 251
– melancholische 91
– Misskonzeption 251
– Modell der zustandsabhängigen Begleiterscheinung 260
– Monotherapie 27 f
– neurotische 16
– Paartherapie 75
– pathoplastisches Modell 259 f
– Persönlichkeitsfaktoren 52
– Persönlichkeitsmerkmale 259 ff
– mit Persönlichkeitsstörung 259 f
– – Komplikationsmodell 260
– – Modell der gemeinsamen Ursachen 260
– Pharmakotherapie 26 f, 31 ff
– – Wirkung 24
– Phasenprophylaxe 214
– Placebo-Responserrate 32
– Prädispositionsmodell 259
– Prävalenz 24, 26
– psychometrische Erfassung 34 ff
– Psychotherapie s. Psychotherapie
– psychotische 16, 20, 61
– Punktprävalenzrate 23, 26
– reaktive 16

– Residualsymptome 214
– Rezidiv
– – Prophylaxe 60, 215 ff
– – Risikofaktoren 213 f
– Risikofaktoren 25 f
– schwere 197
– Stagnation 243 ff
– Symptombildung 52
– Symptome 118 ff
– – Beziehung zu Lebensumständen 126
– – körperliche 120
– – Management 198 f, 202 f
– – – Protokollbogen 199
– – paranoide 121
– – sexuelle 120 f
– Therapie
– – biologische Strategie 33
– – bei Komorbidität 231 f
– – Langzeiteffekt 213
– – medikamentöse 124
– – stationäre 245
– Trauerreaktion 134 ff
– unipolare 18, 26
– Verhalten der Angehörigen 252 f
– Verlauf 24 f, 46
– während/nach Schwangerschaft 71 f
– Zustandsverschlechterung 245 ff
– – vorübergehende 246
Depressionsbewältigungsgruppe 208
Depressionsstation 12
Depressives Syndrom 16, 122
Dialektisch-behaviorale Therapie (DBT) 79 ff
Disciplined Personal Involvement 104
Dorfhelfer 75
Double Depression 18, 244
– chronische 22
Dysfunktion, interpersonelle 52
Dysthymie 16, 18, 69 f
– chronische 22
– bei Major Depression 244

E

Effectiveness-Studien 12
Einsamkeit 117, 158 ff, 206
– Behandlungsstrategie 158 ff
– Diagnose 158

Einzeltherapie 200
- kombiniert mit Gruppentherapie 200
Eklektizismus 5
Elektrokonvulsionstherapie 33
Emotion des Analytikers 265
Emotionale Prozesse 78 f
Empirismus 5
Energieverlust 120
Entscheidungsanalyse 54, 174 f
Enttäuschungserlebnisse in der Kindheit 92
Entwicklungspsychologie 46 f
Entwicklungsstadien des Erwachsenen 152
Episode
- depressive 17
- - leichte 17
- - majore 18
- - mittelgradige 17
- - Punktprävalenzrate 23
- - schwere 17
- - Wiederholungsrisiko 25
- manische 260
- unipolar-depressive, Individualtherapie 5
Erfahrung, negative, frühe 44, 46 f
Erfragen, direktes 168
Erhaltungstherapie 58, 67, 201, 215 ff
- Schwerpunkt 216
- Technik 216 f
- - Wirksamkeit 217
Erschöpfbarkeit 17, 120
Exploration 188
- Lebenszusammenhänge 233
- nondirektive 167 f
- bei Suizidalität des Patienten 227
Expressed Emotion 49
Expressed-Emotion-Forschung 45, 48 ff

F

Facharzt für Psychiatrie und Psychotherapie 12 f
Fehlgeburt 72
Fokus, interpersoneller 56
Forschungskontext 9
Fortsetzungstherapie 58
Fremdbild 81

G

Gedächtnisstörung 19
Gefühle
- bei abnormer Trauerreaktion 135
- benennen 206
- handhaben 206
- negative, ungünstige Kommunikation 238
- bei Rollenwechsel 153
- schmerzliche, Akzeptanz 169
- Umgang 188 ff
Gefühlsaktualisierung 81
Gefühlsausdruck, Ermunterung 168 ff
Gegenübertragung 101, 264 f
- Auflösung 266
Gesprächsfokus 129
Gesprächsführung 59
- psychodynamische 102
Gesprächsinhalt 201
Gestaltungstherapie 202 f
Gewichtsverlust 121
Grenzen setzen 174
Größenideen 22
Grundhaltung, therapeutische 106
Grundkonfliktbearbeitung 101
Gruppenmodule 204
Gruppentherapie 75, 200
- kombiniert mit Einzeltherapie 200

H

Halluzination, stimmungskongruente 20
HAMD (Hamilton-Depressionsskala) 34 f, 119, 210
Hamilton-Depressionsskala s. HAMD
Hemmung, psychomotorische 17, 120
Herzerkrankung, koronare 72, 230
Hilfe, direkte 174
Hilflosigkeit, gelernte 30, 91
HIV-Infektion 72
Hochrisikoverhalten 226
Hoffnung vermitteln 229
Hoffnungslosigkeit 188, 226
Hypersomnie 20
Hypomanie 18

I

Identitätsgefühl, Bedrohung durch Rollenwechsel 152
IDS (Inventar Depressiver Symptome) 35 f
Imbalance, aminerg-cholinerge 45
Imipramin 63 f, 68 f
– kombiniert mit Psychotherapie 222
– Nebenwirkungen 222
Informationsgewinnung, Paargespräch 254
Informationsmaterial 203, 251
Insomnie 20, 119
Interaktionsmuster
– maladaptives 43
– reziproke 262
– zwischenmenschliches 52, 125
Interaktionsstil, ungünstiger 48
Interessenverlust 17
Interpersonal Inventory 125
Interpersonelle Psychotherapie s. Psychotherapie, Interpersonelle
Interpersonelle Theorie 261
Interview, strukturiertes 34
Inventar Depressiver Symptome s. IDS
IPT-M s. Psychotherapie, Interpersonelle, Erhaltungsform
Isolation 117, 158 ff, 234
– Behandlungsstrategie 158 ff
– Diagnose 158

K

Kausalität, zirkuläre 263
Kernkonflikt, intrapsychischer 187
Kiesler, Donald 43
Kindling-Effekt 49
Klärung 79 f, 170 f, 188, 191 ff
Kognitive Störung 30
Kombinationstherapie
– psychotherapeutisch-pharmakologische 31 ff, 124, 221 ff, 244 f
– – bei Major Depression 62
– – rezidivprophylaktische 67 ff
– – stationäre 70
Kommunikation
– beendete 172
– nonverbale, unklare 171
– verbale, unnötig indirekte 172

Kommunikationsanalyse 54, 171 f
Kommunikationsfehler 255 f
Kommunikationsstil
– Änderungsstrategie 255 ff
– Verbesserung 95
Kommunikationsstörung 171
– Sullivan-Theoreme 261
Komorbidität 230 ff
– Diagnose 230
– Prognose 232
Konflikt
– ehelicher 50
– – Paargespräch 254 ff
– interpersoneller 116, 139 ff, 235 f
– – älterer Patient 206
– – Auflösungsstadium 140
– – Behandlungsstrategie 140 f
– – Behandlungsziel 140
– – Diagnose 139
– – Einsetzen der therapeutischen Beziehung 173
– – Sackgassen-Stadium 140
– – Stadium 140
– – Suizidauslösung 226 f
– – Verhandlungsstadium 140
– – Zusammenhang mit der Depression 127
– partnerschaftlicher 48 f, 57
– – Gegensatzpaare 255
– – Paargespräch 254 ff
Konfliktbewältigung, Zusammenbruch 92
Kontaktaufnahme 160
Kontrolle 262
Konzentrationsstörung 19
Koronare Herzkrankung 72, 230
Körperliche Erkrankung 230
Kostenerstattung
– Deutschland 13
– USA 11
Krankenrolle 123 f, 200, 203
– Funktionen 123
Krankheitsakzeptanz 203
Krankheitseinsicht 121
Krisenintervention mit Angehörigen 258
Krisensituation, Einbeziehen von Angehörigen 257 f
Kurzzeittherapie 166
– lebensgeschichtliche Vorkommnisse 127
– psychodynamische 29, 99
– – Wirksamkeit 108
– tiefenpsychologisch fundierte 29
KVT s. Verhaltenstherapie, kognitive

L

Langzeitbehandlung
- Indikation 166
Langzeit-Katamnese 210
Lebensbelastung 45 f, 48
- akute 48
- chronische 48 f
Lebenserfahrung, positiv verstärkende, fehlende 187
Lebenskrise 229
Lebensrhythmus, sozialer 70 f
Lebensveränderung 151
- gravierende 56 f
Lebenszusammenhänge 233
Lebenszyklus 151
Leistung versus Beziehung 236
Leitlinien 10
Lernen, interpersonelles 101
Lernkurvenmodell 97
Libidoverlust 20
Lichttherapie 33

M

MADRS (Montgomery Asberg Depression Rating Scale) 35 f
Magnetkonvulsionstherapie 33
Magnetstimulation, transkranielle, repetitive 33
Major Depression 17
- Akutbehandlung 62 f
- Aufnahme neuer Aktivitäten 180 f
- chronische 22
- mit Dysthymie 244
- interpersoneller Kontext 177 f
- Kombinationsbehandlung 62
- Psychoedukation 179
- Punktprävalenzrate 23
- Strategieformulierung 179 f
- Symptombewältigung, anfängliche 178 f
- Symptome 177
- teilremittierte 22
Manie 18, 22, 61
MAO-Blocker 45
Medikamentencompliance 71, 221
Melancholie, DSM-IV-Kriterien 124
Meyer, Adolf 4, 41 f

Modell
- der gemeinsamen Ursachen 260
- pathoplastisches 259 f
- der zustandsabhängigen Begleiterscheinung 260
Monotherapie, pharmakologische 31
Montgomery Asberg Depression Rating Scale s. MADRS
Mutter-Kind-Bindung 46

N

NA-/5-HT-Reuptake-Hemmer 45
National Institute of Mental Health-Treatment of Depression Collaborative Research Program s. NIMH-TDCRP
Niedergeschlagenheit, psychische 15
NIMH-TDCRP (National Institute of Mental Health-Treatment of Depression Collaborative Research Program) 63 ff
Notfallkarte 229

P

Paargespräch 254 ff
Paartherapie 75
Paranoide Symptome 121
Partnerschaftskonflikt 48 f, 57
- Gegensatzpaare 255
- Paargespräch 254 ff
Passivität des Patienten 238
Patient, Inhibition 79
Patientenverhalten 76, 273 f
- aggressives 76, 80
- feindseliges 105
Patientenwahrnehmung 128
„Person × Umwelt"-Perspektive 97
Persönlichkeit 259 ff
- dependente Struktur 260
Persönlichkeitsfragen 187
Persönlichkeitsmerkmale, adaptive 50
Persönlichkeitsstörung 230 ff, 259 f
- Definition 263
- Diagnose 259
- Komplikationsmodell 260
- Modell

– – der gemeinsamen Ursachen 260
– – der zustandsabhängigen Begleiterscheinung 260
– narzisstische 260, 266
– Therapieplanung 265
Pharmakotherapie 208, 244 f
– Fortsetzung 214
– bei Suizidgefahr 228
Phobie, soziale 74
Pittsburgh-Studien 67 ff
Prädispositionsmodell 259
Problembereich, interpersoneller, erfolglose Suche 232 ff
Problembereiche, mehrere 236
Problembewältigung 79 ff
Psychische Erkrankung 230
Psychobiologie 4
Psychodynamik, Umgang 188
Psychoedukation 55, 174
– mit Bezugsperson 250 f
– Major Depression 179
– bei Passivität des Patienten 238
Psychotherapie 27 ff
– Interpersonelle 128
– – abhängiges Verhalten 248 f
– – Abschiedsphase 99
– – adaptierte, bei Komorbidität 231
– – akute Besorgnisse des Patienten 202
– – als anerkannte Methode 13
– – Anfangssitzung 98, 115, 118 ff, 177 f
– – Ätiopathologie der Depression 93
– – Ausbildungssystem 278
– – Ausdrucksvermögen, mangelndes 241
– – Ausschlusskriterien 201
– – Beendigung 165 f
– – – Ignoranz 248
– – – Schwierigkeiten 166, 247
– – Behandlungskonzept 5 f
– – – Erklärung für den Patienten 128, 198
– – Behandlungssetting 60
– – Dauer 6 f
– – in Deutschland 11 ff
– – Durchführung 51 ff
– – Einbeziehung von Bezugspersonen 55, 201, 250 ff
– – – Zielsetzung 250
– – emotionale Prozesse 78 f
– – empirischer Hintergrund 5 f
– – Endphase 117
– – in Entwicklungsländern 75 f

– – Entwicklungsphase I 200 ff
– – Entwicklungsphase II 208 f
– – Entwicklungsphase III 209 f
– – Erhaltungsform 215 ff
– – – Schwerpunkt 216
– – – Techniken 216
– – – Wirksamkeit 217
– – Erwartungen, unterschiedliche 241
– – Explorationsphase 131
– – flexible Anwendung 6 f
– – Fokuswechsel 246
– – Fortsetzung 214
– – Gruppenformat 202 ff
– – Indikation 7
– – Inhalte 78
– – inhaltliche Ebene 202
– – Interventionen 59
– – Interventionsebenen 188
– – Kernproblem, spätes Ansprechen 247 f
– – Kontraindikation 61
– – letzte Sitzungen 165, 184 f
– – mittlere Sitzungen 131 f, 181 ff
– – Modifikationen 61 f
– – nicht fokussierte Themen 186
– – Paargespräch 254 f
– – Persönlichkeitsfragen 187
– – Phasen 53
– – Rahmenbedingungen 201
– – rezidivprophylaktische 66 ff, 215 ff
– – Rollenerwartungen 130
– – Rollenvermittlung 130
– – stationäre 60, 70, 197 ff, 204, 245
– – – ältere Patienten 206
– – – Gruppenmodule 204
– – Strategien 102
– – Struktur 98 ff
– – Techniken 58 f, 102 f, 117
– – thematischer Fokus 131 f
– – theoretische Basis 4 f, 41 ff
– – Therapeutenrolle 105 f, 117
– – therapeutische Beziehung 105 ff
– – – gestörte 244
– – Therapiemüdigkeit 241 f
– – Training 10 f, 13, 275 ff
– – – didaktisches Seminar 276 f
– – – Supervision 277
– – – Ziele 275 f
– – Trainingsinstitut 11
– – in den USA 9 ff
– – Vertrauensmangel 246 f

Psychotherapie 27 ff
- Interpersonelle 128
- – vorzeitiger Abbruch 240 ff
- – Wirkfaktoren nach Grawe 79 f
- – Wirkmechanismus 76 ff, 109
- – Wirksamkeit 108
- – Wirksamkeitsnachweis 9 f, 12
- – Wirksamkeitsprofil 62 ff
- – Wirkungsdauer 6
- – wissenschaftliche Fundierung 5
- – Zertifizierungsprogramm 276
- – Ziele 53, 102 f, 115 ff
- – – beim älteren Patienten 207
- kombiniert mit Antidepressiva s. Kombinationstherapie, psychotherapeutisch-pharmakologische
- psychoanalytische 186
- psychodynamische 29, 186
- – Ätiopathologie der Depression 92 f
- – Phasen 96 f
- – Setting 96 f, 100
- – Techniken 101, 103
- – therapeutische Beziehung 104, 106
- – Wirksamkeit 108
- – Wirkweise 109
- – Ziele 101, 103
- Stellenwert 27 ff
- supportive s. Psychotherapie, Interpersonelle
- tiefenpsychologisch fundierte 29
- Verfahren 29 ff
- Versäumen der Termine 239
- Widerstand des Patienten 238, 242 f
- Zuspätkommen des Patienten 239

R

Ratingskala 34 f
Ratschläge 173
Reaktionsmuster, Cluster 263
Remission 27
Residualsymptomatik 71
Ressourcenaktivierung 81
Rollenkonflikt 24, 139 ff
- interpersoneller 144 ff
- Parallelen in früheren Beziehungen 140 f
- praktische Ebene 140
Rollenspiel 175, 238
- Kommunikationsmusteränderung 256

- Kontaktaufnahme 160
Rollenübergang, entwicklungsbedingter 152
- problematischer 153 f
Rollenwechsel 54, 56 f, 116, 151 ff, 203 ff, 235
- bei Arbeitslosigkeit 236
- Aufgaben 152
- bei Frühberentung 235
- problematischer
- – Behandlungsplanung 153 f
- – Diagnose 153
- soziale Unterstützung 154
- Therapeutenrolle 154
Rückmeldung, zusammenfassende 188
Rückzug, sozialer 20, 226

S

SCAN (Schedule for Clinical Assessment in Neuropsychiatry) 34
Scham 19
Schedule for Clinical Assessment in Neuropsychiatry s. SCAN
Schlafbedürfnis, vermindertes 22
Schlafentzung 33, 45
Schlafstörung 17, 20, 119
Schlaganfall 73
Schlüsselperson, Identifizierung 127
Schuld, unaufgelöste 187
Schuldgefühle 119, 179
Schule, interpersonelle 4, 261
Schwangerschaft 71 f
Schweigen 240
- rezeptives 167
Selbst, zentrales 262
Selbstakzeptanz 188
Selbstbild 81
Selbstschema 262
Selbstvertrauen, Verlust 17
Selbstvorwürfe, unbegründete 17
Selbstwertgefühl
- Bedrohung durch Rollenwechsel 151 f
- gesteigertes 22
- Verlust 17
Sertralin 69 f
Sexuelle Symptome 120 f
Sinnlosigkeit 226
SKID (Strukturiertes Klinisches Interview für DSM-III-R bzw. DSM-IV) 34, 230

Social Rhythm Metric 71
Sozialarbeiter 208
SRM (Social Rhythm Metric) 71
Standardbehandlung, pharmakotherapeutische 208
Stil, interpersoneller, des Patienten 202
Stimmung, depressive 119
Stimmungsstörung 260
– bipolare s. Bipolare Störung
– depressive, ungewöhnliche Dauer 17
– unipolare 16
Stimmungswechsel 226
Stimulationsverfahren 33
Stress, interpersoneller 5
Stress-Generierungsmodell 49 f
Strukturiertes Klinisches Interview 230
Stupor, depressiver 19
Substanzmissbrauch 61, 75, 226, 230
Suizidalität 119, 202, 224 ff
– Behandlungsbeteiligung von Angehörigen 257 f
– Exploration 227
– Maßnahmen 228
– protektive Faktoren 228
– Risikoeinschätzung 224 ff
– Risikofaktoren 225 f
– Stadien 225
– Therapeutenverhalten 227 f
Suizidgedanken 17, 19
Suizidideen 225 f
Suizidrisiko 24
Sullivan, Harry Stack 4, 42
Sullivan-Theoreme 261
Supervision 243, 277

T

Tagesschwankungen 121
Tätigkeit, deutende 101
Teufelskreis, interpersoneller 251
Theorie, interpersonelle 261
Therapeut 201
– aktive Grundhaltung 274
– Anforderungen 273 ff
– Einigungsschwierigkeiten mit dem Patienten 237
– empathischer 104
– Flexibilität 202
– Kompetenzen 274 f
– als Modell 174
– persönliches Einbringen 104 f
– Rolle in der Interpersonellen Psychotherapie 105 f
– als stabile Bindungsfigur 214
– verlässlicher 104
Therapeutenrolle 7, 274 f
Therapeutenverhalten 76, 273 f
– distanzierendes 80
– bei Suizidalität des Patienten 227 f
– unterstützendes 202, 273
– bei Vermeidungsverhalten des Patienten 243
Therapeutenwechsel 201
Therapeut-Patient-Beziehung s. auch Beziehung, therapeutische
– Analyse 101
– bei sozial isoliertem Patenten 158
Therapiebeziehung s. Beziehung, therapeutische
Therapiedauer 6
Therapieende 201
Therapieerwartung des Patienten 76
Therapiefokus 56, 126, 129
Therapiemüdigkeit 241 f
Therapie-Vertrag 115
Tiefenhirnstimulation 33
Training interpersoneller Fertigkeiten 202 f
Trauer 56, 98 f, 133 ff, 205
– abnorme 133 ff, 177 ff
– – Beziehung zum Verstorbenen 135
– – fehlendes soziales Netz 135
– – Depressionsbehandlung 134 ff, 178 ff
– – Erkenntnisgewinn 136
– – Einsetzen der therapeutischen Beziehung 173
– Interpersonelle Psychotherapie 116
– komplizierte 75, 134
– – älterer Patient 207
– als Problembereich 234
– verzerrte 133
– verzögerte 133, 234, 237
Traumatisierung 92
– interpersonelle 21
Trennung 46
Trennungserfahrung, traumatische 249
Trennungsproblematik 95

U

Übertragung 264 f
Übertragungshypothesen 105
Umfeld, psychosoziales 41
Unruhe, psychomotorische 120
Unterstützung, soziale 47
– Aufbau nach Rollenwechsel 154
– mangelnde 48

V

Vagusnervstimulation 33
Verarmungswahn 20
Verhalten
– abhängiges 248 f
– determiniertes 263
– komplementäres 262
– soziales 15
– suizidales 17, 19
Verhaltensänderung, Techniken 173 ff, 194 ff
Verhaltenstherapie
– kognitive 28, 30, 63 f, 77 ff, 187
– – Anforderungen an den Therapeuten 277
– – Ätiopathologie der Depression 90 ff
– – Beendigungsphase 96
– – Inhalte 78
– – Phasen 94
– – Struktur 94 ff, 100
– – Techniken 100 f, 103
– – – erlebnisorientierte 100 f
– – therapeutische Beziehung 104, 106
– – Wirksamkeit 107
– – Wirkweise 109
– – Ziele 100, 103
– multimodale 79 ff
Verlusterfahrung 180 f
– Einsetzen der therapeutischen Beziehung 173

– frühkindliche 47, 92
– Trauer 205
Verlusterleben bei Rollenwechsel 153
Vermeidungsverhalten 238 ff
Verstärker-Verlust-Theorie 91
Verstärkung, positive, Mangel 30
Verstimmung
– depressive 15 f
– reizbare 20
Vertrag schließen 175 f
Vertrauensmangel 246 f
Verunsicherungserlebnisse in der Kindheit 92
Vulnerabilitäts-Stress-Modell 91

W

Wahn
– hypochondrischer 20
– nihilistischer 20
Wahnideen, depressive 121
Wechselwirkungen, interpersonelle 20
Weiterbildung 12 f
Winterdepression 33
Wissenschaft interpersoneller Beziehungen 42

Z

Zeitachsenerstellung 233 f
Zertifizierung 11
Zirkel, interpersoneller 262
Zuhören, empathisches 101
Zuneigung 262
Zwangsgedanken 121
Zwangshandlungen 121
Zwangspatient, multimodale Verhaltenstherapie 79 ff

Psychotherapie bei Schattauer

Hazel E. Nelson
Kognitiv-behaviorale Therapie bei Wahn und Halluzinationen
Ein Therapieleitfaden

Übersetzt und bearbeitet von Dorothee Klecha u. Antonia Barke

Geleitwort von Aaron T. Beck

2011. 448 Seiten, 13 Abb., 2 Tab., geb.
€ 69,– (D) / € 71,– (A)
ISBN 978-3-7945-2761-8

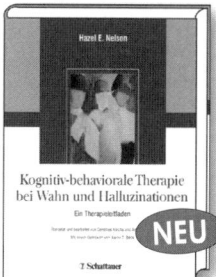

Wenn die Pharmakotherapie nicht mehr wirkt, können verhaltenstherapeutische Maßnahmen weiterhelfen.

- Praxisnah: Zahlreiche Fallbeispiele veranschaulichen das verhaltenstherapeutische Vorgehen
- Lösungsorientiert: Empfehlungen und Vorschläge für den Umgang mit häufig auftretenden Problemen
- Plus: Komprimierter Leitfaden zur Planung und Durchführung der Therapie im Anhang

Der Leser erhält einen klar strukturierten, im psychiatrischen Alltag gut umsetzbaren Leitfaden zur Behandlung von Patienten, die an Wahn und Halluzinationen leiden, an die Hand. Neben der Vermittlung klinischer Strategien liegt der Fokus auf der Entwicklung einer zielführenden therapeutischen Haltung.

Das bewährte Standardwerk besticht durch seinen breit angelegten, wissenschaftlich fundierten und klinisch erprobten Ansatz.

Zafra Cooper, Christopher G. Fairburn, Deborah M. Hawker
Kognitive Verhaltenstherapie bei Adipositas
Ein Manual in neun Behandlungsmodulen

Mit CD-ROM „Informations- und Arbeitsblätter für Patienten"

2008. 240 Seiten, 16 Abb., 7 Tab., geb.
€ 49,95 (D) / € 51,40 (A)
ISBN 978-3-7945-2543-0

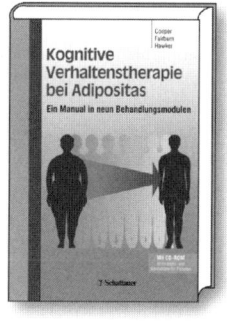

So ermöglichen Sie Ihren Patientinnen und Patienten Abnehmen und Gewichthalten auf Dauer!

- Das erste deutschsprachige Manual zur kognitiv-verhaltenstherapeutischen Behandlung bei Adipositas, Übergewicht und Problemen der langfristigen Gewichtskontrolle
- Gliederung in 9 übersichtliche Behandlungsmodule
- Zahlreiche Fallbeispiele, in denen typische Schwierigkeiten thematisiert werden, bilden die therapeutische Situation realistisch ab
- Ausführliche Schritt-für-Schritt-Anleitungen geben eine Behandlungsstruktur vor und erleichtern gleichzeitig die individuelle Anpassung des therapeutischen Procedere

Peter Fiedler
Verhaltenstherapie mon amour
Mythos – Fiktion – Wirklichkeit

Wissen & Leben
Herausgegeben von Wulf Bertram

2010. 492 Seiten, 8 Abb., 1 Tab., kart.
€ 24,95 (D) / € 25,70 (A)
ISBN 978-3-7945-2752-6

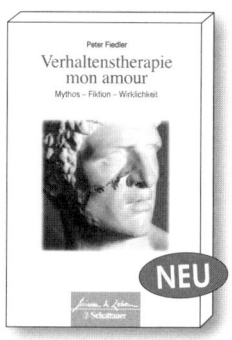

Geschichte fängt vorne an, es sei denn, man befindet sich mittendrin.

Im Wechsel zwischen autobiografischen Notizen, kritischer Diskussion zentraler Themen der Verhaltenstherapie und illustrierenden Fallbeispielen aus der Therapiepraxis zieht Peter Fiedler eine Bilanz seiner wissenschaftlichen Laufbahn als Psychologischer Psychotherapeut, Supervisor und klinisch-psychologischer Forscher.

Eingebettet in einen historischen Rückblick und angereichert mit Befragungen zur Person des Autors ist so ein fundiertes Lese- und Lehrbuch der besonderen Art über Psychotherapie entstanden, das den Leser von der ersten bis letzten Seite in seinen Bann zu ziehen vermag – und zwar nicht nur Verhaltenstherapeuten.

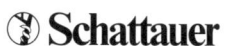

www.schattauer.de

Irrtum und Preisänderungen vorbehalten

Psychotherapie bei Schattauer

Eckhard Roediger
Praxis der Schematherapie
Grundlagen – Anwendung – Perspektiven

1. Ndr. der 1. Aufl. 2009.
304 Seiten, 22 Abb., 15 Tab., geb.
€ 44,95 (D) / € 46,30 (A)
ISBN 978-3-7945-2621-5

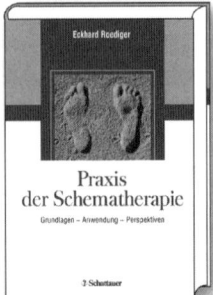

Belastende Verhaltensmuster über Bord werfen!

- Umfassend: Verständliche Darstellung der theoretischen Grundlagen und Bezüge zu populären nahestehenden Therapiekonzepten
- Praxisnah: Detaillierte Schilderung zentraler schematherapeutischer Techniken
- Besonders berücksichtigt: Umgang mit schwierigen Therapiesituationen
- Ausblick: Neue Entwicklungen und Anwendungsgebiete

„In dem hier vorgelegten Lehrbuch besticht vor allem der praktische Teil, der eine gut verständliche Systematik hat und mit vielen Fallbeispielen unterlegt ist."
Psychiatrische Praxis, 5/2009

Birger Dulz,
Sabine C. Herpertz,
Otto F. Kernberg,
Ulrich Sachsse (Hrsg.)
Handbuch der Borderline-Störungen

2., vollst. überarb. u. erw. Aufl.
2011. 1000 Seiten, 26 Abb., geb.
€ 119,– (D) / € 122,40 (A)
ISBN 978-3-7945-2472-3

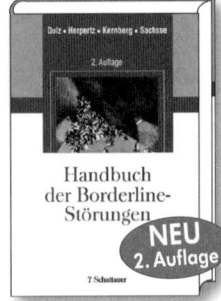

Das Referenzwerk zu Borderline-Störungen

- Konkurrenzlos: Unentbehrliches Nachschlagewerk mit allen relevanten Fakten
- Fundiert: Aktuelle Erkenntnisse aus Forschung, Klinik und Praxis
- Up to date: Berücksichtigung neuer Psychotherapieverfahren wie Mentalisierungsbasierte Psychotherapie und Schematherapie
- Gebündelte Kompetenz: Namhaftes internationales Autorenteam
- Praxistauglich: Auf den deutschsprachigen Raum zugeschnitten

Die Autoren spannen mit Themen wie „Aktualität der Verführungstheorie", „Neurobiologie der Affektregulation", „Psychosenahe Symptome" bis hin zu therapeutisch ausgerichteten Beiträgen wie „Traumatherapie" und „Interaktionelle Therapie" einen Bogen über das gesamte Spektrum der Borderline-Störungen.

Joachim Küchenhoff,
Regine Mahrer Klemperer
(Hrsg.)
Psychotherapie im psychiatrischen Alltag
Die Arbeit an der therapeutischen Beziehung
Geleitwort von Daniel Hell

2009. 368 Seiten, 4 Abb.,
7 Tab., kart.
€ 39,95 (D) / € 41,10 (A)
ISBN 978-3-7945-2658-1

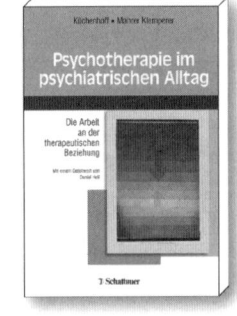

Patient und Therapeut – eine besondere Beziehung …

- Umfassend: Grundlagen und Praxis der Psychotherapie und Beziehungsarbeit in einem Werk
- Anschaulich: Zahlreiche ausführliche klinische Beispiele illustrieren Probleme und adäquate Interventionen im psychiatrischen Alltag
- Praxisnah: Therapeutische Haltungen für spezifische Situationen (z. B. Erstkontakt, Umgang mit Angehörigen oder Patienten aus anderen Kulturen)
- Lösungsorientiert: Empfehlungen zur Krisenintervention (u. a. Selbstschutz des Therapeuten, Aggressivität, Suizidgefährdung)

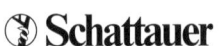

www.schattauer.de

Irrtum und Preisänderungen vorbehalten

Psychotherapie bei Schattauer

Martin Bohus, Martina Wolf
Interaktives SkillsTraining für Borderline-Patienten
Manual zur CD-ROM für die therapeutische Arbeit
Inklusive CD-ROM
Akkreditiert vom Deutschen Dachverband DBT

2009. 384 Seiten, kart.
Mit 25 Abb., 144 Info- und Arbeitsblättern, im Set mit CD-ROM*
€ 69,– (D) / € 71,– (A)
ISBN 978-3-7945-2569-0

*Systemvoraussetzungen CD-ROM: PC ab Windows® 98, Pentium-Prozessor ab 16 MB RAM, VGA-Grafik-Karte (800 x 600 Pixel / High Color [16 Bit Farbtiefe]), Soundkarte empfohlen.

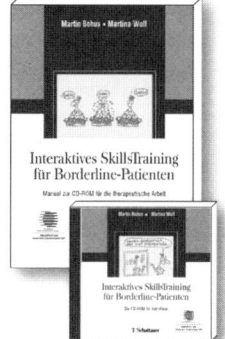

Das Manual mit CD-ROM für Therapeuten
- Relevante Hintergrundinformationen zur DBT
- Konkrete Einsatzmöglichkeiten bei allen Störungen der Emotionsregulation
- Mit interaktiver CD-ROM für therapeutische Arbeit und Selbsthilfe
- Ein ideales „Werkzeug" für Psychotherapeuten aller therapeutischen Orientierungen

„Dieses Manual inklusive der interaktiven CD-ROM kann uneingeschränkt empfohlen werden."
Markus Reicherzer, Deutsches Ärzteblatt, Dezember 2009

„Für TherapeutInnen, die ein Skillstraining anbieten möchten, ist das vorliegende Manual ein absolutes Muss!"
Andreas Knuf, Pro Mente Sana aktuell, 4/2009

Die CD-ROM ist auch einzeln erhältlich: 2009. Jewelbox
€ 29,95 (D) / € 29,95(A) · ISBN 978-3-7945-5141-5

Alois Friedrich Burkhard
Achtsamkeit – Entscheidung für einen neuen Weg
Unter Mitarbeit von Juliane Stern
Geleitwort von Martin Bohus

2010. 150 Seiten, kart.
€ 19,95 (D) / € 20,60 (A)
ISBN 978-3-7945-2739-7

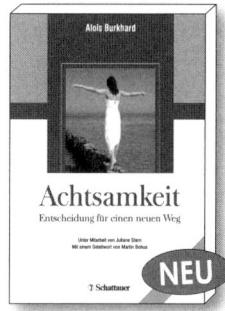

„Du kannst die Wellen nicht stoppen, aber Du kannst lernen, auf ihnen zu reiten."
- Achtsamkeitsübungen für einen bewussten Umgang mit den eigenen Emotionen
- Konkrete und einfach umsetzbare Meditationsanleitungen
- Übungen können unter Anleitung oder alleine durchgeführt werden

Achtsamkeit als psychotherapeutische Intervention gewinnt im klinischen Alltag immer mehr an Bedeutung. Dieses Handbuch liefert wertvolle Hilfe für Therapeuten und Patienten durch vielfältige direkt einsetzbare gedankliche und körperliche Übungen zu Stresstoleranz, Umgang mit Gefühlen, Achtsamkeit und Selbstwert.

Heinz Hilbrecht
Meditation und Gehirn
Alte Weisheit und moderne Wissenschaft
Wissen & Leben
Herausgegeben von Wulf Bertram

2010. 216 Seiten, kart.
€ 19,95 (D) / € 20,60 (A)
ISBN 978-3-7945-2795-3

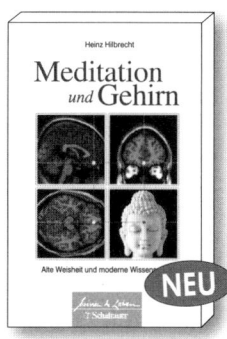

Die Kraft der Meditation liegt in uns selbst – in unserem Gehirn!
Der Naturwissenschaftler Dr. Heinz Hilbrecht beantwortet anschaulich und aus seinen eigenen Erfahrungen schöpfend Fragen wie:
- Wie kann Meditation unbewusste Hirnfunktionen bewusst machen?
- Was passiert in unserem Gehirn, wenn Qi oder Kundalini fließen?
- Weshalb macht uns Achtsamkeitsmeditation zu empathischeren Menschen?
- Wie lässt sich Meditation zwanglos in den westlichen Tagesablauf einfügen?

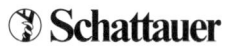

www.schattauer.de

Irrtum und Preisänderungen vorbehalten

Psychotherapie bei Schattauer

Claas-Hinrich Lammers
Emotionsbezogene Psychotherapie
Grundlagen, Strategien und Techniken

Unter Mitarbeit von Maren Lammers

2. Ndr. 2010 d. 1. Aufl. 2007.
373 Seiten, 19 Abb., 9 Tab., geb.
€ 46,95 (D) / € 48,30 (A)
ISBN 978-3-7945-2499-0

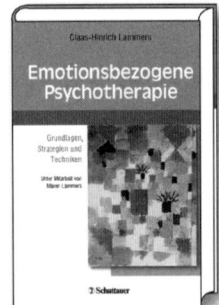

Ein Buch, das in keiner psychotherapeutischen Praxis fehlen sollte!

- Erstes deutschsprachiges Fachbuch zur emotionsbezogenen Psychotherapie
- Praxisorientierte Darstellung der emotionsfokussierten Strategien und Techniken
- Mit vielen Fallbeispielen
- Ausführliche Beschreibung der psychologischen und neurobiologischen Grundlagen von Emotionen

„Das Buch ist innovativ, von hoher praktischer Relevanz und damit ein großer Gewinn für die therapeutische Emotionsarbeit, auch für die Arbeit mit sehr schwierigen Patienten."
Report Psychologie, 9/2008

Alexandra Liedl,
Ute Schäfer,
Christine Knaevelsrud
Psychoedukation bei posttraumatischen Störungen
Manual für Einzel- und Gruppensetting

Geleitwort von Andreas Maerckers

2010. 184 Seiten, 14 Abb., zahlr. Tab., kart.
€ 29,95 (D) / € 30,80 (A)
ISBN 978-3-7945-2727-4

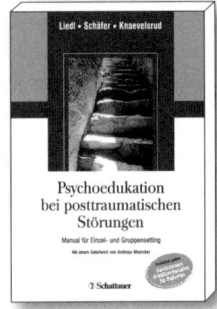

Aus dem Trauma ins Leben – Hilfe zur Selbsthilfe geben

- Anwenderfreundlich: Konkrete Anleitungen, Tipps und Tricks für Therapeuten
- Lösungsorientiert: Empfehlungen zum Umgang mit therapeutischen Herausforderungen
- Plus: Auf die Sitzungen abgestimmte, ausdruckbare Informations- und Übungsblätter für Patienten zusätzlich online

Klären Sie Ihre Patienten verständlich und fundiert über posttraumatische Störungen auf und geben sie Hilfestellungen für die Alltagsbewältigung. Das Manual für Gruppen- und Einzelsetting gibt konkrete Anleitungen, Tipps und Tricks für Therapeuten – auch für knifflige und herausfordernde Situationen.

Winfried Rief,
Niels Birbaumer (Hrsg.)
Biofeedback
Grundlagen, Indikationen, Kommunikation, praktisches Vorgehen in der Therapie

2. Aufl. 2006. 348 Seiten,
97 Abb., 53 Tab., geb.
€ 49,95 (D) / € 51,40 (A)
ISBN 978-3-7945-2395-5

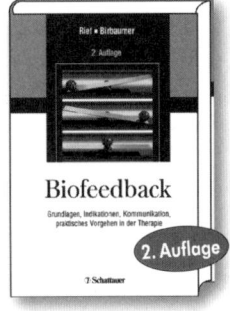

Heilsame Rückkoppelungen

- Anschauliche wissenschaftlich fundierte Abhandlung des praktischen Vorgehens
- Kapitel zu ADHS, Schlafstörungen und Locked-in-Syndrom
- Zahlreiche praktische Hilfen: Diagnostische Interviews, Diagnostik- und Therapieleitfäden, Selbstbeobachtungsbögen

Mit Biofeedback können Patienten lernen, eigene körperliche Prozesse zu beeinflussen. Dies ist bei zahlreichen Krankheiten sehr hilfreich, wie zum Beispiel bei Kopfschmerzen, Rückenschmerzen, Bluthochdruck, Inkontinenz, chronischem Tinnitus und verschiedenen psychischen und psychosomatischen Störungen, Schlafstörungen, ADHS und beim Locked-in-Syndrom.

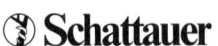

www.schattauer.de

Irrtum und Preisänderungen vorbehalten